U0267196

当代中医专科专病诊疗大系

周围血管病诊疗全书

主审 唐祖宣 林天东

主编 何春红 庞国明 付江

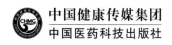

中国健康传媒集团

中国医药科技出版社

内 容 提 要

本书共分为基础篇、临床篇和附录三大部分，基础篇主要介绍了周围血管疾病的相关理论知识，临床篇详细介绍了常见周围血管疾病的中西医结合认识、诊治、预防调护、研究进展等内容，附录包括临床常用检查参考值、开设周围血管病专病专科应注意的问题（数字资源）。全书内容丰富，言简意赅，重点突出，具有极高的学术价值和实用价值，适合中医临床工作学习阅读参考。

图书在版编目（CIP）数据

周围血管病诊疗全书 / 何春红，庞国明，付江主编 . — 北京：中国医药科技出版社，2024.1
（当代中医专科专病诊疗大系）
ISBN 978-7-5214-3925-0

Ⅰ . ①周… Ⅱ . ①何… ②庞… ③付… Ⅲ . ①血管疾病—中西医结合—诊疗 Ⅳ . ① R543

中国国家版本馆 CIP 数据核字（2023）第 093612 号

美术编辑　陈君杞
版式设计　也　在

出版　**中国健康传媒集团** | 中国医药科技出版社
地址　北京市海淀区文慧园北路甲 22 号
邮编　100082
电话　发行：010-62227427　邮购：010-62236938
网址　www.cmstp.com
规格　787 × 1092 mm $\frac{1}{16}$
印张　20 $\frac{1}{4}$
字数　506 千字
版次　2024 年 1 月第 1 版
印次　2024 年 1 月第 1 次印刷
印刷　三河市万龙印装有限公司
经销　全国各地新华书店
书号　ISBN 978-7-5214-3925-0
定价　172.00 元

获取新书信息、投稿、为图书纠错，请扫码联系我们。

朱恪材	朱章志	朱智德	乔树芳	任 文	刘 明
刘 洋	刘 辉	刘三权	刘仁毅	刘世恩	刘向哲
刘杏枝	刘佃温	刘建青	刘建航	刘树权	刘树林
刘洪宇	刘静生	刘静宇	闫金才	闫清海	闫惠霞
许凯霞	孙文正	孙文冰	孙永强	孙自学	孙英凯
纪春玲	严 振	苏广兴	李 军	李 扬	李 玲
李 洋	李 真	李 萍	李 超	李 婷	李 静
李 蔚	李 慧	李 鑫	李小荣	李少阶	李少源
李永平	李延萍	李华章	李全忠	李红哲	李红梅
李志强	李启荣	李昕蓉	李建平	李俊辰	李恒飞
李晓雷	李浩玮	李燕梅	杨 荣	杨 柳	杨 楠
杨克勤	连永红	肖 伟	吴 坚	吴人照	吴志德
吴启相	吴维炎	何庆勇	何春红	冷恩荣	沈 璐
宋剑涛	张 芳	张 侗	张 挺	张 健	张文富
张亚军	张国胜	张建伟	张春珍	张胜强	张闻东
张艳超	张振贤	张振鹏	张峻岭	张理涛	张琼瑶
张攀科	陆素琴	陈 白	陈 秋	陈太全	陈文一
陈世波	陈忠良	陈勇峰	邵丽黎	武 楠	范志刚
林 峰	林佳明	杭丹丹	卓 睿	卓进盛	易铁钢
罗 建	罗试计	和艳红	岳 林	周天寒	周冬梅
周海森	郑仁东	郑启仲	郑晓东	赵 琰	赵文霞
赵俊峰	赵海燕	胡天赤	胡汉楚	胡穗发	柳忠全
姜树民	姚 斐	秦蔚然	贾虎林	夏淑洁	党中勤
党毓起	徐 奎	徐 涛	徐林梧	徐雪芳	徐寅平
徐寒松	高 楠	高志卿	高言歌	高海兴	高铸烨
郭乃刚	郭子华	郭书文	郭世岳	郭光昕	郭欣璐
郭泉滢	唐红珍	谈太鹏	陶弘武	黄 菲	黄启勇
梅荣军	曹 奕	崔 云	崔 菲	梁 田	梁 超
寇绍杰	隆红艳	董昌武	韩文朝	韩建书	韩建涛
韩素萍	程 源	程艳彬	程常富	焦智民	储浩然
曾凡勇	曾庆云	温艳艳	谢卫平	谢宏赞	谢忠礼

靳胜利　雷　烨　雷　琳　鲍玉晓　蔡文绍　蔡圣朝
臧　鹏　翟玉民　翟纪功　滕明义　魏东华

编　　委（按姓氏笔画排序）

丁　蕾　丁立钧　于　秀　弓意涵　马　贞　马玉宏
马秀萍　马青侠　马茂芝　马绍恒　马晓冉　王　开
王　冰　王　宇　王　芳　王　丽　王　辰　王　明
王　凯　王　波　王　珏　王　科　王　哲　王　莹
王　桐　王　夏　王　娟　王　萍　王　康　王　琳
王　晶　王　强　王　稳　王　鑫　王上增　王卫国
王天磊　王玉芳　王立春　王兰柱　王圣治　王亚莉
王成荣　王伟莉　王红梅　王秀兰　王国定　王国桥
王国辉　王忠志　王育良　王泽峰　王建菊　王秋华
王彦伟　王洪海　工艳梅　王素利　王莉敏　王晓彤
王银姗　王清龙　王鸿燕　王琳樊　王瑞琪　王鹏飞
王慧玲　韦　溪　韦中阳　韦华春　毛书歌　孔丽丽
双振伟　甘陈菲　艾春满　石国令　石雪枫　卢　昭
卢利娟　卢桂玲　叶　钊　叶　林　田丽颖　田静峰
史文强　史跃杰　史新明　冉　靖　丘　平　付　瑜
付永祥　付保恩　付智刚　代立媛　代会容　代珍珍
代莉娜　白建乐　务孔彦　冯　俊　冯　跃　冯　超
冯丽娜　宁小琴　宁雪峰　司徒小新　皮莉芳　刑益涛
邢卫斌　邢承中　邢彦伟　毕宏生　吕　雁　吕水林
吕光霞　朱　保　朱文胜　朱盼龙　朱俊琛　任青松
华　刚　伊丽娜　刘　羽　刘　佳　刘　敏　刘　嵘
刘　颖　刘　熠　刘卫华　刘子尧　刘红灵　刘红亮
刘志平　刘志勇　刘志群　刘杏枝　刘作印　刘顶成
刘宗敏　刘春光　刘素云　刘晓彦　刘海立　刘海杰
刘继权　刘鹤岭　齐　珂　齐小玲　齐志南　闫　丽
闫慧青　关运祥　关慧玲　米宜静　江利敏　江铭倩
汤建光　汤艳丽　许　亦　许　蒙　许文迪　许静云
农小宝　农永栋　阮志华　孙　扶　孙　畅　孙成铭

3

孙会秀	孙治安	孙艳淑	孙继建	孙绪敏	孙善斌
杜鹃	杜云波	杜欣冉	杜梦冉	杜跃亮	杜璐瑶
李伟	李柱	李勇	李铁	李萌	李梦
李霄	李馨	李丁蕾	李又耕	李义松	李云霞
李太政	李方旭	李玉晓	李正斌	李帅垒	李亚楠
李传印	李军武	李志恒	李志毅	李杨林	李丽花
李国霞	李钍华	李佳修	李佩芳	李金辉	李学军
李春禄	李茜羽	李晓辉	李晓静	李家云	李梦阁
李彩玲	李维云	李雯雯	李鹏超	李鹏辉	李满意
李增变	杨丹	杨兰	杨洋	杨文学	杨旭光
杨旭凯	杨如鹏	杨红晓	杨沙丽	杨国防	杨明俊
杨荣源	杨科朋	杨俊红	杨济森	杨海燕	杨蕊冰
肖育志	肖耀军	吴伟	吴平荣	吴进府	吴佐联
员富圆	邱彤	何苗	何光明	何慧敏	佘晓静
辛瑶瑶	汪青	汪梅	汪明强	沈洁	宋震宇
张丹	张平	张阳	张苍	张芳	张征
张挺	张科	张琼	张锐	张大铮	张小朵
张小林	张义龙	张少明	张仁俊	张欠欠	张世林
张亚乐	张先茂	张向东	张军帅	张观刚	张克清
张林超	张国妮	张咏梅	张建立	张建福	张俊杰
张晓云	张雪梅	张富兵	张腾云	张新玲	张燕平
陆萍	陈娟	陈密	陈子扬	陈丹丹	陈文莉
陈央娣	陈立民	陈永娜	陈成华	陈芹梅	陈宏灿
陈金红	陈海云	陈朝晖	陈强松	陈群英	邵玲玲
武改	苗灵娟	范宇	林森	林子程	林佩芸
林学英	林学凯	尚东方	呼兴华	罗永华	罗贤亮
罗继红	罗瑞娟	周双	周全	周丽	周剑
周涛	周菲	周延良	周红霞	周克飞	周丽霞
周解放	岳彩生	庞鑫	庞国胜	庞勇杰	郑娟
郑程	郑文静	郑雅方	单培鑫	孟彦	赵阳
赵磊	赵子云	赵自娇	赵庆华	赵金岭	赵学军

赵晨露　胡　斌　胡永昭　胡欢欢　胡英华　胡家容
胡雪丽　胡筱娟　南凤尾　南秋爽　南晓红　侯浩强
侯静云　俞红五　闻海军　娄　静　娄英歌　宫慧萍
费爱华　姚卫锋　姚沛雨　姚爱春　秦　虹　秦立伟
秦孟甲　袁　玲　袁　峰　袁帅旗　聂振华　栗　申
贾林梦　贾爱华　夏明明　顾婉莹　钱　莹　徐艳芬
徐继国　徐鲁洲　徐道志　徐耀京　凌文津　高　云
高美军　高险峰　高嘉良　高韶晖　郭士岳　郭存霞
郭伟杰　郭红霞　郭佳裕　郭晓霞　唐桂军　桑艳红
接传红　黄　姗　黄　洋　黄亚丽　黄丽群　黄河银
黄学勇　黄俊铭　黄雪青　曹正喜　曹亚芳　曹秋平
龚长志　龚永明　崔伟峰　崔凯恒　崔建华　崔春晶
崔莉芳　康进忠　阎　亮　梁　伟　梁　勇　梁大全
梁亚林　梁增坤　彭　华　彭丽霞　彭贵军　葛立业
葛晓东　董　洁　董　赟　董世旭　董俊霞　董德保
蒋　靖　蒋小红　韩圣宾　韩红卫　韩丽华　韩柳春
覃　婕　景晓婧　嵇　朋　程　妍　程爱俊　程常福
曾永蕾　谢圣芳　靳东亮　路永坤　詹　杰　鲍陶陶
解红霞　窦连仁　蔡国锋　蔡慧卿　裴　晗　裴琛璐
廖永安　廖琼颖　樊立鹏　滕　涛　潘文斌　薛川松
魏　佳　魏　巍　魏昌林　瞿朝旭

编撰办公室主任　高　泉　王凯锋
编撰办公室副主任　王亚煌　庞　鑫　张　侗　黄　洋
编撰办公室成员　高言歌　李方旭　李丽花　许　亦　李　馨
李亚楠

《周围血管病诊疗全书》
编委会

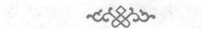

主　审	唐祖宣　林天东
主　编	何春红　庞国明　付　江
副主编	任青松　马立人　杨沙丽　王志强　叶　林　王　娟
	王　夏　孔丽丽　高言歌　陈丹丹　王秀兰　刘顶成
	王泽峰　刘　辉　侯浩强

编　委　（按姓氏笔画排序）

王　珏　王　娅　王亚蒙　王胜伟　王晓歌　王鸿燕

王超平　王瑞华　王瑞琪　王瑞霞　王鑫波　尹袖琴

田　超　任亚飞　刘小勇　刘宗敏　刘惠洁　齐　珂

许　亦　阮志华　孙　扶　李　波　李　馨　李方旭

李正斌　李亚楠　李丽花　李佳修　李移朋　李景武

杨丽莉　吴姣美　伽建军　宋群路　张　芳　张　明

张　侗　张　榜　张达坤　张建平　张保珠　张铭钊

张静云　陈朝阳　陈路路　武　斌　卓进盛　岳瑞文

庞　鑫　庞勇杰　赵育强　袁　峰　郭兴蕊　黄　洋

黄亚丽　崔召伟　董春红　韩甜甜　黎文艳

坚持中医思维　彰显特色优势
提高临床疗效　服务人民健康

王　序

中医药学是中华民族的伟大创造，是中国古代科学的瑰宝，也是打开中华文明宝库的钥匙，为中华民族的繁衍生息作出了巨大贡献。党和政府历来高度重视中医药工作，特别是党的十八大以来，以习近平同志为核心的党中央把中医药工作摆在了更加突出的位置，中医药改革发展取得了显著成绩。2019 年 10 月 20 日发布的《中共中央　国务院关于促进中医药传承创新发展的意见》指出，传承创新发展中医药是新时代中国特色社会主义事业的重要内容，是中华民族伟大复兴的大事，对于坚持中西医并重，打造中医药和西医药相互补充协调发展的中国特色卫生健康发展模式，发挥中医药原创优势、推动我国生命科学实现创新突破，弘扬中华优秀传统文化、增强民族自信和文化自信，促进文明互鉴和民心相通、推动构建人类命运共同体具有重要意义。

传承创新发展中医药，必须发挥中医药在维护和促进人民健康中的重要作用，彰显中医药在疾病治疗中的独特优势。中医专科专病建设是坚持中医原创思维，突出中医药特色优势，提高临床疗效的重要途径和组成部分。长期以来，国家中医药管理局高度重视和大力推动中医专科专病的建设，从制定中长期发展规划到重大项目、资金安排，都将中医专科专病建设作为重要任务和重点工作进行安排部署，并不断完善和健全管理制度与诊疗规范。经过中医药界广大专家学者和中医医务工作者长期不懈的努力，全国中医专科专病建设取得了显著的成就。

实践表明：专科专病建设是突出中医药特色优势，遵循中医药自身发展规律和前进方向的重要途径；是打造中医医院核心竞争力，实现育名医、建名科、塑名院之"三名"战略的必由之路；是提升临床疗效和诊疗水平的重要手段；是培养优秀中医临床人才，打造学科专科优秀团队的重要平台；是推动学术传承创新、提升科研能力水平、促进科技成果转化的重要途径；是各级中医医院、中西医结合医院提升社会效益和经济效益的有效举措。

事实证明：中医专科专病建设的学术发展、传承创新、经验总结和推广应用，对建设综合服务功能强、中医特色突出、专科优势明显的现代中医医院和中医专科医院，建设国家中医临床研究基地，创建国家和区域中医（专科）诊疗中心及中西医结合旗舰医院，提升基层中医药特色诊疗水平和综合服务能力等方面都发挥着不可替代的基础保障和重要支撑作用。

《中共中央 国务院关于促进中医药传承创新发展的意见》对彰显中医药在疾病治疗中的优势，加强中医优势专科专病建设作出了规划和部署，强调要做优做强骨伤、肛肠、儿科、皮科、妇科、针灸、推拿以及心脑血管病、肾病、周围血管病、糖尿病等专科专病，要求及时总结形成诊疗方案，巩固扩大优势，带动特色发展，并明确提出用 3 年左右时间，筛选 50 个中医治疗优势病种和 100 项适宜技术等任务要求。2022 年 3 月国务院办公厅发布的《"十四五"中医药发展规划》也强调指出，要开展国家优势专科建设，以满足重大疑难疾病防治临床需求为导向，做优做强骨伤、肛肠、儿科、皮肤科、妇科、针灸、推拿及脾胃病、心脑血管病、肾病、肿瘤、周围血管病、糖尿病等中医优势专科专病。要制定完善并推广实施一批中医优势病种诊疗方案和临床路径，逐步提高重大疑难疾病诊疗能力和疗效水平。可以说《当代中医专科专病诊疗大系》（以下简称《大系》）的出版，是在促进中医药传承创新发展的新形势下应运而生，恰逢其时，也是贯彻落实党中央国务院决策部署的具体举措和生动实践。

《大系》是由享受国务院政府特殊津贴专家、全国第六批老中医药学术继承指导老师、全国名中医，第十三届和十四届全国人大代表庞国明教授发起，并组织全国中医药高等院校和相关的中医医疗、教学科研机构 1000 余名临床各科专家学者共同编著。全体编著者紧紧围绕国家中医药事业发展大局，根据国家和区域中医专科医疗中心建设、国家重点中医专科建设，以及省、市、县中医重点与特色专科建设的实际需要，坚持充分"彰显中医药在疾病治疗中的优势"，坚持"突出中医思维，彰显特色主线，立足临床实用，助提专科内涵，打造品牌专科集群"的编撰宗旨。《大系》共 30 个分册，由包括国医大师和院士在内的多位专家学者分别担任自己最擅长的专科专病诊疗全书的主审，为各分册指迷导津、把关定向。由包括全国名中医、岐黄学者在内的 100 多位各专科领域的学科专科带头人分别担任各分册主编。经过千余名专家学者异域同耕，历尽艰辛，寒暑不辍，五载春秋，终于成就了《大系》。《大系》的隆重出版不仅是中医特色专科专病建设的一大成果，也是中医药传承精华，守正创新进程中的一件大事，承前启后，继往开来，难能可贵，值得庆贺！

在 2020 年"全国两会"闭幕后，庞国明同志将《大系》的编写大纲、体例及《糖尿病诊疗全书》等书稿一并送我，并邀我写序。我不是这方面的专家，也未能尽览《大系》的全稿，但作为多年来推动中医专科专病建设的参与者和见证人，仅从大纲、体例、样稿及部分分册书稿内涵质量看，《大系》坚持了持续强化中医思维和中医专科专病特色优势的宗旨，突出了坚持提高临床疗效和诊疗水平及注重实践、实际、实用的原则。尽管我深知中医专科专病建设仍然不尽完善，做优做强专科专病依然任重道远。但我相信，《大系》的出版必将为推动我国的中医专科专病建设和进一步彰显中医药在疾病治疗中的独特优势，为充分发挥中医药在维护和促进人民健康中的重要作用，产生重大而深远的影响。

故乐以此为序。

国家中医药管理局原局长
第六届中华中医药学会会长

2023 年 3 月 18 日

陈 序

　　由我国优秀的中医学家、全国名中医庞国明教授等一批富有临床经验的中医药界专家们共同协力合作，以传承精华、守正创新为宗旨，以助力国家中医专科医学中心、专科医疗中心、专科区域诊疗中心、优势专科、重点专科、特色专科建设为目标，编撰并将出版的这套《当代中医专科专病诊疗大系》丛书（以下简称《大系》），是在 2000 年、2016 年由中国医药科技出版社出版《大系》第一版、第二版的基础上，以服务于当今中医专科专病建设、突出中医特色、强化中医思维、彰显中医专科优势为出发点和落脚点，对原书进行了修编补充、拾遗补阙、完善提升而成的，丛书名由第一版、第二版的《中国中西医专科专病临床大系》更名为《当代中医专科专病诊疗大系》。其内容涵盖了内科、外科、妇科、儿科、急诊、皮肤以及骨科、康复、针灸等 30 个学科门类，实属不易！

　　该丛书的特点，主要体现在学科门类较为齐全，紧密结合专科专病建设临床实际需求，融古贯今，承髓纳新，突出中医特色，既尊重传统，又与时俱进，吸收新进展、新理论和新经验，是一套理论联系实际、贴合临床需要，可供中医、中西医结合临床、教学、科研参考应用的一套很好的工具书，很是可贵，值得推荐。

　　今国明教授诚邀我在为《大系》第一版、第二版所写序言基础上，为新一版《大系》作序，我认为编著者诸君在中华中医药学会常务理事兼慢病分会主任委员、中国中医药研究促进会专科专病建设工作委员会会长庞国明教授的带领下，精诚团结、友好合作，艰苦努力多年，立足中医专科专病建设，服务于临床诊疗，很接地气，完成如此庞大巨著，实为不可多得，难能可贵，爱乐为之序。

中国科学院院士
国医大师　陈可冀

2023 年 9 月 1 日

王 序

传承创新发展中医药，是新时代中国特色社会主义事业的重要内容，《中共中央 国务院关于促进中医药传承创新发展的意见》明确指出"彰显中医药在疾病治疗中的优势，加强中医优势专科建设"。因此，对中医专科专病临床研究进行系统整理、加以提高，以窥全貌，就显得十分重要。

2000 年，以庞国明主任医师、林天东国医大师等共同担任总主编，组织全国 1000 余位临床专家编撰的《中国中西医专科专病临床大系》发行海内外，影响深远。二十年过去，国明主任医师再次牵头启动《大系》修编工程，以"传承精华，守正创新"为宗旨，以助力建设国家、省、市、县重点专科与特色专科为目标，丰富更新了大量内容和取得的成就，反映了中医专科研究与发展的进程，具有较强的时代性、实用性，并将书名易为《当代中医专科专病诊疗大系》，凡三十个分册，每册篇章结构，栏目设计令人耳目一新。

学无新，则无以远。这套书立意明确，就其为专科专病建设而言，无疑对全国中医、中西医结合之临床、教学、科研工作，具有重要的参考意义。编书难，编大型专著尤难，编著者们在繁忙的医疗、教学、科研工作之余，倾心打造的这部巨著必将功益杏林，更希望这部经过辛勤汗水浇灌的杏林之树（书）"融会新知绿荫蓬，今年总胜去年红"。中医之学路迢迢，莫负春光常追梦，当惜佳时再登高。

中国工程院院士
国医大师
北京中医药大学终身教授 王琦

2023 年 7 月 20 日于北京

打造中医品牌专科　带动医院跨越发展
——代前言

"工欲善其事，必先利其器。"同样，肩负着人民生命健康和健康中国建设重任的中医、中西医结合工作者，也必当首先要有善其事之利器，即过硬的诊疗技术和解除亿万民众病痛的真本领。《当代中医专科专病诊疗大系》丛书（以下简称《大系》），就是奉献给广大中医、中西医结合专科专病建设和临床诊疗工作者"利器"的载体。期望通过她的指迷导津、方向引领，把专科建设和临床诊疗效果推向一个更加崭新的阶段；期望通过向她的问道，把自己工作的专科专病科室，打造成享誉当地乃至国内外的品牌专科，实施品牌专科带动战略、促助医院跨越式发展，助力中医药事业振兴发展。

专科专病科室是相对于传统模式下的大内科、大外科等科室名称而言的。应当指出的是，专科专病科室亦不是当代人的发明，早在《周礼·天官冢宰》就有"凡邦之有疾病者……则使医分而治之"。"分而治之"就是让精于专科专病研究的医生去分别诊疗。因此，设有"食医""疾医""疡医"等专科医生，只不过是没把"专科专病"诊疗分得那么细和进行广泛宣传罢了。从历代医家著述和学术贡献看，亦可以说张仲景、华佗、叶天士等都是专科专病的诊疗大家。因仲景擅伤寒、叶天士擅温病、华佗擅"开颅术"等，后世与近代的医学家们更是以擅治某病而誉满华夏，如焦树德擅痹病、任继学擅脑病等。因此，诸多名医先贤大家们多是专科专病诊疗的行家里手。

那么，进入 21 世纪以来，为什么说加强中医专科专病建设的呼声一浪高过一浪呢？究其原由大致有四：

首先是振兴中医事业发展、突出中医特色优势的需要。20 世纪 80 年代以后的中医界提出振兴中医的口号，国家也制定了相应的政策，中医事业得到了快速发展。但需要做的事还有很多很多。通过专科专病建设，可以培育、造就一大批高水平的中医、中西医结合专业人才，突出中医特色，总结实用科学的临床经验，推动中医、中西医结合专科专病的深入研究，助力中医药事业振兴发展！

第二是促进中西医协同、开拓医疗新领域的需要。中医、西医、中西医结合是健康中国建设中的三支主要力量，尽管中西医结合在某些领域和某些课题的研究方面取得了一些重大成就和进展，但仍存在着较浅层次"人为"结合的现象，而深层次的基础医学、临床医学等有机结合方面还有大量工作要做。同时，由于现在一些医院因人、财、物等条件的限制，也很难全面开展中西医结合的研究和临床实践。而通过开展专科专病建设，从某些病的基础、临床、药物等系统研究着手，或许将成为开展中西医协同、中西医结合的突破口，逐步建立起基于实践、符合实际的中西医协同、中西医结合的诊疗新体系，以开拓中医、中西医结合临床、教学、科研工作的新领域，实现真正意义上的中西医协同、中西医结合。

第三是服务于健康中国建设和人民大众对中医优质医疗日益增长新要求的需要。随着经济社会的发展和现代科学技术的进步，传统的医疗模式已满足不了人民群众医疗保健的需要，广大民众更加渴望绿色的、自然的、科学的、高效的和经济便捷的传统中医药。因此，开展中医专科专病诊疗，可以引导病人的就医趋向，便于病人得到及时、精准、有效的诊治；专科专病科室的开设，易于积累临床经验、聚焦研究方向、多出研究成果，必将大大促进中医医疗、医药、器械研发的进程，加快满足人民群众对中医药日益增长的医疗保健需求的步伐。

第四是提高两个效益的需要。目前有不少中医、中西医结合医院，尤其是市、县（区）级中医院，在当代医疗市场的激烈竞争中显得"神疲乏力"、缺少建设与发展中的"精气神"，竞争不强的原因虽然是多方面的，但没有专科特色、没有品牌专科活力是其重要的原因之一。"办好一个专科，救活一家医院，带动跨越发展"，已被许许多多中医、中西医医院的实践所证实。可以说，没有品牌专科的医院，是不可能成为快速发展的医院，更不可能成为有特色医院的。加强专科专病建设的实践表明：通过办好专科专病科室，能够快速彰显医院的专业优势与特色优势；能够快速提高医院的知名度，形成品牌影响力；能够快速带动医院经济效益和社会效益的提升；能够快速带动和促进医院的跨越式发展。

有鉴于上述四点，《大系》丛书，应运而生、神采问世，冀以成为全国中医、中西医结合专科专病建设工作者的良师益友。

《大系》篇幅宏大，内容精博，内涵深邃，覆盖面广，共 30 个分册。每分册分基础篇、临床篇和附录三大部分。基础篇主要对该专科专病国内外研究现状、诊疗进展以及提高临床疗效的思路方法等进行了全面阐述；临床篇是每分册的核心，以病为纲，分列条目，每个病下设病因病机、临床诊断、鉴别诊断、临床治疗、预后转归、预防调护、专方选要、研究进展等栏目，辨证论治、理法方药一线贯穿，使中医专科专病的诊疗系统化、规范化、特色化；附录介绍临床常用检查参考值和专科建设的注意事项（数字资源），对读者临床诊疗具有重要参考价值。

《大系》新全详精，实用性强。参考国内外书籍、杂志等达十万余册，涉及方药数万种，名医论点有出处，方药选择有依据，多有临床验证和研究报告，详略有序，条理清晰，充分反映了当代中医、中西医结合专科专病的临床实践和研究成果概况，其中不乏知名专家的精辟论述、新创方药和作者的独到见解。为了保持其原貌，《大系》各分册中所收集的古方、验方等凡涉及国家规定的稀有禁用中药没有做删改，特请读者在实际使用时注意调换药物，改换替代药品，执行国家有关法规。

本《大系》业已告竣，她是国内 1000 余位专家、学者、编者辛苦劳动的成果和智慧的结晶。她的出版，必将对弘扬祖国中医药学，开展中医、中西医结合专科专病建设，深入开展中医、中西医结合之医疗、教学、科研起到积极的推动作用，并为中医药事业的传承精华、守正创新和人类的医疗卫生保健事业做出积极贡献。

鉴于该《大系》编著带有较强的系统性、艰巨性、广泛性以及编者的认知差别，书中难免存在一些问题，真诚希望读者朋友不吝赐教，以便修订再版。

庞国明

2023 年 7 月 20 日于北京

编写说明

　　随着老龄化社会的来临和人类疾病谱的不断演变，周围血管病逐渐成为危害人类健康的重大疾患之一，其患病率、致残率、致死率日渐升高。无论国内还是国外，周围血管病学都是医学发展史中一门年轻的专业学科。近年来，随着血管疾病检测技术的进步、显微血管吻合技术的发展、介入技术和器材的不断创新，现代血管外科飞速发展。20世纪60年代开始，国内开展中西医结合治疗血栓闭塞性脉管炎的研究工作，显示出中医中药治疗周围血管病不凡的疗效，开创了我国防治周围血管病的新局面，从而加速了中西医结合治疗周围血管病的发展。

　　中医学无周围血管病的病名，但有类似本病的记载，如《灵枢·痈疽》篇关于脱疽的记载，包括了下肢动脉硬化闭塞症、血栓闭塞性脉管炎、糖尿病血管病等。《灵枢·刺节真邪》篇关于"筋瘤"的记载，相当于西医学所指的下肢静脉曲张。其后经过历代医家的不断丰富，对周围血管病的认识日益全面、深化，治疗方法不断完善并沿用至今。为了传承、发扬并创新前辈的研究成果，更为了周围血管病专业朝着专科化、规范化和现代化方向不断进步，也为了提高医务人员的业务水平、加强周围血管病的防治，我们结合当前实际需要编撰了本书。

　　本书力求阐明当前中医学、西医学和中西医结合医学在周围血管病治疗方面的发展成果和最新研究进展。全书共分为基础篇、临床篇、附录三部分。基础篇从周围血管病的诊断思路与方法、治则与用药规律、提高临床疗效的思路方法等方面进行全面系统的阐述。临床篇分别介绍了周围血管常见疾病的病因病机、临床诊断、鉴别诊断、临床治疗、预后转归、预防调护、专方选要、研究进展等内容。附录主要收载了临床常用检验参考值。本书配有网上数字资源，其中收录了周围血管病开设专病专科应注意的问题等内容。

　　全书将中医、西医、中西医结合观点融为一体，值得推荐给我国从事周围血管病防治与研究的临床医师及医学院校学生使用。为保留方剂原貌，玳瑁、穿山甲等现已禁止使用的药品，未予改动，读者在临床应用时应使用相应的代用品。

　　鉴于编撰者水平有限，加之医学进展日新月异，书中如有不足之处，敬请谅解，恳切希望广大同道和读者提出宝贵意见，以便再版时修订。

编委会

2023 年 6 月

目　录

基础篇

临床篇

数字资源

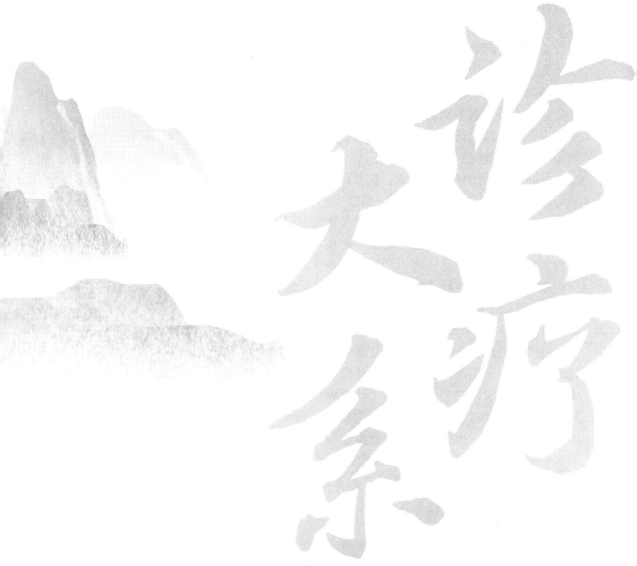

基础篇

第一章　周围血管病研究现状及前景

第一节　现状与成就

人类认识和治疗周围血管疾病的记载，可以追溯到 2000 年前的《黄帝内经》时代，书中对于"脱疽"的记载，就是对周围血管疾病最早的描述，同时也为研究周围血管疾病提供了宝贵的经验。1800 年前汉代名医华佗所用治疗"脱疽"的方剂流传下来，即今之"四妙勇安汤"。在中医外科发展鼎盛的明清时期，陈实功的《外科正宗》对"脱疽"手术，主张先在患趾上方"捻线缠扎"，继用"利刀顺节取脱患趾"。卡雷尔以其在血管缝合、血管及器官移植上具有开创性的研究工作，于 1912 年获诺贝尔生理或医学奖，它催生了 40 年后人工血管的问世和成功应用，并构成了血管外科的第一个里程碑。周围血管病学在医学发展中，无论国内还是国外，都是医学发展史中一门年轻的专业学科，自 1889 年 Jassionowsky 缝合动脉成功以来，仅有百年的历史。近几十年，由于新设备、新技术、新材料的引进，目前血管外科已经进入了一个全新的时代，有了迅速的发展，逐步形成了比较成熟的学科体系，并取得了许多成就，腔内血管外科可到达全身任何血管，具有微创、痛苦少、安全性高的特点，而且简便易行。

我国对周围血管病的系统研究起步比较晚，整体水平不高。在中华人民共和国成立初期，一般医院对动脉损伤、动脉瘤和动静脉瘘只能进行结扎术，仅有少数大的医疗单位开展了血管修复或血管重建等手术。随着我国医学卫生事业的迅速发展，周围血管的研究工作也相继开展起来，

并取得了不少进展，在继承发掘中医学遗产的基础上，开展中西医结合治疗，积极汲取国际先进技术，丰富了我国周围血管疾病学的内容。中西医结合治疗周围血管病是在 20 世纪 50 年代中西医结合兴起的热潮中，以中药治疗血栓闭塞性脉管炎（TAO）为开端的，70 多年来，它的诞生和发展经历了三个阶段。

第一阶段（1955~1979）是以中医中药为主治疗 TAO 为开端的阶段，在 20 世纪 50 年代中后期，TAO 是一种常见疾病，除给极少数人施行腰交感神经切术治疗外，缺乏其他有效的治疗方法，高位截肢率高达 30%~80%。而河北著名僧医释伽宝山（1881~1958）应用中医关于治疗脱疽的理论，以古方治疗 TAO 效果良好的事迹在河北广泛流传，轰动一时，四妙勇安汤也由此定名并广为流传。这一时期不断出现的应用中药治疗 TAO 效果良好的报道，都给人以启迪，给患者以希望。特别是 1960 年华北地区 TAO 学术经验交流会议的召开，进一步加深了人们对 TAO 的认识，很快掀起了人们学习中医，以西医辨病、中医辨证和以中药为主、中西医结合治疗 TAO 的热潮。随着 1965 年全国 TAO 研讨会在南京的召开，尤其是 1971 年原卫生部在济南召开的大型 TAO 经验交流会，人们对 TAO 中医证型的分类、辨证论治的原则和不同方法的治疗效果，坏疽处理的要求以及"蚕食疗法的经验"等，都进行了充分的交流，并编写出具有指导意义的《TAO 防治手册》，对全面认识和规范其诊治原则均有很大的参考价值，对中西医结合周围血管病学的发展起到了很大的推动作用。1979 年，王嘉桔在《我国 20 年来 TAO 研究概况》中，

对过去中西医结合治疗 TAO 的临床研究做了回顾性总结，应用中药验方和组方治疗近万例 TAO，效果优良率为 50%~70%，高位截肢率保持在 3%~4%。并初步总结出 TAO 辨病辨证原则，加深了对中医血瘀和活血化瘀的认识，肯定了中药为主的治疗效果，并初步探讨了中药的治疗机制。总之，以中药为主中西医结合治疗 TAO 的成功，为中西医结合周围血管病学的发展提供了宝贵的经验。

第二阶段（1980~1990）是全面推广应用以中药为主治疗周围血管病阶段。TAO 是肢体血栓性疾病之一，属于中医"脱疽"和"血瘀"疾病的范畴。根据中医"同病异治"和"异病同治"的理论，预示着将中医活血化瘀方法治疗 TAO 的经验，扩大到治疗肢体动脉硬化闭塞症（ASO）、糖尿病坏疽（DG）和深静脉血栓形成（DVT）等血栓性疾病也会获得同样效果。自 1971年全国 TAO 会议后，中西医结合治疗有了从 TAO 单一疾病向其他周围血管病发展的必然趋势。1974 年报道了中药治疗 DVT 的经验，1979 年我国第一本《周围血管疾病证治》专著出版，从而宣告了中西医结合治疗 TAO 单病时代的结束和治疗周围血管病学研究的全面开始，并为 1983 年建立中国中西医结合学会周围血管疾病专业委员会做了充分的舆论、动员、思想和组织准备。在全国专业委员会成立以后，在对 TAO 病因学探讨、免疫学研究和继续提高其治疗水平的同时，对 ASO、DG 和 DVT等常见血管病的治疗与研究都得到了快速的发展。

第三阶段（1991 至今）是进入完善中西医结合治疗周围血管病的新阶段，中西医结合治疗学是中西药结合与外科（局部处理和血管重建术等）有机结合的综合治疗方法。从总体讲，中西药物在周围血管病的治疗中占据重要地位，但成功的血管重建手术的治疗价值非药物所能比。二者各有优势，有机结合，才是周围血管病治疗的完整内容。正因为此，从 20 世纪 80 年代中后期开始，一些中医院、学校的专科就积极增添先进的血管影像设备，有计划地培训血管外科手术人才，逐步开展了血管腔内各种血管重建手术。近年来，药物和血管重建手术的优势互补、有机结合的观念和框架，在一些从事中西医结合的单位开始形成。这是周围血管病治疗学的一个可喜的进展。

上述三个发展阶段是中西医结合周围血管病学研究发展的必然趋势。它所取得的诸多成绩，王嘉桔曾在《中西医结合周围血管疾病研究 40 年》（Ⅰ）和（Ⅱ）的专著中进行了总结。然而需要指出的是，在近来该学科之所以能够迅速发展，周围血管疾病专业委员会的成立及其卓有成效的工作起到了关键的作用。自 1991 年以来，周围血管疾病专业委员会组织了全国学术会议和专病研讨会各 12 次，编辑了大量学术资料，组织和支持出版了 10 多部周围血管疾病专著。在周围血管疾病专业委员会的鼓励和影响下，专业队伍迅速壮大，国家和省级重点专科相继建立，专科硕士和博士点逐渐增多，先后制定了血栓闭塞性脉管炎、下肢动脉硬化闭塞症、大动脉炎、深静脉血栓形成和糖尿病肢体动脉闭塞症等血管疾病的诊断和疗效标准等。总之，这一切对我国中西医结合周围血管疾病学的发展，以及临床、科研和教学规范化，都做出了很大的历史性贡献。

自 20 世纪 80 年代以来，我国周围血管疾病的研究，从基础到临床普遍受到了重视，并取得了较高水平的研究成果。近 40 年来血管外科在我国得到了突飞猛进的发展，由于新设备、新技术、新材料的引进，目前我国西医血管外科已经进入了一个全新的时代，随着先进诊疗设备的引进及血管手术技术的发展，我国特有的中医中药治疗血管疾病也进入了一个全新的时代，新的中药剂型、制剂，新的诊疗理念在中医中药治疗血管疾病中得到了广泛应用，并在我国血管外科的发展中发挥了独特的作用。许多现代化设备如数字减影血管造影机、CT、磁共振、血管镜和各种非损伤性血管检测仪器在临床上的应用，使周围血管疾病的诊断水平和确诊率大为提高，治疗方法不断完善，治疗效果明显提高。学术活动空前活跃，并初步形成了中西医结合治疗周围血管疾病体系，许多周围血管疾病治疗专科和专业组相继成立，为我国周围血管疾病研究的持续、快速发展，奠定了良好的基础。我国中西医结合周围血管科的发展可以说既是跟上了先进的世界潮流，又显示了独有的优势。

第二节　问题与对策

随着新技术新设备、新技术、新材料的引进，目前我国周围血管外科进入了一个全新的时代，我国特有的中医中药治疗血管疾病也进入了一个全新的时代，新的中药剂型、新的中药制剂、新的诊疗理念在中医中药治疗血管疾病中得到了广泛应用，并在我国周围血管的发展中发挥了独特的作用，但各种方法还存在一定的问题。

一、周围血管外科应该重视的几个问题

（一）手术适应证的选择

（1）由于新的手术技术、新的设备不断引进和更新，很难在较短的时间内得到完全的掌握，所以对适应证和具体患者的操作一定应谨慎选择。

（2）由于我国血管外科医生的水平参差不齐，所以更要强调在自己的能力范围内对手术患者适应证的选择。

（3）我国血管外科医生的基础大致有几种。其一是介入科医生，其二是普外科医生，其三是骨科、胸外科医生。医学院毕业即从事血管外科的人较少，又大多较年轻，所以对手术适应证的选择就更显重要。比如杂交手术，没有一定的外科基础是完成不好的。同时手术操作中间出现的意外情况，如血管破裂出血等，也需要医生具备一定的外科基础才能解决。

（二）关于远期疗效问题

由于现代血管外科的新技术不断在更新，在我国也不断在引进，所以对这些技术的远期疗效还没有可靠的认识。因此有意识、有组织、有计划地观察各项新技术的远期疗效更应该引起重视。

（三）关于血管疾病各种操作后的血管再狭窄问题

（1）各种技术操作虽然使血管得以再通，但其操作过程中必然对血管内皮造成损伤，加之支架等的置入引起的免疫排斥反应等因素，使血管的增生狭窄必然会发生。

（2）血流闭塞人为再通后血液的重新灌注，必然对血液的流变性产生重大的影响，血液的凝聚性变化也将造成血栓的形成及管腔的狭窄。

（3）对于慢性血管闭塞性疾病来说，慢性闭塞的病理生理过程中的一个最重要的变化就是侧支循环的建立，这是肢体血流赖以流通的重要因素。而手术操作，必然会不同程度地破坏已经建立的侧支循环，给肢体血流带来一定的损害，从而造成供血的不足。如何克服或减少这些再狭窄的发生因素，从而减轻或延迟再狭窄的发生，是当前亟须研究的课题。

（4）各种手术操作后为了避免血栓形

成，服用各类抗凝药物是必不可少的，有些患者甚至要长年或终身服用。而抗凝药物给患者造成的负担和不良反应也是应该引起重视的问题。

二、中西医结合问题

在周围血管疾病的诊疗中，无论在西医院、中医院，无论是手术前还是手术后，中医中药的应用是普遍的。这是当前我国在周围血管疾病治疗中的现实状态。对于中西医结合方法的应用价值，主要是如何体现中医中药参与后的效果与其他治疗方法的比较，中西医结合已经经历了几代人的努力，如何突破发展瓶颈是近几年来讨论的焦点，也是令许多学者关注的问题。中西医结合不是将中医的治疗方法和西医的治疗方法叠加在一起的简单结合。中西医之所以有分别，是因其两套不同的理论体系，甚至有人说中西医就像火车的两条轨道，永远也不可能汇合在一起。中西医结合之所以存续至今是因为有它存在的土壤和条件。个人认为，中西医结合的前提是有着共同的治疗对象，其目的就是如何提高其临床疗效。提高临床疗效就要有正确的理论指导和有效方法的临床应用。目前中医或中西医结合工作的难点是不能拿出过硬的数据来证实中西医结合的疗效和中西医结合的优势。其突出问题是中西医结合不规范、各自为政，在中医理论方面缺乏创新，在研究工作中缺乏顶层设计。因此中西医如何正确合理地结合，今后的路还很漫长，还有待进一步的研究和探讨。

第三节 前景与思考

随着药理学、现代免疫学、分子生物学和生物工程技术的发展，新理论、新疗法、新技术、新材料、新药物不断涌现，周围血管疾病治疗的有效率和治愈率不断提高。有计划地、合理地综合应用现有的各种治疗手段，提高治疗周围血管疾病的有效率、治愈率和生存率是治疗周围血管病的方向。

在外科治疗方面，手术和腔内相结合综合治疗已经成为周围血管外科发展的总趋势，而手术和腔内治疗适应证的选择，以及预防术后再狭窄，提高远期通畅率，也已经成为未来关注和重视的焦点。

中医中药治疗周围血管疾病是我国所特有的诊疗方法，几千年来的医学实践积累了丰富而可靠的诊疗经验。现代中医学的传承和研究，使中医中药的方法更加规范化。最近国家中医药管理局牵头撰写的中医临床路径中就肯定了多个中医中药诊疗相关血管疾病的方案。目前我国对中医中药诊疗周围血管疾病的古典医籍的整理和研究应该已经到了成熟的阶段。今后应该从现代中医学的角度进行诊疗规范和疗效机制研究，在相关文献古籍基础上建立新的中医学规范和理念。中医中药在周围血管疾病中的三个基本疾病，即下肢动脉硬化闭塞症、下肢深静脉血栓形成、糖尿病足病的治疗中有着广泛的应用。这在我国已经成为不争的事实。中医中药在免疫性血管疾病中的应用也正成为治疗的主体，并显示出越来越好的效果。中医中药对于避免和延缓血管手术后的再狭窄的研究和应用正在广泛地开展，也显示出较好的效果。中医药在治疗周围血管疾病的某个阶段或某个环节发挥着重要作用，特别在预防、提高机体免疫力、调节机体功能紊乱和后期恢复以及伤口愈合、降低截肢率等方面起着举足轻重的作用。

外周血管疾病是发生在人体血液循环系统的主要载体——血管中的各种病变，人体血管的主要功能是有效地输送血液。保持血管的通畅则是完成输送血液的前提，也是完成其主要功能的前提，与中医所讲的"以通为用"理论不谋而合。因此也就有了在外周血管疾病中的中医、西医并重的治疗方法。

中西医结合是我国特有的医学体系，而中西医结合治疗周围血管疾病应该是中西医结合的重要切入点之一。中医治疗外周血管疾病的切入点要做到，辨证与辨病相结合，病期与治则相结合，点面结合，创新与实践结合。因为多年的临床研究证明，中医中药在周围血管疾病的治疗中是有着确切、可靠的治疗效果的。如何在周围血管疾病中施行中西医结合研究，努力寻找中医、西医的"一致性"应该是有意义的。何为"一致性"呢？中西医产生于相距久远的不同年代，属于不同的理论体系。寻找理论上的一致性是困难的，但从临床疗效入手，按疗效结果的好坏去探讨其一致性，做到殊途同归在当前应该是可行的。故真正的中西医结合应该摒弃为了结合而结合的方式，坚持以疗效为目的、在正确理论指导下的结合。应发挥学术组织的作用，将相关专业人员组织起来共同攻关。做好顶层设计，开展多中心、规范化的研究。从某个病种做起，真实、客观地反映中西医治疗的效果，拿出过硬的数据，以理服人，解决中西医结合中存在的问题。

总之，随着多学科、多领域的共同研究，特别是一些新理论、新技术、新药物的不断问世，尤其是近几年生物治疗、基因治疗、干细胞技术的迅速发展，中医中药的研究不断深入，相信在中医、西医、中西医结合三支力量的协同努力下，周围血管疾病的一个个难题，都将得到解决。

第二章 周围血管病的诊断思路与方法

第一节 诊断思路

一、明病识证，病证结合

周围血管病是一类病程长、易复发、目前治疗效果仍不理想的疾病，因此，在周围血管病的诊断上必须做到辨证与辨病相结合，才能更好地把握全局。要了解该病的发病部位、临床分期、脏器的功能情况以及气血、阴阳、脏腑、经络等受损的情况，才能更好地指导临床治疗。首先，要应用西医学的理论和工具，详细了解病人的病情，做出准确、详尽的诊断。如下肢动脉硬化闭塞症患者，临床常常与血栓闭塞性脉管炎、大动脉炎混淆，首先要明确西医学下肢动脉硬化闭塞症的诊断和分期。下肢动脉硬化闭塞症多见于中、老年人，主要累及肢体大、中型动脉，常伴有原发性高血压、糖尿病、心脑血管疾病等；血栓闭塞性脉管炎，患者多为青壮年男性，主要累及肢体中、小型动脉，有长期吸烟史，发作游走性血栓性浅静脉炎；大动脉炎，好发于青年女性，主要侵犯头臂动脉、降主动脉、腹主动脉等，常伴有发热、关节痛、四肢痛等风湿热表现，根据这些疾病的临床表现特征，结合彩色多普勒超声血管检测，即可做出明确诊断。其次又要辨别动脉硬化发病过程中不同阶段的病理变化特点和预后转归，肢体动脉硬化闭塞症高位闭塞或低位闭塞及其影响范围和转归不同，肢体小动脉闭塞，闭塞范围小，肢体缺血轻，很少发生溃疡和坏疽，治疗效果好，转归好。肢体大、中型动脉（髂、股、腘、腋、肱动脉）闭塞，其

至腹主动脉闭塞，闭塞范围广泛，肢体缺血严重，常常发生坏疽，甚至严重坏疽继发感染，治疗很难达到应有的效果，转归差。肢体单个动脉闭塞要比肢体全部动脉闭塞缺血轻。这就是辨病，既重"诊病"，又需"审证"，使西医学诊断与传统医学的辨证相结合，充分发挥中医辨证论治的优势。疾病诊断明确后再进行辨证诊断。四诊合参要弄清病变的部位、病邪的性质、脏腑气血的盛衰等以确定是何证型，如同为下肢动脉硬化闭塞症患者，由于体质的差异，病情的浅深等不同，可能其证候表现不尽相同，有的可能表现为阴寒型，有的可能表现为湿热下注型，或者表现为瘀血阻络型。再者，即使同一个患者，在疾病的发展过程中，证候也会不断变化，因此，辨证也会不同。此外，由于随着手术、腔内治疗手段的普及，很多患者在就诊时可能已做了一种或多种治疗。因此，必须了解治疗情况以及这些方法可能会给机体脏腑造成的危害。只有通过辨病与辨证相结合，才能更好地把握疾病的转归和预后，更好地把握正气与邪气的消长盛衰，更好地把握脏腑功能情况，为治疗提供确切的依据。

二、审度病势，把握规律

周围血管疾病的发生、变化过程是邪正相争的过程，但有其特点。血脉瘀阻几乎是每一种周围血管疾病中均有的病变，血瘀与各个脏腑的功能和气血的盛衰关系十分密切。纵观周围血管疾病的发病，不外正邪两个方面。从邪正相争的不同情形和疾病的发展规律看，一方面，正气亏虚，抵御外邪的能力下降，邪气乘虚而入；另

一方面，脏腑功能失调或亏损，导致气血津液运行不畅，聚而成为病理产物，日久不去，成为加重疾病的因素。因此，大致可将周围血管病演变规律分为发生、急性进展和转变三个阶段。

（一）发生阶段

周围血管疾病是由于人体外感六淫邪毒、外伤以及情志内伤等致病因素，造成营卫不和，阴阳失调，破坏了人体正气的防御功能，形成了正不胜邪，邪气侵犯脉道而发生的。一般有两种情形：一是以正虚为主。如血管瘤的发生，多为先天不足，父母遗传而得。过敏性紫癜等多因禀赋不足，复感外邪所生。还有动脉硬化性闭塞症、糖尿病坏疽等均为平日过食肥甘，损伤脾胃，脾运不健，痰湿内生，日久痰湿瘀浊阻塞脉道而引发。二是以邪盛为主，如浅静脉炎多由血管外伤、药物刺激引发；部分动脉瘤也是由外伤所致等等。不论是正虚为主还是邪盛为主，一旦发病之后，病邪便侵犯人体经脉，引起血脉运行失常，使周围血管疾病发展加剧，出现一系列变化。

（二）急性进展阶段

周围血管疾病发生之后，由于正不胜邪，邪气亢盛，使病变急剧发展。血管逐渐闭阻，出现了各种各样的症状，主要有三类。

1. 动脉缺血

病变发生在动脉上，由于动脉所属的局部组织血液供应不足，甚至血液供应停止，而出现一系列的缺血性变化。如血瘀气滞，则气血不通而生疼痛；血瘀日久，郁而化热，热盛肉腐，便出现成脓、破溃、坏死，甚而逐节脱落；血瘀脉道，血不循经，血行紊乱，形成各种各样的出血，或者吐血、衄血、便血、尿血，或者皮下出

血形成紫斑等；血瘀之后气机壅塞，气血停滞，壅聚成块、成瘤等等。

2. 静脉淤阻

病变发生在静脉中，静脉被瘀血阻滞后，回流不畅，首先使血液壅聚，水湿外渗，而成肿胀；或使静脉迂曲，形成静脉曲张；或感染热邪，出现红肿疼痛。日久患处失养，可生溃疡，不易愈合；或者色素沉着，肌肤顽厚，麻痛不适，经久不消。

3. 皮肤小血管破损

皮肤小血管出现阻塞之后，或者形成皮下结节，红肿疼痛，或者皮下出血形成紫癜；或者郁而火热，灼痛、红肿，甚而形成溃疡。

（三）转变阶段

或因治疗的作用，或因正气来复，邪气衰退；或失治误治，邪愈盛，正愈衰。这些因素都促使周围血管疾病的邪正相争的局面处于不断变化中。总的趋势有两种：一是邪气渐衰，正气来复，表现为侧支重建，或者血管再造，使病情逐渐稳定，进而痊愈。另一种情况，邪气愈来愈盛，由瘀化热，由热成毒；或者痰瘀互阻，使正气愈来愈衰，促使病情趋向恶化，甚至死亡。当然也有正邪相持，病情缠绵者，或者病情时好时坏，反复发作者亦间有之，但最终也得二者必居其一。

总之，周围血管疾病在发生、发展和转归的全过程中，邪正相争的情况是纷繁复杂、变化多端的，但在各个阶段影响病情变化的一个重要因素是瘀血的形成与否，瘀血的轻重，瘀血的部位，以及瘀血能否清除吸收。

三、审证求因，把握病机

中医辨证论治的关键前提，就是要"审证求因"。研究周围血管疾病，同样也要先从其病因病机入手，通过推求病因，

分析病机，从而拟定正确的治则治法。因此，只有熟悉周围血管疾病的各种致病因素的性质、特点及其临床特征，掌握周围血管疾病发生、发展和转归的规律，以及人体脏腑经络功能活动的变化机制，揭示疾病的本质，才能在临床中准确辨证，恰当论治。

病因是指致病的因素，也是发病的原因。在周围血管疾病中，其病因无非是内因与外因两大类，并各自具有自身的特征。外因作为来自外部的致病因素，其内容包括外感六淫、外伤、感受特殊邪毒、饮食失宜、劳倦等；内因是指自身内部的发病原因，包括内伤七情、脏腑经络功能失调、正气虚弱等。在周围血管疾病学中，强调内因占主导地位，外因是致病条件，即中医所谓："正气存内，邪不可干"，"邪之所凑，其气必虚"。

另外，中医对周围血管疾病病因的认识，还应注意以下几个关系，以便更好地审证求因。

（1）血管病发病原因与时令气候的关系。如长夏湿热肆虐时，脉痹易发生；冬令严寒所胜，气滞血凝，脱疽等多见。

（2）血管病发病原因与地域的关系。中医整体观认为，地理环境与疾病的发生有着密切关系。《素问·阴阳应象大论篇》中早就明确指出了东方风盛伤筋，南方热盛则伤气，中央湿盛则伤肉，西方燥盛则伤皮毛，北方寒盛则伤血。就周围血管病的发病来讲，也同样由于不同的地理条件，以及人们生活习惯的差异导致其多发病亦存在不同。比如，以手足厥冷为主症的血管病自然北方较多，由热毒引起的血管病显然南方较多。又如因丝虫感染并发的下肢淋巴水肿就以南方丝虫病流行地区多发。同时，由于地势的高低不同，而冷暖变化有别，尽管是同一种疾病，其致病的情形也不一样。如静脉炎，发生于北方则寒湿引起居多，发生于南方则多湿热为患。在《疡疡机要·上卷》中就谈道："大抵此症，多有劳伤气血，腠理不密，或醉后房劳沐浴，或登山涉水，外邪所乘，卫气相搏，湿热相火，血随火化而致，故淮阳岭南闽间多患之。"动脉硬化性闭塞症中，南方多痰浊瘀滞，北方多寒凝脉络。

（3）根据疮疡的发病特点，古人早就观察到发病部位与发病原因有密切关系，清代名医高秉钧在《疡科心得集·例言》中指出："疡科之证，在上部者，俱属风温、风热，风性上行故也；在下部者，俱属湿火、湿热，水性下趋故也；在中部者，多属气郁、火郁，以气火俱发于中也。"周围血管疾病，也存在着这样的一般规律，如同为静脉炎，发于胸胁部者多兼气郁，发于下部者多为湿热。

（4）人的体质之间，强弱差异很大，秉性有别，生活习惯亦异，阴阳属性又不同，体质因素与发病的关系非常密切。年轻体壮者多患实证，年老体虚者多患虚证，妇女情志不畅者多引起忧郁疾患，肥胖嗜食甘肥者易罹患痰湿之疾等等。周围血管疾病亦是如此，如人至中年时，多有气血不足，血运乏力，常可引起气机紊乱，气血失和，血脉瘀滞，而导致动脉硬化性闭塞症。而血管瘤则缘气阴两虚，血热夹毒而成，体质以阴虚火旺者为多。

中医周围血管疾病病因学的特点也是审证求因，而致病因素又是一个比较复杂而且需要深入探讨的问题，甚至同一个病人，同一种疾病，在不同的阶段上就可能反映出不同的病因。如血栓闭塞性脉管炎，在发病的初期可能是寒凝经脉，气滞血瘀引起；发展到溃脓坏死期，则可能寒化为热，热盛肉腐，变成热毒为患；继续发展，久病致虚，则又当考虑气血双亏了。因此，上述与发病因素有密切关系的几个方面，也只是一般的规律，在具体运用时应详细进行望、闻、问、切的诊断，并根据四诊所提供的详细材料，仔细推敲疾病的病因，阐明病变的本质，全面分析，综合判断。临证时，既要考虑天时、地理与体质、部位等的关系，又必须结合局部症状与全身症状来进行全面分析，只有综合全面情况，才能辨清病因，掌握病机，正确指导治疗。

第二节 诊断方法

一、辨病诊断

周围血管疾病是临床常见的一类疾病，病因复杂，治疗难度较大，近年来随着人们生活水平和生活方式的变化，该学科的疾病谱有了很大的改变，由于每种疾病的病因、病理不同，作为一个血管科专科医生，要有较全面、系统的知识，特别是要有较为扎实的解剖学、生理学、病理学、药理学、免疫学、内科学、外科学等学科的基本知识。如同其他疾病的诊断一样，通过仔细询问病史，系统全面地体格检查，结合必要的实验室等检查后，才能做出正确的诊断。周围血管疾病的诊断应从以下几方面着手。

（一）熟悉周围血管疾病的常见症状

根据周围血管疾病发病血管类型，大致分为三大类疾病：动脉血管疾病、静脉血管疾病和淋巴血管疾病，三类疾病的症状也截然不同，临床表现也非常典型。

1. 肢体温度和颜色变化

肢体发凉、怕冷，皮肤温度降低，失去应有的耐寒能力，呈苍白、潮红、发绀，这就是慢性肢体动脉闭塞性疾病，如血栓闭塞性脉管炎、动脉硬化闭塞症、大动脉炎、糖尿病血管病变等，由发生肢体动脉狭窄或闭塞而引起血液循环障碍所致。雷诺综合征表现为间歇性发作两手对称性苍白、青紫、潮红三个阶段的皮色改变（先上肢而后下肢发病），伴有手指或足趾发凉、怕冷疼痛，发作过后症状消失而恢复正常。

2. 肢体疼痛

血栓闭塞性脉管炎绝大多数为青壮年男性（年龄在40岁以下），发病开始多为单侧下肢，以后渐次累及其他肢体（先下肢而后上肢发病）；出现胀痛、麻痛或痉挛性疼痛，剧烈的静息痛。动脉硬化闭塞症多发生在中、老年人（年龄在40岁以上），为全身性动脉粥样硬化在肢体局部的表现，多为四肢发病，两下肢为重，出现麻木、胀痛，疼痛一般较轻，可以忍受。大动脉炎多发生于青少年女性，主要是肢体酸软无力，发凉、怕冷，胀痛很轻。而红斑性肢痛症，为双足或双手阵发性烧灼样剧痛，皮肤发红、灼热，皮肤温度增高（瘀热证）。临床上，慢性肢体动脉闭塞性疾病，患者趾（指）和足部出现固定性持续性剧烈疼痛（慢性血瘀重症）常是发生溃烂的先兆，应加以注意并积极进行中西医结合治疗。突然发生肢体剧烈疼痛主要应考虑两方面情况：①同时伴有肢体厥冷，皮肤苍白和紫斑，感觉丧失，活动障碍则为急性肢体动脉栓塞或急性肢体动脉血栓形成（急性动脉血瘀证）。②同时伴有肢体广泛性肿胀，浅静脉和毛细血管扩张，则为急性下肢深静脉血栓形成（急性静脉血瘀证）。

3. 间歇性跛行

慢性下肢动脉闭塞性疾病，有70%患者常常以间歇性跛行为主要表现，或以间歇性跛行为首次出现症状，表明下肢存在缺血，有血液循环障碍。因此，了解间歇性跛行，对临床诊断、判断肢体的缺血程度，以及判定疗效，均有重要意义。间歇性跛行的表现：当患者行走一段路程后，在小腿（腓肠肌）和足掌部发生胀痛、酸痛或抽痛，被迫稍停顿或休息 2~5 分钟后，则症状迅速缓解消失，如再行走，患肢仍出现同样症状。间歇性跛行时间、距离越短，说明患肢缺血越严重。如出现严重下肢缺血，肢体明显发凉、怕冷，呈苍白色或发绀，出现营养障碍改变，则间歇性跛行疼痛加重，患者仅能走 50~100m。临床上，应注意其他下肢疼痛疾病（非缺血性疾病）与间歇性跛行相鉴别。

4. 肢体肿胀

肢体肿胀主要为下肢静脉血液回流障碍、下肢静脉血液倒流和淋巴回流障碍所引起。突然整个下肢广泛性明显肿胀（多发于左下肢），同时髂腰部和股三角区胀痛、坠痛，是由于髂股静脉血栓形成。当血栓向上发展延伸出现两下肢明显肿胀，或先后发生两下肢肿胀者，应考虑下腔静脉梗阻或两侧髂股静脉血栓形成。小腿明显肿胀、胀痛，压痛，为小腿深静脉血栓形成或小腿腓肠肌肉静脉丛血栓形成。如延误诊断和治疗，血栓有可能从小腿向大腿继续延伸扩展，发生髂股静脉血栓形成。应特别注意的是，急性下肢深静脉血栓形成，可以引起肢体动脉痉挛，发生股青肿（急性血瘀重症），严重肢体肿胀，剧烈胀痛，发绀，发凉，患肢动脉搏动减弱或消失，可以发生肢体坏疽。根据肢体肿胀的范围有可能伴有肢体肿胀，或单纯肢体肿胀，走路时出现下肢疲累感，应考虑下肢深静脉瓣膜功能不全，病程较长的下肢深静脉血栓形成和下肢深静脉瓣膜功能不全，由于累及淋巴系统，可以同时并发淋巴水肿。下肢丹毒常由于肢静脉瘀滞、足癣和下肢感染所引起。首先是全身寒战、高热，足部、小腿出现大片状红斑，发生肿胀，灼热疼痛，可迅速向周围扩散（急性瘀热证）。由于反复发作，下肢淋巴管受累发生阻塞，引起淋巴水肿，最后形成象皮肿（慢性瘀血证）。临床诊断有困难时应进行下肢静脉造影、超声多普勒等检查，以明确诊断。

5. 下肢浅静脉曲张

下肢浅静脉曲张临床上最常见，是许多下肢静脉疾病的共同临床表现。

（1）下肢静脉血液倒流性疾病：下肢深静脉瓣膜功能不全、单纯性下肢静脉曲张、下肢深静脉血栓形成综合征（再通）等。

（2）下肢静脉血液回流障碍性疾病：下肢深静脉血栓形成（闭塞期）、下腔静脉梗阻、巴德－基亚里综合征、下肢静脉畸形－骨肥大综合征（Klippel–Trenaunay syndrome）、髂股静脉受压综合征等。临床上，对于下肢浅静脉曲张患者，应考虑这些下肢静脉疾病，进行诊断和鉴别诊断。单纯下肢静脉曲张，下肢前内侧的浅静脉曲张，上行至股内侧，在卵圆窝处与股静脉汇合，为大隐静脉曲张；小腿后外侧浅静脉曲张，向上行进入腘静脉，为小隐静脉曲张。单纯性大隐静脉、小隐静脉曲张，可以全无症状，或仅有下肢沉重感、疲累感等，一般无下肢肿胀。下肢静脉曲张比较明显，或伴有下肢肿胀者，大多数同时存在下肢深静脉瓣膜功能不全或下肢深静脉血栓形成。两下肢浅静脉曲张，肢体肿胀，同时有阴部、下腹部、髋部浅静脉扩张、曲张，应考虑下腔静脉梗阻或两侧髂股静脉血栓形成。广泛性整个下肢浅静脉扩张、曲张，可见散在隆起的曲张静脉瘤体，患侧肢体比健侧肢体增长增粗，可能为先天性蔓状血管瘤或先天动静脉瘘（慢性血瘀重症）。

6. 游走性血栓性浅静脉炎

血栓闭塞性脉管炎，常累及肢体动脉和静脉，有 30%~60% 的患者在肢体反复发作游走性血栓性浅静脉炎，皮肤上出现痛性发红的硬结、斑块及索条状物，灼热，压痛（瘀热证）有的患者发病时，首先侵犯肢体静脉，发作游走性血栓性浅静脉炎，常间断反复发作数日、数年或10年之后，才累及肢体动脉，出现肢体缺血征象。这是具有诊断意义的一个特征。凡是青壮年男性，有长期吸烟嗜好，肢体反复发作游走性浅静脉炎，还未出现肢体缺血症状，应考虑血栓闭塞性脉管炎，积极进行治疗，控制疾病发展。

7. 肢体溃疡和坏疽

肢体动脉闭塞或栓塞后，因肢体严重血液循环障碍，常发生溃疡或坏疽（瘀热重症）。应注意溃疡和坏疽的诱因、时间、部位、范围，创口情况，坏疽界限是否清楚。血栓闭塞性脉管炎（主要累及肢体中、小动脉）的溃疡和坏疽常由趾端（拇趾和小趾）开始，缓慢向足后部发展，呈干性坏疽，多局限于足部。动脉硬化闭塞症（多累及肢体大、中动脉）坏疽从足部开始，发展较快，可累及小腿、股部，甚至到髂部或会阴部，呈干性坏疽。糖尿病坏疽发展迅速，可蔓延到足部和小腿，多呈湿性坏疽。雷诺综合征（主要累及指、趾小动脉）仅在指（趾）端发生局限性、潜在性皮肤小溃疡，扩展者异常罕见。急性肢体动脉栓塞和急性肢体动脉血栓形成，发病急骤，肢体坏疽范围广泛，可累及足部、小腿和股部。

下肢静脉瘀血性溃疡，多因下肢深静脉瓣膜功能不全、下肢深静脉血栓形成，造成静脉高压、瘀滞、缺氧所致，其临床特点：慢性瘀血溃疡具有特定的部位，常发生于小腿下1/3内侧和外侧（臁疮），同时伴有皮肤色素沉着，瘀滞性皮炎等。此外，下肢先天性动静脉瘘和下肢蔓状血管瘤，也可发生肢端溃疡和坏疽。

8. 血管杂音

慢性动脉闭塞性疾病，由于动脉狭窄血流通过时产生涡流可引起血管杂音。临床检查时，应注意受累动脉部位，如颈部、锁骨上窝、胸部、腹部、背部、腰部和腹股沟部的血管杂音。这对诊断和判断病情具有重要价值。凡是青少年（年龄在30岁以下）女性，肢体有缺血症状，动脉搏动减弱或消失，听诊有血管杂音时，就应考虑大动脉炎。中、老年（年龄在40岁以上）患者，肢体有缺血症状，动脉搏动减弱或消失，在病变部位听到血管杂音，则可能为动脉硬化闭塞症。肢体动静脉瘘，在局部可扪及震颤，听诊有连续性血管杂音。肢体动脉瘤，可扪及搏动性肿块，有震颤，听诊有收缩期血管杂音。

9. 肢体动脉搏动

对肢体动脉闭塞、栓塞性疾病，用手正确地扪触四肢动脉搏动情况，可以确定动脉有无闭塞，比较准确地判定动脉阻塞的程度、范围与平面，这对周围血管疾病诊断颇为重要。血栓闭塞性脉管炎、动脉硬化闭塞症、糖尿病血管病变、大动脉炎等，肢体有缺血症状，同时肢体动脉搏动减弱或消失。急性肢体动脉栓塞和急性动脉血栓形成，有肢体急性缺血症状，栓塞平面以下的动脉搏动消失。大动脉炎（无脉症）患者，往往以上肢无脉为主诉就诊，检查时发现桡、肱、腋动脉搏动消失，血压测不出，血管造影证实为锁骨下动脉闭塞。动脉硬化闭塞症、血栓闭塞性脉管炎，累及上肢时，上肢动脉搏动消失，出现缺血症状，但不应诊断为无脉症，应与大动脉炎相区别。还必须考虑到足背动脉解剖异常：有5%~13%的正常人足背动脉缺失而扪不出，但无缺血征象。因此临床上必须根据症状、体征进行综合分析，不能单纯以肢体动脉搏动消失，来诊断肢体动脉闭塞性疾病。

（二）询问病史

详细询问病史对周围血管疾病的诊断和鉴别诊断极为重要。注意发病情况，如肢体疼痛、皮肤颜色及温度、肢体营养障碍、溃疡和坏疽的情况等，了解疾病的演变过程、规律和特点，以及既往史等。

血栓闭塞性脉管炎绝大多数为青壮年（20~40岁）男性，女性很罕见。如为女性患者主诉肢体发凉怕冷、酸软乏力和疼痛时应首先考虑雷诺综合征、大动脉炎等疾病。若首先考虑血栓闭塞性脉管炎，则往往形成错误的诊断。

慢性肢体动脉闭塞性疾病的肢体疼痛主要在趾（指）部和小腿，下肢间歇性跛行疼痛主要在足趾部和小腿，单独出现大腿疼痛者未曾见到。单独首先发生大腿疼痛者，一般不是肢体动脉闭塞性疾病，应考虑其他疾病。了解下肢间歇性跛行的距离和时间，对判断下肢缺血的程度颇有价值，并可作为判定疗效的标准。有70%慢性肢体动脉闭塞性疾病患者，常以间歇性跛行为主要表现或首发症状：当行走一段路程后，小腿和足掌出现胀痛、酸痛、抽痛、板硬，稍微休息2~5分钟后，即可缓解或消失。当患者开始行走就出现疼痛，当步行站立过久或负重行走时疼痛加重，休息10分钟后疼痛仍持续不退，则为骨与关节疾病。此点可以与间歇性跛行相鉴别。慢性肢体动脉闭塞性疾病，出现肢体缺血表现，常常肢端为重。如静息痛很剧烈，趾（指）和足部固定性持续性剧烈疼痛常是发生溃烂的先兆，应加以注意。

血栓闭塞性脉管炎的早期或发病过程中，有30%~60%患者在肢体反复发作游走性血栓性浅静脉炎，这是具有诊断意义的特征。应注意持续发作的时间和部位。有的患者发病，首先侵犯肢体静脉，发作游走性血栓性浅静脉炎，常间断反复发作数月、数年或十多年之后，才累及肢体动脉，出现肢体缺血征象，说明病情不稳定，具有周期性发作的特点。

雷诺病表现为间歇性出现两手对称性苍白、青紫、潮红三阶段的皮色改变，伴有手指发凉、疼痛，发作过后，一切症状消失而恢复正常。这是血管痉挛期（早期）。如病情发展，可以累及两下肢和面部，进入营养障碍期，两手和两足持续性发凉怕冷、麻木、疼痛，手指皮肤干燥、脱屑，软组织干缩，持续性苍白或发绀，在温暖的夏季也不能使缺血表现完全消退。这时，指（趾）小动脉器质性改变，发生动脉闭塞。最后，发展到溃疡期，肢端营养障碍加重，发生指（趾）端局限性浅在性皮肤溃疡或坏死，甚至指甲脱落，手指缩短、干瘪。在血管痉挛期，治疗效果最好，当动脉完全闭塞时，治疗要使手足缺血症状完全消除很困难。追寻发病诱因，有助于疾病的诊断。

手术后、外伤、妇女分娩后长期卧床，以及下肢感染和恶性肿瘤等，容易发生下肢深静脉血栓形成。下肢深静脉血栓形成肢体疼痛的部位与血栓阻塞的部位有关。如发病急骤，腹股沟区（股三角区）突然出现明显胀痛和有压痛，随后出现下肢广泛性肿胀，则为髂股静脉血栓形成。小腿痛明显、肿胀，则为腘静脉血栓形成。而小腿肌肉静脉丛血栓形成，发病大多隐匿，仅有轻微胀痛、肿胀，常被忽视。

下肢动脉硬化闭塞症是中、老年常见的慢性肢体动脉闭塞性疾病，是全身性动脉粥样硬化在肢体局部的表现。近年来，随着我国人民生活不断提高和饮食结构的改变，进食过多的肉类和动物脂肪，此病日益增多，发病年龄提早，临床上常见40岁左右的患者，出现明显肢体缺血表现，应引起重视。下肢动脉硬化闭塞症主要发生于大、中动脉，最常见于主动脉、髂总动脉、股动脉、腘动脉等，四肢发病，下肢病情较重，上肢病情轻，在发病早期，处于稳定状态，肢体缺血表现不明显，常被患者忽略。此后逐渐出现肢体发凉、怕冷、麻木、疼痛、间歇性跛行，皮肤呈持续性苍白、紫红或青紫，肢体营养障碍改变逐渐加重。同时，常并发原发性高血压、冠心病、糖尿病和脑血管病等。这些临床表现特点，对明确诊断此病很重要，与血栓闭塞性脉管炎显然不同。

（三）辅助检查

询问病史和体格检查之后，如有必要和设备可能，可以进行辅助检查来帮助诊断，但必须结合临床所得资料分析比较才有价值。目前，临床上过于依赖某种仪器检查，而忽视详细询问病史和认真体格检查，是造成临床误诊、误治的主要原因。随着现代科学技术的飞速发展，一些现在科学检查仪器的应用，无创伤性血管检测和血管造影的普及等，对周围血管疾病的早期、定位诊断具有重要价值。如超声多普勒血管检测、光电肢体容积检查、X线检查、电子计算机X线断层扫描、数控减影血管造影，以及肢体血流图、微循环检查等，可以根据病情选择应用。

二、辨证诊断

周围血管疾病的中医辨证，与其他外科疾病一样，运用中医的基本理论，通过四诊收集的资料，根据中医的整体观念，将收集的临床证候，结合实验室及辅助检查，加以分析归纳，并抓住疾病的本质，针对现存的主要矛盾，进行阴阳、病因、脏腑、经络等辨证，得出周围血管疾病的阴阳属性，证候的性质，以及病变过程中正邪双方力量对比的情况等，从而了解经络、气血、脏腑与疾病的关系，并做出对疾病预后的判断及正确的诊断和治疗。这种辨证论治原则，在周围血管疾病临床治疗中非常重要。

（一）四诊

周围血管疾病多发生于四肢，然而与脏腑、经络、气血有密切的关系。所以通过四诊诊察周围血管疾病出现的症状与体征，就可以了解疾病的病因、性质及内部的联系。

1. 望诊

（1）望患部形色　周围血管疾病的望诊很重视观察患部的情况，因为患部的形色能反映疾病的性质、发展变化及预后的情况。如肢体皮色苍白多为寒证或血管痉挛，属阴；皮色红者多为热证，属阳；皮肤瘀斑或青紫为血瘀；皮肤干燥、裂口为阴虚；患肢肌肉萎缩变细、毛发脱落为气血虚，是肢体营养障碍的表现；皮色黑者为肌死；患肢粗肿为湿阻；青筋累累，多为静脉性疾病；若溃疡颜色紫暗、晦暗、淡红为阴证，难敛、难愈；若溃疡颜色红润、肉芽新鲜为阳证，易敛、易愈。

（2）望神　《素问·移精变气论篇》曰："得神者昌，失神者亡。"说明察神的存亡，对判断正气盛衰、周围血管疾病的轻重及预后有重要的意义。凡患者精神振作，目光有神，呼吸均匀，均是正气未衰，属佳兆；若精神委顿，形容憔悴，目陷睛暗，呼吸急促，是正气已衰，为凶险；若神识恍惚，昏蒙不清，烦躁不安，为邪入营血，毒传心包之表现，多见于肢体严重坏死并感染的脱疽患者，毒邪入里，表现毒血症的症状，病重，预后较差。

（3）望形态　是观察患者的形态，包括观察体质与体位两个方面。不同的体质不仅能反映机体正气的盛衰，而且还能说明疾病的某些属性。如肥胖者多为痰湿，体质消瘦者多为虚证。另外不同的疾病，可表现不同的姿态和体位。如步履艰难，多为下肢静脉疾病；抱膝弯腰而坐，多为严重肢体缺血性疾病。

（4）望舌　包括观察舌质、舌苔和舌的形态三个方面的情况。舌为心之苗，苔为胃气之反应，脏腑气血之虚实、病邪深浅、津液盈亏，均可在舌质和舌苔上反映出来。在周围血管疾病，因血瘀是其总的病机，所以其舌质颜色常带青紫色。但由于致瘀之因不同，瘀之程度及疾病转化有差异，故舌象表现亦不同。如舌之淡紫为瘀之轻；舌紫为瘀之较重；舌见瘀斑或瘀点为瘀之重。舌质淡、苔薄白，或见舌体瘦薄，多为气血两虚。此因气血虚不能荣舌，则舌质淡；血虚不能充濡舌体，则舌瘦薄。舌质淡、苔白润，多为阳虚，属寒证。因为寒易伤阳气，阳气虚则运血荣舌无力，故见舌淡，舌体胖嫩或边有齿痕，为脾虚。脾阳虚则运化水湿无力，故舌体胖嫩边有齿痕。舌质淡，苔白腻，多为寒湿证。寒则舌质淡；湿浊内蕴则苔白腻。舌质红、苔黄，多为实热证。热迫血行，气血沸涌，舌络充盈，则舌质红；热邪蕴结则苔黄。舌质红绛，为血瘀化热之象；舌质红绛伴有裂纹、苔黄燥，多为热毒证。热毒炽盛故舌质红绛，苔黄燥；阴液耗伤，濡润失权，故舌质裂纹。舌质红、苔黄腻，多为湿热蕴结。热则舌质红、苔黄；湿浊蕴蒸则苔腻。舌质红绛、苔少，或见舌体瘦薄，为虚热证，为久病阴虚，水枯火炎，胃阴亏损之象。舌绛起刺，伴体温升高，见肢体严重坏死，则为病情恶化，毒邪内陷，为险候。黑苔有寒热之分，热者是黑苔而干燥，为热极化火，火邪所致，多见于肢体缺血性坏死并严重感染之患者；寒者是苔黑薄而湿润，为阳虚寒极，黑色上泛所致。

观察舌象时，要注意因内服药或因饮食而染色的假苔，尤其是舌苔与病症不相符合时，更应仔细询问，认真辨别。在疾病过程中，通过舌苔的变化情况，可以判断疾病的变化。如白苔渐转变为黄苔，多是寒、湿、瘀郁久化热的征象。如黄腻苔由薄变厚，多是湿热交蒸邪进；反之，若舌苔由黄变白，由厚变薄，则是佳兆。如舌燥日甚，舌苔渐无，多是邪热渐甚，气阴渐伤，病情渐重；反之，舌渐转润，苔渐转匀，多是阴血逐渐增进，病情好转。

2.闻诊

闻诊包括听与嗅两方面的内容。一是以听觉来辨别患者的声音；二是以嗅觉来分辨患者分泌物的气味。

（1）听声音

①语言：若患者呻吟呼号，多是肢体严重缺血、溃烂、坏疽是导致剧烈疼痛的原因，如血栓闭塞性脉管炎、下肢动脉硬化闭塞症发生坏疽时，或急性肢体动脉栓塞导致肢体急剧缺血时。或患者谵语、狂言，多是肢体缺血坏死并严重感染，热毒内陷，毒血症的表现。

②呼吸：如患者气粗喘急，是热毒炽盛毒邪入里的表现；气息低促，是正气不足的虚脱现象，多见于久病，气血均虚，全身衰竭之患者，如糖尿病坏疽晚期患者。

（2）嗅气味　在周围血管疾病中，主要是嗅辨脓液。若肢体溃烂脓液无异样气味，预后佳，创面易愈；若脓液腥臭难闻，病邪较深，创面不易愈合。

3.问诊

问诊是通过询问患者和家属，以得到病情发生的经过及自觉症状，这是诊断周围血管疾病不可缺少的重要方法之一。问诊可以全面掌握疾病的发生、发展、发病因素、诊治经过及既往与本病有关的其他病症等全部过程。通过所得到的资料，可以进一步选择其他必要的检查，从而做出明确诊断。周围血管疾病的问诊，主要应询问以下内容。

（1）问寒热　周围血管疾病经常有寒热的表现。如血栓闭塞性脉管炎、动脉硬化闭塞症的患者，早期多表现为肢体发凉怕冷，遇寒冷病情则加重，此为寒邪侵入以及阳虚的缘故。红斑性肢痛症的患者则遇热病情加重，此为热邪所致。脱疽患者后期及大动脉炎患者进展期多有低热，此为阴虚的表现。脱疽患者伴肢体严重感染时，若出现高热并伴有神昏谵语，是毒邪内陷，内侵脏腑，毒血症的表现，预后极差。

（2）问汗液 肢体动脉缺血性疾病，患肢多出汗减少或不出汗，此为脉络郁阻气血不能濡养四肢所致。在疾病治疗过程中，若肢体有不出汗逐渐变为少量汗出，是为脉络渐通，气血流通，病情好转的表现。

（3）问饮食 若患者有多饮、多食、口渴、多尿的病史，伴肢体怕冷、麻木，多为糖尿病性肢体血管病变；若患者素有食肥肉、鸡蛋、奶油之类的嗜好，多为湿重；渴而喜冷饮，多为热重；渴而不欲饮，多为湿重，多见于脱疽晚期并毒血症的患者。

（4）问二便 大便秘结，小便黄浊，为火毒热盛的表现，多见于下肢深静脉血栓形成急性期和脱疽并严重感染的患者。如患者患肢青筋累累，大便为柏油样便，应考虑巴德－基亚里综合征。

（5）问病因或诱因 血栓闭塞性脉管炎患者，多有寒冻史、外伤史及严重感染的吸烟史；下肢深静脉血栓形成多有外伤、手术、分娩等长期卧床史，导致气滞血瘀。

（6）问旧病 动脉硬化闭塞症，多伴有心脏病、高血压、脑血管病及糖尿病。大动脉炎多有结核、风湿性关节炎等病史。急性动脉栓塞，多有严重风心病、心房纤颤等。

（7）问职业 下肢静脉曲张及原发性下肢深静脉瓣膜功能不全，多见于长期从事站立工作的劳动者。久站伤气，气滞血瘀所致。血栓闭塞性脉管炎患者，多发生

在长期野外工作或在沿海一带工作的人们。寒邪侵袭，脉络瘀阻，气血不达四肢所致。

（8）问妇女经信 动脉缺血性疾病，严重者往往影响月经。如多发性大动脉炎，患者多表现为月经减少，严重者可出现闭经。另外，周围血管疾病在治疗时，多内服活血化瘀、行气通络的药物，有碍胎气及影响经信，若不仔细询问而草率治疗，可能造成堕胎和崩漏之弊，给患者造成不必要的痛苦。

（9）问家族 部分周围血管疾病往往与家族有密切关系。如血栓闭塞性脉管炎，据文献报道有父子二人患病者，有叔侄患病者，亦有兄弟二人同时患病者。下肢静脉曲张亦有密切的家族史。

4.切诊

包括脉诊和触诊两部分。脉诊可以了解病变的深浅、正气的强弱、毒邪的盛衰，以观察疾病之变化、预测疾病的预后。触诊是通过手的感觉，接触病变，以辨别病变的性质、皮温的变化、肢端动脉的有无等。

（1）脉诊 因为气滞血瘀是周围血管疾病总的病机，所以其脉常有沉、涩、滑之象。此为邪郁于里，寒凝络阻，气血瘀滞之故；血行不畅，闭塞不通，故脉涩。由于致病因素不同，疾病轻重各异，故脉象表现亦不同。若脉细，多是气血虚弱之证，因气虚血行无力，血虚不能充脉，故表现脉细而弱。缓脉，多为脾虚湿阻证，此因脾阳虚弱，鼓动无力，加之湿滞气机，故脉缓。濡脉，多属虚证和湿阻，诸虚失容于脉或湿气阻压于脉，均表现脉细无力，轻取可得，重取则无。弦脉，也是周围血管疾病常见的脉象，多见于气滞血瘀之病症，如动脉硬化闭塞症气滞血瘀，气机不得条达，故脉道拘急如弓弦之状。紧脉，多为寒凝血瘀及痛证。寒邪凝滞气血，不通则痛；寒主收引，故脉

道拘急而紧。数脉，多为热证。热邪蕴结，热迫血行，故脉数，多见于周围血管疾病肢体坏疽并感染的患者。滑脉，多为湿邪内蕴，属实证，也是周围血管疾病常见的脉象。湿邪壅内，气实血涌，气血往来流利而脉滑。如湿邪与热相结，湿热内蕴，则脉象滑数。除此，还有因气血两虚所表现的沉细脉；阴虚内热所表现的细数脉等。

（2）触诊　触诊是利用手的感觉，对病变部位进行诊断的一种方法。在周围血管疾病的触诊中应辨析以下几方面的内容。

①皮肤的温度：周围血管疾病，若为动脉缺血性疾病，肢端皮肤温度多较正常更低。根据肢体缺血的程度不同，肢端皮肤的温度亦不同。肢体皮肤凉与冰凉分别提示病情轻与重。临床上肤温降低多见于动脉狭窄、闭塞及痉挛性疾病，若肢体肤温突然下降，多为急性肢体动脉栓塞，应及时治疗。红斑性肢痛症、丹毒和血栓性浅静脉炎，由于湿热内蕴，局部皮肤温度多高于正常皮肤温度。轻者谓之微热，提示热邪轻浅；较重者谓之灼热，说明热邪较重。在治疗中，若皮温由热逐渐降低，说明病情渐趋好转；反之则为加重。

②肢体结节：周围血管疾病的部分疾病呈现肢体结节，如血栓性浅静脉炎、变应性血管炎、静脉回流障碍性及倒流性疾病并发的淤积性皮炎等，均可触及结节。若结节越硬说明病情越重；若结节逐渐变软，说明病情在好转。

③肢体动脉搏动情况：根据肢体动脉搏动的情况，可以判断动脉缺血性疾病血瘀的部位及其程度。由于缺血程度不同，动脉搏动的情况亦不同，可有减弱或消失。

综上所述，根据四诊所得来的资料，仔细加以综合分析，结合临床，四诊合参，抓住疾病的主要矛盾或矛盾的主要方面，从而为辨证治疗提供可靠的依据。

（二）阴阳辨证

周围血管疾病的发生，是由于致病因素作用于机体，引起了邪正双方的斗争，破坏了人体的阴阳平衡，使脏腑、气血功能紊乱，而产生的一系列病理变化。尽管周围血管疾病的症状表现多种多样，但其本质问题只是阴阳失调。因此，八纲辨证是临床基本的辨证方法，辨阴证阳证是辨证的总纲。

阴阳是八纲辨证的总纲，阳可以包含表、热、实；阴可以包含里、寒、虚。因此，只要抓住阴阳辨证，就抓住了辨证的总纲，抓住了辨证的本质。历代中医外科医家都非常重视辨阴阳，清代顾世澄著《疡医大全》载："凡诊视痈疽，施治，必须先审阴阳，乃医道之纲领。阴阳无谬，治焉有差！医道虽繁，可以一言蔽之者，曰阴阳而已。"这说明诊断外科疾病，必须首先辨清它的阴阳属性。同样，在周围血管疾病的诊治中也应如此，只要抓住这个辨证纲领，在治疗中就可避免发生原则问题。

1. 症状的阴阳分类

周围血管疾病多数既有局部症状，又有全身症状，在辨证时必须把局部症状和全身症状结合起来综合分析。且由于周围血管疾病比较复杂，而且疾病发展阶段不同，其表现亦各异，因此八纲辨证又是互相联系，互相转化的。如寒证可以转化为热证，热证又可以转化为寒证，或为寒热交错；实证可以转化为虚证，虚证又可以转化为实证或为虚实夹杂。临床辨证时，应全面进行辨析、判断。现将周围血管疾病常见的临床症状阴阳属性分类，见表2-1。

表 2-1　周围血管疾病症状的阴阳分类

证类		阳证	阴证
特点		发病急，变化快	发病慢，变化快
病位		位浅，在表、经络，轻	位深，在血脉、筋骨、内脏，重
局部症状	皮色	红或正常	苍白，青紫、瘀斑或瘀点
	皮温	热、喜冷怕热	凉或冰凉，遇暖症轻
	肿势	肢体红肿，肿胀紧韧	微肿或漫肿
	疼痛	剧痛或灼痛	凉或冰凉，遇暖症轻
	脓液	稠厚，黄白或黄稠，色润，无味	清稀，不泽，恶臭味
	创面	肉芽红活	肉芽不鲜，色淡或有腐败组织，筋骨发黑
全身症状	主症	发热恶寒或高热烦躁，小便黄，大便秘	怕冷，面色苍白，身体消瘦，疲乏无力，不思饮食
	脉象	浮数、弦、滑数有力	细、弱、沉、缓无力
	舌象	苔白、黄燥，舌质红绛或紫暗	苔薄白、白腻或焦黑，舌质淡

2. 结合全身情况辨阴阳

以上论述了周围血管疾病症状的阴阳属性，但在临床上不能只根据单一的症状辨别，而应把局部症状与全身情况结合起来进行归纳分析，才能辨清阴阳属性。《疡科纲要·论阴证阳证》曰："分别阴阳，务必审察其人之气体虚实，及病源浅深，而始有定论。望色辨脉，兼验舌苔，能从大处着想，则为阴为阳，属虚属实，辨之甚易。若仅以所患之地位为据，已非通人之论；而顾拘拘于方寸间之形色，亦只见其目光之短浅。"这说明了分辨外科疾病的阴阳，关键要从人的整体观念辨证，对于周围血管疾病也是如此。在辨别阴阳时还应注意灵活运用，因周围血管疾病临床表现多较复杂，有时可能阳中有阴，如闭塞性动脉硬化性坏疽（脱疽），伴有肢体感染时，肢端坏死，周围红肿疼痛，看起来属于阳，但身体虚衰，脉微欲绝又属于阴。也可能阴中有阳，如血栓闭塞性脉管炎，肢体严重缺血尚未溃者（脉痹），肢体局部皮色紫暗或瘀点，皮温低，看起来属于阴证，但肢体剧烈疼痛又属于阳。亦有介于阴阳之间的症状，如糖尿病坏疽的患者，肢体

表现为溃烂红肿，但往往疼痛不甚剧烈。红肿属阳，疼痛不甚又属阴。这些现象说明周围血管疾病不一定是单纯的阴证或阳证，而是阴阳兼之或阴阳互相转化。因此，在临床上不仅应注意辨别阴阳的属性，还应有整体观，灵活运用阴阳的辨证，注意阴阳的转归，这样才能更好地指导临床的诊断和治疗。

（三）病因辨证

根据临床周围血管疾病发生的情况，周围血管疾病的病因辨证主要有以下几种。

1. 气

气为血之帅，血为气之母，气主煦之，血主濡之。气行血则行，气止血也止。气血充沛，则经脉畅行，肌肉筋骨得养；气血亏则经脉不充，运行怠惰。在周围血管疾病发病过程中，常见的主要是气滞、气郁及气虚。气滞可导致血瘀，瘀血又可反阻气机，因此二者常互为因果。气滞血瘀，血脉瘀阻，气血不达四末，故常表现肢体怕冷、发凉，呈潮红色或苍白色，疼痛时轻时重。气郁多见于情绪抑郁或情绪激动时，肝郁气滞，可使症状加重或引起发作，

常见于胸腹壁血栓性浅静脉炎、雷诺病等均属七情郁结之故。气虚时，气虚行血无力，气血运行不畅，血少脉道不充，日久致瘀，患肢失荣则发凉、乏力、麻木或疼痛；肢体肿胀，胀痛不适，气弱懒言，舌苔薄白，舌质淡，脉弦或细弱。临床多见于肢体动脉缺血性疾病，肢体动脉狭窄、闭塞，肢体血液循环障碍，以及肢体静脉淤滞、回流障碍等。

2. 血

在周围血管疾病中，主要以血瘀为主，并可见血虚。气为血之帅，血为气之母，气滞血瘀，脉络不通，故表现肢体怕冷、发凉，皮色紫暗或有瘀斑，呈持续性固定性疼痛，或肢体青筋肿胀、结节、索条状物，胀痛不移，舌质红绛、紫暗或有瘀斑；脉沉涩，或弦涩。多见于周围血管疾病动脉闭塞或栓塞、肢体严重血液循环障碍、深静脉血栓形成、血栓性浅静脉炎等。血虚时，清窍失养则患者表现头昏眼花，面白唇淡；肢体失荣则肢体麻木、怕冷发凉，日久则见肢体皮肤干燥、皲裂、肌肉萎缩、趾甲增厚无光泽、生长缓慢，汗毛稀少等，舌质淡红，脉沉细无力。多见于周围血管疾病肢体缺血，发生营养障碍，或久病身体虚弱者，如多发性大动脉炎、下肢动脉硬化闭塞症晚期等患者。

3. 寒

寒为阴邪，其性收引凝滞，可致络脉气血痹阻不通。寒凝则血瘀，阳气不得宣通，故肢体苍白、冰凉，畏寒怕冷，疼痛持续或间歇发作，遇寒则症状加重，疼痛加剧，舌质淡，舌苔薄白，脉沉迟。临床上多见于血栓闭塞性脉管炎、下肢动脉硬化闭塞症及雷诺病等。

4. 热

在周围血管疾病中，热邪多因恣食辛辣膏粱厚味，脾失健运，湿热内生，瘀阻脉络，气血运行不畅以及脏腑积热。热为阳邪，其性燔灼，故见患部灼热、疼痛、皮色红或紫，遇冷症轻，遇热症重。临床上多见于血栓性浅静脉炎急性期、红斑性肢痛症、丹毒等。另外，因寒凝郁久化热也是周围血管疾病中常见的现象。化热初期阶段，患者表现低热，肢体起结节、红斑及硬索条状肿物，或肢体轻度坏疽继发感染，灼热，疼痛，舌质红，舌苔薄白或黄，脉滑数。化热炽盛阶段，则表现高热、口渴、烦躁不安、小便黄赤，肢体严重坏疽继发感染，红肿，灼热剧痛，重则神昏谵语，舌红绛，舌苔黄燥或黑苔，脉洪数。常见于肢体动脉闭塞，严重缺血，发生肢体坏疽，出现毒血症或败血症者。

5. 湿

湿为阴邪，易阻气机，导致血瘀。在周围血管疾病中，多由脾失健运，水湿内停所致。常以湿热、寒湿同时存在。若湿热蕴结，则发热，肢体肿胀，或肢体坏疽继发感染，红肿疼痛，舌质红，舌苔黄腻，脉滑数，多见于血栓性浅静脉炎、下肢深静脉血栓形成以及动脉闭塞性疾病并发轻度肢体坏疽。寒凝湿滞，多表现肢体肿胀，疼痛隐隐；湿性重浊，故患部酸胀、重坠无力，发凉怕冷，舌质淡，舌苔白腻，脉滑或濡缓。多见于下肢静脉曲张、原发性下肢深静脉瓣膜功能不全，以及肢体动脉闭塞性疾病。

6. 痰

痰饮与瘀血均为人体受某种致病因素作用后形成的病理产物，这些病理产物又能作为病理因素引发多种病症。其中痰饮是由水湿津液代谢障碍所形成，瘀血则由气血失调所致。因为气血与津液同源，故有"痰瘀同源""痰瘀同病"之说。痰之既成，则随气机升降而流行，遍身无处不到，造成多种病症，故素有"百病多由痰作祟"之说。痰饮致病，可广泛存在于肢体、皮肉、经脉、筋骨、脏腑之间，因其停滞的部位不同，临床表现亦各异。在周围血管疾病中，痰饮多阻滞于经脉、肢体，以致气血不得宣通，痹阻凝结，脉络瘀阻不畅，表现肢体麻木胀痛、发凉、苍白、肿胀，步履滞重，身体重着，肢体留有结节及索条状物，不易消退等。临床上常见于下肢动脉硬化闭塞症、下肢深静脉血栓形成、血栓性浅静脉炎后期等。

7. 劳倦

劳倦也是周围血管疾病常见的病因之一。《灵枢·九针》载："久视伤血，久卧伤气，久坐伤肉，久行伤筋。"说明长时间保持单纯的一种姿势或反复进行一种动作，都是有损人体健康的，极易导致疾病的发生。下肢静脉曲张多发生于久坐、久立等伤气损脉之人。

8. 房事过度

房事过度可耗伤肾精，久之肾阳肾阴俱虚。肾阳虚则不能推血运行，以致气血运行不畅，温煦肢体不利；肾阴虚则虚火内生，灼津为痰，痰火交结，阻于络脉，影响气血运行，故发生周围血管疾病。《疡科心得集·辨脚发背脱疽论》曰："脱疽者……或因房术涩精，丹石补药，销烁肾水，房劳过度，气竭精枯而成。"西医学研究证明，房事过度也是发生血栓闭塞性脉管炎的诱发因素之一。

（四）脏腑辨证

脏腑辨证，是根据脏腑功能和病理变化，对疾病的证候进行分析、归纳的一种辨证方法，从而为治疗提供依据。周围血管疾病的脏腑辨证，主要以心、肝、脾、肾为多见。

1. 心

心主血脉，主神志，开窍于舌，与小肠相表里。因此心的病理反应，主要表现在血脉和神志方面。在周围血管疾病中，常见的是心阳虚和心阴虚。心阳虚，则心悸气短，胸闷，疲乏无力，面色苍白，肢体发凉怕冷；舌质淡、苔白；脉细弱。由于心阳虚，阳气不振，则心的鼓动无力，气血不能正常运行，因而表现心悸气短。舌为心之苗，心阳虚，心气不足，则舌质淡苔白。心阴虚，多有心烦易惊，健忘，失眠，头晕目眩，面色淡白无华，兼有低热，盗汗，口干；舌尖红或淡红、苔薄白或无苔；脉细数。临床上常见于大动脉炎、下肢动脉硬化闭塞症、血栓闭塞性脉管炎后期等。

2. 肝

肝主藏血，主疏泄，主筋，开窍于目，肝喜畅达。肝的病理变化，主要由于疏泄失常而引起的肝郁，肝气不疏，失于调达，肝火上炎，肝阴不足，肝阳上亢等。在周围血管疾病中，主要为肝郁、肝气不疏、肝阴不足等。肝喜条达疏泄，若肝气郁结不得疏泄，肝经气血郁滞，气郁日久，由气及血，导致血脉瘀滞；或暴怒气闭，脉络失常，瘀血停滞于胸胁，故胸胁胀痛，出现条索状硬结，胸闷不舒等，如胸腹壁血栓性浅静脉炎。若情志不畅，肝失调达，气机郁滞，血瘀皮表，则可形成四肢皮肤青斑，如临床所见网状青斑。若因郁愤恚怒，伤及肝木，疏泄失常，筋脉失养，则肢体麻木、拘急、疼痛，甚则皮肤枯槁，肌肉萎缩；或疏泄不及，血行不畅，难达四末，故四肢苍白，怕冷。病情多与情绪波动有关，如雷诺病、部分血栓闭塞性脉管炎、下肢动脉硬化闭塞症等。

3. 脾

脾为后天之本，主运化，主四肢，主肌肉。脾统血，为气血生化之源。在周围血管疾病中，常见于脾阳不振与脾虚湿盛。脾之功能受损，或劳倦内伤，或久病伤脾，或饮食失调，以致脾气虚弱，运化失职，水湿壅阻，故表现肢体肿胀，沉重酸痛，疲乏无力，舌淡红、苔白腻，脉缓，如下肢深静脉瓣膜功能不全、下肢深静脉血栓形成后期等。若脾失健运，湿邪蕴聚，化热，湿热蕴结于血脉，则患肢肿胀疼痛，沉重，小便黄赤，大便秘结，伴低热；或肢体溃烂，红肿等，舌红、苔黄腻，脉滑数或弦数。常见于下肢深静脉血栓形成急性期、下肢深静脉瓣膜功能不全并淤积性皮炎、臁疮等。若脾阳虚损，或因命门火衰，火不生土，脾阳日衰，以致不能温煦四末，则患肢苍白，怕冷，麻木刺痛，得暖则轻，大便溏稀。舌淡嫩或有齿痕，舌苔白或无苔；脉沉迟。常见于雷诺病、多发性大动脉炎、血栓闭塞性脉管炎等。

4. 肾

肾为先天之本，主藏精，主骨生髓，其荣在发，开窍于耳与二阴。肾内藏元阴元阳，宜固精，不宜耗泄。在周围血管疾病中，主要表现为肾阳虚和肾阴虚。肾阳虚，多是因先天不足，素体阳虚，或房劳过度，肾阳受损，并易受外寒，寒凝脉络，四肢失于温煦濡养，故患肢发凉怕冷，疼痛，间歇性跛行，并伴腰膝酸痛，疲乏无力，舌淡，无苔，脉细。常见于血栓闭塞性脉管炎、多发性大动脉炎等。肾阴虚，多因过服补阳之品，或房事过度，耗伤精血，以致肾阴亏损，阴虚火旺，灼津为痰，痰瘀互结，阻脉中，故患肢麻木，疼痛，皮色潮红或赤，甚则溃烂，伴五心烦热，口渴，舌干；阴虚则阳亢，故见头晕目眩，耳鸣耳聋，失眠多梦；甚则牙龈溃烂，牙齿松动；若肾阴虚，致精津不固，则伴有遗精盗汗，舌红，脉细数。多见于多发性大动脉炎、血栓闭塞性脉管炎等。

第三章　治则与用药规律

第一节　治疗法则

一、常规治疗

（一）辨病治疗

周围血管疾病的治疗，目前大体上有三种治疗方式：即手术治疗、介入治疗和药物治疗。由于各种疾病的情况不同，因此治疗原则不尽相同。血管外科常根据病情和血管病变的情况来决定是否手术，以达到治疗疾病的根本目的。手术的方法和种类比较多，手术治疗主要包括治疗动脉缺血性疾病的手术和治疗静脉疾病常用的手术以及截肢术。治疗动脉缺血性疾病手术包括动脉重建术、动静脉转流术、大网膜移植术、动脉切开取栓术和腰交感神经封闭术。静脉回流障碍性疾病和静脉血液倒流性疾病的手术包括静脉旁路手术、静脉转流术、静脉取栓术、静脉瓣膜修复术、静脉瓣膜带戒术（该手术又称股浅静脉瓣膜环缩术）、静脉段移位转流术、自体带瓣膜静脉段移植术、静脉外肌袢形成术、大隐静脉高位结扎、静脉曲张浅静脉剥脱及交通支静脉结扎术。

介入治疗是应用介入放射学手段治疗疾病的一种方法。介入放射学是放射诊断学中，使用穿刺、插管、选择性血管造影和穿刺活检技术基础上发展起来的一门新学科。其中以影像诊断为基础，在影像监视下实施治疗措施是其主要内容。血管疾病的介入治疗主要有两个目的：①使狭窄或闭塞的血管重新开放，包括血管扩张术及血管再通术等，统称为血管成形术。

②纠正异常或畸形的血流通道，如：血管栓塞术。介入治疗主要包括血管成形术、经导管溶栓术、经皮血管腔内旋切术、激光血管成形术和血管栓塞术。

周围血管疾病的药物治疗包括病因、病理机制与对症治疗，药物治疗的应用范围很广，主要有：抗凝药物与抗凝治疗、溶栓治疗、抗血小板疗法、常用血管扩张药物的应用以及其他药物的应用。临床上为了充分发挥各种治疗方案的潜力，常将各种药物合并使用，以综合疗法作用于血栓形成的各个环节，以期达到预防与治疗上的最佳效果。

（二）辨证治疗

对周围血管疾病的发病机制，中医认为，"脉者，血之府也"，"脉道不通，气不往来"，"老者气血衰，气道涩，易于瘀滞"。强调"脉之所病，责之于血"，特别重视气血在血管病中的作用，血脉瘀阻是贯穿整个周围血管疾病病程的关键，因此活血化瘀是治疗周围血管疾病的重要原则。对于周围血管疾病的治疗，中医主要分为内治疗法和外治疗法。

1. 内治疗法

（1）活血化瘀法　周围血管疾病是血瘀证疾病，有明显的血液循环障碍和微循环障碍，所以活血化瘀法是治疗周围血管疾病的主要治法，在周围血管疾病的治疗中有较广泛的适用范围。活血化瘀法具有活血化瘀、通络止痛、软坚散结等作用。适用于：①各种原因所致的动脉闭塞和栓塞，如血栓闭塞性脉管炎、下肢动脉硬化闭塞症、雷诺病、大动脉炎和急性肢体动脉栓塞等；②各种静脉循环障碍（瘀血），如血栓性浅静脉炎、下肢深静脉血栓形成和下肢静脉曲张等；③对急性血管（动脉或静脉）、淋巴管炎症，常与清热解毒法配合使用，以控制血管炎变；④在周围血管疾病稳定阶段，以活血化瘀法为主来改善肢体血液循环和进一步消除血管炎症和淋巴管炎症。活血化瘀法临床具体应用有以下十法：益气活血法、温通活血法、清热活血法、活血利湿法、滋阴活血法、行气活血法、通下活血法、养血活血法、活血破瘀法、补肾活血法。

（2）清热解毒法　周围血管疾病多有火热之证，以及寒凝血瘀，郁久化热，肢体出现溃烂继发感染，常表现为不同程度的热证，根据中医"热者寒之"的原则，清热解毒法在周围血管疾病中也是常用的主要治法。临床具体应用为：①湿热者，寒湿郁久化热初期阶段，肢体轻度坏疽感染，发红肿胀疼痛，应清热利湿；②湿热蕴结，瘀血留滞脉络，如血栓性浅静脉炎和下肢深静脉血栓形成，以及肢体动脉急性炎症，出现红肿疼痛硬性索状物或结块，应清热利湿与活血化瘀法配合应用；③热毒炽盛，肢体溃烂严重，继发感染和急性淋巴管炎、丹毒等，应清热解毒，凉血；④肢体坏疽继发感染，高热，热盛伤阴者，以及大动脉炎活动期（阴虚内热），应养阴清热，并与清热解毒法配合应用。周围血管疾病常用的清热药有：①清热解毒：金银花、蒲公英、连翘、紫花地丁、大青叶、板蓝根、漏芦；②清热泻火：栀子、柴胡、知母；③清热燥湿：黄芩、黄连、黄柏；④清热凉血：丹皮、赤芍、生地、玄参、紫草；⑤养阴清热：芦根、天花粉、麦冬、石斛、玉竹等。

（3）温经散寒法　周围血管疾病主要为寒凝血瘀，脉络瘀阻，常出现阴寒证候。如血栓闭塞性脉管炎、下肢动脉硬化闭塞症、雷诺病、大动脉炎等，病人常有肢体发凉怕冷，肢体疼痛固定不移，手足皮肤呈苍白色，遇寒冷则病情加重。可用温经散寒法，常与活血化瘀法、补气养血法配合应用。温经散寒药具有温经散寒，活血通脉的作用。周围血管疾病常用的温经散寒药：附子、肉桂、干姜、桂枝等。

（4）温肾健脾法　周围血管疾病，如血栓闭塞性脉管炎、下肢动脉硬化闭塞症、大动脉炎、雷诺病等患者可出现脾肾阳虚证候，表现为全身畏寒，肢体怕冷，冷痛刺骨，遇寒冷则肢体皮肤苍白色，身疲乏力，腰膝酸软无力，阳痿阴冷，胃纳不振，下肢肌肉萎缩。舌苔薄白，舌质淡，脉沉细缓。应温肾健脾与益气活血法、温经散寒法配合应用。周围血管疾病常用的温肾健脾药：淫羊藿、巴戟天、肉苁蓉、补骨脂、菟丝子、川续断、山药、怀牛膝、党参、白术、益智仁、炒麦芽、鸡内金、陈皮等。

（5）利水渗湿法　周围血管疾病常可发生肢体肿胀，水肿，此为水湿壅盛停聚，湿注下焦或留滞肌肤所致。如下肢静脉曲张、下肢深静脉血栓形成、肢体淋巴水肿，肢体出现肿胀明显、肌肤热、皮疹瘙痒。或血栓性静脉炎、血栓闭塞性脉管炎、下肢动脉硬化闭塞症有肢体坏疽、肢体肿胀，应用祛湿法。周围血管疾病常用的利水渗湿药：薏苡仁、赤小豆、猪苓、泽泻、车前子、防己、木通、滑石、茯苓等。

（6）软坚散结法　周围血管疾病有因痰瘀阻络、痰结痹阻而致者，气血不得宣通，瘀结凝滞，可以应用软坚通络，化痰散结法，并与活血化瘀法配合应用。临床适用于：①下肢动脉硬化闭塞症，肢体麻木、发凉、疼痛，出现发绀或瘀斑，步行滞重，脉弦滑；②血栓性浅静脉炎后期肢体遗留硬结节、硬索状物，微肿，胀痛，不易消退者；③髂股静脉血栓形成，股静脉呈硬索状，紧胀疼痛，难以消退者；

④下肢静脉疾病（下肢静脉曲张、下肢深静脉血栓形成等），并发皮炎，色素沉着，皮肤纤维性硬化者；⑤淋巴管阻塞，如象皮肿等，肢体粗肿、增厚者；⑥硬皮病血管炎，皮肤硬化者等。周围血管疾病常用的软坚散结药有：夏枯草、海藻、昆布、橘核、生牡蛎、皂角刺、地龙、瓦楞子等。

（7）镇痉通络法　周围血管疾病由于气血凝滞，气机闭塞不通，患者常有肢体胀痛、剧痛和肌肉抽痛，故镇痉通络法常与活血化瘀、清热解毒法配合应用，以增强其解毒、镇痉、通络、散结、止痛作用。同时适用于血管炎症，如血栓性浅静脉炎、下肢深静脉血栓形成和血栓闭塞性脉管炎的血管急性炎症阶段（动脉炎和游走性血栓性浅静脉炎）以及大动脉炎等，对控制血管炎症有效果。镇痉通络法主要应用虫类药物，根据传统医学理论和西医学的见解，把脉管炎的"炎"与"毒""抽痛"和"风"联系起来思索，设想以虫类药物来解决"毒"和"风"，通过反复临床实践，虫类药物具有解毒镇痉、活血化瘀、通络止痛之功。周围血管疾病常用的镇痉通络药：全蝎、蜈蚣、地龙、乌梢蛇、钩藤等。

（8）补气养血法　临床上，常见到周围血管疾病患者平素身体虚弱，或疾病恢复阶段气血耗伤，因此临床上常用补气养血法，并与活血化瘀法相配合应用。临床适用于：①慢性肢体动脉闭塞性疾病，严重缺血，营养障碍改变，患肢肌肉萎缩，皮肤、趾甲干燥；②慢性缺血性溃疡（血栓闭塞性脉管炎、下肢动脉硬化闭塞症等），慢性瘀血性溃疡（下肢静脉曲张、下肢深静脉血栓形成等），创口久不愈合，肉芽生长迟缓者；③糖尿病坏疽后期，遗留慢性溃疡难以愈合者；④周围血管疾病患者手术后，身体虚弱，气血两虚者，或创口愈合不良者。阴虚者当滋阴养血，阳虚者应补气助阳。临床上常根据病情补气与养血互相配合应用。周围血管疾病常用的补气养血药：补气常用黄芪、党参、白术、黄精、太子参、人参、山药、甘草等；养血常用当归、熟地、白芍、鹿角胶、阿胶、何首乌等。

2. 外治疗法

外治疗法是中国传统医学中的重要组成部分，是我国劳动人民几千年在同疾病作斗争中总结出来的独特的、行之有效的治疗方法，它以中医基本理论为指导，将药物施于人体体表及病变部位来治疗疾病，尤其是对外科疾病的治疗更是重要的、不可缺少的治疗方法。外治疗法具有疗效显著、收效迅速；安全可靠、不良反应少；易学易用、容易掌握；经济简便、患者乐于接受等特点，深为历代医家所重视。这些方法经过临床实践不断发展和提高，已成为我国外科治疗学上的突出成就。

外治疗法以其独特的理论和显著的疗效，在临床治疗学占有重要地位，是不可缺少的独特疗法。外治疗法在周围血管疾病治疗中的应用，能明显提高临床疗效，日益受到重视和推广，积累了宝贵的经验。

（1）活血通络法　周围血管疾病的主要病机是血脉瘀滞，经络阻塞。因此，活血通络法应用广泛，适用于：①慢性肢体动脉闭塞性疾病，如血栓闭塞性脉管炎、下肢动脉硬化闭塞症、多发性大动脉炎和雷诺综合征等，肢体缺血、瘀血，肢端皮肤呈潮红、紫红，常有肢体疼痛和皮肤瘀斑、瘀点。②下肢静脉回流障碍性疾病和血液倒流性疾病：由于下肢静脉功能不全，静脉高压、瘀血，以致静脉瘀阻，瘀血滞留脉络，发生肢体肿胀、沉重、胀痛，皮肤色素沉着，皮肤纤维性硬化。各种血栓性浅静脉炎慢性期，肢体遗留硬条索状物或硬结节，不易消退，常有疼痛。淋巴管疾病：如淋巴回流障碍发生的淋巴水肿、象皮肿等，肢体粗肿，皮肤增厚。另外，各类血管炎导致的皮肤瘀斑、硬结节疼痛等。这些肢体缺血、瘀血性疾病，都可以应用活血通络法，能够促进侧支循环建立、扩张血管，改善肢体的血液循环和微循环，同时能够促进静脉和淋巴回流，消除下肢瘀血肿胀，减轻肢体瘀血状态。

（2）温经回阳法 肢体缺血性疾病，如血栓闭塞性脉管炎、下肢动脉硬化闭塞症、糖尿病肢体动脉闭塞症、多发性大动脉炎、雷诺综合征等，多有患肢发凉、怕冷，皮色苍白，肢体冰凉，遇寒冷疼痛加重等阴寒证，主要是寒凝血瘀。肢体动脉闭塞性疾病出现阴寒证，都可以应用温经回阳法治疗，以温通血脉，解除动脉痉挛，扩张周围血管，促进肢体血液循环，改善患肢缺血状态。

（3）解毒消肿法 慢性肢体动脉闭塞性疾病，发生肢体坏疽，或下肢静脉疾病并发瘀血炎症、溃疡继发感染，局部红肿热痛，脓多有坏死组织；各类血栓性浅静脉炎和皮肤血管炎的急性期，发生痛性硬条索状物、红斑结节，以及急性淋巴管炎、丹毒等疾病，都属瘀热证、热毒证。根据情况选用解毒消肿法治疗。

①急性炎症硬块（急性瘀血炎症）：应用硝矾洗药、解毒散瘀洗药熏洗患处，洗后外敷大青膏、大黄膏等，或外涂黄马酊、丹参酊等，即熏洗疗法与贴敷疗法相结合，具有显著的解毒消炎、活血消肿作用。

②急性感染化脓（急性热毒症）：创口脓多，有坏死组织，应用解毒洗药、四黄洗药熏洗患处和创口，洗后创口敷盖大黄（或黄芩、黄连）油纱布；创口剧烈疼痛者，外敷全蝎膏；而创口周围贴敷大黄膏、金黄膏、大青膏等，即熏洗疗法与围敷疗法相结合，具有显著的解毒消炎、祛腐止痛、清洁创口作用。

③急性炎症消退后，遗留慢性炎症硬块（慢性瘀血炎症）：应用硝矾洗药、解毒散瘀洗药熏洗患处，洗后外敷茅菇膏，或外涂丹参酊，具有解毒活血、软坚散结的作用，促进慢性瘀血炎症消散吸收而痊愈。

（4）生肌敛口法 慢性肢体动脉闭塞性疾病，肢体发生破溃，创口脓少，肉芽组织灰淡，或静脉瘀血性溃疡经久不愈，可应用生肌敛口法。中医学的生肌敛口法具有独特的治疗作用，在改善肢体血液循环和静脉瘀血的基础上，对促进慢性溃疡愈合有良好效果。临床应用生肌敛口法的经验是：①创口有脓，或有少许坏死组织者，应用四黄洗药熏洗创口，于创面撒少许九一丹、九黄丹等，外敷大黄（或黄连）油纱布包扎；②创口较干净、愈合迟缓者，应用溃疡洗药、艾黄洗药熏洗创口，于创面撒少许生肌珍珠散、八宝丹等，外敷生肌玉红膏油纱布包扎；③创口后期，创面很干净，而愈合缓慢者，应用生肌玉红膏油纱布换药，或外敷生肌膏、长皮膏，也可用降纤酶、维生素 B_1、山莨菪碱等药液湿敷换药，直至创口完全愈合。这些熏洗疗法、贴敷疗法、掺药疗法等多种外治疗法相结合应用，具有抗菌消炎、清洁创口、改善局部血液循环作用，促进肉芽组织和上皮组织生长，而使创口愈合。

（5）清热燥湿法 下肢静脉倒流性疾病和回流障碍性疾病，而使下肢静脉瘀血、高压、缺氧，造成小腿皮肤营养障碍，发生色素沉着、脱屑、瘙痒、渗液，形成湿疹样皮炎或继发感染，此为湿热蕴结，可以应用清热燥湿法。应用燥湿洗药、润肤洗药、止痒洗药等熏洗患处，外用黄柏散、青蛤散等（渗液多者，外撒局部；皮肤干燥者，香油调搽），疗效显著。

（三）病证结合治疗

中医的辨证治疗和西医的辨病治疗各有其优缺点，若两者能很好地结合，将发挥协同作用，对于提高治疗效果，减轻并发症及毒副反应，改善生活质量都大有裨益。因此病证结合治疗在周围血管疾病的治疗上占有重要地位。

周围血管疾病无论是动脉病还是静脉病，病程长，病情缠绵难愈，多数疾病没有外科手术和介入指征，即使有些有手术和介入指征，也仅能暂时为患者保命或保住肢体避免截肢，从整个病情治疗来看，这只是治疗的一个环节。如下肢动脉硬化闭塞症患者，当患肢血管突然出现血栓形成或局部闭塞，这时需要手术或介入治疗，但手术和介入以后往往出现再血栓和再狭窄，远期通畅率较差，因此中西医结合辨证治疗就非常重要。还有一些患者并发症非常多，全身情况差，整体状况欠佳，都需要辨证治疗。中西医辨病辨证治疗，病证结合，可使机体尽快恢复，预防和控制病情，巩固疗效，防止复发，建立侧支循环，提高血管远期通畅率。

二、新疗法与新动态

周围血管疾病的治疗效果差，如下肢动脉硬化闭塞症、糖尿病肢体血管神经病变、血栓闭塞性脉管炎等疾病，病情易反复，这类疾病的治疗是一个世界性的难题。因此许多学者潜心研究，近几年来新的疗法、新的技术层出不穷，本节就临床治疗方面的内容做一简单概括。

在外科治疗方面，首先是扩大了手术和介入适应证，随着诊断技术提高和生物材料的改进，原来不能做的手术和介入治疗病例也能够手术。原来只能手术解决的问题，现在通过腔内技术就可以完成，如巴德-基亚里综合征、胸腹主动脉瘤、髂静脉受压综合征等。严重下肢缺血性疾病在世界范围内是临床常见病，在临床上主要以静息痛、溃疡和坏疽为主，随病情进展，溃疡、坏疽进一步恶化，尽管血管外科在诊疗手段上已经获得巨大进展，但仍有大批患者在临床中得不到长期和有效的治疗，近年来血管生成性基因逐步由实验室转向临床应用，另外，骨髓造血干细胞移植治疗糖尿病足，也已广泛应用于临床。

第二节 用药规律

一、辨病用药

（一）抗凝药物与抗凝治疗

抗凝疗法的应用虽已超过了半个世纪，但近年来因凝血机制研究的进展，以及实验室检测手段的完善，才奠定了其在血栓性疾病中治疗的确切地位。抗凝疗法不仅可以单独作为一种抗栓的手段，而且在血管保护、抗血小板治疗与溶栓治疗过程中，也是一种不可缺少的辅助治疗。特别是由于近年来外科领域的飞速发展。各类心脏手术、血管手术、脏器移植、体外循环等，无一不采用抗凝治疗来预防术后的血栓形成，从而更加扩大了抗凝疗法的适应证。

用于抗凝治疗的主要药物有两大类：①注射抗凝剂：肝素〔包括低分子量肝素（LMWH）〕；②口服抗凝剂：华法林与双香豆素等。而其他药物，如水蛭素与抗凝血酶Ⅲ等，则退居次要地位，仅在特定的情况下使用。

1. 抗凝疗法的适应证与禁忌证

抗凝疗法是血管外科中一项不可缺少的治疗措施，故正确的使用取决于严格掌握其适应证与禁忌证。

（1）抗凝疗法的适应证

①动脉血栓性疾病，如：动脉血栓形成或动脉栓塞。

②静脉血栓形成的治疗与预防。

③各种血管手术时，手术中与手术后预防血栓形成。

④用于体外循环、透析疗法。

（2）抗凝疗法的禁忌证

①出血性疾病，如：消化道出血、脑出血、咳血的患者及血友病等。

②有出血倾向的疾病，如：维生素K或维生素C缺乏的患者。

③妊娠、产后及哺乳期。

④大手术后患者。

⑤肝、肾功能不良的患者。

2. 抗凝药物的应用

（1）肝素

肝素是临床中最常用的抗凝药物，它具有作用快，持续时间短，可随时调整剂量等特点，不论体内或体外均有抗凝作用。

1）抗凝机制　肝素的抗凝主要通过以下几个方面发挥其抗凝作用。

①抑制凝血因子Ⅴ、Ⅶ、Ⅸ、Ⅹ和Ⅺ的活性，阻止活性凝血酶的形成。

②肝素可直接灭活凝血酶。

③肝素可通过抑制凝血酶对因子Ⅷ的激活，从而阻碍可溶性纤维蛋白多聚体转变为不溶性纤维蛋白。

④肝素可刺激血管内皮细胞释放纤溶酶原活化素，从而促进纤溶活性。

⑤肝素有阻止和破坏血小板的凝集作用，降低血液黏稠度，改善血液循环。

2）临床应用方法　肝素应用一般按单位计算，合格的肝素应为每毫克含140U，根据剂量可分为以下几种疗法。

①大剂量疗法：每日剂量为30000U左右，用5%葡萄糖生理盐水或林格液稀释后静脉滴注，每8小时用8000~10000U，一般用于急性肺栓塞。

②中剂量疗法：每日剂量为20000U左右、静脉滴注或皮下注射，每8小时或12小时1次，每次5000U、10000U不等，多用于治疗血栓栓塞性疾病。

③小剂量疗法：每日剂量为5000~10000U，多为皮下注射，每12小时或24小时1次，每次5000~7500 U，多用

于高凝状态及预防性给药等。

一般临床常用的肝素有肝素钙与肝素钠两种，当皮下小剂量应用时以使用肝素钙为佳。因为：A.钙盐较钠盐更符合生理抗凝需求；B.对禁钠盐的心、肾病者用肝素钙较适宜；C.肝素钙皮下注射时吸收均匀缓慢，形成低的有效血浓度，因而可长时间发挥抗凝作用；D.肝素钙皮下注射时，局部疼痛和瘀斑明显轻于肝素钠。

肝素只能采用静脉、皮下或肌内注射途径给药，口服或直肠给药无效。静脉注射后可立即生效，迅速达到高峰，继而作用逐渐下降，3~4小时后作用消失。约50%被肝脏降解后经肾脏排出。肝、肾功能不全者，肝素在体内的滞留时间延长。因此，严重肝、肾功能不全的患者不应使用此药。

近年来，临床提倡肝素的小剂量化，主要是因为：A.肝素对AT–Ⅲ仅起催化作用，而肝素本身不被消耗，如不被肝素酶水解，可反复使用。B. 1μg肝素（或AT–Ⅲ）可抑制32U的FXa，1U的FXa能促使50U凝血酶产生，1μg肝素（或AT–Ⅲ）可抑制1600U凝血酶的形成。而1U凝血酶可使1mg纤维蛋白原转化为纤维蛋白，故1μg肝素（或AT–Ⅲ）可阻止1600mg纤维蛋白产生。从凝血过程看，系先有因子FXa的产生，后有凝血酶的大量生成。因此，预防血栓形成，使用小剂量肝素即可，如一旦体内已有大量凝血酶形成，则仍以使用较大剂量的肝素处置为宜。

3）肝素的适应证与禁忌证　除具备抗凝疗法中所述的适应证与禁忌证外，肝素在术前、术中、术后常常应用小剂量疗法，用于预防或治疗血栓栓塞性疾病。应用小剂量肝素一般无绝对的禁忌证，但在溃疡病活动期或重度高血压、脑、脊髓手术、眼手术后、内脏恶性肿瘤、流产、脊髓麻醉、出血性休克，颅、脑内出血等情况下，用肝素会增加出血的危险，故应慎重权衡

应用与否。

4）不良反应及处理

①出血：肝素的主要不良反应，发生率为 7%~10%。表现为皮肤紫斑、咯血、血尿或阴道大出血等。主要原因系剂量过大所致。轻者出现牙龈出血、鼻衄、伤口渗血或血肿，泌尿道或消化道出血，严重时可引起伤口大出血，或重要脏器（如脑或肾上腺）出血。出现少量出血或渗血时，可于停药 3~4 小时后自行停止。大出血时，即停用肝素，并缓慢静脉滴注鱼精蛋白对抗。1mg 鱼精蛋白可对抗等量肝素，但实际应用时，需根据注射肝素后的时间来决定鱼精蛋白的用量。否则会使用鱼精蛋白过量，引起血栓形成，也可加重出血。注射肝素的时间愈长，所用鱼精蛋白的剂量愈小。一般注射肝素后 30 分钟，应用肝素剂量的半量鱼精蛋白对抗，1 小时后用 1/3 的肝素量即可。鱼精蛋白的一次用量不能超过 50mg。

②过敏反应：因肝素为糖类制品，纯度高者无过敏反应，如产品纯度不够会出现皮肤瘙痒、荨麻疹、寒战、发热与流泪等过敏反应。此时应停止使用肝素，严重病例可酌用抗组胺类药物或肾上腺皮质激素类药物。

③骨质疏松：多见于孕妇，常与高剂量、长疗程的肝素治疗有关。肝素不通过胎盘，故孕期中仍可用其防治血栓形成与血栓栓塞症，为避免分娩时过度出血的并发症，应在分娩前 24 小时停用肝素。

④肝素治疗的监测：肝素是速效抗凝剂，作用快，维持时间短，需反复进行实验室检测，不如长效抗凝剂使用方便。因此，多与长效抗凝剂重叠使用。待长效抗凝剂发挥作用后，停止使用肝素，而单独服用长效抗凝剂，重叠使用期间，应同时进行两种药物的实验室监测。

临床应用肝素其出血率可高达 33%，平均为 7%~10%。为安全起见，使用肝素时应经常进行实验室监测，根据监测指标随时调整剂量，以使肝素在血液中保持适当的浓度，避免因用量过大而引起大出血。虽有多种方法对肝素的使用进行监测，如复钙时间、白陶土部分凝血活酶时间及凝血酶时间等，但这些监测手段需要一定的条件和设备，一般不作为常规监测方法。全血凝固时间（简称凝血时间）是临床上最常采用的首选指标。使活化部分凝血活酶时间（APTT）达到正常对照的 1.5 倍时称为肝素起效阈值。即：患者 APTT 值 / 正常人 APTT 值 =1.5 为适宜用量，大于 1.5 则应减少肝素的用量，小于 1.5 则可以适当增加肝素的用量。

⑤凝血时间监测：以试管法较为准确。试管法凝血时间正常为 4~12 分钟，肝素用于治疗目的时，要求凝血时间延长 2~3 倍，即 20~30 分钟，小于 12 分钟应加大剂量；超过 30 分钟时，间断用药的应停用一次或剂量减半，持续点滴的应放慢滴注速度或停药，1~2 小时内应重复监测 1 次。用于预防血栓形成的目的者，因用药剂量较小，一般不会引起出血，只需适当监测而不需反复取血检查。

不同的个体对肝素的耐受性也存在差异，有少数患者的凝血时间虽未达到所需指标，但已有出血倾向或已发生出血，也有的患者的凝血时间已超过规定的指标，但并未出血。有 1%~5% 的人对肝素耐药，故应根据多种临床及实验室指标随时调整或更改其他抗凝药物，以达到治疗或预防目的。

（2）低分子量肝素

1）低分子量肝素的特点 低分子量肝素（LMWH）的平均分子量为 4000~7000，系从普通肝素中经各种解聚法制备而得。与普通肝素不同的是 LMWH 为短链（糖基 4~40 个），其中大多数链有一个戊糖序列，虽与AT-Ⅲ高亲和力链的总比例较普通肝素少，但大多数可与AT-Ⅲ结合。LMWH具有以下特点：①因抑制FⅡa弱，抑制FXa强（1:4），故临床应用时常常不需监测。②LMWH与血浆内各种肝素结合蛋白的亲和力较普通肝素为低，且不与内皮细胞膜相结合，故皮下注射后生物利用度可高达90%以上，而普通肝素生物利用度仅为30%。③LMWH皮下注射时吸收完全，血浆回吸率达98%，半衰期长，可每日1次皮下给药。

综上所述，LMWH具有生物利用度高而效果佳，临床使用方便（仅每日1次皮下注射，不用监测），出血不良反应少等优点。

目前国内上市的有法国的速避凝、意大利的栓复欣以及国产的吉派啉等。

2）LMWH的适应证与禁忌证

①适应证：A.深静脉血栓形成（DVT）及肺栓塞（PE）的治疗和预防。B.手术中、手术后深部静脉血栓形成（DVT）及肺栓塞（PE）的预防。C.治疗静脉炎后综合征。D.治疗急性血栓性浅静脉炎、慢性静脉功能不全。E.治疗外周动脉病变。

②禁忌证：A.血小板减少史。B.有出血或出血倾向的患者。C.因手术引起的损伤性出血。D.对本品过敏者。

肝、肾衰竭，高血压，有溃疡病与肠道溃疡史或其他损伤出血，视网膜血管病变以及在脑、脊髓外科手术期间慎用。

3）LMWH的应用 LMWH是一种具有快速作用和持续长效作用的抗凝剂。一般而言，经皮下注射后3小时，血浆中的抗凝活性达到顶峰。其血浆半衰期约为6小时。一次注射的抗凝活性可维持20小时。

①一般外科手术用量：手术前2小时，皮下注射0.3ml，以后每24小时注射1次。一般应用5~7天。

②深部静脉血栓形成：疗程开始的3~5天用缓慢静脉输液法，剂量每次为8500~12800IU。然后，每天皮下注射两次，剂量每次0.4~0.6ml，需持续最少7~10天。急性期后，可继续进行皮下注射10~20天，剂量每天0.4~0.6ml。

③静脉炎后综合征：每疗程最少需持续30天，按严重程度，每天（24小时）皮下注射1次，剂量为0.3~0.6ml。

④急性血栓性浅静脉炎：每疗程最少需持续20天。按严重程度，每天皮下注射1次，剂量为0.3~0.6ml。

4）LMWH的配伍禁忌

①配伍禁忌包括：A.抗血小板制剂（阿司匹林、双嘧达莫、氯吡格雷等）；B.非固醇类抗炎药（全身用药）；C.大剂量肝素。

②谨慎配伍禁忌包括：A.口服抗凝血剂：若为不可避免之配伍，应进行临床和生化指标监测；B.类皮质醇（全身用药）。

（3）口服抗凝剂

口服抗凝剂也称为长效抗凝剂，与肝素不同的是：它在体内有效，在体外无效。给药后需12~24小时后才能起作用，达到有效浓度需24~72小时，即使采用静脉注射给药，也不能加速其作用，停药后仍可维持3~4天。现用的长效抗凝剂均为口服药物。常用的口服抗凝剂主要有双香豆素、新抗凝（醋硝香豆素）和华法林。

1）抗凝机制 人们都知道，维生素K参与肝内凝血酶原及某些凝血因子的合成，而口服抗凝药物均为维生素K的拮抗剂，它抑制依赖维生素K等物质形成凝血酶原和某些凝血因子的合成，因而影响凝血过程，起到抗凝作用。由于血液内已有的凝血酶原和某些凝血因子需经一定的时间才能耗尽。因此，服用口服抗凝剂后需经一定的时间才能起作用。而且其抑制作用是可逆的，给予维生素K后即可逆转。

2）用法 一般在使用口服抗凝剂前，已先用了肝素或LMWH抗凝，为长期抗凝而改为口服抗凝药物，所以在应用时两种抗凝剂要重叠使用一段时间，待口服抗凝剂起作用时，减少肝素的用量或停用肝素。两药同时使用时，应同时监测凝血时间和凝血酶原时间及活动度。口服抗凝剂的服用时间一般选在下午或睡前，第二天早晨测凝血酶原时间，下午追回化验结果，根据化验结果来决定下一次用量。一般第一天用量为维持量的 2 倍，第二天用量为维持量的 1.5 倍，第三天则改为维持量。1 周甚至更长时间内应每日化验 1 次，摸准维持量后可改为 1 周或更长时间 1 次，以及时矫正维持量，直至停用为止。不具备凝血酶原时间检查条件的医疗单位，不能使用口服抗凝剂。

3）禁忌证

①绝对禁忌证：A. 妊娠：在妊娠的最初 3 个月绝对禁止使用口服抗凝剂，否则有可能导致胎儿畸形。口服抗凝药还可以通过胎盘进入胎儿体内，导致出生后婴儿出血。B. 重度出血的患者：无论是继发于抗凝药物或继发其他疾病的重度出血患者，特别是当患者处于生命危险时，禁止应用。

②相对禁忌证：A. 心血管病：伴有重症高血压的心血管病患者在应用口服抗凝剂后有并发出血的危险性。B. 肾病：重症肾衰竭患者，由于口服抗凝剂代谢障碍有可能引起出血。此外，肾脏活检患者 2 周内禁用口服抗凝剂，因为有引起腹腔出血的危险。C. 脑血管疾病。D. 胃肠疾病：溃疡性直肠、结肠炎和活动性胃十二指肠溃疡。E. 肝病：重症肝炎和阻塞性黄疸。F. 血液病：严重的血小板减少性紫癜、血小板病等出血性疾病。

4）监测　凝血酶原时间和凝血酶原活动度是广为采用的监测指标，正常值为 12~14 秒和 80%~100%。因每个人的肝脏功能及正常情况下所需的维生素 K 的不同，每个患者所需抗凝剂的量也有很大差别。

因此，服药后应经常监测，摸索出每个病人所需的最佳维持量。凝血酶原时间延长 50% 以上，活动度降至 30%~40% 时才能达到治疗目的。活动度高于 50% 时，应加半量维持量，低于 30% 时减半量，低于 20% 时应停用 1 次。

5）不良反应及处理　与肝素一样，其副作用也主要是出血，出血最早表现在肾脏和消化道，故应经常注意尿及粪便的变化。明显出血时，可用维生素 K 对抗。维生素 K 的用量取决于抗凝剂的用量，可先用维生素 K_1 10mg 静脉注射后，观察出血情况再决定下一次用量。偶有皮疹、发热或白细胞减少等不良反应，停药后可逐渐消失。

3. 溶栓治疗

溶栓治疗是通过溶栓药物，将纤溶酶原激活为纤溶酶，纤溶酶裂解纤维蛋白，溶解已形成的血栓，从而达到治疗血栓栓塞性疾病的一种方法。通过 30 多年的研究与实践，溶栓治疗取得了较大的进展，也积累了丰富的经验。

（1）常用的溶栓药物

①链激酶（SK）：SK 是 1933 年发现的，1955 年最早应用于临床。它是从乙型溶血性链球菌培养液中提取的一种非酶性单链蛋白，分子量为 48000。我国于 1970 年研制成功并应用于临床。SK 不能直接活化纤溶酶原，是一种间接纤溶酶原激活剂。其半衰期为 30 分钟。本药化学性质不稳定，宜使用新鲜配制的溶液，以防失活。SK 具有弱抗原性及致热性，可引起过敏反应。故近期有链球菌感染的患者不宜使用本药。SK 具有溶栓速度快、溶栓时可不并用肝素等优点。缺点是溶栓效果不如尿激酶。

②尿激酶（UK）：目前，临床上所用的 UK 是从人尿或肾细胞组织培养液中提取的一种高纯度酶制剂，其中约 4/5 为分子量 55000 的高分子量 UK，1/5 为分子量 33000 的低分子量 UK。UK 无抗原性，故无过敏

反应。UK 具有直接的溶栓作用，既可裂解凝血块表面上的纤维蛋白，也可裂解游离于血液中的纤维蛋白原。其半衰期为 15 分钟左右，其水溶液在 4℃时可保存 3 日。UK 具有溶栓速度快、效果好等优点。缺点是价格较贵。

③ 组织型纤溶酶原激活剂（tPA）：最初是从人黑色素瘤细胞培养液中提取的，目前已有用基因工程技术制备的重组 tPA，均为单链 tPA。它是一种由 517 个氨基酸组成的单链丝氨酸蛋白酶，分子量 66000~72000，半衰期为 8 分钟。tPA 具有选择性激活血凝块上的纤溶酶原，从而产生较强的局部溶栓作用的特点。缺点是目前还比较昂贵，限制了临床的广泛使用。

（2）适应证与禁忌证　原则上，凡是血栓栓塞性疾病都可应用溶栓疗法。溶栓疗法的关键是抓住时机，溶栓开始得愈早，疗效愈好。一般情况下，血栓形成 3 天以内溶栓效果最好，也有人将此放宽到 7 天以内。超过 7 天，溶栓效果则明显减弱。

① 适应证：A. 深静脉血栓形成；B. 肺动脉栓塞；C. 慢性动脉闭塞性疾病；D. 不适于取栓，有手术禁忌证的动脉栓塞；E. 动脉血栓形成；F. 静脉或动脉取栓术后的辅助治疗；G. 血管手术后引起的血栓形成。

② 禁忌证：A. 近期有活动性出血、手术、活体组织检查、不能压迫止血的血管穿刺术以及外伤史者；周围动脉旁路搭桥手术在 48 小时以内者；B. 恶性高血压，血压超过 200mmHg/120mmHg 或不能排除夹层动脉瘤者；C. 有脑出血或其他出血性疾病者；D. 严重肝、肾功能不全；E. 妊娠；F. 血小板数低于 10 万，体质过度虚弱者列为相对禁忌证。

（3）用法与用量

① 链激酶：目前链激酶的用量已经标准化或常规化。标准剂量是：A. 在静脉滴注链激酶半小时前，先静脉滴注地塞米松 2.5~5mg 或泼尼松 15mg，以预防过敏反应。首次剂量是 25~50 万 U 加在生理盐水 300ml 内，30 分钟内静脉滴注完毕。这种剂量可使患者 90% 的链激酶抗体得到中和，并可使链激酶在血中达到有效的溶栓浓度。因此，除儿童和以前用过链激酶的患者外，可不测定患者的链激酶抗体。B. 维持剂量的链激酶是 60 万 U 溶于 5% 葡萄糖溶液 250~500ml 内，静脉滴注 6 小时（10 万 U/时）。按此要求 6 小时 1 次，连续滴注 3 天左右。如果静脉血栓已过 5~7 天，连续静脉滴注也不宜超过 7 天。有人认为：应用时间过长，机体内抗链激酶抗体就会相应增加，链激酶也就失去作用。如果需要，可用没有抗原的尿激酶。妊娠期下肢深静脉血栓形成也可用链激酶治疗，因为链激酶不能通过胎盘屏障危害胎儿。但在妊娠晚期，有使胎盘早剥的可能，因而不宜应用。

② 尿激酶：尽管尿激酶已在临床应用多年，而且也有过剂量公式，以及应用血中尿激酶浓度为依据来决定尿激酶的用量，但至今仍没有一个统一的剂量标准。根据国内外用药情况，为保持血液中尿激酶的有效浓度，建议采用突击、大量、短程和持续给药的方法。首次剂量一般为 25 万~50 万 U 尿激酶加入 5% 的葡萄糖中静脉滴注，以后 20 万 U/日维持，一般连用 7 天。停药后多用抗凝疗法继续一段时间（3~6 个月）。

③ 组织型纤溶酶原激活剂：目前用法和用量尚未统一。通常情况下的用量为：0.5~0.75mg/kg 加入 5% 的葡萄糖溶液中，静脉滴注，持续 4 小时。每日 1 次，连续应用 3 天。总量控制在 100mg。

（4）溶栓治疗的辅助性治疗　由于血栓中含有大量与纤维蛋白结合的凝血酶，溶栓治疗时这种暴露在血液中的凝血酶使得残余血栓具有较强的血栓源效应，引起血小板活化和新的血栓形成。此外，溶栓治疗早期血液出现反常的高凝状态，又因各种溶栓剂的半衰期短暂，故需在溶栓早期作辅助抗栓治疗。常用的药物有以下两类。

①抗血小板药：主要应用阿司匹林，也有少数人应用噻氯匹定（ticlopidine）。目前认为，对于动脉血栓患者，无论是否溶栓，均要给予抗血小板药物治疗。溶栓前给予阿司匹林 0.3 g 口服，溶栓以后每日 1 次，每次 80mg，长期维持。对于深静脉血栓形成患者，应用抗血小板药物以后，可使深静脉血栓形成和肺梗死的发生率分别降低 30%~40% 和 60%。应用抗血小板药数周可防止 70% 的外科手术后肺梗死的发生。

②肝素和低分子量肝素：应用肝素或低分子量肝素可以防止早期再栓塞并保持血管的畅通。在溶栓之初 24~48 小时内尤为重要。目前的研究认为，使用溶栓药物的同时，使用肝素类药物，可以明显增加溶栓效果。剂量为 200U/（kg·d）即可。

（5）溶栓治疗的监测　溶栓治疗主要的问题是纤溶过度而引起出血，所以应用溶栓治疗，尤其是合用其他抗栓药时，必须要常规地作实验室监测，常用的有以下几种。

①血浆纤维蛋白原测定：血浆中纤维蛋白原含量的正常值为 2~4g/L（200~400mg/dl）。溶栓治疗时，血浆纤维蛋白原的含量降低，当低于 0.8g/L（80mg/dl）时，可引起出血。

②凝血酶时间：正常值为 16~18 秒，溶栓治疗期间凝血酶时间应控制在 50~100 秒之间。

③优球蛋白溶解时间：正常值为 120 分钟，溶栓时应控制在 30~60 分钟。＜30 分钟可能会引起出血。

④凝血酶原时间：正常值为 12 秒，溶栓时应控制在 25 秒左右。

其他如纤维蛋白降解产物测定、纤维蛋白平板溶解试验等也用于溶栓时的监测，但临床上较少用。

（6）并发症及其处理

①出血：溶栓治疗的并发症主要是出血。

其主要原因有：A. 原先已形成的止血栓被溶解，其出血的严重程度与溶栓药物剂量呈正相关；B. 纤维蛋白被消耗，尤其是纤维蛋白非依赖性溶解剂（SK、UK）较纤维蛋白依赖性溶栓剂（tPA）更为明显；C. 辅助抗栓治疗，无论用肝素或阿司匹林的出血率均较单用溶栓剂为高。

其主要表现为：齿龈、针孔、切口、消化道和泌尿系统等部位的出血。

一般的出血可不需处理。严重出血者应立即终止溶栓治疗，并给予 6- 氨基己酸、抗血纤溶芳酸或氨甲环酸（止血环酸）等抗纤溶药物。必要时输新鲜血液或纤维蛋白原。

②过敏：由于每一个机体在生活过程中均受到过链球菌感染，使体内存在有不同水平的抗链球菌抗体，所以在应用链激酶时就可能发生过敏反应。其主要表现为：寒战、头痛、出汗、腰背以及四肢疼痛，另外还可有皮疹、发热及恶心等。为防止过敏反应的发生，一般在溶栓前和溶栓过程中，均需给予地塞米松、异丙嗪等药物。出现不良反应时可对症治疗，必要时给皮质激素和异丙嗪等抗过敏药物。

（7）影响溶栓效果的因素　经临床观察，溶栓治疗的效果的好坏涉及诸多的因素，其主要的有以下几个方面。

①用药开始时间：血栓溶解率与用药开始时间呈明显的正相关关系。离发病时间愈短，溶栓效果愈好，相反效果愈差。有报道，以链激酶治疗深静脉血栓形成，在发病 3 天内再通率 52%，5 天后再通率仅为 2%；而用尿激酶，在发病 9 天内用药再

通率 54%，9 天后仅为 20%。因此，抓住时机用药乃是提高疗效的十分重要的关键。

②用药剂量：血栓溶解率与用药剂量也呈明显的正相关，但严重的出血并发率也随之增加。临床应用中，链激酶的剂量已基本定型。而尿激酶的用量到目前为止，仍无统一的标准，剂量有一个从小到大的趋势。具体用量仍需临床观察。

③给药途径和方式：临床证实，局部用药疗效明显高于全身用药。溶栓治疗多采用选择性溶栓（如导管溶栓）及全身性溶栓（静脉溶栓）两条途径。前者具有明显的优点：用药剂量较全身性溶栓明显减少。链激酶用量仅是全身给药的 1/14。另外，出血及其他不良反应也低于全身性溶栓治疗。若采取穿刺血栓部位近端血管直接给药则疗效更佳。

最近，有人主张采用大剂量冲击疗法，即 50 万 U 链激酶或尿激酶，10~30 分钟内静脉滴注，其有效率达 80% 以上。然而，采用何种给药途径和何种方法，应因地而异，不可苛求一致。

（二）抗血小板疗法

在正常生理情况下，血液的凝血和抗凝血系统始终处于动态平衡状态，一旦凝血功能异常增强，就会发生动脉和静脉血栓形成。在血栓形成过程中，血小板功能亢进和血管内膜损害又起到关键性作用。动脉血栓是白血栓，其中含有少量的纤维蛋白，而主要由血小板凝集所致，过去认为静脉血性是红血栓，多以纤维蛋白和红细胞为主要成分，尽管血小板可能参与某些静脉血栓形成，但其作用较小。最近的研究证实：血小板凝集在静脉血栓形成的过程中，起着相当大的作用，所以抗血小板治疗也是血栓性疾病中不可忽视的一环。

另外，在外科手术后常见的并发症静脉血栓，其最高发病率为 20%~50%。静脉

血栓的基本原因是血流停滞、血液高凝和血管损伤，所以应用抗凝剂是防治静脉血栓的首选药物。然而抗血小板药物的应用，在静脉血栓的治疗中也有非常重要的作用。

1. 抗血小板药物的分类和作用机制

血小板凝集的机制比较复杂，而且其代谢产物，如：血栓素 B_2（TXA_2）具有强烈收缩血管和促进血小板聚集的作用，还有与其作用相反的前列环素（依前列醇，PGI_2）的相对减少均对血栓的形成起着非常重要的作用。抗血小板药物较多，除少数直接作用血小板外，都是有选择地干扰和抑制花生四烯酸（AA）的代谢过程，从而使 TXA_2 的生成减少，或者是增加 PGI_2 合成。

（1）环氧化酶抑制剂

①阿司匹林：它的作用机制就是使脂肪酸环氧化酶的活性失去作用，以致 AA 不能正常代谢演变成 PGG_2 和 PGH_2，从而阻断了 TXA_2 的产生过程。阿司匹林对血小板中环氧化酶的作用强烈而持久，而对合成 PGI_2 的内皮细胞中环氧化酶作用轻微而短暂，因而调整了 TXA_2/PGI_2 的比值，最后达到抑制血小板聚集的目的。

②磺吡酮：它是保泰松的吡唑类衍生物。通过在体内的代产物对环氧化酶产生较强的竞争性抑制作用。磺吡酮对 TXA_2 合成有强烈的抑制作用，但对 PGI_2 合成的抑制作用则弱。此外，磺吡酮还具有延长血小板寿命，抑制血小板黏附，抑制胶原、ADP 和肾上腺诱聚血小板，拮抗血小板激活因子抑制胶原诱导释放 5-HT，以及抗动脉粥样硬化的作用。

（2）TXA_2 合成酶抑制剂

①达唑氧苯：此药为亚胺唑的衍生物，具有较强的选择性抑制 TXA_2 合成酶的作用，从而阻止 PGG_2 和 PGD_2 转化为 TXA_2，并能促进血管内皮细胞合成更多的 PGI_2 从而产生较强的抗血小板聚集的作用。此药

被认为是比较理想的和很有前途的抗血小板药。

②达美格雷：这是一种新的咪唑类衍生物，具有选择性抑制 TXA_2 合成酶，并能使内皮细胞的氧化物代谢转向 PGE_2 和 PGD_2。与达唑氧苯比较，优点是抑制 TXB_2 时间长，有效剂量低和无明显不良反应。

（3）磷酸二酯酶抑制剂　双嘧达莫：商品名叫潘生丁，原为一种冠状动脉扩张药。20 世纪 60 年代发现具有抑制血小板功能的作用。磷酸二酯酶拮抗 cAMP 使其失去抑制 ADP、肾上腺素等诱导聚集血小板的作用。而抑制磷酸二酯酶，就会促进细胞内 cAMP 增加，从而恢复和增强其抑制血小板的功能。对嘧达莫除具有抑制磷酸二酯酶作用外，新近研究表明还有：①增强腺苷活性，使腺苷酸环化酶增多；②增强血管内皮细胞合成 PGI_2；③抑制血小板合成 TXA_2；④与血小板膜的 ADP 受体结合，使其失去活性。治疗效果与应用剂量有直接关系。据报道有明显抑制作用的剂量是：口服 200~400mg/d，静脉滴注 100~200mg/d。但大剂量应用会有头痛的副作用。另外，罂粟碱、咖啡因、茶碱等均具有抑制磷酸二酯酶和增强 PGE 活性，使 cAMP 生成增多，从而产生抑制血小板的作用。

（4）腺苷酸环化酶活化剂　腺苷酸环化酶有使 ATP 转化为 cAMP 的作用，而 cAMP 的生成增多，就会增强抑制血小板聚集的作用。此类活化剂是近些年来研究的重点。

①前列环素（PGI_2）：由血管内皮细胞合成，具有强烈的扩张血管和抑制血小板聚集的作用。它主要是活化血小板膜腺苷酸环化酶的受体使腺苷酸环化酶生成增多，促使 ATP 转化为 cAMP 来抑制血小板。人工合成的 PGI_2 已用于临床，7.5 ng/（kg·min）缓慢静脉滴注 5 小时，每日 1 次，治疗下肢缺血性疾病，获得较好效果。由于性能不稳定，半衰期太短（3 分钟），严重影响它的推广。近年来又有新的同类药问世，如前列地尔等。

②前列腺素 E（PGE）：1973 年 Carlson 首先用 PGE 治疗重症动脉硬化性闭塞症获得成功后，PGE 很快成为治疗周围动脉闭塞性疾病的常用药物。国内白求恩医大药厂研制生产的 PGE 广泛应用于临床，实验证实它具有抗动脉硬化，保护血管内皮屏障，扩张血管，调整 TXA_2/PGI_2 的比值和通过增加 cAMP 来抑制血小板的聚集的作用。

（5）TXA_2 受体抑制剂　TXA_2 受体受到抑制，同样使 TXA_2 的生成受到影响。目前已研究出多种制剂，如 AH-23848、GR-32191、BM-13177、BM-13505、SO-28668 和 ICI-192605，对健康志愿者研究证明，在体外可明显抑制 U-46619（血小板活化剂）、胶原和 AA 所诱发的血小板聚集，口服后作用可持续 6~12 小时。已证明 GR-32191 有较持久的抑制血管平滑肌上 TXA_2 受体的作用。

（6）钙通道阻滞剂　钙离子在血管损害和血栓形成中的应用，已引起基础和临床医生的广泛注意。现在知道在钙离子的参与下，可使血管平滑肌收缩并激活血小板的释放反应，可加速 TXA_2 的合成及加重血管壁的损害，所以钙通道阻滞剂在防治血栓性疾病中发挥着重要的作用。实验和临床研究已经证实钙通道阻滞剂具有抗血管痉挛，抗血小板活性，抑制血小板黏附、聚集、释放和收缩等功能，还有抗动脉硬化等作用。

目前用于防治周围血栓性疾病的钙通道阻滞剂主要有硝苯地平（硝苯吡啶）、维拉帕米（异搏定）、硫氮草酮等，以硝苯地平效果比较好。

（7）其他抗血小板制剂　可以抑制血小板功能的药物还有己酮可可碱、血小板膜糖蛋白Ⅱb/Ⅲa复合物单克隆抗体、肝素、鱼油类、酚妥拉明、双氢麦角碱、普萘洛尔和羟氯喹等。近些年来，在活血化瘀药研究中，证实不少中药有抗血小板作用。例如丹参、川芎、赤芍、红花、当归、毛冬青、精油（薤白和葱头提取物）、血竭、蒲黄、鸡血藤、三七等。这些中药的作用机制，有直接拮抗TXA_2活性，通过抑制环氧化酶和TXA_2合成酶，从而抑制TXA_2的合成，激活腺苷酸环化酶、抑制磷酸二酯酶和拮抗钙离子以及拮抗血小板功能的作用。上述单味药拮抗血小板的机制不尽相同，但都不同程度地抑制血小板黏附和聚集。

2. 抗血小板制剂的适应证和禁忌证

（1）适应证　凡是因血小板功能亢进而导致的血栓性疾病，均属抗血小板疗法的适应证。在周围血管疾病方面有：①动、静脉血栓栓塞性疾病；②糖尿病性血管疾病；③人工瓣膜置换术，微小血管血栓性疾病；④各种血管移植术和血管内外科手术（包括各种血管插管疗法）等等；⑤目前常应用抗血小板药来预防血栓性疾病，如心脑血管和四肢血管再发性血栓、高脂血症、高血糖和糖尿病等并发动脉血栓等。

（2）禁忌证　对药物过敏患者，有出血性疾病、出血素质和严重肝肾功能障碍者，应慎用或禁用。

3. 有关临床应用问题

（1）药物选择　目前抗血小板药物较多，但能广泛应用的制剂并不太多。有些药物的临床价值有待最后确定，所以目前国内外还没有一个药物选用的方案。作为血栓性预防的药物有阿司匹林、双嘧达莫、硝苯地平、鱼油类药、罂粟碱片等。这些药物常用可长期口服。作为治疗用药，除以上药外，可供静脉滴注的药有PGE、双嘧达莫等。

（2）联合用药　同类药经常并用的有阿司匹林和双嘧达莫。大量资料证实，对下肢静脉血栓的预防，联合用药比单独用药的效果好。

抗血小板制剂除PGI_2外，均没有解聚血小板的作用，也没有直接溶解血栓的作用，但可以和溶栓剂或抗凝剂合用，来增强其溶栓效果。

（三）常用血管扩张药物的应用

直接或间接地作用于周围血管，使血管舒张，从而增加血液循环的药物为血管扩张药。血管扩张药物包括α肾上腺素能受体拮抗剂（α受体拮抗剂）和直接扩张小血管平滑肌的药物两大类。

1. α受体拮抗剂

（1）酚妥拉明　除有对抗肾上腺素及去甲肾上腺素的作用外，还有直接扩张小动脉和毛细血管的作用。用于治疗肢端动脉痉挛性疾病和血栓闭塞性脉管炎等。

①用法：静脉或肌内注射：每次5mg，每日1~2次。口服：每次25~75mg，每日4次。

②不良反应：可出现直立性低血压、鼻塞、恶心及呕吐等，尤以静脉给药明显。因此，用药后应注意血压变化。

（2）妥拉苏林　除有α受体拮抗作用外，还兼有直接扩张血管平滑肌的作用。可用于治疗肢端动脉痉挛性疾病、血栓闭塞性脉管炎及其他动脉疾病。

①用法：口服，每次25mg，每日3~4次。肌内注射，每次25mg，每日1~3次。

②不良反应：用药后可有皮肤潮红、心动过速及恶心等症状，用量过大可引起直立性低血压。对消化性溃疡病患者应慎用。

（3）酚苄明　作用与酚妥拉明相似，但用药一次可持续3~4天。除用于周围血管疾病外，还可用于治疗休克等疾患。

①用法：口服，开始每日10~20mg，每日1次。以后可根据情况逐日增加，但最多每日不得超过240mg，分2~4次口服。

②不良反应：与酚妥拉明相似，也可有直立性低血压、心动过速及瞳孔缩小、鼻塞、口干等不良反应。对肾功能不全、冠心病及脑血管病患者应慎用。

（4）双氢麦角碱　具有扩张周围血管、降低血压、减慢心率，镇静中枢神经等作用。为冬眠合剂中的一种，可用于动脉内膜炎、肢端动脉痉挛性疾病及血管痉挛性头疼等。

①用法：本品不宜口服。需肌内或皮下注射，每次0.3~0.6mg，每日或隔日1次。也可舌下含服，每次0.5~2mg，4~6小时1次。

②不良反应：直立性低血压为其严重副作用，注药后必须卧床2小时以上。因此，也不能用于低血压症、严重的动脉硬化、心脏器质性损害、肾功能障碍和老年患者。

（5）利血平　利血平可使交感神经传导介质——去甲肾上腺素及儿茶酚胺等消耗，从而使周围组织中的这类物质储存减少或变为空虚。当交感能神经的冲动到达末梢时，由于缺少介质的释放，不能引起血管的收缩，从而起到扩张周围血管的作用。服用利血平后，因介质的消耗需要一定的时间才能明显减少或耗尽。因此，在服药后大约需要7~10天才有明显效果。本药主要用于动脉痉挛性疾病。

①用法：本品既可口服，也可动脉或静脉注射。口服剂量为：0.25~0.5mg，每日3~4次。患肢静脉阻滞或动脉注射：每次0.5~1.0mg，7~14天1次。

②不良反应：毒性很低，不良反应较少。常见的不良反应有鼻塞、嗜睡、口干及大便次数增加等。

2.直接扩张小血管平滑肌的药物

（1）烟酸　烟酸具有较强的周围血管扩张作用，口服后数分钟即可见效。大剂量（2~6g/d）可降低血脂。

①用法：以口服为主，每次50~200mg，每日3~4次，饭后服用。

②不良反应：可有皮肤潮红、热感及瘙痒，有时可引起荨麻疹、恶心、呕吐、心悸及轻度视觉障碍和轻度肝功能减退。饭后服用可减少不良反应。溃疡病患者禁用。

（2）烟酸肌醇酯　烟酸肌醇酯在体内逐渐水解为烟酸和肌醇，因此，兼有烟酸和肌醇的双重药理作用，其血管扩张作用较烟酸缓和而持久，没有烟酸引起的皮肤潮红和胃部不适等不良反应。故本品为一温和的周围血管扩张药物。用法：口服，每次0.2~0.6g，每日3次，连续服用1~3个月。

（3）己酮可可碱　己酮可可碱可扩张外周血管和支气管，改善脑和四肢的血液循环，降低外周血管阻力，但对血压无影响。

①用法：口服，每次0.2~0.6g，每日3次。

②不良反应：少数患者服药后有胃部不适、恶心及头晕等症状。急性心肌梗死近期及孕妇不宜服用。

（4）罂粟碱　罂粟碱对血管、支气管、胃肠道及胆道的平滑肌都有松弛作用，可使血管扩张及血管外周阻力降低，改善血液循环。用于各种血管痉挛及栓塞性疾病。

①用法：口服，每次30~60mg，每日3次。也可经肌肉、皮下或静脉途径给药，用法及用量与口服相同。一日剂量不宜超过300mg。

②注意事项：静脉注射过量或过快可导致房室传导阻滞、心室纤颤，甚至死亡。应充分吸收后缓慢注射。

（5）托哌酮　托哌酮有血管扩张作用及中枢性肌肉松弛作用。可用于血栓闭塞性疾病及脑血管疾病。

①用法：口服，每次50~100mg，每日

3次。可根据病情增减用量。

②不良反应：少数患者服药后出现食欲减退、腹痛、头晕、面部潮红、患肢肿疼及下肢无力症状，多为一过性，停药1~2天即可消失。

（四）其他药物的应用

在周围血管疾病治疗中，还会配合一些其他的药物综合治疗，尤其是应用一些降低血黏度的药物和降低血脂的药物。

1. 降低血液黏度的药物

血液黏度增高是造成血液高凝状态和血栓形成的一个重要因素，因而应用降低血液黏度的药物不仅可以防治血栓闭塞性疾病，而且还有助于纤溶、抗凝、抗血小板等疗法发挥更好的作用。

（1）低分子右旋糖酐

①作用机制：低分子右旋糖酐是一种高分子葡萄糖聚合物，有显著的扩充血容量，增加红细胞和血小板表面的负电荷，来抑制它们的聚集，而且还有一定降低血液黏度的作用。由于血容量增加和血液黏度降低，也使毛细血管扩张，组织灌注量增加，从而改善了微循环的缺氧状态。低分子右旋糖酐还具有保护血管内皮细胞的作用，从而减少血液流动的摩擦力，防止血小板黏附于受损伤的血管壁上。并可激活纤溶酶原活化物质（t-PA）和降低纤溶抑制物，来产生抗栓效应。

②用法：几十年来，低分子右旋糖酐一直是防治血栓性疾病的常用药物，除右心衰竭、严重肝肾功能障碍、出血倾向或出血性疾病及对右旋糖酐过敏者外均可应用。本品由静脉滴注，一般剂量为500~1000ml，一般不超过1000ml。15~20天为1个疗程，可连续2~3个疗程。可单独应用，也可与其他抗栓剂合用。

③不良反应：右旋糖酐具有一定抗原性，有发生过敏反应可能，发生率为

l%~1.8%。其主要临床表现为：荨麻疹或红斑性反应，体温高，呼吸困难，严重者血压下降，心律不齐，甚至休克。一般要求静脉滴注30分钟内速度不宜太快（4滴/分钟左右），在床边监护，如没反应方可离去。右旋糖酐的分子量较大，在连续输注3周以后有一个比较多的迟发性过敏反应。表现是全身性瘙痒，一般多能耐受，严重者很少。

（2）曲克芦丁 曲克芦丁是以三羟乙基芦丁为主的黄酮类药物，临床应用已有30多年的历史，特别是近10多年来，大剂量曲克芦丁静脉滴注已成为治疗心、脑和肢体血栓性疾病的常用药物，而且治疗效果也比较好。国外报道治疗动脉硬化性闭塞症、血栓闭塞性脉管炎和雷诺病的总有效率均在70%~80%。

①作用机制：大剂量曲克芦丁的主要机制是：抑制红细胞聚集和增强其柔变性，抑制血小板和白细胞聚集，降低毛细血管通透性，减轻组织水肿。有一定扩血管的作用，可改善末梢组织的血液循环。通过上述作用可以降低血液的黏滞度。

②用法：曲克芦丁可以口服，也可静脉滴注。

静脉滴注：一般静脉点滴剂量是240~300mg。可以单独应用，也可加入右旋糖酐500ml内滴注。15~20天为疗程，可连续几个疗程。

口服：200~400mg/次，每日3次。

③不良反应：不良反应的出现与曲克芦丁的纯度有关。常见的不良反应有发热、头胀等，发生率很少，但有的比较严重。

（3）口服降低血液黏度制剂 除上述口服曲克芦丁外，还有以下几种，如：己酮可可碱、山莨菪碱、钙通道阻滞剂等。

①山莨菪碱（654-2）：山莨菪碱为M胆碱能受体拮抗剂，有较强的扩血管和改善微循环的作用，并能明显地改变血液流

变性质和降低血液黏度。

用法：可口服，必须时静脉注射或肌内注射。常见剂量为 10~60mg，静脉滴注时加入 5% 的葡萄糖溶液中。缺点是口干燥，视物模糊，停药后可恢复正常。

②己酮可可碱和钙通道阻滞剂见有关章节。

2. 降脂药

应用降脂药可使患者血浆中的胆固醇和三酰甘油下降，从而减少动脉粥样硬化的发生，并延缓其发展。一般认为，应用降脂药后，可降低血脂 10% 以上，还可降低患者的死亡率。临床上降脂药需长期服用，否则停药后血脂将迅速回升，但长期应用又有许多不良反应，故应根据情况和病情选择 1~2 种新型有效而不良反应小的药物予以使用。

（1）烟酸类　烟酸为 B 族维生素之一，在 1955 年就已证实有抗动脉硬化的作用，但因不良反应较大而未能推广使用。近年来，通过对其制剂的改进而使不良反应明显减少，从而得以在临床广泛使用。

①作用机制：烟酸能增强脂肪细胞磷酸二酯酶的活性，使 cAMP 减少，酯酶活动降低，脂肪分解减少。烟酸还直接对抗能提高 cAMP 的各类介质，如儿茶酚胺、ACTH、皮质激素、高血糖素与茶碱类等，使脂肪分解持续减少，造成血浆中游离脂肪酸来源不足，不能满足肝脏合成 TG 与释放 VLDL 的需要。其次烟酸还能抑制肝脏的 3- 羟 -3- 甲戊二酰辅酶 A 还原酶的活性，使胆固醇与 VLDL 合成减少，后者合成减少时血浆中 VLDL 浓度减低，则转化产生的 IDL 和 LDL 也减少。还有人认为烟酸能使 HDL 水平提高。通过上述机制发挥抗动脉硬化的效应。

②不良反应：烟酸口服能迅速吸收，但因药物半衰期短（仅为 45 分钟），故调整血脂的用量较一般用量超出 10 倍，所

以不良反应也较多：A. 最常见的是皮肤血管扩张引起的皮肤潮红与瘙痒，多发生在用药后 1~2 小时，继续用药反应可逐渐减轻。B. 消化道不良反应亦较为多见，如恶心、呕吐与腹泻等，重者可致消化道溃疡。C. 烟酸能降低糖耐量，使糖尿病恶化，增加血尿酸，加重痛风。D. 可损害肝脏出现黄疸。E. 偶见诱发心律失常的报道。F. 长期应用还可以引起皮肤黏膜色素过度沉着与皮肤干燥等。故肝功能不良、糖尿病与痛风患者应禁用烟酸类药物。

③常用药物及用法：烟酸是广谱血脂调节药，可用于 Ⅱ、Ⅲ、Ⅳ、Ⅴ 型高脂蛋白血症。其中以 Ⅱ 及 Ⅳ 型疗效更佳。

烟酸：3~6 克 / 次，3~4 次 / 日，口服。

烟酸肌醇酯：1~2 片 / 次，3~4 次 / 日，口服。

（2）羟戊内酯衍生物　是一种新型血脂调整药，开始由青霉菌或曲霉菌提取而得，近年来可以化学合成此药。

①作用机制：本药能抑制肝脏的 HMG-CoA 还原酶，减少内源性胆固醇合成使血浆 IDL 与 VIDL 明显降低。另外，还能增加肝脏 ApoB、ApoE 受体的活性使某些高胆固醇血症患者血浆中 LDL 的浓度降低 30%，而 HDL 不变或增高，故使 TG 水平降低。

②不良反应：一般耐受性良好，不良反应轻微而短暂。A. 消化道反应可见恶心、消化不良、腹胀与腹泻等。B. 偶见过敏反应，如皮疹、白细胞及血小板减少等。C. 治疗过程中还可能出现 GPT 升高与溶血等。D. 少数报道有头痛、眩晕、肌痛、精神焦虑等神经精神系统症状。E. 一般对孕妇，肝、肾功能不良者应禁用本药。

由于协同作用，本药不宜与免疫抑制药、双香豆素类抗凝剂以及降脂药烟酸和吉非罗齐合用，以免增加不良反应。

③常用药物及用法：本类药以降低胆固醇为主，对动脉粥样硬化类疾患，本类

药均有预防与治疗功效。

洛伐他汀：每片含 20mg，每次口服 0.5~4 片，晚餐时顿服。

辛伐他汀：每片含 5mg，每次 1~2 片，晚餐时顿服。

（3）其他降脂药　目前临床应用的降脂药物比较多，也各有特色。现选择几种比较常用、有效而不良反应少的药物介绍如下。

①血脂康胶囊：是以大米为原料精制的纯天然药物。每粒胶囊含他汀类物质、多种不饱和脂肪酸、麦角固醇以及氨基酸、微量元素等共 0.3g。

作用机制：血脂康可抑制肝脏 HMG-CoA 还原酶，降低胆固醇的合成，反馈性促进 LDL 受体合成，增加 LDL 受体的活性和数量，加强 LDL-Ch 的摄取与代谢，抑制三酰甘油和脂肪酸合成，并促进其代谢。

不良反应：本药无明显不良反应。

用法：因药物无明显不良反应故可广泛用于各类型高脂血症，以及动脉粥样硬化引起的冠心病、缺血性脑血管疾病等，其他与高脂血症相关的糖尿病、脂肪肝与肾病综合征等亦可使用。口服，1 日 2 次，每次 2 粒（0.6g），重症可加倍服用，病情缓解可用维持量，即每晚服用 2 粒。

②脂必妥片：为红曲等天然药物精制而成的紫褐色片。

作用机制：脂必妥具有降低 TC、TG、LDL-Ch、ApoB-100 的作用，而同时能使 HDL-Ch 与 ApoA-1 升高。

不良反应：药物无明显不良反应。

用法：药物适用于高脂血症患者，在降低血脂的同时，头晕、头痛、胸闷、肢体麻木、舌质紫暗等病症得到改善。口服，1 日 3 次，每次 3 片（每片 0.35g）。

③绞股蓝总苷片：从天然植物绞股蓝提取而成，含多种单体皂苷，均属达玛脂烷醇类结构。

作用机制：药理及临床研究证明其有降低 TC、TG 与 LDL-Ch 的作用，而使 HDL-Ch 水平升高。

不良反应：药物未见不良反应。

用法：药物适用于高脂血症，并改善患者的心悸气短、胸闷肢麻与眩晕头痛的症状。口服，1 日 3 次，每日 2~3 片（每片含绞股蓝总苷 20mg）。

需强调的是，血脂调节剂的使用常常是长期的，一旦用上，中途不宜随意停止。由于许多药物的效应与剂量相关，大剂量、长疗程无疑会增加药物的不良反应，故在众多的药品面前，应慎加选择，做到有针对性。

使用降脂药时不仅需要与饮食控制密切配合，还应注意使用一些动脉壁的保护剂，包括维生素 C、肝素与类肝素的制剂等。

二、辨证用药

（一）中医内治

1. 活血化瘀法

周围血管疾病常用的活血化瘀药：桃仁、红花、当归、川芎、乳香、没药、延胡索等。

2. 清热解毒法

周围血管疾病常用的清热药有：清热解毒类：金银花、蒲公英、连翘、紫花地丁、大青叶、板蓝根、漏芦；清热泻火类：栀子、柴胡、知母；清热燥湿类：黄芩、黄连、黄柏；清热凉血类：丹皮、赤芍、生地、玄参、紫草；养阴清热类：芦根、天花粉、麦冬、石斛、玉竹等。

3. 温经散寒法

周围血管疾病常用的温经散寒药：附子、肉桂、干姜、桂枝、细辛、小茴香等。

4. 温肾健脾法

周围血管疾病常用的温肾健脾药：淫

羊藿、巴戟天、肉苁蓉、补骨脂、菟丝子、川续断、山药、怀牛膝、党参、白术、益智仁、炒麦芽、鸡内金、陈皮等。

5. 利水渗湿法

周围血管疾病常用的利水渗湿药：薏苡仁、赤小豆、猪苓、泽泻、车前子、防己、木通、滑石、茯苓等。

6. 软坚散结法

周围血管疾病常用的软坚散结药：夏枯草、海藻、昆布、橘核、生牡蛎、皂角刺、地龙、瓦楞子等。

7. 镇痉通络法

周围血管疾病常用的镇痉通络药：全蝎、蜈蚣、地龙、乌梢蛇、钩藤等。

8. 补气养血法

周围血管疾病常用的补气养血药：补气常用黄芪、党参、白术、黄精、太子参、人参、山药、甘草等；养血常用当归、熟地、白芍、鹿角胶、阿胶、何首乌等。

（二）中医外治

1. 活血通络法

主要应用熏洗疗法。常用方剂：活血消肿洗药、活血止痛散等。常用药物：海风藤、鸡血藤、苏木、红花、川芎、赤芍、羌活、大黄、芒硝等。

2. 温经回阳法

常用熏洗方剂：回阳止痛洗药、温脉通洗药等。常用药物：生草乌、生南星、川椒、当归、川芎、桂枝、艾叶等。

3. 解毒消肿法

常用熏洗方剂：金银花、地丁、蒲公英、大黄、黄芩、黄连、黄柏、丹参、白芷、芒硝、红花、当归、赤芍等。

4. 生肌敛口法

常用熏洗药物：熟地、当归、丹参、白蔹、石决明、珍珠、香油等。

5. 清热燥湿法

常用熏洗药物：白鲜皮、马齿苋、苦参、黄柏、苍术、当归、败酱草、金银花、甘草等。

三、中西药合用

周围血管病的中西医结合治疗可有效地缓解肢体疼痛，消除肿胀，促进伤口愈合，迅速促进侧支循环的建立，预防术后再狭窄，提高远期通畅率，从而提高治疗效果，降低致残率，改善生活质量。

（一）中药可以增强西药的疗效

应用活血化瘀法治疗周围血管疾病，具有疗效显著、多方面治疗作用、调整机体功能的特点。不同类型的活血化瘀药物具有不同的治疗作用，而同一类型的各种活血化瘀药物也有不同的治疗作用。同时活血化瘀药物具有双重调节作用，既有改善血液循环，又可增强机体免疫功能。活血化瘀法与清热解毒法、通里攻下法、补气法、补肾法、滋阴法等结合应用，治疗作用更为广泛。20世纪70年代以来，我国从血液流变学、微循环、血小板功能、凝血机制、纤溶活性、免疫、代谢等方面，对血瘀证及活血化瘀作用原理进行了多学科研究，中药与抗凝、溶栓、降纤、抗聚、消炎等药物合用，具有增效作用。其机制包括以下几方面：①改善血液循环；②扩张周围血管，解除血管痉挛；③抗凝、抗血栓和促纤溶作用；④降血脂和促进粥样斑块消退；⑤抗感染；⑥促进增生性病变的软化和消退；⑦促进组织修复。

（二）联合中医外治疗法可提高疗效

周围血管病的特点就是病位大多在四肢、病程长、缠绵难愈、易复发。因此，单一西医治疗效果差，易反复，有时有些西药长期运用会出现一些不良反应。

由于局部病变与机体脏腑经络有密切的关系，外治疗法又是在整体观念和辨证论治原则指导下应用，所以应从中医学理论来理解和研究其作用机制。外治疗法是应用药物，通过温热、机械等物理和化学刺激的方法，直接作用于机体病变局部而发挥治疗作用的。中医学文献中就有许多关于外治疗法作用机制的记载，如《太平圣惠方》对熏洗疗法的作用就有"发背……肿赤热而疼痛，或已溃，或未溃，毒气结聚，当用药煮汤淋漓疮上，散其热毒……能荡涤壅滞，宣畅血脉"的记载。这些外治疗法通过多种作用来治疗疾病，但主要还是药物的作用，其次是温度、机械等作用。

药物的作用，是通过皮肤和患处或渗透到皮下组织内，达全身组织和内脏器官而发挥治疗作用。即发挥解毒消炎、消肿止痛、提脓祛腐、生肌敛口等作用。现代研究表明，皮肤吸收药物的途径主要有：①血管通道：通过表皮深层转运、角质层转运进入血液循环；②水合作用：中药贴敷后，在局部形成一种汗水难以蒸发扩散的密闭状态，使角质层含水量增高，经水合作用而膨胀成多孔状态，易于药物穿透；③表面活性剂作用：有些膏药含有表面活性剂，可增加表皮类脂膜对药物的透过率，促进被动扩散吸收；④芳香性药物的促进作用：如冰片、麝香、沉香、檀香、菖蒲、川椒、白芥子、姜、肉桂之类芳香性药物，可促使表浅毛细血管扩张，并增加药物的透皮能力，因此众多的外用方剂都含有这类药物。

中药外治除药物直接进入血液循环系统发挥其本身的药理作用外，还有调整各系统组织器官功能和机体免疫功能的作用，可以提高细胞免疫和体液免疫功能，改善机体的免疫状态，增强机体的抗病能力。外治疗法又能刺激皮肤的神经末梢感受器，通过神经系统形成新的反射，从而破坏原有的病理反射联系，并可促进体液和内分泌的调节，改善人体组织和器官的活动功能，而使疾病治愈。温热作用，可引起皮肤和患部的血管扩张，促进局部和周身的血液循环及淋巴循环，使新陈代谢旺盛，改善局部组织营养和全身机能，增强机体的抗病能力；并能疏通经络，调和气血，促进脏腑经络的调节活动功能。

（三）预防和治疗血管再狭窄

10余年来，随着影像技术的提高和介入技术的不断成熟以及治疗器械的改进，腔内技术已广泛运用于外周血管的治疗，介入治疗的适应证不断扩大，手术成功率也不断提高，以微创为主导的腔内血管成形术日渐成为动脉粥样硬化狭窄的主要手段。但其早期由于血管痉挛、弹性回缩、撕裂的内膜和夹层形成，后期由于纤维细胞和平滑肌细胞的增生等一系列的病理改变导致血管的再狭窄，已成为严重影响远期疗效的主要并发症。由于其发病机制复杂，尽管多年来防治再狭窄的药物和器械层出不穷，介入术后再狭窄的问题一直未能得到有效解决。

中医学对周围血管病的治疗有悠久的历史和丰富的经验，特别是结合中医药因人、因地、因时制宜和综合情况诊治，疗效肯定，无明显不良反应，治疗上有较大优势，并且和西药有协同作用。国内较多研究报道，介入术后配合中医药治疗，能缓解肢体缺血症状，缩短患肢恢复时间，同时踝肱指数 ABI 的下降时限较单纯西药组明显延长。同时有研究证实中医药有多成分、多效应的特点，可作用于血管再狭窄的多个病理环节，可以减少支架内再狭窄和晚期血栓的发生，也为血管再狭窄的防治提出了新的思路和干预靶点。

第四章　提高临床疗效的思路方法

第一节　在治疗中应注意辨病与辨证相结合

中医学对周围血管疾病的治疗，具有独特的理论体系和丰富的临床治疗经验。中华人民共和国建立以来，开展中西医结合研究，在临床研究，理论探讨和实验研究方面，都取得了重要成就，中西医结合治疗外科疾病取得了显著疗效，促进了我国周围血管疾病技术的发展和水平的提高，因此，在治疗中应注意辨病与辨证相结合。西医学为局部微观医学，重视实验研究，观察仔细、具体，针对性强。西医学的诊断是根据详细询问病史，全面的体格检查，以及结合实验室检查、特殊检查，所得出的客观证据做出的。中医学为宏观的整体医学，重视辨证和动态变化，概括性强。中医学的辨证，主要包括八纲、脏腑、经络、病因辨证等，以此作为立法、处方和用药的根据。在临床中，对周围血管疾病，应做出明确的西医学诊断，并判断病理变化的类型，同时结合中医学的辨证，即以病为纲，病证合参。这样辨病与辨证相结合，取长补短，更能明确疾病的发病原因、部位和性质，了解疾病全部过程，既有整体、动态观念，又不忽视局部变化，充实了诊断的完整性和治疗全面性。这不仅是研究病证变化规律，而且是取得疗效的关键。

另外临床治疗周围血管疾病，在重视中医学辨证论治原则的同时，由于周围血管疾病的特点，应将整体辨证与局部辨证相结合，给予正确治疗。同一种疾病，在疾病发展阶段的临床表现各有特殊性，根据每个患者不同的病情进行治疗，应用不同的治疗方法，就是"同病异治"。如血栓闭塞性脉管炎分为：阴寒型，应用温通活血法；血瘀型，应用活血化瘀法；湿热下注型，以清热利湿为主，佐以活血化瘀法；热毒炽盛型，以清热解毒为主，佐以活血、凉血、滋阴法；气血两虚型，应用补气养血法。还有不同的病种，在病理、病机上相同，出现同一证型，可以应用同一治疗方法，就是异病同治。如下肢疾病：血栓闭塞性脉管炎、急性下肢深静脉血栓形成、下肢静脉曲张并发血栓性浅静脉炎、急性下肢淋巴管炎、下肢丹毒、下肢结节红斑、痛风等疾病，都可以表现湿热下注证候，应用清热利湿法进行治疗，可以取得显著疗效。

临床辨证论治时，还应考虑患者体质的强弱，是新病或久病等。《临证指南医案》指出："凡久恙必入络"，"久痛必入络"，"瘀血必结在络"，创立了"通络之法"。

第二节　注意治法的选择

一、中医治法的选择

（一）内治疗法活血为主，注重辨证

周围血管病虽然发病原因和病理变化不同，但其共性都可出现血瘀，使脉络瘀阻，导致肢体血液循环障碍，而表现肢体疼痛，青筋肿胀，沉重、结节、红斑，皮肤瘀斑、瘀点、青紫，色素沉着等。因此，历代医家都把活血化瘀法作为治疗周围血管疾病的主要方法。

周围血管疾病整个发病过程都贯穿着

邪正斗争、阴阳失调这一病理变化，与气血、脏腑、经络有着密切的关系，因此在周围血管疾病的辨证上应从整体观出发，所以，活血化瘀法在具体应用时，还应根据病情灵活运用，如气虚者应配合益气药；气滞重者应配合理气止痛药；热重者应辅以清热药；偏寒者应配合温经散寒药等等。

（二）病症结合，协同增效

每种周围血管疾病的发生和发展有其独特规律，一方面局部患肢症状在加重，另一方面，脏腑功能失调紊乱，也出现其他一些问题。因此，不能只重视患肢局部的症状，而忽视全身情况，只有有机地相互结合，才能协同增效，取得预想的结果。现代医学的发展，使得中药的研究也在不断地深入，近20年来，在中医药理学的研究中，发现很多中药具有改善血液循环、扩张周围血管和解除血管痉挛、抗凝、抗血栓和促纤溶作用、降血脂和促进粥样斑块消退、抗感染、促进增生性病变的软化和消退、促进组织修复等作用。正确运用中医辨证施治法则，结合现代医学和中药药理学的研究成果选方用药，确能起到很好的治疗效果，如同为清热药，有的具有很强的抗炎活性，有的则无，有的具有免疫增强作用，有的则有免疫抑制效应。在临床中应根据病情选用适合的药物，可提高治疗效果。再者，中西医结合，以西药祛邪的同时，用中药扶正，整体治疗，不顾此失彼，才能相得益彰。

（三）内服外用，表里结合

外治疗法是应用药物、手术或配合一定的器械等，直接作用于人体体表患部或其他部位，以达到治疗目的的一种方法。临床常用外治疗法，可归纳为药物疗法，手术疗法和其他疗法3类。外治疗法以其独特的理论和显著的疗效，在临床治疗学占有重要地位，是不可缺少的独特疗法。外治疗法在周围血管疾病治疗中的应用，能明显提高临床疗效，日益受到重视和推广，积累了宝贵的经验。

外治法在周围血管疾病的治疗中占有非常重要的地位。正如《医学源流》所说："外科之法，最重外治。"但外治和内治法一样，也必须进行辨证论治，即根据疾病不同的性质及病程不同的阶段，选用不同的外治方法。亦如清代吴师机《理瀹骈文》中说："外治之理即内治之理，外治之药，亦即内治之药，所异者法耳，医理药性无二，而法则神奇变幻。"

中医外治疗法也是根据中医辨证论治的原则进行选方遣药的，配合内服中药可起到局部和整体、外表和内里的相互兼顾，从而起到更好的治疗效果。

二、中西医结合治法的选择

中西医结合治疗周围血管疾病，是我国近40年来周围血管病防治的特色，取得了很好的成绩。中西医结合治疗周围血管疾病一般遵循四个原则：①辨病与辨证相结合，就是既明确西医学的诊断，又不忽视中医学的辨证，以病为纲，病证合参。有利于认识疾病和研究病与证的变化规律，有利于总结临床经验，提高疗效。②宏观辨证和微观辨证相结合，就是中医宏观整体辨证，与现代科学有关检查相结合，深入了解疾病的微观变化，进行微观辨证，使疾病的辨证更深入、更准确、更具体，有利于疾病的早期诊断，更能发挥辨证论治的优势和疗效。③内治法与外治法相结合，是在辨证论治内服中药的同时，结合应用外治疗法。外治疗法是在辨证论治的原则下，针对不同疾病的具体病情，应用熏洗疗法、贴敷疗法、掺药疗法等。④保守与手术介入相结合，这样可以取长补短，控制病情，巩固疗效，预防或减少复发，防止手术并发症，缩短疗程，提高疗效。

总之，中西医结合治疗的应用与研究，将会促进周围血管病治疗和研究的深入和发展，为周围血管疾病防治工作做出卓越的贡献。

第三节　提高中医药临床疗效

提高中医疗效主要从以下三方面着手。

一、加大中医研究力度

中医对周围血管病的现代研究，主要从病因、病机入手，重视早期诊断、早期治疗，努力探求行之有效的各种治疗方法，以期提高诊疗水平。

（一）病名研究，倾向于规范和统一

由于古代医学著作记载病名常因时代、地域、认识的角度不同而显得繁杂不一，加之古人在病名上或以发病部位（如筋瘤），或以病证形态（如黄鳅痈），或以病变的转归（如脱骨疽），或以病变的原因（如寒厥）等来命名；以及历史上外科各种流派的影响，就更使得病名的混乱现象相当明显。这种情况，无疑阻碍了中医血管外科学的顺利发展。鉴此，广大中医外科学者进行了很多有益的工作。如夏少农的《中医外科心得》中就附有"中西医外科病名对照表"，专门列有"血脉病"一类，其中载有"动脉病"7则、"静脉病"7则，这对"正名"很有帮助。也有人从历史的沿革来研究，如紫癜在秦汉时称为"衄"，隋唐时称"斑毒"，明清时称"紫斑""紫印""青紫斑""葡萄疫"等，现在其病名基本上得到了统一。随着这些工作的深入开展，必将有利于现代学术的交流，便于中西医对照和互相渗透，有力地推动中医血管外科学专科化和规范化的进程。

在"正名"的推动下，必定进一步从辨病入手，以病名诊断为主，进而结合临证进行分型诊断和治疗。以"脱疽"为例，即可见其认识逐渐深化的轨迹。关于"脱疽"的最早文献当是《灵枢·痈疽》篇，而直到一千多年后的《医宗金鉴·外科心法要诀》仍然只是论述了其好发部位及一些临床表现，直至1980年版高校教材，才给血栓闭塞性脉管炎规定了4条标准，并依据临床表现和发展过程，分为五型进行辨证施治，并且论述了与雷诺病、动脉硬化性闭塞症、糖尿病坏疽的鉴别诊断。显然，这是认识该病的一大进步。但随着认识的深化，在中国中医药学会外科脉管专业委员会制定的《血栓闭塞性脉管炎中医诊断标准》中，进一步完善为"病名诊断"和"证候诊断"。如其中的"脉络寒凝证"即明确告诉我们：病因——寒凝，病位——脉络；诊断标准为："患肢发凉、麻木、酸胀或疼痛，间歇性跛行；患肢局部皮肤温度下降，皮肤颜色或苍白，或苍黄；动脉（腘、胫后、足背）搏动减弱或消失；舌质淡紫、舌苔白润、脉弦紧。"这种借鉴西医病名，结合中医"四诊"重新确立的诊断标准，使辨证论治更具体而明确，既有确定病名的标尺，又有完备的分型准则；既有整体观念，又有不可忽视的病变；既保证了诊断的完整性，又指导了治疗的合理性。因而，这也是一项促使中医周围血管疾病学适应时代要求，提高中医学术水平的基础工作。

（二）病因探讨，倾向于多种因素综合

中医血管外科病的病因学说也在不断地充实和发展，许多学者倾向于各种综合因素的探讨。如下肢动脉硬化闭塞症，在浩瀚的中医文献中，尚未发现有对该病较为全面的论述，随着我国人口老龄化和饮食结构的变化等，其发病率有上升趋势，

已引起中医外科界对本病的广泛探讨。从研究的情况来看，普遍认为：人到中老年，脏腑功能渐衰，血虚脉涩，气亏乏力；加上忽于养身，冬受风寒，夏不防湿，则寒凝血脉，湿滞气机；若饮食甘肥，素嗜烟酒等，则痰湿内困；以及情志不畅，忧思郁怒，气血暗耗，或长期劳累过度，房事不节，精气消损等。这些内外综合因素，即能引起脉络瘀阻，血行不畅，而导致本病的发生及发展。血栓闭塞性脉管炎的发病机制也相当复杂，中医认为是多种综合因素引发。西医学研究中，有的学者则提出该病先是由于自身免疫功能的紊乱，进而在神经、体液等作用下，引起血流、血液、血管方面的改变，导致血栓形成，血管闭塞。基于多种因素综合探讨病因，对揭示疾病本质，指导临床诊断、分型，以及预防疾病的发生都有重要意义。

（三）中医治疗，倾向于治则与专病专方结合

中医外科针对病证和体征的治疗法则，主要有益气、活血、养阴、温通、解毒、利湿、攻下等，近代对周围血管病探讨与应用得较多的有以下几种治法。

1. 活血化瘀

现代研究证明，血液流变学指标测定，对外科血管病的诊断、治疗预防、预后的判断以及病因、病理研究都有重大意义。近十余年来，血液流变学疗法开始应用于周围血管病的治疗，亦已取得良好效果。国内大量的临床及实验研究证明，许多中草药具有不同程度的降低血液黏滞度，增加血流量的作用。上海医科大学对血管闭塞性脉管炎患者，分别经静脉滴注复方丹参或莪术油治疗两周，再进行治疗前后血液流变学指标测定对照，发现随着临床症状和体征的好转，其血液流变学指标也有不同程度的改善。有人用蝮蛇抗栓酶治疗血栓闭塞性脉管炎 176 例，总有效率达 96%。目前在研究周围血管病活血化瘀的有效方药中有了可喜的成效，如常用的复方丹参片、毛冬青片、红花注射液、川芎嗪、水蛭素、丹参注射液、当归注射液等，以及桃红四物汤加减治疗过敏性紫癜，补阳还五汤治疗深静脉炎，益气活血法治疗色素性苔藓样皮炎等。金学仁等运用苏龙活血饮（黄芪 60g，苏木 30g，广地龙 30g，全当归 30g，鸡血藤 10g，乳香 10g，没药 10g，甘草 10g）治疗雷诺病，治愈率达 89%，显效 5.5%，明显高于西医、西药。

2. 益气养阴

对血管瘤的治疗以益气养阴为主，活血化瘀攻毒为佐，就是基于其病因病机属气阴两虚，血热夹毒的认识。应用验方黄芪 30g，党参 15g，白芍 12g，生地黄 12g，紫草 9g，丹皮 9g，土茯苓 15g，蜀羊泉 30g，治疗 33 例，结果：血管瘤完全消失，无自觉症状者 2 例；血管瘤较原来缩小 1/2 以上，自觉症状减轻者 16 例；血管瘤缩小 1/5 以上，自觉症状减轻者 10 例，总有效率达 84.8%。应用此法于紫癜、颈动脉瘤、海绵状血管瘤等，同样取得良好效果。张玺英重用黄芪 100~200g，治疗 32 例血栓闭塞性脉管炎，治愈 28 例，总有效率 96.9%。

3. 温经通络

寒湿之邪非温不能化，凝滞之弊非通不能活，采用药物多系温热药与活血药。此法对寒湿凝滞经脉的血栓闭塞性脉管炎、下肢动脉硬化闭塞症、深静脉血栓形成后遗症期，以及雷诺病、大动脉炎等，均获得较好的临床疗效。北京中医药大学东方医院陈淑长应用"温脉通"治疗早期动脉硬化性闭塞症 107 例中，显效率 91.6%，有效率 98.1%。在临床应用上，古方以阳和汤、当归四逆汤、黄芪桂枝五物汤、乌头桂枝汤等疗效满意。其中尤以阳和汤加减应用的研究较多，如阳和通脉汤（炮附子、

桂枝、麻黄、丹参、鸡血藤、川牛膝、红花、地龙、当归、赤芍、甘草）治疗虚寒证血栓闭塞性脉管炎；阳和汤加红花、桃仁、桂枝、五灵脂等治疗寒湿凝滞引起的结节性血管炎；阳和汤加减（熟地黄、麻黄、干姜、黄芪、党参、鸡血藤、当归、赤芍、牛膝、地龙）治疗阳虚型动脉硬化性闭塞症等，都获得了较好的温经通络，改善症状的疗效。

4.清热解毒

在周围血管病中，一旦寒极化热，出现毒热炽盛征象时，就应及时应用清热解毒法。如血栓闭塞性脉管炎，动脉硬化性闭塞症的脉络瘀热证、脉络毒热证，都宜用此法治疗，常用的方剂有四妙勇安汤、顾步汤、仙方活命饮等。在应用此法中，目前经常加用活血、养阴、益气、祛湿等方药，以增强功效。如血栓闭塞性脉管炎在热毒炽盛，患肢剧痛，局部红肿灼热时，治宜清热解毒、凉血化瘀，方用解毒通脉汤出入。有的学者认为今后应加强解毒方面的研究，以求进一步提高疗效。

当然，中医治疗亦不限于以上几种疗法，有些方法的探讨也很有前景，如健脾补肾、软坚化结、祛痰利湿、补益气血等等，都值得我们继续认真总结。

由上述可见，中医对周围血管疾病的诊疗研究，主要从病名、病因、病机出发，注重效方、效法、效药的应用，在辨证论治的大前提下，注重病证、体征结合，发挥了中医特有的优势，取得了较明显的成果，为今后进一步深入开展研究，提高整体学术水平提供了条件。

二、加强实验研究

近代医学文献表明，诊治周围血管病的中西医结合，不但路子对，而且效果好，很有潜力，这反映在以下几个方面。

（一）宏微合参，诊断准确

在诊断上，除沿用中医传统的"望、闻、问、切"四诊手段，以中医的系统理论从整体上"宏观"来辨证外，还利用现代检测手段对病者进行"微观"检查，如血液流变、血脂、心电图、X线、检眼镜等，有条件的单位还开展了多普勒、微循环、血管造影、淋巴造影等多种检查，来寻求较多的客观诊断指标，以指导临床治疗。这无疑对血管外科疾病的临床主观症状与客观检查指标结合奠定了基础，从而弥补了中医微观不足，客观指标欠缺的薄弱环节，也使诊断更便于掌握，更为全面和准确。如动脉硬化性闭塞症，若只重视临床特征，就不能对该病做出客观正确的评估，也难以测知病变的性质、部位及轻重，更难对治疗效果做出动态的观察。这就有必要做胸部正侧位片或腹平片以观察大动脉，做心电图以观察冠状动脉，作眼底检查以观察小动脉，做血流图以观察血流量及血管弹性情况，检查血脂以判断有无高脂血症。然而，若只重视现代微观检测，忽视病者的整体情况及具体临床表现，也有欠全面。若结合中医的分型辨证，则全面、完备得多，可在微观检测下，结合临床表现及病者的具体情况，抓住本质，进行正确诊断和正确治疗。

（二）结合临床，探讨药效

在药物方面，按中医药理论组成的方药，经西医的药理分析和动物实验等的研究，对指导中医药治疗周围血管病具有很大的临床实用价值，为探讨和总结有效方药提供了科学依据。如复方丹参注射液中的丹参，中医认为有活血祛瘀、养血安神的功用；现代研究则证明，丹参可通过激活纤溶酶原—纤溶酶系统促进血浆纤维蛋白原的溶解，并有减轻红细胞聚集，增加毛细血管网开放，抗凝等作用，故临床上应用于多种与血瘀有关的外科血管病，并收到预期的临床效果。赵尚华治疗血栓闭塞性脉管炎222例，虚寒证用阳和通脉汤，气滞血瘀证用逐瘀通脉汤，热毒证用解毒通脉汤，气血两虚用顾步复脉汤，配合外治等方法，近期临床治愈率达69.8%，总有效率为95.5%。治疗前后肢体血流图检测结果显示：患者经治疗后肢体血流图幅值明显增高。远期随访2~6年的60例，优良55例，达91.6%。对传统中药按现代方法配制和提炼有效制剂，也有广阔的前景。蝮蛇抗栓酶、川芎嗪、莪术油、水蛭素等在临床上都有明显的疗效。在给药途径与方法上，也一改传统的水剂、丸剂、散剂、膏剂等剂型与单一的口服方法，发展到片剂、胶囊剂、冲剂、糖浆剂、针剂等；除口服外，不少中药方药采用现代制剂工艺后，也可以肌内注射、穴位注射、局部封闭或静脉注射。这种多途径给药方法和多种剂型应用，无疑扩大了中医治法和方药的应用范围。

中医外治方法与方药结合的现代科技方面则发展更快，如中药超声雾化和透入、中药加紫外线照射、中药离子导入、中药加理疗、中药磁疗、中药加现代化高效皮肤渗透剂，以及中药穴位注射法、激光照射法、超短波治疗法也取得较好的进展。传统的硬膏、软膏也向加速药物透过皮肤屏障而进入血液循环的新型硬膏、软膏发展。软膏的应用除摊贴、涂敷外，也向油纱布、药膜发展，既提高了疗效，又减少了局部不良反应，而且干净简便，适用临床，深受欢迎。有人报道，五妙水仙膏治疗血管瘤的效果优于放射治疗，以地龙、野菊、当归等组成的大龙散外用治疗下肢动脉硬化闭塞症三期I级可缩短起效时间，提高疗效。这些都证实中西医结合在临床应用方面越来越显示出明显的优势。

（三）治疗方法，不断完善

治疗周围血管病的方法，已打破单纯的中医或西医框架，大多采用中药、西药一起用，中医治法与西医疗法一起上的综合措施。张建强等认为，根据下肢动脉硬化性闭塞症的病理改变过程，在急性发病5天之内为新鲜血栓，故应溶解血栓，减少静脉瓣膜破坏。如超过5天，则血栓机化，结构较前致密与血管粘连，宜用低分子右旋糖酐、川芎嗪、蝮蛇抗栓酶，以抗凝、溶栓、祛聚，改善和建立侧支循环。对下肢深静脉炎，有人主张在炎性阶段应用抗生素，这对消除肿胀，控制炎症有明显效果，而早期应用蝮蛇抗栓酶和尿激酶则有很好溶栓作用；但对瓣膜破坏引起的肢体浮肿效果不很理想，应用活血化瘀的中药则可降低血液黏度，改善微循环，产生积极的作用。故大量的报道认为，中西医结合疗法从疗效和疗程上，都比单用任何一种治疗方法好得多。有人应用动脉导管及中药治疗外科血管病，认为采用动脉导管能集诊断、治疗及预后观察一体化，具操作简便、创伤小、痛苦小、效果好的优点，结合中药活血化瘀，温经通络等辨证论治，弥补了导管治疗不足，从而提高了整体疗效。至于采用中药配合抗生素，低分子右旋糖酐及止痛的西药进行对症处理，在止痛、抗感染等方面的应用就更为普遍，效果也比单用西药要好。

在中西医结合治疗中，护理和康复方面也日益有了很好的进展。《动脉硬化性闭塞症辨证护理规范》总结了从一般护理到辨证护理的经验，从理论与实践结合方面，为中医血管科学的护理工作提供了良好范例。中医血管外科病的护理研究兼取西医基础护理之长，全面探讨了精神护理、饮食护理、家庭护理等方面的内容。《中医外科康复疗法》中对外科周围血管病专门论述了康复的经验，从肢体锻炼到心理治疗、药物治疗等方面都进行了较全面的探讨，使中医治疗更趋完善，疗效更加提高。

（四）实验研究，探讨机制

1. 免疫学的研究

由于免疫损伤而使血栓闭塞性脉管炎发病日益受到人们的重视，故寻找有效抑制免疫损伤发生、调节机体免疫功能状态的药物，逐渐成为研究与探索的重要课题。杨博华等采用OKT系统抗人T细胞单克隆抗体，可使血栓闭塞性脉管炎患者外周血中的T3、T4及T8细胞含量明显降低，T4/T8虽有增高但无显著性差异。经中药治疗后OKT3细胞含量明显增加，但未达到正常；T4/T8比值明显下降；OKT4和OKT8未见明显变化。同时该报道还表明：通过中药治疗，对提高外周血T细胞数量，纠正Ts与Th失衡状态显著作用。Ts和Th的失衡得到改善，使Ts相对增强，抑制B细胞分泌Ig，从而降低了体液免疫功能的亢进状态而使患者的症状得到缓解。虽然治疗后OKT4和OKT8未见显示出明显变化，但也证实了该中药对血栓闭塞性脉管炎患者免疫功能紊乱的治疗与调节作用。还有人用中药方"舒脉宁"治疗血栓闭塞性脉管炎的药理机制做了动物腹腔巨噬细胞吞噬功能的影响等实验，研究表明：该药可明显增强动物腹腔巨噬细胞吞噬功能，与其相应对照组均有显著性差异。

2. 血液流变学的研究

大量的临床及实验研究证明许多中草药具有不同程度的降低血液黏滞度、增加血流量的作用，所以中草药已成为治疗周围血管病的主要手段。袁鹤青等对183例健康人与71例脉管炎患者血液流变学五项指标进行观察，发现全血黏度、血浆黏度、血细胞比容、红细胞聚集4项指标，患者明显高于健康人（$P < 0.01$），他们对30例患者用自拟"抗栓胶囊"为主治疗，并对用药前后血液流变学指标做了对比观察，全血黏度、血小板聚集强度等明显下降。又对31例患者及健康人的血液进行体外试验，观察该药对血液流变学的影响，以生理盐水作对照组。结果：药物组全血黏度在20秒$^{-1}$条件下平均降低0.55厘泊（$t=4.015$，$P < 0.01$），并且发现与药物的浓度成正比，而对照组无变化；血小板聚集以肾上腺素作诱导剂，药物组由23.5%降至4.0%，而对照组为30%。通过体外试验证明该药有明显的降低全血黏度和抑制血小板聚集的作用，说明具有防止血栓形成的作用，在临床应用中有显著疗效，并与血液流变学变化呈正相关。李雪梅对自拟中药方"舒脉宁"治疗血栓闭塞性脉管炎的药理机制做了大鼠血浆比黏度体外血栓形成，以及抗炎、镇痛、脂代谢等相关实验。结果证明：该药可明显降低血瘀引起的血栓湿重和干重，还可显著降低高脂状态下动物的总胆固醇和三酰甘油。这与该方温经散寒、活血止痛的功效相吻合。

3. 中药药理研究

近年来不少临床工作者通过大量的实验研究，证实了中药在治疗周围血管病中的药理作用，主要为调节免疫功能，提高肾上腺皮质受体水平，抑制血栓形成，控制炎症发展，抗血管紧张等。比如实验证明：

①党参、黄芪、黄精、地黄、旱莲草、五味子、菟丝子等能增加T细胞的水平。

②活血化瘀药可作为免疫抑制剂，对体液免疫和细胞免疫均有一定的抑制作用。如丹参、红花、川芎有明显的抑制血栓形成作用。

③滋阴凉血药，如生地黄、丹皮、女贞子、麦冬、玄参、白芍、天冬等可抑制免疫功能亢进。

④丹参、三七、郁金等能清除血中过剩抗原，防止免疫复合物产生。

⑤祛风湿药豨莶草、五加皮、独活、雷公藤和青风藤对机体免疫功能有明显抑制作用。

⑥小檗碱（黄连、黄芩的成分）能兴奋肾上腺皮质功能。

⑦附子、细辛及阳和汤中助阳药有兴奋垂体、肾上腺皮质系统的作用。

⑧黄芪有类似肾上腺皮质激素样作用。

⑨牛黄、穿心莲、金银花能兴奋肾上腺皮质功能，还可抑制血小板聚集。

⑩蝮蛇抗栓酶、蛇毒制剂有降低血浆纤维蛋白质和血浆黏度，抗血小板聚集、溶解和预防血栓的作用。

三、引进中医电脑诊疗系统

电子计算机的广泛应用，使人类的生产力得到了空前的发展。古老的中医学如果能充分应用电脑技术加以整理提高，必将更加规范化、系统化。在这一方面国内很多学者做了大量的研究工作，赵尚华等通过大量的病案分析，总结出血栓闭塞性脉管炎、血栓性静脉炎的辨证治疗经验，取得了良好的疗效。为了使这一诊断治疗经验能更科学广泛地推广，与山西大学计算机系潘政等合作，研制了"血栓闭塞性脉管炎中医电脑诊疗系统""血栓性静脉炎中医电脑诊疗系统"。

这个治疗方案的特点是严格应用了辨证论治的基本原则，对各种证候给出了适当的方药。在此基础上又结合患者个体差异，针对出现的兼见症状和血流图检测结果，进行随证加减。具体治疗法有内服汤药、成药、外治药及手术治疗等多种疗法，每种均有数十种方案供选择，通过计算机运算，从而得出最佳方案。

第四节　注重调护

周围血管疾病多是一种进展较为缓慢的疾病，以肢体症状为主要特征。周围血管疾病的发病率越来越高，是外科血管病的常见病、多发病，其早期症状往往不明显，容易延误治疗，患病后一般病程较长，容易遗留后遗症，且有的疾病致残率很高，因此疾病的预防及护理更为重要，一则防患于未然，二则护理好，避免其病情的发展与转变。

一、周围血管疾病预防

周围血管疾病的大多数疾病的致病原因尚需进一步探讨与研究，病理的演变过程复杂。但临床上大多数学者认为该类疾病都有一些诱发因素和致病原因，消除或削弱这些因素，采取积极措施；增强机体的抵抗力，周围血管疾病的发生是可以预防的，即使疾病发生，经采取积极措施，症状也会减轻，因此搞好预防是非常重要的。

（1）宣传预防知识　贯彻"预防为主"方针，使广大群了解周围血管病的有关预防知识，加强健康教育；让广大群众了解血管的有关致病原及诱发因素，以预防疾病的发生。初步了解肢体动脉与静脉血管病发生及症状变化，如色泽、疼痛、间歇性跛行、体温及其他一些症状的变化，采取必要的措施，做好防治作，使广大群众对该类疾病在有所了解的基础上，树立信心，做好防治工作。

（2）严格戒烟　吸烟是一种不良的嗜好，目前学者一致认为吸烟对心血管有一定的损害，是心血管疾病的致病因素，因为烟雾中可以分离出 3000 多种有害物质，其中主要为尼古丁（烟碱），是一种收缩血管的物质，长期吸烟可以使肢体动脉处于持续的痉挛状态，日久发生血管壁的营养障碍，产生内膜增生；烟酸还可使动脉血与氧结合力弱，血液黏稠度高，使肢体血流缓慢；逐渐血栓形成而产生肢体血管疾病。吸烟损害身体健康，是一些周围血管疾病的重要发病因素，因此要严格戒烟。

（3）注意饮食结构，养成良好的饮食习惯　食物是人体营养的主要来源，脾胃是后天之本，是受纳、吸收、输布津液的主要脏器，因此要养成良好的饮食习惯，避免过饥与过饱，伤及脾胃，影响营养的吸收与输布。随着生活水平的提高，要注意饮食结构，增加人体必需的营养素如蛋白质、脂肪、糖类、维生素、无机盐和水等。人要保持生命的活力，摄取蛋白质极为重要。为防止高脂血症与动脉硬化，在饮食上要选择含胆固醇量低的食品（糠麸与谷类食品）与蔬菜，多喝水或淡茶水，可以减少肠内胆固醇的吸收，防止高脂血症与动脉硬化。

在平素饮食中，要注意少食辛热，以免生湿产热下注而致肢体血管病变。因此，要注意饮食结构，固护脾胃，否则会造成气血凝滞而为病。

（4）避免寒冷与外伤　寒冷是肢体血管疾病的主要诱发因素，甚至为致病因素，所以肢体的防寒保温是重要的预防措施。因为寒邪侵袭，凝滞脉络而为病。寒冷季节在野外工作时和进行肢体静止的工作时，应做好保暖，并在一段时间后尽可能变换体位，活动下肢，以改善血液循环。在冬季鞋袜要轻便、柔软、保暖，被褥要舒适保暖；每晚可用温水洗脚，且忌用过热的水烫洗。湿邪致病症状更为严重，所以在防寒的同时应注意防湿，以减少肢体血管病的发生。

预防外伤是减少血管病发生的重要措施，临床所见，在患足的砸伤、撞伤、刺伤、子弹伤中，多可见到肢体动脉疾患的发生；外科手术、分娩、各种机械性损伤、反复静脉穿刺，静脉内注射抗生素及高渗糖等，常能导致肢体静脉性疾患；因此要在工作与生活中，注意劳动保护，加强身体锻炼，增强体质及抗病能力，促进血液的循环，减少疾病的发生。在涉及四肢及有关手术时，都应爱护周围组织，做到手术轻巧、细致，避免血管的损伤，手术后既应注意卧床休息，还要加强肢体功能活动等，以预防肢体血管疾病的发生。

（5）保持良好的精神与情绪　喜怒忧思悲恐惊七情的太过与不及皆可造成五脏气机紊乱，气血功能失常，而产生各种疾患。人的情绪会受思想与情志变化的影响，乐观者，因为心情舒畅，五脏功能正常，生理活动协调，气血运行正常，可以防止疾病发生。若情志郁结，精神刺激，情绪低下，心情不畅，可致脏腑功能紊乱，气血经络阻塞，凝滞脉络而为病。

（6）防止各种感染　细菌及毒素的感染，可以导致下肢动脉与静脉的血管病变。细菌与毒素，通过对血管内膜造成损害，并发血栓，形成动、静脉的血管病变。所以要预防各种感染，除局部足的感染，如足癣、甲沟炎、嵌甲、丹毒、臁疮及小腿部感染的预防外，还要注意全身其他病变继发的血行感染而致的血管病变。

总之，周围血管疾病的预防，首先要固护人体的正气，"正气内存，邪不可干"，若正气虚弱，其邪气必凑，而致营卫不和，气滞血瘀，经络阻塞，筋脉失养而发病。因此，搞好预防工作，增强体质，可以防止血管病的发生。

二、周围血管疾病的护理

周围血管疾病，病程长、痛苦大，在治疗过程中，调护不当会使病情加重，甚至造成终身残疾，护理要达到减轻人痛苦，缩短疗程，早日康复的目的。

临床上常可见到以下周围血管科的主要护理问题：动脉供血不足、静脉回流障碍、疼痛、伴发疾病多、生活自理能力不足、对疗效心理期望值过高等等。周围血管疾病护理中几个特别需要注意的问题有以下几项。

（1）体位　正确的体位对周围血管疾病的恢复至关重要，采取正确的体位，能有效改善肢体的循环灌注状况，甚至能减少病残率。如：急性动脉栓塞的患者应绝对卧床，床头抬高，取下肢低于心脏水平的半卧位；下肢静脉血栓形成的患者，在急性期应绝对卧床，患肢抬高30°以利于静脉回流，同时可使膝关节轻度屈曲，以增加舒适度。对于恢复期的深静脉血栓形成的患者以及静脉瓣膜功能不全的患者，不主张长期抬高患肢。特别是伴有动脉供血不全或老年患者，更不宜长久地抬高患肢，以免造成动脉供血不足。对于伴有溃疡或坏疽的患者，应选择有利于创面脓液引流的体位，防止脓液深窜。

（2）监护　周围血管病患者中高龄者居多，在周围循环障碍的同时，往往伴有心、脑血管的疾病，某些疾病与周围血管病可以相互影响。高龄患者机体的抗病力，应激能力均不足，组织器官出现变化时，往往症状不明显，有潜在致命危险。在医疗上，要重视患者原有疾病的治疗，在护理上更应谨慎细致。应注意详细询问病史、家族史，对患者可能存在的或已存在的其他系统疾病给予高度的警惕。细致观察患者的生命指征，发现异常时应及时通知主管医生，加强夜班巡视，对潜在猝死、脑血管意外等危险性有足够警惕，并做好抢救准备。对患者反映的一切微小的不适要给予足够重视，及时报告医生，找到合理的解释。对患者要格外耐心，避免精神上的不良刺激给患者带来致命的打击。

（3）严格戒烟　大量临床资料证实吸烟是血管病的主要发病因素，烟草中所含尼古丁，能引起周围血管的痉挛，使肢体疼痛加重；尼古丁还可使动脉血与氧的结合力减弱，血液黏稠度增加，肢体血流缓慢，加重病理过程。患病后继续吸烟会使病情加重，所以严格戒烟应作为周围血管病的临床治疗措施与护理的主要内容。对于有吸烟嗜好的患者，戒烟有一定的困难，尤其夜间，疼痛加重，不能入睡，患者就吸烟，或有的患者对治疗失去信心，大量吸烟，以烟消愁，实际会使病情更加严重。要采取各种措施，严格戒烟，患周围血管病的患者要终身戒烟，因为吸烟会引起周围血管病的复发。

（4）饮食护理　饮食是人体营养，气血生化的源泉，因此临床应注意患者的饮食，保持良好的食欲和足够的饮食营养，这是治好疾病的重要因素。若患者病久，影响食欲，饭量减少，加之病情发展，身体消耗大，在饮食上可多食新鲜的蔬菜、水果、适量的蛋、肉，以低脂肪、低热量为宜。切忌膏粱厚味、辛辣炙煿之品，过食肥甘辛辣刺激之酒类和油炸之物，伤及脾胃，湿热丛生，运化失权，四肢失养，可使病情加重。

（5）精神护理　周围血管疾病往往病程较长，患者长期受疾病的折磨，在心理上容易出现不良倾向，常见的不良心理倾向包括：焦虑、恐惧、沮丧、失望、忧伤等。应减轻患者不良心理反应程度，争取配合。通过安慰、开导等方法纠正患者的不良心理状况，使其树立信心，情志调畅。即"告之以其败，语之以其善；导之以其所便，开之以其所苦"（《灵枢·师传》）。教会患者自我调节的方法，目的是达到清心涤虑，凝神静养，积极主动配合。使患者接受相关知识，对所患疾病有一定了解，消除恐惧感。要鼓励患者树立战胜疾病的信心，以临床治愈的病例做说明，要求患者有乐观精神，消除低沉和悲观失望情绪；护理人员要关心、爱护、体贴患者，正确引导患者，心情要舒畅，生活要有规律，不可过思，思虑伤脾，脾受伤，食欲不佳，影响气血生化之源泉，身体情况恶化，病情会加重。因此，关心患者病情，认真周到地服务，解除患者思想负担，让患者积极配合医护人员的治疗，会使疾病早日治愈。由于缺乏相关的知识，许多患者对疾病缺乏必要的认识，对周围血管病治疗的长期、慢性的特点认识不深，对治疗效果存在着不实际的幻想，心理期待过高，容易产生心情急躁、不配合治疗的情况。应主动、通俗地向患者介绍有关知识，使病人了解其所患疾病的特点，理解治疗护理方案，自觉接受治疗和护理。对治疗的效果做积极肯定而又切合实际的预测。教会患者自我护理，以便出院后能使治疗和护理得以延续。

（6）对患肢的保护和创面的护理 对缺血患肢的护理，尤其是疾病好发部位下肢和足部护理，应着重于清洁卫生和安全两方面，应每天用温水和中性、刺激性小的肥皂洗脚一次，用毛巾彻底擦干，尤其是趾缝间。擦拭动作要轻柔，不要用力揉搓及摩擦皮肤。为尽量避免足部皮肤潮湿，应穿吸湿性好的棉织袜，穿透气性较好的鞋。忌穿容易使足部发汗的帆布鞋或胶鞋。注意避免外伤和末梢组织受压。措施包括：在无障碍物的平地上练习行走；勿在拥挤的人群中穿行；在黑暗的走廊或室内行走时要开灯；视力不好的患者更应借助器械或在他人陪同下行走、活动；穿宽松舒适的鞋子，不穿高跟鞋，穿鞋后以鞋不挤压脚趾为好。穿鞋前应检查鞋内有无异物，勿光脚在地上行走，夜间可穿保护性袜子；防止蚊虫叮咬，皮肤瘙痒时，可用止痒药剂涂擦，切勿用手抓挠；修剪指甲时，应在良好的光线下进行，先将指（趾）甲在温水中泡软，用指甲刀（而不用剪刀或刀片）将指甲剪平，勿使甲下皮肤露出。视力不佳的糖尿病患者或老年人，应让他人代劳。畸形增厚的指甲，更应小心修剪；

洗脚水温度要适宜（32℃左右），应先用感觉正常的身体其他部位或由他人测试水温，有条件时可用水温计测量，以防烫伤。不能用热水袋或电热褥等直接接触病变局部，防止增加患肢局部的组织代谢，加重局部缺氧。注意局部保暖，不要暴露在冷空气中，也不要在冷水中洗手、洗脚或游泳。合理锻炼可促进血液循环。未形成感染或坏疽时，可熏洗患部，促进血液循环；形成干性坏疽时，应禁用熏洗方法。一旦出现创面，应由医生或在医生指导下合理换药。换药前，应做好准备，了解创口的性质，选择好所需之药品、敷料；换药时，按无菌技术操作进行，认真清创，避免交叉感染，手法要轻巧，以保护新生肉芽，减少疼痛。给铜绿假单胞菌感染创口换药时，严防铜绿假单胞菌交叉感染。脓液较多的创口，应首先使分泌物排出。清除坏死组织时，用"蚕食"方法进行，每次换药时，将远端的坏死组织适当剪除；在换药或清除坏死组织时，要注意保护正常皮肤与正常肉芽的生长。中药的膏、丹、丸、散应辨证使用，不可滥用。在创口形成的药痂一定要清除，创口肉芽生长过快或肉芽水肿，会影响上皮的再生，使创口难以愈合，应停用生肌长肉的外用药，或抬高患肢，注意休息，或修剪肉芽，或用高渗盐水纱条外敷或加压包扎等处置。创口或溃疡使用油膏之类药物，一定要按溃疡的大小施药，不可面积太大，使油膏腐蚀正常组织。患部应用绷带或纱布包扎时，不宜太紧，以免影响血运，影响创口的愈合。若趾（指）端感染，为防止出现五趾相染之症，在换药时，应用清洁无菌纱布逐个趾（指）分离包扎，使健康趾（指）与感染趾（指）分开，以免健康组织受浸渍发病。

（7）预防褥疮 患周围血管病较重，长期卧床，很少下床活动的患者，以及因疼痛、溃疡、坏疽或截肢等原因，或因治疗的需要必须卧床的患者，在床上不能及时做翻身护理，容易形成褥疮。褥疮是由于局部长期受压、血液循环不良而致。褥疮的发生会加重全身症状，影响肢体的康复。患者常在臀、尾骶、外踝及足跟等部位形成褥疮或压迫性坏死。因此要动员病人多翻身，对于不能自己翻身者要协助其做翻身活动。患肢要经常变换体位，活动膝及踝关节，易压部位可用滑石粉按摩或75%的乙醇清洁局部，可预防褥疮的发生。周围血管病患者可能生活自理能力不足，护理任务较重。应帮助患者实现基本生活需求，并帮助患者提高自理能力。住院患者应实行床旁护理，协助患者完成进食、饮水、排便、清洁等活动。激发患者的自理意识，鼓励其克服心理障碍并进行有针对性的锻炼，帮助其恢复自理能力。卧床患者特别应注意防止褥疮的发生。

（8）重视功能锻炼　患肢缺血性疾病的患者，在早期或恢复期要坚持适当的活动或户外运动，促进下肢血液循环。若病人长期卧床，抱膝而坐，长期不下床活动，会形成膝关节挛缩及僵直，呈失用性功能减退，因此还要做关节的屈伸、旋转活动；即使病情严重，平卧在床上也可做抬高患肢及膝关节屈伸活动。其方法是抬腿、下垂、平放，再抬腿，周而复始地在床上进行锻炼，可防止关节的挛缩，肌肉的萎缩，促进血液循环。若患血栓性静脉炎，可抬高患肢，高于心脏平面，每次 15~20 分钟，每天不少于 4 次。

（9）正确服用中药　中药是治疗周围血管疾病的主要手段，应用中药治疗周围血管性疾病可取得良好的临床疗效，但服用中药要注意以下问题。

①煎服中药的方法：一般煎药要用砂锅或搪瓷锅煎煮，将中药放入锅内，加清水浸泡 20~30 分钟，上火煮沸后改文火 20 分钟左右，分头煎与二煎，两煎合在一起共 300~500ml，早、晚饭后 1 个小时，各服 150~250ml。

②服药的注意问题：A. 坚持服中药治疗，不要随意中断，通常中药治疗会收到一定效果，要有坚持治疗的信心；B. 服药后一定要观察病情及舌、脉的变化，以便辨证加减药物。一般中药在饭后 1 个小时服用，不得超过 2 个小时，或空腹服用。

（10）减压袜的正确使用　循序减压袜是一种简便而有效的治疗手段，对静脉曲张有肯定的治疗作用；有利于下肢静脉手术后功能的恢复；有利于消除下肢各种手术后的水肿，促进伤口的愈合；对长时间卧床的患者可预防下肢深静脉血栓的形成；促进偏瘫侧肢体的功能恢复；促进妊娠晚期孕妇及胎儿的血液循环及消除孕妇的下肢水肿，预防下肢静脉曲张；对于长时间站立或坐位工作的正常人，穿着合适的循环减压袜，可以减轻下肢酸胀不适感。循序减压袜自下而上地对下肢产生循序递减的压力，起到支持下肢静脉并促使下肢浅静脉血液向深静脉回流，以有效地缓解或改善下肢静脉和静脉瓣膜所承受的压力，使静脉功能不全的临床症状得到明显的改善。穿着循序减压袜应该在早晨起床前，抬高下肢45度，坚持 1~2 分钟，尽量使静脉血液回流。穿着循序减压袜时，先将循序减压袜从头卷到足趾，放下双手，手掌撑开循序减压袜，尽量使足趾伸入袜卷，然后以拇指为引导，轻柔向上拉起循序减压袜，经过足跟、脚踝和小腿，达到应至之处。必须保证循序减压袜平直无皱褶，短筒袜应在膝下 1 寸处结束，长筒袜应在腹股沟下 1 寸处结束。循序减压袜的长短和压力不同，所起到的作用也不同。如果选择了不适合的循序减压袜不仅不能够起到治疗的作用，还可造成病情的加重，同时造成经济的浪费。选择序减压袜需要根据不同的病情加以选择。如果所选择的循序减压袜压力过小，就不能有效地收缩小腿肌肉对血管腔加压，不能防止血液向下逆流，不能改善静脉充血，不能保护静脉瓣膜，达不到循环减压袜的治疗目的。反之，如果选择了压力过大的循环减压袜，它在收缩小腿肌肉对血管腔加压，防止血液向下逆流的同时，对下肢的动脉造成了压迫，人为地造成下肢动脉供血不足，可出现下肢的发凉、怕冷及疼痛，长期使用甚至可以出现下肢的肌肉萎缩。

临床篇

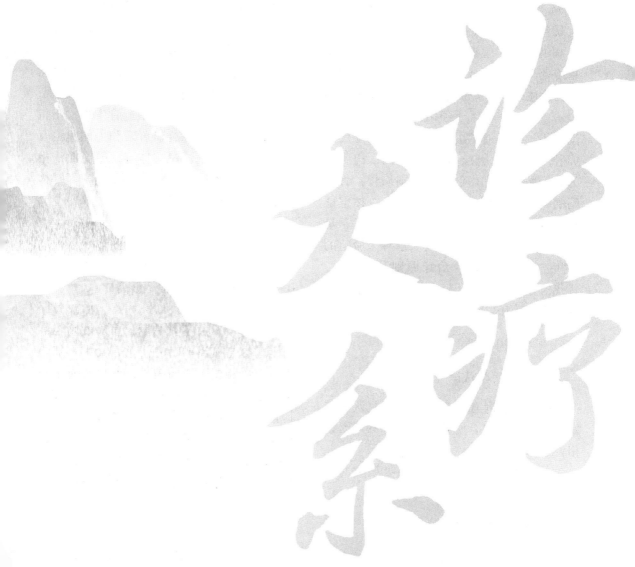

第五章　动脉系统疾病

第一节　血栓闭塞性脉管炎

血栓闭塞性脉管炎（thromboangiitis obliterans，TAO）是一种发于四肢中小动、静脉并累及肢体神经的慢性闭塞性炎性疾病，细小血管的血栓形成是其特征，TAO是我国较常见的周围血管疾病。

血栓闭塞性脉管炎临床症状多表现为患肢肤温和肤色的改变、静息痛、间歇性跛行及肢体远端的溃烂、坏死，其中尤以疼痛为显著症状。发病年龄范围多为45岁以下，患病人群男性明显多于女性，且多有长年吸烟史或感受寒湿经历。中医学将本病纳入了"脱疽"的范畴，"脱痈""十指冷落"也是本病的中医病名。对本病最早的论述见于《黄帝内经》中的《灵枢·痈疽》，曰："寒邪客于经络之中则血泣，血泣则不通。不通则卫气归之，不得复反故痈肿。寒气化为热，热胜则腐肉，肉腐则为脓。脓不泻则烂筋，筋烂则伤骨，骨伤则髓消，不当骨空，不得泄泻。血枯空虚则筋骨肌肉不相荣，经脉败漏……发于足趾名脱痈，其状赤黑。"首次解释了脱疽的病机、病理、症状、治疗原则和预后等。晋代医家皇甫谧在《针灸甲乙经》中则将脱痈改为脱疽，自此脱疽病名沿用至今。

一、病因病机

（一）西医学认识

本病的病因有多个方面，普遍认为其发病是多因素综合所致，公认与下列因素相关：

（1）吸烟　患者群体中有吸烟史的占80%~96%，而且戒烟可显著缓解病情，再度抽烟又会致病情加重，因此有烟草过敏之说。

（2）内分泌激素水平紊乱　患病人群多为青壮年男性，多体形偏瘦、趾毛脱落、少汗、男性患者占95%以上，起病年龄多在16~25岁，45岁以后甚少发病，女性患者少见，有观点认为本病是体内雄性激素和前列腺素分泌失调导致肢体中、小血管舒缩异常所致。

（3）砷元素慢性中毒　我国内蒙古等砷中毒高发的地区TAO发病率较高，我国台湾省西南沿海乌脚病高发地区其饮水中砷元素含量显著超标。乌脚病即地方性末梢血管阻塞性疾病亦即血栓闭塞性脉管炎。

（4）自体免疫学说　自体免疫因素在TAO发病机制中的作用日益受到重视，TAO患者的血清中和受累血管中可检出抗动脉抗体和与动脉有显著亲和力的免疫复合物，以及弹性蛋白抗体等，患者血清中免疫球蛋白G、A和M显著增高，而补体CH50和C3明显降低。

（5）遗传因素　有1%~5%患者有家族遗传病史，患者体内组织相容抗原HLA-J-1-1、HLA-B5、HLA-BW54、HLA-BW52和HLA-Ag阳性率增高。

（6）血液凝固性增高因素　血液凝固性增高一般取决于血黏度，血黏度则与红细胞比容与血流的切率有关，其中红细胞比容与血黏度呈正相关性，而血浆属于均质的牛顿液、全血则为非均质的非牛顿液，其黏度与血流的切率呈负相关性，实验室检查发现TAO患者的红细胞比容多有显著增高，提示TAO患者血液多处于高凝状态，而血液凝固性增高是血栓形成的基础因素，也是继发末梢微循环血栓形成的重要原因。

（7）药物性血管炎　临床中有很多药物如嘌呤醇、肼屈嗪、集落刺激因子、丙硫氧嘧啶、苯妥英钠、米诺环素、D-青霉胺、头孢克洛、异维A酸和氨甲蝶呤及抗肿瘤药物等可引起末梢血管的炎性细胞浸润、血管壁损伤、胶原纤维变性、内皮细胞及肌细胞坏死，多继发有紫癜及小关节损害。

（8）其他因素　肢体长期感受寒冻、潮湿，末梢循环处于血液低灌、低氧含量状态；营养摄入不足，缺乏蛋白质及维生素B和维生素C等重要营养元素，均可使血管神经调节功能减退、肢体中小动静脉及毛细血管痉挛或闭塞，进而导致血栓形成，血管栓塞。

（二）中医学认识

中医学认为，本病病因与外感寒湿，饮食不节，七情过极或房事过度，久病本虚等有关。关于其病机，古今文献多有阐述，仔细研究各家所论，可归纳为以下三种。

（1）阳气虚弱，寒凝血瘀　久病脾肾阳气不充，阴寒乘而袭之。寒凝收引，则血气瘀闭；寒湿客于经脉皮肉，则阻滞脉络，搏于津液骨髓，则损伤气血，致荣卫凝涩，不能濡养四末，肢端疼痛、坏死，甚而脱落，居于寒冷之地者尤为易患。

（2）血脉瘀阻，血不荣筋　过食膏粱厚味，恣嗜辛辣烟酒，瘀血内生，血脉瘀滞，血不荣筋，肢体失于濡养，致肢末枯死，而成脱疽之症。

（3）湿浊蕴结，下注脉络　久客湿地或饮食失节，均能积湿酿痰。湿邪重浊黏腻，最易损伤阳气，阻遏气机，致血运失其畅达，久则湿邪化热，湿痰热互结，下注肢体脉络，亦可瘀阻经脉，使血脉滞而不通，则五趾坏死。

总之，本病的主要病变在血脉，与心、肝、脾等脏的关系最为密切，因心主脉、肝主筋、脾主肉、肾主骨。病之本是阳气不足，气血虚弱，病之标为血瘀、湿浊、热毒凝滞，筋肉经脉，败血腐肉。若病情日久，肢节坏死，创面不愈，脓血不断，可导致气血大伤。

二、临床诊断

（一）辨病诊断

1.疾病分期

本病四季皆可发病，多于秋冬寒冷之际加重，迁延难愈且易反复加重，临床上按病程发展可分为三期。

（1）局部缺血期　症状：早期近半数病例患肢，尤其是小腿内侧可出现游走性血栓性浅静脉炎，后自觉足部出现麻木、发凉、疼痛，尤以疼痛为首要症状，寒冷是主要的加重因素，进而出现间歇性跛行及静息痛，抬高时加重，下垂则减轻。

体征：①患肢动脉搏动减弱或消失；②泛红试验或肢体位置试验呈阳性；③静脉充盈时间延长＞15秒，提示末梢血运差；④部分病例可出现雷诺综合征表现；⑤上肢病例Allen试验可呈阳性。

（2）营养障碍期　患肢麻木、怕冷、发凉和静息痛症状进一步加重，末梢动脉搏动大多极微弱或消失，皮肤干燥，汗毛稀疏，肤色多潮红；小腿肌肉萎缩，暂未出现肢端溃疡或坏疽。

（3）坏死期　多出现指（趾）端的溃烂或坏疽，往往是指（趾）端自行发黑或由外源性皮损诱发，一旦溃烂，多合并感染，发展迅速，多为湿性坏疽。此阶段患者整体情况亦较差，可见到消瘦、纳差、夜眠差、贫血、发热等表现。

2.诊断要点

1995年中国中西医结合学会周围血管

疾病专业委员会修订的血栓闭塞性脉管炎的诊断标准要点如下。

（1）几乎全为男性，发病年龄20~40岁。

（2）有慢性肢体动脉缺血表现。

（3）40%~60%有游走性血栓性浅静脉炎病史和体征。

（4）各种检查证明，肢体动脉闭塞、狭窄的位置多在腘动脉及其远端动脉（常累及肢体中小动脉）。

（5）大部分患者有吸烟史或有受寒史。

（6）排除肢体动脉硬化闭塞症、糖尿病坏疽、大动脉炎、肢体动脉栓塞症、雷诺病、外伤性动脉闭塞症、结缔组织病性血管病、冷损伤血管病和变应性血管炎等疾病。

（7）在疾病活动期，患者血液中IgG、IgA、IgM、抗动脉抗体、免疫复合物阳性率增高，T细胞功能指标降低。

（8）动脉造影：①病变多在腘股动脉及其远端；②动脉呈节段性闭塞、狭窄，闭塞段之间的动脉和近心端动脉多属正常；③动脉闭塞的近远端多有"树根"形侧支循环动脉；④动脉没有迂曲、僵硬和粥样斑块影像。

（二）辨证诊断

望：肢端溃疡、患肢（或足）肤色暗红、汗毛稀疏。舌质暗红、苔薄白。

闻：肢体溃疡处可有腐臭，或闻诊无明显异常。

问：多有肢体发凉、疼痛、麻木、无力、酸困。

切：肢体肤温偏低，或疮周肤温高于正常，切脉则寸口可见沉、迟、弦、涩，趺阳脉、太溪脉多无力或未触及。

（1）阴寒证　可见患肢发凉、怕冷明显、疼痛、肢端皮肤苍白或潮红；或恢复阶段疮口愈合，而寒凝不易消退，患肢仍发凉怕冷。舌质淡、舌苔薄白，脉沉细或迟。

辨证要点：患肢发凉、怕冷、疼痛，舌质淡、舌苔薄白，脉沉细或迟。

（2）血瘀证　可见患肢持续性固定性疼痛，局部皮肤呈紫红、暗红或青紫色，肢端皮肤有瘀斑、瘀点。舌质紫暗或有瘀斑，舌苔薄白，脉沉细涩。

辨证要点：患肢持续性固定性疼痛，肢端皮肤有瘀斑、瘀点。舌质紫暗或有瘀斑，舌苔薄白，脉沉细涩。

（3）湿热下注证　可见患肢潮红、紫红、肿胀、疼痛，肢端溃疡或坏疽有轻度炎症表现，或患肢发生血栓性浅静脉炎。舌质红、苔黄厚或黄腻，脉滑数。

辨证要点：患肢潮红、紫红、肿胀、疼痛，舌质红、苔黄厚或黄腻，脉滑数。

三、鉴别诊断

（一）西医学鉴别诊断

20~40岁的男性青壮年，肢体发凉、疼痛，有一侧或两侧下肢间歇性跛行，肢体末梢动脉搏动减弱或消失，部分伴有游走性血栓性浅表静脉炎的病史，应考虑存在TAO的可能。同时须与以下动脉疾病相鉴别。

（1）下肢动脉硬化闭塞症　发病年龄多在40岁以上，多伴有冠心病、高血压病、高脂血症或糖尿病；常双下肢同时发病，可累及肢体主干动脉及腹腔主动脉，亦会出现肢体坏疽，但疼痛相对较轻，彩超可提示有动脉硬化粥样斑块形成，眼底检查常有视网膜动脉硬化，化验检查血脂增高。X线平片及DSA，显示患肢动脉壁内有钙化高密度影。

（2）多发性大动脉炎　多见于青少年女性，可累积降主动脉、腹主动脉、头臂动脉、肺动脉、肾动脉等，在上肢常见桡动脉搏动消失（无脉症），双上肢压差＞

20mmHg 或单侧血压测不出，下肢可出现发凉、间歇性跛行，但疼痛症状相对不显著。在活动期多出现低热、多汗、关节痛等表现。颈部、背部可闻及血管杂音。实验室检查可见血沉加快，免疫球蛋白升高；动脉造影可见主动脉及其主要分支开口处狭窄或阻塞。

（3）糖尿病肢体血管病变　有糖尿病病史，血糖和尿糖高于正常范围，可伴有动脉粥样硬化。可出现周围神经病变、周围血管病变的相关症状，严重者也可出现肢体末梢的溃烂；血管病变多发生大、中动脉，微循环障碍也同时存在。

（4）急性肢体动脉栓塞　多有严重的心脏病史，如风湿性心脏病二尖瓣狭窄、房颤及动脉硬化等。常见下肢股动脉栓塞或上肢肱动脉栓塞，发病急剧，可出现比较典型的 5P 征。肢体坏疽进展迅速，可引发脓毒血症，危及生命。

（5）神经系统疾病　在下肢常见的相关神经系统疾病多与腰椎病变有关，如腰椎间盘突出、椎管狭窄和骨质增生等，由于神经根受压迫而发生间歇性跛行、感觉异常、畏寒、麻木、疼痛和肌肉萎缩，与血栓闭塞性脉管炎症状相似，但无明显的肢体缺血表现和营养障碍，肢体动脉搏动良好。X 线摄片、CT 或磁共振检查可以明确诊断。

（6）雷诺病　多见于青年女性，男性少见。双手对称发病。常因寒冷、精神刺激或情绪波动而诱发，有典型的手部肤色苍白、发绀、潮红演变过程，动脉搏动减弱情况少见，出现溃疡及坏疽亦少见，即使发生也多为局限于指端的干性坏疽。

（二）中医鉴别诊断

本病中医应与脉痹相鉴别：两者均有下肢的麻木、疼痛、发凉等症状，但脱疽多伴有肢端的溃烂，而脉痹则无，可资鉴别。

四、临床治疗

（一）提高临床疗效的基本要素

（1）及时尽早明确诊断，应用改善肢体循环的药物或介入及血管外科手段改善肢体循环障碍，减轻肢体缺血造成的伤害。

（2）确诊后立即戒除烟草尤为重要，有助于延缓病情进展。

（3）合理应用抗生素，遵照临床抗生素使用原则，及时行疮口分泌物细菌培养及药敏试验，选用有针对性的抗生素。

（4）注重术后、出院后长期的口服药物合理应用，尤其是抗血小板聚集、扩张血管等药物一定要保证坚持按时、按量服用，如阿司匹林、氯吡格雷、西洛他唑、贝前列素钠等，并嘱患者进行适量的功能锻炼促进侧支循环的建立，并注意患肢保暖，由于血栓闭塞性脉管炎易在寒冷的条件下发病，因此患肢应当注意保暖。

（二）辨病治疗

1. 药物治疗

药物治疗是基础，贯穿整个治疗过程。及早介入抗炎治疗，尤其是中药清热、祛风湿类药物的合理应用可以有效减轻血管的炎性症状，延胡索、川芎、红花等活血化瘀类药物可有效改善微循环及止痛。同时激素、扩血管、抗血小板聚集、抗凝类药物也应适时应用，以促进侧支循环建立，减轻肢体缺血，改善预后。

（1）抗血小板药物　主要能抑制血小板膜上的磷脂酶、环氧化酶和血栓素 A_2 合成酶，提高血小板 cAMP 水平，从而抑制或降低血小板黏附性和聚集性，预防血栓形成。常用药物有阿司匹林肠溶片、低分子右旋糖酐（每个疗程结束后间歇 7~10 天可重复，在急性发展期和溃疡、坏疽伴有继发感染时不宜应用）、前列腺素 E_1、噻氯匹定、双嘧达莫、曲克芦丁等。

（2）血管扩张药物　主要作用是扩张血管和缓解血管痉挛，有利于促进侧支循环建立及增加肢体血液循环。目前临床常用的血管扩张药物有：①己酮可可碱注射液，静脉滴注时患者应处于平卧位。初次剂量为己酮可可碱100mg，于2~3小时内输入，最大滴速不可超过100mg/h。根据患者耐受性可每次增加50mg，但每次用药量不可超过200mg，每日1~2次。最大剂量不应超过400mg/24h。②盐酸罂粟碱注射液，肌内注射，1次30mg，1日90~120mg；静脉注射，1次30~120mg，每3小时1次，应缓慢注射，不少于1~2分钟，以免发生心律失常以及足以致命的窒息等。③前列地尔注射液，1日1次，1~2ml（含5~10μg PGE$_1$）+10ml生理盐水（或5%的葡萄糖）静脉滴注，或直接入小壶。前列地尔注射液目前临床中广为应用，用以缓解疼痛、促进创面愈合，但部分学者认为此类药物对于患肢局部缺血缓解作用不大，且有"窃血"之嫌。

（3）止痛药物　疼痛明显者，可选用各种止痛药物，或用利多卡因注射液穴位封闭、静脉封闭或股动脉周围封闭，甚至用于腰交感神经阻滞、硬脊膜外麻醉等。

（4）糖皮质激素　一般不宜使用，但对病变活动期患者，为减轻炎性反应，控制血管炎症可以短期使用泼尼松、地塞米松、氢化可的松等，可用药7~15天。具体使用如下：在病情急性发展阶段又无感染时，可考虑应用泼尼松5~10mg或地塞米松0.75~1.5mg，3~4次/日；或静脉滴注氢化可的松100~200mg，1次/日。泼尼松龙20mg，动脉内注射，3~7天内可使疼痛明显减轻或消失。

（5）抗生素　在肢体溃疡或坏疽继发感染时，应根据细菌培养和药敏结果，选择使用有效的抗生素，肌内注射或静脉滴注。

（6）二氧化碳治疗　95%二氧化碳2ml/kg股动脉内注射，或0.3ml/kg肱动脉内注射。每周1次，4~8次为1个疗程。一般治疗1~2个疗程。

（7）溶栓祛聚药物　本类药物能直接或间接激活纤维蛋白溶解系统，溶解血栓中的纤维蛋白，降解血液中的纤维蛋白原，达到溶栓祛聚的目的。药物有尿激酶（急性动脉血栓形成时应用）、蕲蛇酶、降纤酶、蝮蛇抗栓酶、东菱克栓酶等。用药期间应检测凝血酶原时间、血小板及血液流变学等指标的变化。

（8）高压氧治疗（HBO）　1次/日，每次3~4小时，10次为1个疗程，可进行2~3个疗程。高压氧应用于治疗下肢慢性缺血临床有一定开展，目前研究显示，HBO通过刺激肌纤维前体细胞，促进肌纤维的再生而发挥作用，但慢性下肢缺血的患者多存在骨骼肌萎缩及其前体细胞缺失，这或许可以解释HBO作用有限的原因。

（9）血管内皮生长因子（VEGF）基因治疗　VEGF是一种内皮细胞特异性的分裂原，可促进内皮细胞的黏附、迁移和增殖，这是血管生成的必要前提。目前尚无明确的治疗证据证实其临床疗效。

（10）支持疗法　血栓闭塞性脉管炎患者病程较长，长期病痛影响睡眠和饮食，体质较差，病情严重者应给予支持疗法，补充营养和维生素，纠正水、电解质紊乱，必要时补液、输新鲜血液。

（11）血液稀释疗法　放血500ml后缓慢注入等量预加温的10%羟乙基淀粉（hetastarch，人造代血浆），重复进行，维持血细胞比容至少降低10%，3周后停止治疗。

（12）慢性砷中毒的治疗方法　如尿砷和发砷均高于正常，可试行慢性砷中毒的治疗方法，给予：①10%硫代硫酸钠10ml，静脉滴注，以辅助砷排泄；②5% 二巯丙醛钠 2.5~5.0ml，肌内注射，1 次 / 日，连续 3 天，停药 4 天为 1 个疗程。一般用 2~3 个疗程；③皮肤或黏膜损伤处可用 2.5% 二巯丙醇软膏外涂。上述疗法对本病是否有效尚待进一步探讨。

2. 介入治疗

主要是介入下肢血管插管溶栓，但疗效不确切。

3. 传统外科手术治疗

（1）单纯坏死组织切除术 手术指征：①组织血运改善，健康组织与坏死组织形成明显的分界线；②坏疽已停止发展；③感染已基本控制。

手术要点：清除全部坏死组织至健康组织处，骨残端应深入组织 0.5cm，肌腱、腱鞘应切除。

（2）趾（指）部分切除缝合术 手术指征：①坏疽局限，感染已控制，炎症消退者；②残端骨质暴露或骨髓炎形成；③全趾坏死者（干性），待炎症消退后，可行跖趾关节切除术，并做局部溃疡、坏疽的处理。

手术要点：应切在健康组织，有愈合能力之处。骨残端要包埋 0.5cm，软骨面要咬除，皮瓣缝合要松，创口内置引流条。术后 24~48 小时拔引流，12~14 天拆线。有感染应早拆线。

（3）截肢术 手术指征：严重肢体坏疽继发感染，范围较大的坏疽，肢体无法保留者；持续高热，有毒血症者；剧烈疼痛保守治疗无效者。

手术要点：一般是小腿截肢术：前短后长皮瓣，髌骨下缘下 10cm 左右截骨，腓骨较胫骨短 2cm，胫骨前嵴锯斜角，冲洗缝合，刀口内放置引流条。术后 24~48 小时拔引流，12~14 天拆线。

注意事项：术前改善全身状况，控制感染，控制其他情况（心、肺、肾等功能），术后继续中西医结合药物治疗，改善血运。

（4）血管重建术 主要是静脉动脉化，是利用高压的动脉血流来扩张静脉，使远端的静脉瓣膜机能不全，将动脉血流沿静脉系统流向肢体远端，从而改善肢体的血液循环，缓解组织缺血，消除临床症状、体征。经常用的有 3 种术式：①低位深组静脉动脉化；②高位深组静脉动脉化；③高位浅组静脉动脉化。

（5）大网膜移植术 适用于缺血严重，静息痛或肢端有溃疡坏疽者。取带蒂大网膜，剪除后由皮下隧道延伸至小腿，吻合在股动脉和大隐静脉上，通过广泛侧支循环改善血运。

（6）腰交感神经切除术（LS） LS 是治疗 TAO 的主要方法之一，股动脉搏动存在或减弱，只要足背动脉和胫后动脉其中之一搏动存在，不分期型均可手术，如远端动脉搏动消失，而多普勒或造影检查证实 3 个分支以下有其中之一存在亦可手术，可切除患侧第 2、3 腰交感神经节，理论上能解除血管痉挛及促进侧支循环的建立。LS 在缓解该病中的角色尚不清楚，近年来已经有报道腹腔镜腰交感神经切除的安全性及有效性，但其只能在短期内缓解疼痛及促进溃疡愈合，已被证实无长期疗效。

（7）其他手术 肾上腺部分切除术、动脉血栓内膜剥脱术、动脉旁路移植术等多种手术。

（8）基因治疗 近年来分子生物学的迅速进展促进了基因治疗作为一种治疗缺血性疾病的手段的发展，治疗性血管新生正在为 TAO 等下肢缺血性疾病提供新的策略。国内外很多学者对血管生长因子如血管内皮细胞生长因子、肝细胞生长因子、成纤维细胞生长因子等做了很多基础实验，并已经应用于临床。

4.干细胞移植

随着对血管疾病发病机制的进一步了解，干细胞移植已经作为一种新方法用来治疗某些血管病变。采用自体外周血干细胞移植，其对患肢侧支循环的建立具有显著而确切的疗效。利用自体外周血干细胞移植技术，对早期 TAO 患者进行干预，促进局部血管新生，缓解了临床症状，延长了向组织缺血期的过渡时间，具有现实的临床意义。

（三）辨证治疗

1.辨证论治

（1）阴寒证

[治法] 温经散寒，活血通脉。

[方药] 阳和汤加减。熟地 10g，鸡血藤 30g，干姜 6g，赤芍 10g，肉桂 6g，白芥子 10g，制附子 6g，黄芪 30g，当归 10g，地龙 10g，炙甘草 10g，赤芍 10g，怀牛膝 10g，鹿角霜 10g。

[加减] 若患足怕冷较甚可加制附子 6g。

（2）血瘀证

[治法] 活血化瘀，通络止痛。

[方药] 活血通脉饮加减。丹参 10g，金银花 30g，土茯苓 30g，川芎 10g，鸡血藤 30g，赤芍 10g，当归 10g，地龙 10g，炙甘草 10g，赤芍 10g，怀牛膝 15g。

[加减] 肢体疼痛甚者加延胡索 10g；便秘加火麻仁 30g；发凉怕冷较甚加桂枝 10g、细辛 3g。

（3）湿热下注证

[治法] 清热利湿，活血化瘀。

[方药] 四妙勇安汤加减。金银花 30g，玄参 15g，当归 10g，黄芩 10g，栀子 10g，连翘 10g，苍术 10g，防己 10g，紫草 30g，红花 10g，木通 10g，生甘草 10g，赤芍 10g，川牛膝 15g，黄柏 10g。

[加减] 脓多加白芷 10g 或皂角刺 10g；肢痛甚加延胡索 10g 或制乳香 6g、制没药 6g；便秘加火麻仁 30g。

2.外治疗法

（1）针灸疗法　针灸疗法治疗血栓闭塞性脉管炎有一定的效果，具有通畅经络、调整气血的功效。能够调节血管神经功能，缓解肢体动脉痉挛，促进侧支循环形成，改善肢体血液循环等。但应注意选择穴位需远离严重缺血区，不能在缺血区施行针刺治疗，特别是温针灸、三棱针等损伤较重的治疗方法禁止使用，以免造成局部感染、溃疡或坏死。

①体针疗法

[取穴] 主穴：经渠、血海、尺泽、三阴交、阳陵泉、上巨虚、下巨虚。配穴：热毒加太溪、复溜、鱼际、列缺；血瘀加列缺、膈俞；气血双虚加列缺、鱼际；肾虚加膻中、阴谷、太溪、膈俞。

[操作] 双侧均取，以常用穴为主，据症加配穴。寒湿用温针行补法，每日 2 次，每次 40 分钟，同时灸太渊。血瘀用平补平泻手法，每日 2 次，每次 15 分钟。热毒用提插泻法，每日 3 次，每次 20 分钟。气血双虚用补法，每日 1 次，每次 60 分钟。肾虚用补法，每日 1 次，每次 60 分钟。

②电针疗法

[取穴] 上肢取穴：曲池、内关、合谷、中渚、间使、外关、后溪。下肢取穴：足三里、三阴交、阳陵泉、阴陵泉、委中、血海、飞扬、太溪、太冲、丘墟。

[操作] 每次选用 3~4 个穴位，进针得气后连接电针仪，频率以快为佳，强度以患者能接受为宜，每日或隔日 1 次，每次治疗 20~30 分钟，10 次为 1 个疗程，休息 1 周再进行下一个疗程。

③艾灸疗法

[取穴] A.气海、中脘、膻中、阳池、足三里、冲阳、太溪、肺俞、心俞、肝俞、脾俞、肾俞；B.魄户、神堂、膈俞、膈

关、筑宾；C. 环跳、阳陵泉、委中、承山、昆仑。

［操作］第一组穴位每穴灸3壮；第二组穴每穴灸2壮；第三组穴针刺得气后不留针。隔日1次，10次为1个疗程。

（2）穴位注射疗法　应用药物注入穴位是把针刺与药物作用结合发挥综合效能的治疗方法，通过药物的扩散、渗透，能疏通经络，畅行气血，强壮身体，调节机体平衡，促进经络的调节功能，改善局部组织的营养状况，提高疗效。但应注意选穴合理，取穴准确，药物剂量适度等问题，防止局部感染和加重肢体缺血。

［取穴］上肢：曲池、内关。下肢：足三里、三阴交、绝骨。

［药物］丹参注射液4ml、黄芪注射液4ml、维生素B$_1$ 100mg、维生素B$_{12}$ 250μg、山莨菪碱10~20mg。

［操作］根据病情选用以上药物中的一种，取患肢2个穴位交替轮流注射，每日1~2次，15~30次为1个疗程。

（3）药物静脉滴注疗法　丹参注射液、川芎嗪注射液、脉络宁注射液、刺五加注射液。根据病情可以选择1~2种药物，加入5%葡萄糖注射液或生理盐水500ml，静脉滴注。

（4）股动脉注射疗法　常用前列地尔、罂粟碱、利多卡因、硫酸镁等扩张血管，改善血运；用尿激酶等溶栓；用山莨菪碱、妥拉苏林等扩血管；用维生素C、维生素B$_6$等促进溃疡愈合。

3. 单方验方

黄马酒　鸡爪黄连60g、生马钱子120g。解毒消肿，通络止痛。用于脱疽、疮痈、丹毒、褥疮等皮肤痒痛症。外用。涂患处，1日3~6次；或湿敷患处，1日2次，每次用量不超过4ml；重症遵医嘱。

本品为外用药，禁止内服。皮肤过敏者禁用。皮肤破溃者应在医生指导下使用。

儿童必须在成人的监护下使用。请将本品放在儿童接触不到的地方。眼部及其他黏膜处避免接触本品。

（张嗣兰，朱同生. 黄马酒在脱疽疼痛症中的应用. 实用中医药杂志，1993，1.）

（四）新疗法选粹

名称：脱疽病中药硬膏贴敷疗法。

所需材料：何氏黑膏药、过氧化氢（双氧水）、生理盐水、换药车、治疗盘、换药包、凡士林油纱布、纱布、绷带等。

1. 何氏黑膏药药物特点

此中药硬膏主要以化腐清创，煨脓长肉为原则，主要成分为黄芪、当归、黄丹、连翘等，对肢体动脉硬化闭塞症形成疮面且久不愈合的病例均可明显改善局部创面的肉芽生长情况，但对于年老气血亏虚者可酌情选用补气养血，健脾开胃之中药汤剂内服，以内外兼顾。

2. 作用原理

脱疽相当于西医学肢体动脉硬化闭塞症、血栓闭塞性血管炎，临床特点是好发于四肢末端，以下肢多见，初起趾（指）间怕冷，苍白，麻木，间歇性跛行，继则疼痛剧烈，日久患趾（指）坏死变黑，甚至趾（指）节脱落。药膏完全敷于创面上，形成一个密封的环境，使创面分泌物全部或部分保持在创面上，造成一个接近生理状态的湿性愈合环境，有助于中药有效成分作用于创面，控制创面感染，促进创面生长愈合。同时，中药刺激创面免疫活性，增加创面自身免疫，防止创面再感染，能减少渗出，消炎止痛，有促进上皮再生，促进创面修复愈合，减少疤痕的作用。

3. 适应证

适用于脱疽疮面久不愈合，腐肉不去，无肉芽组织生长，或肉芽组织生长缓慢，创面难以愈合等情况。

4. 操作流程

（1）术前准备　①医生着装整齐，洗手、戴口罩；②核对患者姓名、诊断、医嘱、部位；③评估患者创面情况；④评估患者目前症状及心理状态等；⑤告知患者换药目的及方法。

（2）操作方法　患者餐前血糖控制在6.11~11.1mmol/L 时予以清创，过氧化氢及生理盐水清洁创面，彻底清除坏死组织及死骨，脓肿尽早切开，贯通脓腔充分引流，根据创面面积将何氏黑膏药敷于其上，外以无菌纱布包扎，隔日换药，对照组单纯西医外科清创换药治疗。

5. 疗效评介

何氏黑膏药治疗下肢动脉硬化闭塞症、血栓闭塞性脉管炎、臁疮、糖尿病足、褥疮、骨结核、骨髓炎等周围血管及骨科疑难顽症具有独特的疗效，收到了很好的临床效果。

6. 注意事项

皮肤未破溃者禁用。

（五）医家诊疗经验

何春红：血栓闭塞性脉管炎简称脉管炎，中医叫"脱疽""十指零落"等。何春红认为，本病因较复杂，多因先天禀赋不足、感寒、忧思、饮食不节、劳伤等引起心、肝、肾、脾脏腑功能失调，经络不通、气血瘀滞而发病，治疗以清热利湿，活血化瘀为原则。目前西医治疗多以扩张血管、溶栓为主，只能暂时缓解症状，易于复发，对于比较严重的患者也只能采取截肢（或趾）术。何春红以传统中医学理论为基础从临床实证研究出发，将对症处理及治病求本有机地结合起来，以清热利湿，活血化瘀为法，灵活应用"四妙勇安汤"及自制中药膏"全蝎膏"，临床效果显著。

临床多在四妙勇安汤原方的基础上随证加减，筋腐肉烂则重用金银花，最大量可达 120g；引药下行加川牛膝；疼痛重者用延胡索 30g、姜黄 10g、没药 10g；血瘀者加桃仁 10g、红花 10g、鸡血藤 30g。

局部疮面以自制何氏黑膏药、全蝎膏、生肌散外用，临床疗效显著。

五、预后转归

该病早期发现、尽早进行治疗并戒除烟草等不良嗜好后，往往预后尚可，但病变中晚期，经治疗病情继续恶化或截肢者，多数预后差。

六、预防调护

（一）预防

（1）戒烟和脱离接触砷的环境　这是预防和治疗本病的一项重要措施。严格彻底戒烟。戒烟是治疗血栓闭塞性脉管炎的前提，如不戒烟，药物治疗难以奏效，病情易反复发作。

（2）足部清洁与干燥　保持足部清洁、防止感染；因湿冷比干冷对病情更为有害，故宜保持足部干燥；因患部已有血液循环不良，即使轻微外伤亦易引起组织坏死和溃疡形成，故切忌任何形式的外伤。

（3）防寒保暖　无论是在工作或休息时均宜保持足部温暖，以改善足部血液循环，但不能过热，以免增加氧消耗量。寒冷可以加重肢体缺血，使病情恶化。患肢保暖可以改善患肢血运，但在肢体缺血情况严重时，应避免过度地对患肢外源性加热。

（二）调护

（1）适度运动　血栓闭塞性脉管炎患者因肢体疼痛、坏疽而长期卧床，可使下肢关节僵硬，运动功能障碍，肌肉萎缩。缓慢行走能促进肢体血液循环，改善缺血状况，恢复关节运动功能，尤其适用于早期和恢复期的患者。劳动时应随时变换体位，以利于血液循环。平时可进行足部运动（Buerger 运动），以促进患肢侧支循环。方法：患者平卧，抬高患肢 45°，维持 1~2 分钟，然后两足下垂床旁 2~5 分钟，同时两足及其趾向四周活动 10 次，再将患肢放平休息 2 分钟，如此反复练习 5 次，每天数回。

（2）规范用药　避免应用血管收缩药物。

（3）合理膳食　血栓闭塞性脉管炎，除及早科学治疗外，合理膳食也很重要。对血瘀阻络型者，宜食具有活血作用的食品如生姜、鸡、鸭、山楂、藕、栗子、荔枝等，宜热服，忌生冷，忌食涩味收敛之品；热毒型患者宜食清热解毒易消化的食物，如绿豆、梨、西瓜、百合、苦瓜等，可饮用菊花茶、金银花露，或用荷叶、竹叶煎汤代饮。忌食辛辣、烧烤、肥甘厚味及鱼腥发物等助湿生热之品；气血两虚型，宜食营养丰富的滋补之品，如瘦肉、海参、牛奶、鸡蛋等，可用党参、黄芪、当归炖鸡，或用党参、当归、熟地、白术、大枣等炖牛肉食用；阴寒型患者宜进食温热滋补之品，如羊肉、狗肉、山药等，忌食寒凉生冷食物。

（4）情志调理　精神紧张、恐惧和情绪激动等情志因素，均可使脏腑功能紊乱，营卫气血运行失调，经络瘀滞，加重血管痉挛，影响肢体血液循环，所以，加强心理治疗与护理，调节情志，对疾病的康复有积极意义。

七、研究进展

（一）治法探讨

硬膜外阻滞可抑制交感神经兴奋性，阻滞区域血管扩张，提高氧含量，降低组织中由于无氧代谢所致的乳酸淤积，促进

水肿吸收，减少炎症，提高皮温，改善患肢微循环，减轻疼痛刺激，增加病损区血流，使具有降解纤维蛋白、不影响血液中其他蛋白质且不干扰止血机能的抗栓酶更好地发挥作用，从而达到快速治疗血栓闭塞性静脉炎的目的。

目前临床有研究者提出应用动态监测甲襞微循环的变化为硬膜外阻滞治疗血栓闭塞性静脉炎提供理论依据，并应用加权积分法为临床甲襞微循环的观察提供对血管形态、血液流态及组织间隙变化等进行综合性定量分析，为病情及疗效的判定提供可靠的观察指标。

（二）评价及展望

目前比较一致的观点是血栓闭塞性脉管炎的发生与吸烟关系密切，非吸烟者的发病率很低，其病情的发展与继续吸烟密切相关，如不戒烟，大约有 40% 患者最后不得不截肢，而戒烟者只有 5% 的截肢率，同时，随着烟草消费量的下降，其发病率也呈逐年下降趋势。在日本，近年来血栓闭塞性脉管炎的发病率也呈下降趋势，这可以用日本男性烟民人数的下降来解释，而女性烟民人数一直处于低水平也可以解释女性血栓闭塞性脉管炎的发病率一直很低。寒冷的刺激及营养状况也被认为与血栓闭塞性脉管炎的发生有关，二战后随着世界各国经济发展，营养状况及卫生条件得到改善，农民不再赤裸手足劳动，其血栓闭塞性脉管炎的发病率也随之下降。

另一种观点认为，血栓闭塞性脉管炎的发生是由于免疫异常所致，认为它是一种自身免疫性疾病，Kobayashi 等对血栓闭塞性脉管炎患者的动脉壁免疫组织化学分析发现，病变各期血管壁的基本结构保存完好，细胞浸润主要发生在内膜和血栓内，其中 CD3+B 细胞，CD68+ 巨噬细胞也存在，尤其在急性期和亚急性期的内膜上明显；

在内弹力膜上 IgG、IgA、IgM 及补体 C3d、C4c 沉积，这些都证实血栓闭塞性脉管炎是一种伴有血管内膜巨噬细胞浸润的、T-细胞介导的细胞免疫及 B-细胞介导的体液免疫性动脉内膜炎。

亦有人提出血栓闭塞性脉管炎发生的遗传学因素，血清学分型研究表明血栓闭塞性脉管炎的发生与一定的 HLA-B52 有关，而 Numano 等报道 HLA-B54 在血栓闭塞性脉管炎患者出现频率较高，Wulin Aerbajinai 等用聚合酶链反应（PCR）法证实血栓闭塞性脉管炎患者 HLA-B52 等位基因与血栓闭塞性脉管炎无关。

主要参考文献

[1] 王海红，郑学军. 中西结合辨证治疗血栓闭塞性脉管炎的临床分析 [J]. 智慧健康，2020，6（9）：60-61.

[2] 黄如冰，罗群强. 血栓闭塞性脉管炎病因及发病机制研究进展 [J]. 中外医学研究，2019，17（33）：184-186.

[3] 血栓闭塞性脉管炎中西医结合专家共识 [J]. 血管与腔内血管外科杂志，2019，5（6）：471-479+470.

[4] 李光宗，杨宝钟，庞鹤，等. 血栓闭塞性脉管炎中西医治疗研究进展 [J]. 血管与腔内血管外科杂志，2019，5（6）：525-530.

[5] 刘明. 实用周围血管疾病学 [M]. 北京：金城出版社，2006.

第二节　下肢动脉硬化闭塞症

动脉硬化闭塞症（arteriosclerosis obliterans，ASO）是外周动脉出现动脉粥样硬化的慢性病变进而引起闭塞的一种疾病。多发生于腹主动脉、髂总动脉、股浅动脉及腘动脉等大、中动脉。斑块内出血或斑块破裂可继发血栓形成并加重管腔狭窄或闭塞，导致患肢缺血。1891 年，von Mantenfel 首次发现动脉硬化性闭塞引起肢体坏死。此后，随着检测手段提高和血管外科的发展，对下肢 ASO 有了更加深入的认识，治疗上也取得了较好的疗效。

下肢 ASO 属于退行性病变，多发生于大血管及大、中动脉，凋亡细胞、纤维基质、脂质及组织碎片异常堆积于动脉管壁进而引起血流动力学改变，形成粥样斑块，斑块内破裂出血继发血栓形成，进而导致动脉管壁异常增生、管腔狭窄、闭塞及动脉瘤样改变的复杂的病理过程。

中医学中的"脱疽""脉痹"与下肢 ASO 相对应，一般发病早期、症轻而无溃烂属"脉痹"，病程中后期，肢体缺血重、肢端溃烂或坏死则为"脱疽"。

一、病因病机

（一）西医学认识

1. 流行病学

发病年龄多在 45 岁以后，随年龄增长而发病率会逐年上升，70 岁以上人群的发病率在 15%~20%。男性发病率显著高于女性，女性仅占 8%~10%，约 20% 患者同时患有糖尿病，糖尿病患者发生本病者比无糖尿病患者高 11 倍，同时发病年龄也会更早，远端的中、小动脉更易受到累及。ASO 患者 40% 以上伴有冠心病，65 岁以上的男性至少 15% 并发有颈动脉狭窄、闭塞或腹主动脉瘤。下肢 ASO 其实是全身动脉粥样硬化的肢体表现。随着下肢 ASO 引发的动脉管腔狭窄、闭塞的逐渐加重，肢体远端血供减少，末梢组织营养物质代谢或氧气供应会逐渐发展至失代偿状态，年龄与下肢 ASO 病理改变呈正相关，临床观察发现 45 岁以上的男性每年新增下肢 ASO 的发病率为 0.3%。

2.病因及发病机制

（1）病因

①吸烟：尼古丁具有强烈的血管收缩作用，长期嗜烟会加速动脉硬化进程，加重管壁硬化程度，加重末梢微循环缺血，跛行距离进一步缩短，增加严重肢体缺血（CLI）和截肢的危险，同时也增加心肌梗死、卒中及死亡的风险。

②糖尿病：糖尿病可显著增加本病发病率，糖化血红蛋白每增加1%，相应ASO风险增加26%。糖尿病患者发生CLI的概率显著高于非糖尿病患者，截肢率较之高7~15倍。

③高血压病：高血压病是下肢ASO的主要危险因素，收缩期高血压危害更显著，长期的高血压状态能加重动脉硬化程度。

④高脂血症：显著的高脂血症会造成血流动力学方面的负面影响，同时加重动脉管壁的脂质沉积，加速动脉粥样斑块的形成。

⑤高同型半胱氨酸血症：同型半胱氨酸是氨基酸半胱氨酸的异种，其与动脉血栓形成及动脉粥样硬化密切相关，作为动脉粥样硬化的独立危险因素日益受到重视，约30%的下肢ASO患者存在高同型半胱氨酸血症。

⑥慢性肾功能不全：临床研究显示慢性肾功能不全与下肢ASO相关，50岁以上人群慢性肾功能不全应作为评估下肢ASO风险的独立危险因素。

⑦炎性指标：动脉粥样硬化的病理过程也涉及多种炎性细胞或因子参与的慢性炎性反应。与同龄无症状人群相比，血沉、C反应蛋白等炎性指标的显著升高常提示发生下肢ASO的风险增加。

（2）发病机制 下肢ASO的发病机制至今仍存在很多争论。普遍认同的是由脂质渗入、内膜损伤、血栓形成和平滑肌反应等多个病变过程综合作用的结果，具体

如下。

①脂质代谢能力减退是动脉粥样硬化产生的重要因素，动脉粥样硬化病变的脂质渗入来源为血浆。

②内膜损伤学说：血管壁内膜的内皮细胞对于血管的扩张、血液抗凝、抗血小板聚集、抗脂质沉积等方面有重要作用，经研究发现长期高血压、血流动力学改变、高脂血症、免疫复合体、细菌、病毒、高血糖以及吸烟等因素均可引起血管内膜损伤。

③血栓形成学说：目前多认为动脉内膜损伤是下肢ASO起病最早出现的病理变化，血小板的黏附聚集，沉积的纤维蛋白随之出现，微血栓因白细胞的参与而形成，血栓被增生的内皮细胞覆盖，进而成为内膜的一部分。粥样斑块一般来源于血栓中血小板和白细胞崩解后释出的脂质。斑块的形成可致血栓再次形成，斑块进而相互融合或增生，最后管腔出现严重狭窄或闭塞。

④平滑肌细胞增殖学说：目前研究发现平滑肌细胞增生并吞噬脂质也是下肢ASO形成的重要病理过程。

总之，下肢ASO的发病机制之间相互关联，脂质代谢异常、动脉内膜损伤、血栓形成和平滑肌细胞增殖这四个病理过程互为因果，加速了粥样斑块形成的过程。

3.好发部位

ASO好发于腹主动脉及下肢动脉，因下肢动脉分叉较多，分叉处产生血流动力学异常概率较大，较易出现内膜损伤。临床观察易发病部位多是：小腿胫腓动脉、股腘动脉及主髂动脉，其中股腘动脉最易发病，病变部位多呈节段性，局限于动脉分叉处，上肢很少累及，病变长度一般在4~10cm，病变远端多有流出道。

4.病理生理

下肢ASO形成过程中引起的病理生理

变化是多方面的。

（1）肢体缺血 肢体缺血可分为功能性和临界性缺血。

①功能性缺血（Functional Ischemia）：动脉供血尚能满足静息状态下肢体的代谢需要，但随着肢体运动，血供要求不断增加，可出现间歇性跛行。一般有三个特征：A.运动肌群疼痛；B.运动量累积可使疼痛重复出现；C.休息后疼痛可缓解。

②慢性临界性肢体缺血（Chronic Critical Limb Ischemia）：A.足部特别是足趾和跖骨头出现频发的静息痛超过2周，服用镇痛药方可缓解。B.足部出现溃疡及坏疽。C.踝部动脉收缩压 ≤ 6.67kPa（50mmHg），趾端收缩压 ≤ 4.0kPa（30mmHg）。

（2）动脉血流变化 下肢动脉的后壁、主动脉的起始处或分叉的部位往往是动脉硬化斑块的好发部位，而最常受累的多是股浅动脉。

（3）侧支循环 侧支循环是主干血管的分支，即旁路血管，一般处于闭合状态，主干血管闭塞、运动造成的组织缺氧、酸中毒会使外周循环阻力降低，血管两端压力差增大，使侧支血管逐渐扩张。

（二）中医学认识

中医认为本病病因与心、脾、肾有关。总病机是气滞血瘀。

（1）心气虚弱、心血不足 老年人体虚，心气虚弱，心血不足。

（2）脾失运化、痰湿瘀阻 老年人多脾失健运、久病脾虚，或嗜食肥甘、过饮酒浆，则脾阳不振，痰湿内生，痰浊阻滞经络而发病。

（3）肾虚火旺、阴精不足 老年人年高肾精不足，肾气亏虚，或房事不节、过服助阳之剂，则相火妄动，消灼阴液，熏灼肌肤，则见肢末溃烂。

二、临床诊断

（一）辨病诊断

ASO 的诊断并不困难，一般来说，患者有下肢慢性缺血症状，且发病年龄在45岁以上，病变主要累及大、中型动脉，如腹主动脉下端、髂动脉、股动脉等，在这些相应部位的动脉搏动减弱或消失，CTA可显示动脉粥样硬化斑块，踝肱指数可小于1，严重者可达0.3以下，甚则测不出。根据以上症状及检查，即可确诊。动脉造影可显示动脉呈多处伸长扭曲状，管腔弥漫性不规则狭窄或节段性闭塞。患者可伴有高血压病、高脂血症、高血糖、冠心病、脑卒中等，这些对诊断亦有帮助。但即使CTA 无动脉钙化、血脂亦正常者，也存在ASO 风险。

（二）辨证诊断

ASO 临床上一般分寒凝阻络证、血脉瘀阻证、湿热下注证、气血亏虚证，具体如下。

望：肢端肤色苍白或青紫，皮肤溃烂、小腿散见瘀斑、瘀点。舌质红、苔薄白，脉沉迟或弦。

闻：肢端溃疡处可有秽臭气味。

问：多有肢体发凉、疼痛、麻木、无力、酸困、跛行。

切：肢体肤温降低，或创周肤温高于正常，切脉则寸口可见沉、迟、弦、涩，趺阳脉、太溪脉多无力或未触及。

（1）寒凝阻络证 肢体明显发凉、冰冷、呈苍白色，遇寒冷则症状加重，行走受限，行走后小腿酸胀，休息痛减。舌质淡、苔薄白，脉沉迟。治法：温经通络，散寒止痛。辨证要点：肢体发凉、怕冷，遇冷加重。

（2）血脉瘀阻证 肢体发凉怕冷，疼

痛，步履沉重乏力，严重者持续疼痛，彻夜不寐。肢端、小腿有瘀斑，或足紫红色、青紫色。舌有瘀斑或舌质绛，脉弦。治法：活血化瘀，通络止痛。辨证要点：肢体疼痛，彻夜不寐，肢端、小腿有瘀斑。

（3）湿热下注证　患肢疼痛，日轻夜重，喜凉怕暖。严重者肢体坏疽感染，红肿热痛、脓多、恶臭，伴有高热，神志模糊、谵语。肢端溃疡，坏疽局限，局部红肿热痛，脓多味臭，或肢体大片瘀肿、紫红，伴有发热或高热，烦躁，口渴引饮，舌质红绛、苔黄燥，脉象洪数或弦数。辨证要点：患肢疼痛，喜凉怕暖，溃烂或坏疽处红肿热痛、脓多，伴有高热。

（4）气血亏虚证　久病虚弱，面色萎黄，乏力倦怠，腰膝酸软，胃纳减退。患肢发凉、怕冷，肌肉消瘦，皮肤干燥，创口肉芽灰淡，久不愈合，脓液清稀。舌质淡、苔薄白，脉沉细无力。辨证要点：面色萎黄、乏力、肌肉瘦削，创口肉芽色淡。

三、鉴别诊断

（一）常见病鉴别诊断

1.血栓闭塞性脉管炎

本病好发于 20~40 岁之间的青壮年男性。它是一种外周中、小动、静脉炎性闭塞性疾病。主要病变多发生于足背动脉、胫后动脉、腘动脉或股浅动脉等。患者多有较长的吸烟史，少数患者起病前患肢可见游走性血栓性浅静脉炎，病程后期可见肢端溃疡或坏疽。而 ASO 发病多在 45 岁以后，若合并糖尿病则会提前发病。病变部位以中、大动脉为主，常伴有冠心病、高血压症，血胆固醇和脂类也可能增高，这些都有助于鉴别诊断。

2.急性动脉栓塞

血栓栓子主要来源于左心，多以二尖瓣狭窄和冠心病伴有心房颤动者最为多见：典型的症状表现为肢体动脉栓塞以远的部位缺血，或描述为"5P"症状，即肢体疼痛、皮肤感觉异常、运动麻痹、无脉和皮肤苍白。对侧肢体往往表现为脉搏正常、短暂病史和突然起病的特点，这些都有助于急性动脉栓塞的诊断。有时与动脉硬化闭塞合并急性血栓形成的鉴别较为困难。

3.多发性大动脉炎

本病多见于青少年女性，病因不明，表现为大动脉壁全层纤维增生，淋巴细胞浸润，导致动脉狭窄甚至闭塞。病变主要累及大动脉开口处，以颈动脉、锁骨下动脉、肾动脉开口处受累最常见，也可累及腹主动脉，导致下肢缺血，表现为间歇性跛行，由于有大量侧支循环建立，因此很少发生静息痛及溃疡、坏疽。病变活动期有低热、血沉加快等表现。

4.雷诺综合征

本病多见于青年女性，男性较为少见，是一种动脉舒缩功能紊乱性疾病，表现为病变部位皮肤苍白、发凉，继则青紫、冰冷、疼痛和麻木，随后血管痉挛解除，代之以扩张，则患病部位皮肤转潮红、温暖，然后恢复正常。常四肢对称性发病，以手和手指最常见，足部次之，少数患者耳廓和鼻亦有发生。每因寒冷刺激和情绪波动诱发，患肢动脉搏动存在，极少发生溃疡和坏死。

（二）相关症状的鉴别诊断

（1）间歇性跛行　跛行的形成原因为下肢肌群的缺血，根据缺血位置，引发跛行的疼痛可以是小腿后侧肌群，也可以是臀部肌群。除下肢 ASO 外，主动脉缩窄、动脉纤维肌发育不良、腘动脉瘤、腘动脉窘迫综合征、多发性大动脉炎、血栓闭塞性脉管炎等也可引起下肢间歇性跛行。此外椎管狭窄也可产生跛行症状，需鉴别清楚。

（2）严重的下肢缺血 静息痛是肢体缺血严重的最显著和最早标志，缺血进一步加重则会出现溃疡。静息痛多出现在肢端，夜间尤甚，重则常抱足而坐。静息痛需与周围神经病变产生的疼痛鉴别，周围神经病变引起的疼痛常合并有振动觉和位置觉的减弱。神经根压迫所致的疼痛在直立或后伸时会加重。

（3）急性下肢缺血 下肢动脉血栓形成，可引发急性肢体缺血，相对比较容易鉴别，急性肢体缺血的典型表现为"5P"症状，即疼痛（pain）、苍白（pallor）、无脉（pulselessness）、麻痹（paralysis）和感觉异常（paresthesia），也有将冰冷（poikilothermia）作为第6个"P"。症状的严重程度与血管闭塞的位置和侧支代偿情况有关。疼痛多为患者描述的首发症状，轻触觉、两点间辨别觉、振动觉和本体感觉的受累常早于深部痛觉，足内侧肌群在发病早期受下肢缺血的影响较足外侧肌群相对较小，内侧足趾活动障碍也是提示患肢严重的缺血典型体征。

（三）中医病证鉴别诊断

本病中医应与臁疮相鉴别：下肢ASO乃气滞血瘀为病，肢体发凉、疼痛、溃烂为常见症状，病变多发于肢（趾）端；臁疮多发于下肢足靴区，多为长期下肢青筋迂曲扩张及下肢粗肿所致，疼痛相对较轻。

四、临床治疗

（一）提高临床疗效的要素

（1）一旦出现肢体循环障碍，应立刻给予扩管、祛聚、抗血小板、抗凝类等药物治疗，必要时给予血管介入治疗及血管外科手术治疗，尽早改善肢体缺血状态，避免造成不可逆的缺血性坏死。

（2）抗感染治疗对于出现缺血坏死的病例非常重要，应根据抗生素合理应用原则，行疮口分泌物细菌培养及药敏试验，有针对性地选用抗生素。

（3）药物治疗是下肢ASO治疗的基础，贯穿整个治疗过程，尤其在手术治疗后，合理给予药物治疗可有效避免管腔的再狭窄，延长支架的通畅时间，常用的药物是抗血小板药物、抗凝类药物、扩血管类药物，以及一些具有活血化瘀、通络止痛类的中成药或中药汤剂。

（4）适量的功能锻炼日益受到重视，能有效促进侧支循环的建立、防止肢体肌肉萎缩、保持肢体功能，从远期疗效上看，其重要性不亚于药物治疗，但运动不是住院治疗间隙浅尝辄止的走廊步行，真正的功能锻炼要涉及针对性的运动方式，制定合理有效的运动处方和运动计划，并严格执行，只有这样才能达到锻炼目的。

（二）辨病治疗

1. 药物疗法

（1）降脂药物 合并有高脂血症的患者首先需要控制饮食，通过饮食控制血脂仍无法降低的患者则需要口服降血脂药物。具体如阿托伐他汀和非诺贝特等。

（2）降血压药物 半数以上的下肢ASO患者合并有高血压病，常进一步加重动脉硬化，故需同时治疗高血压病。常用的降压药物有利尿类降压药、钙通道阻滞剂、β受体拮抗剂、ACEI及ARB、α受体拮抗剂等，多需联合使用。

（3）血管扩张药物 血管舒张药物的主要作用是舒张血管、解除血管痉挛和促进侧支循环，能暂时改善患肢血流。常用药物有前列地尔注射液、罂粟碱注射液等。

2. 手术治疗

（1）适应证 多数下肢ASO患者的肢体动脉缺血状态是一个渐进的过程，早期症状轻微阶段多长达3~5年，肢体动脉的闭塞同时也有一些侧支代偿性的开放，但如果出现间歇性跛行、静息痛甚至肢体坏疽时则提示目前侧支循环无法起到代偿的作用，这期间应用口服及静脉类药物上述症状也无法改善，同时经彩超、ABI、CTA、DSA证实肢体动脉管腔有显著狭窄即达到手术适应证，若是动脉内血栓形成造成急性的肢体远端缺血则应立即手术。

（2）禁忌证　一般是凝血功能存在异常、血糖水平达不到手术要求、近期有黏膜的活动性出血、全身感染严重等情况不适合手术，但下肢ASO手术治疗的禁忌证多取决于患者的整体情况，也是相对于手术方式而言。血管的介入治疗，禁忌证相对较少，只要维持患者血压、心律等生命体征于合理范围即可。血管外科手术对于患者生命体征及一般情况要求相对较高，但若非是重要器官严重病变者，如心绞痛、脑血管意外、肝肾功能衰竭等，均可施行手术治疗，其中由于造影剂对肾功能的影响，术前的评估及围手术期的水化治疗和肾脏替代治疗也可有效规避肾功能不全的风险。

3. 针对心血管危险因素的治疗

（1）降脂药物治疗　推荐下肢ASO患者常规应用他汀类药物降脂治疗。其应用目的不仅限于降低血液中胆固醇水平，目前多个多中心研究证实，使用他汀类药物使血胆固醇水平降低可以有效延缓动脉粥样硬化斑块形成的病理进程。

（2）抗高血压药物治疗　长期的高血压可以显著促使动脉粥样硬化的发展，下肢ASO的治疗应兼顾血压的控制，但对于肢体严重缺血的患者血压不宜控制得太低，以免影响肢体远端动脉血的有效灌注，目前一般要求在心脑血管情况允许的情况下收缩压可维持在130~150mmHg。首选药物推荐钙离子阻滞剂和ARB类药物联用，常规不推荐使用利尿降压药。

（3）糖尿病治疗　血糖的控制是贯穿下肢ASO治疗始终的基础治疗，血糖偏高是促使动脉硬化病理进程加重的重要危险因素，对于下肢ASO合并有糖尿病的患者，必须重视血糖的控制。血糖控制的目标范围：空腹80~120mg/dl（4.44~6.70mmol/L），餐后120~160mg/dl（6.7~8.9mmol/L），糖化血红蛋白（HbA1c）< 6.9%。合并有糖尿病的患者应注意避免足部的外伤，轻微的皮损即有可能发展成严重的坏疽，并最终导致截肢（趾），建议患者注意足部的日常护理，定期进行足部自我检查，选择合适的鞋袜，运动时加强对足部的保护。

（4）戒烟　长期吸烟可显著加重肢体动脉粥样硬化的严重程度，引起血管痉挛，造成血管内膜损害，导致脂类代谢异常等，加重或促进动脉硬化发生发展。戒烟是下肢ASO预防和治疗的重要措施之一。在下肢ASO的治疗开始阶段即需要求患者立即戒烟。

（5）抗血小板和抗凝治疗　阿司匹林肠溶片等抗血小板药物可有效抑制血小板活化、黏附、聚集和释放，进而起到预防血栓形成、保护血管内皮细胞、扩张血管和改善血液循环的作用。合理应用抗血小板药物可以显著降低下肢ASO患者因心脑血管意外死亡的风险。常用的抗血小板药物包括阿司匹林、氯吡格雷片等。阿司匹林肠溶片75~150mg/d即可有效降低有症状的下肢ASO患者心血管事件的发生率，同时应警惕出血风险。

4. 间歇性跛行的治疗

（1）运动疗法　规律的有氧运动可改善最大平板步行距离、生活质量和生活能力。特别是下肢ASO的老年患者，运动治疗可增加无痛步行距离和最大步行距离，同时降低血浆胆固醇浓度，降低收缩压。运动疗法是一个长期的过程，早期要强调的是坚持，而不是有效运动时间和运动强度，在患者轻度努力即可完成的强度基础上逐渐增加运动量，是提高患者依从性的关键。理想状态的运动计划是每次步行30~45分钟，每周运动大于3次，长期坚持。运动方式因人而异，推荐的运动方式中行走并非首选，尤其是出现足部溃疡及足部关节病变的患者，原地立位的全身有氧运动或单侧肢体的伸踝或屈膝运动更适合严重的下肢ASO患者。Fontaine IV级患者不推荐进行常规运动治疗。

（2）药物治疗　目前常用的药物如下：①西洛他唑（Cilostazol）：西洛他唑是一种强效磷酸二酯酶III抑制剂。1999年FDA批准用于治疗间歇性跛行。2007年被《外周动脉疾病的学会间共识》（TASC II）推荐作为治疗间歇性跛行的首选药物。西洛他唑具有抗血小板和舒张血管的作用，可直接抑制血小板功能，同时改善内皮细胞功能，又能通过减少循环中活化或预调节的血小板数目进而预防血栓性疾病。②前列腺素类药物：有静脉应用和口服两类剂型，前者如前列腺素E_1（前列地尔）等，后者如贝前列素钠及伊洛前列素等，此类药物具有扩张血管和抗动脉粥样硬化（保护血管内皮、抗内膜增生、抗血小板）的药理作用。临床多适用于改善慢性动脉闭塞症引起的溃疡、疼痛及冷感等缺血表现。

（3）血运重建　这是大多数严重下肢ASO都需经历的治疗，具体需根据病例自身病情选择个体化的重建方式。早期无症状或症状轻微的下肢ASO不推荐预防性血运重建。

腔内介入治疗：随着介入技术的不断进步，大多数中心把腔内治疗作为首要推荐的血运重建方式，对于针对血管外科手术来说，腔内介入疗法的手术损伤相对较小、手术适应证相对较多，并发症发生率和死亡率均较低，即使介入手术治疗达不到预期效果多数病例还可以改用开放的外科手术治疗。

手术治疗：①手术适应证：间歇性跛行严重影响患者生活质量，保守治疗效果欠佳；影像学诊断提示患肢流入道和流出道的解剖条件能满足手术要求；全身状况可以耐受。②手术方式：目前多通过旁路转流的方式缓解病变肢体的血运障碍。目前主髂动脉的大血管的重建多选用人工合成材料；腹股沟韧带以下的血管需要重建时自体静脉及人工合成材料均可酌情选用。③主-髂动脉闭塞性病变：肾动脉以下的腹主动脉-双侧髂（股）动脉旁路转流术是目前主髂动脉弥漫性病变的首选术式，手术入路即可经腹或经腹膜后，抑或是腹腔镜技术。④腹股沟韧带以下动脉病变：腹股沟韧带以下旁路术，目前最常用的血管重建方法包括人工血管及自体血管旁路。旁路术首先要在适合的流入道上选择近端吻合口，但流出道的质量对通畅率的影响更大。股总动脉、股浅动脉、股深动脉以及腘动脉，甚至胫动脉均可以作为流入道的位置。旁路远端吻合口多选在股动脉、腘动脉、胫动脉、腓动脉甚至足背动脉。

血运重建后的抗血小板和抗凝治疗：建议腘以下血管重建的患者采用阿司匹林联合氯吡格雷的双联抗血小板治疗，以提高通畅率，同时减少心血管事件的发生。腹股沟韧带以下动脉裸支架植入术后推荐进行至少3个月的双联抗血小板治疗，甚至若黏膜出血风险较低的情况下双抗治疗可延长至1年。腹股沟韧带以下动脉旁路术后也建议选用双联抗血小板治疗。

5. 严重下肢缺血（CLI）和保肢治疗

CLI是下肢动脉疾病最严重的临床阶段，主要表现是缺血性静息痛、溃疡或坏疽。发展至CLI的患者预后远差于间歇性跛行患者，截肢率及死亡率均较高，因此对于CLI的治疗策略应更为积极。CLI治疗的目的是保肢甚至仅仅是保命，当技术可行时，在患者全身情况允许的情况下应积极进行保肢治疗。如果心、肺、肾功能差则应以控制感染、减轻疼痛、改善整体情况为主，必要时可选用适合的处理方式促使坏死患肢由湿转干，形成干性坏疽后使肢体的坏死进程减缓。若患肢感染严重有进一步引发全身脓毒血症风险时，则应紧急截肢。CLI患者合并严重的心肌缺血、心肌病、充血性心力衰竭、严重肺部疾病或肾功能衰竭时，手术治疗的风险增高，应尽可能优先选择腔内治疗。

6. 糖尿病性下肢缺血治疗

应重视糖尿病下肢缺血的多科综合治疗。在国内学者提出的"改善循环、控制血糖、抗感染、局部清创换药、营养神经、支持治疗"六环法措施的基础上还应增加：①控制高危因素：如降压、降脂和戒烟；如果病因不去除，病变继续发展，治疗的效果就不佳。②截肢（趾）：当坏疽的病变已经发生，截肢（趾）仍然不失为一种明智的选择。然而无论如何，下肢动脉血流的重建在治疗糖尿病下肢缺血的方法中，是最重要和关键的措施。重建的方法同CLI的治疗。

7. 急性下肢缺血的治疗

急性肢体缺血（ALI）的患者可在数小时内发生神经和肌肉的不可逆性损伤，因此应强调对有怀疑ALI的肢体血流情况进行多普勒超声检查，尽快评估并决定治疗方案。

对于有ALI的患者要立即开始抗凝治疗，通常用肝素或低分子量肝素。对于危及肢体存活的ALI患者，需行急诊血运重建。ALI血运重建的方法包括经皮导管内溶栓、经皮机械取栓术、外科血栓切除、旁路手术以及动脉修复等。对于有严重并发症的患者，腔内治疗是首选的血运重建方法，尤其适用于发病14天以内无运动障碍的ALI患者。动脉内置管溶栓是经典的微创、有效的腔内治疗方法。系统溶栓对ALI

治疗效果有限。动脉内置管溶栓联合机械取栓术可以快速复通血管、缩短缺血再灌注时间。经皮血栓抽吸装置可用于外周动脉闭塞所致的急性肢体缺血的辅助性治疗。当肢体无法挽救时，须在患者全身情况恶化之前截肢。血运重建后要密切关注缺血再灌注损伤导致的局部和全身并发症，出现骨筋膜室（骨间隔）综合征，应该及时行骨筋膜室切开减压。

（三）辨证治疗

1. 辨证论治

（1）寒凝阻络证

[治法] 温经散寒，活血通脉。

[方药] 阳和汤加减。黄芪30g，白芥子15g，桂枝10g，熟地30g，麻黄6g，地龙10g，鸡血藤30g，川牛膝15g，桃仁15g，红花15g。

疼痛剧烈加制乳香、制没药、延胡索，寒邪伤阴加麦冬、石斛。中成药：血塞通、香丹、活血通络丸，每次9g，每日3次，口服。

（2）血脉瘀阻证

[治法] 活血化瘀、通络止痛。

[方药] 桃红四物汤。桃仁15g，红花10g，赤芍15g，生地30g，川芎15g，蜈蚣1条，川牛膝15g，桂枝10g，鸡血藤30g，地龙10g，金银花30g，延胡索15g。

气虚加黄芪、党参；脾虚加党参、白术、山药；疼痛剧烈加乳香、没药、血竭；阴虚加生地、天冬、麦冬；气滞加木香、乌药、川楝子、陈皮。中成药：疏血通、血塞通、舒血宁、芪蛭固本通脉丸。

（3）湿热下注证

[治法] 清热利湿、解毒化瘀。

[方药] 四妙勇安汤加减。玄参20g，当归15g，金银花40g，甘草10g，川牛膝15g，黄柏15g，地龙10g，苍术10g，蜈蚣1条，白花蛇舌草15g，桂枝10g，延胡索15g。

热毒炽盛加生地、蒲公英、地丁、黄连；口渴欲饮加天花粉、知母、粳米、石膏；湿重加土茯苓、泽泻、赤小豆；大便秘结加大黄、枳壳。中成药：痰热清、双黄连。

（4）气血亏虚证

［治法］益气养血、活血化瘀。

［方药］八珍汤加减。党参30g、黄芪30g，当归20g，白芍15g，茯苓15g，熟地15g，白术10g，鸡血藤15g，地龙10g，甘草6g。

肢体凉甚加桂枝、川椒、附子、细辛；疼痛剧烈加延胡索、乳香、没药；阴虚发热加大青叶、板蓝根、天花粉。中成药：血塞通、舒血宁、活血通络丸、芪蛭固本通脉丸。

2.外治疗法

（1）熏洗法

①活血止痛法：有肢体疼痛、发绀、皮肤瘀斑、瘀点等表现，宜用活血止痛法，应用活血消肿洗药、活血止痛洗药等煎剂趁热熏洗患肢，每日1~2次。适用于下肢ASO Ⅰ、Ⅱ期的患者。能够改善肢体血液循环和微循环，促进侧支循环的建立，改善组织代谢状况，具有活血通脉，消肿止痛的作用。

②温经活血法：表现为寒凝阻络证，肢体发凉、怕冷、遇寒加重、疼痛加剧，皮肤冰凉、苍白。宜用温经活血法，应用回阳止痛洗药或活血止痛洗药煎汤趁热熏洗患肢，每日1~2次，适用于下肢ASO Ⅰ、Ⅱ期的患者。能够促进肢体血液循环、改善缺血症状，具有温通血脉、回阳散寒的作用。

③解毒消肿法：发生肢体坏疽继发感染、局部红肿热痛，脓液多并有坏死组织，炎症明显。宜用解毒消肿法治疗，应用解毒洗药煎汤趁热熏洗患处及创面，每日1~2次，熏洗后，用三黄油纱条换药，创口脓液及坏死组织较多者，创面可撒少量九一

丹、五五丹，或涂抹全蝎膏，具有拔毒、祛腐、止痛的作用。在炎症红肿处可外涂黄马酊，或外敷金黄膏、栀黄膏等，具有清热消炎、解毒消肿和清洁创口的作用。

④生肌敛口法：肢体破溃的后期，创面干净，脓液减少；遗留残端溃疡或慢性溃疡经久不愈者，宜用生肌敛口法，促进创面愈合。用溃疡洗药煎汤趁热渍洗患处或创口，熏洗后，创面撒布少许生肌散、八宝丹，或涂抹生肌玉红膏等。

（2）创面换药

①干性坏疽：干性坏疽的创面可应用酒精棉球消毒后，以无菌纱布包扎保护，切不可乱用药粉或药膏，应维持干燥，待血运改善、坏死组织与健康组织形成明显分界线时，再实施坏死组织切除或趾部分切除缝合术。

②湿性坏疽：创面脓液较多或有坏死组织时，可根据细菌培养及药敏试验结果，选用有效抗生素湿敷换药。因抗生素易产生耐药性，故应反复做药敏试验和交替应用不同种类的抗生素。

（四）新疗法选粹

参见63页"新疗法选粹"。

（五）医家诊疗经验

何春红在治疗老年患者所患下肢缺血性疾病如下肢动脉硬化闭塞症、糖尿病性足病时尤重视补气养血，活血化瘀法的应用，善用"补阳还五汤"。

"补阳还五汤"是清代王清任为治疗中风后遗症所制，证对气虚血瘀，意在补气而活血进而达到祛瘀的目的，临床中广泛用于治疗多种缺血性脑血管疾病，从组方分析，补阳还五汤是补气养血、活血化瘀的良方，不仅适用于治疗缺血性脑血管疾病，更可以通过加减化裁而用于一切肢体缺血、瘀血性疾病，如脱疽等。

临床多在原方的基础上随证加减，引药下行加川牛膝；阴虚加沙参20g、麦冬20g；气虚重用黄芪30g，加白术15g；血虚加当归20g、熟地10g；阳虚加巴戟天15g、淫羊藿15g。同时活血不忘行气，补阳亦兼滋阴，用之临床多可收到痛减疡愈的奇效。

五、预后转归

下肢ASO的预后因病变部位、程度、发展速度以及血管狭窄程度和并发症而不同，如在病变早期，可通过控制易患因子，减轻动脉硬化，如出现脑血管意外、心肌梗死、肾功能不全则提示预后不佳。

六、预防调护

主要在于预防动脉粥样硬化和避免应用收缩血管的药物。患肢应防止受冷，但不要烘热或晒太阳；不要两腿交叉而坐，保持患肢皮肤清洁和干燥；及时剪去趾甲，但不要损伤皮肤；不要穿太紧的鞋、袜，更不能赤脚走路；及时治疗鸡眼和胼胝，避免损伤，每周自我检查患足有无皲裂和伤口等，并及时局部用药治疗。

七、专方选要

补阳还五汤出自清代王清任《医林改错》，治疗半身不遂、口眼歪斜、语言謇涩、口角流涎、大便干燥、小便频频、遗尿不禁。药由黄芪4两，归尾2钱，赤芍1.5钱，地龙1钱，川芎1钱，桃仁1钱，红花1钱组成，配伍精当。探索还五之"五"字，浅析如下：气血冲和则百病不生，一有拂郁，诸病生焉。半身不遂主要是元气亏损，是其本源。十分元气，若亏五成，剩五成。因不疼不痒，人身不觉。元气一亏，经络空虚，气向一边归并，则半身不遂，不遂者，不遂人用也。临床上不少患者因跌仆得半身不遂者，殊不知实因元气亏五至半身不遂也。王清任矢志求

真，打破千年封建礼教束缚，去义冢、刑场多次探索人体解剖，仔细观察五脏六腑位置、形状、气血之走向。他还强调了仲景先师脏腑经络发病致病三条，所谓千般疢难，不越三条，概经络受邪入脏腑，为首要内因，五脏元真通畅，人即安和，五脏元真失衡，即阴阳失调。《医林改错》中的脑髓说，强调了脑是神明的出处，人的视觉、听觉、嗅觉、感觉、思维、记忆等都是脑的作用。脑为九五之尊，古典哲学中一至九，九最大为天，五居中为土，土能生万物。还五者即土生万物。加之心主神明，五脏之大主，五脏恢复，元气充实，气血通畅，邪从何侵。

补阳还五汤中，黄芪重用4两，其余六味中药7.5钱，黄芪约5倍于诸药。王清任认为元气即火，火即元气，此火乃人体生命之源，人以元气为本，所以重用黄芪5倍于诸药。关键是黄芪大补元气，以治其本，并将方名之首冠以补阳二字。元气既虚，必不能达于血管，血管之气，必停留而成瘀，方意在于补气活血，气行血行，半身不遂可逐渐康复。

王清任把人整体作为十，半身之躯拟为五，恢复还五，身体无恙，亦有五义也。

八、研究进展

（一）治法探讨

1. 下肢ASO的诊断

（1）动脉造影是金标准　目前标准的数字减影动脉造影（digital subtraction angiography，DSA）仍是最精确的检查方法，但是DSA是一种侵入性检查方法，而磁共振动脉造影（MRA）技术应用日益广泛，往往是患者预计需要行手术治疗或经皮介入时，才考虑是否行DSA检查，虽然目前多种非离子型造影剂得到了广泛的应用，如碘普罗胺、碘克沙醇等，但DSA对

于肾功能不全的患者应用仍需慎重。

（2）多普勒超声血流检查　其包含多普勒节段测压、波形描记、ABI测量，可以量化地判断下肢缺血的严重程度，目前国内已基本普及。ABI大于1.0提示肢体缺血，该指数的降低与缺血程度呈相对应关系。相邻或左右对称两个部位之间压力差大于30mmHg或更多，提示这两个部位或平面之间存在动脉闭塞。糖尿病、肾功能衰竭等少数患者存在下肢假性高血压，可影响ABI数值，临床中需考虑这些因素。此检查具有无创、简便易行，可量化的优势。

（3）彩色超声多普勒　彩超是目前临床初筛应用最普遍的手段，也最简便易行，对于动脉管腔形态、内膜硬化斑块、血流状态等方面的检查有无可替代的优势。目前还有连续扫描的超声血管造影以显示整个动脉的走行和病变，目前超声下的介入手术的开展也日渐增多，移植血管术后的复查彩超也是最常用检查方法。

（4）磁共振血管造影　磁共振血管造影（magnetic resonance angiograph，MRA）与DSA相比，其外周动脉的诊断敏感性和特异性可达96.7%和95.8%，在下肢动脉中，3-DGdMRA和2-DMRA的诊断敏感性和特异性为94%和90%，但MRA对于中-重度的动脉狭窄往往会过高显示，对于狭窄50%~70%和大于70%诊断的敏感性和特异性及精确性为84%、60%、70%。尤其在髂动脉和小腿动脉特异性仅有58%和50%，所以对小腿较小直径的动脉和髂动脉的MRA有时会过重地显示病情。在无损伤性检查中，MRA更适于肾功能不全患者的诊断。

（5）计算机断层血管造影　计算机断层血管造影（computed tomography angiography，CTA）自20世纪90年代开始用于血管的临床检查，随后出现的螺旋CTA，快速而多层的扫描可使下肢动脉成像的分辨率显著升高。与DSA相比，多层CTA对动脉疾病诊断的敏感性和特异性略差，但其优势在于相对简便易行、非介入性，但若动脉严重钙化则会影响成像，目前腿部和足背动脉较小的血管重建仍较困难，随着图像处理软件的升级，CT设备的进步，血管成像将会更精确。

2. 下肢ASO的治疗

（1）动脉硬化的系统治疗　糖尿病、心脑血管疾病的治疗应纳入下肢ASO的基础治疗，良好的血糖、血压、血脂情况能显著降低下肢ASO患者的死亡率，减少心梗和脑卒中的风险。同时应加强对生活中不良习惯的干预，如嗜烟、饮酒、暴饮暴食、作息不规律、缺乏锻炼等。

（2）药物治疗　药物治疗贯穿整个下肢ASO治疗的始终，目前的共识是药物治疗越早介入越有利于预后的改善，早期轻症的下肢ASO即可给予小剂量的抗血小板药物，规律服用。临床常用药物如已酮可可碱通过改善红细胞变形能力，有效提高行走距离，中西医结合治疗是整体治疗外周动脉闭塞性疾病的一种方法，也为药物治疗提供了一种途径，并可提高疗效，是我国外周动脉闭塞性疾病治疗的特色。介入、血管重建治疗也需要联合药物治疗。介入和手术治疗前应用药物可改善血管状况，为进一步治疗提供条件和疗效，对于急性动脉血栓形成，急性肢体缺血患者的治疗常采用开放手术重建，但具有较高的并发症的发生率，包括高位截肢和死亡。

（3）外科血管重建手术　大多数间歇性跛行患者截肢的危险性相对较低，推荐先进行功能锻炼和药物治疗，只有在严重影响生活和工作时，才考虑侵入性诊断和治疗。

（4）血管腔内介入治疗　微创是介入治疗最突出的特点之一。虽然目前减容概念广为接受，使长段病变的介入治疗开展增多，但目前介入治疗的应用仍以短段病变为主。介入治疗并发症相对较少、患者可耐受性好和围手术期死亡率低，创伤小，恢复快，介入后仍有血管外科手术的机会。短段主髂动脉病变的球囊扩张和支架术效果满意，而腹股沟下行球囊扩张和支架术效果不佳，3年通畅率低于60%。

（5）基因生物治疗　基因生物技术的主要目的是促进侧支循环的形成。目前主要有基因治疗和干细胞移植。远端动脉病变所致缺血应用基因治疗较适合。利用血管内皮细胞生长因子等诱导血管生成是基因治疗的一个方向，其确能促使微循环建立，但也存在诱导肿瘤细胞的生长的风险，仍待临床检验。骨髓和外周血中的造血干细胞、骨髓间质干细胞、外周血管内皮祖细胞等干细胞通过骨髓动员细胞移植等技术在缺血肢体形成新生血管即干细胞移植是基因治疗的另一方向，近期治疗能促进侧支形成。远期疗效有待进行观察。因涉及伦理问题，现多用自体干细胞移植。

（6）其他治疗　激光血管成形、超声消融术等一些导管消融新技术也相继得到应用，但疗效还有待进一步研究。

（二）中药研究

1. 单味中药研究

三七具有止血、活血化瘀、消肿定痛、滋补强壮、抗疲劳、耐缺氧、抗衰老、降血脂、降血糖、提高机体免疫功能等作用。三七总皂苷是三七的主要有效成分。目前有动物实验研究探讨三七总皂苷对骨髓干细胞移植后，后肢缺血大鼠模型血管新生的促进作用，并通过测定大鼠缺血后肢多普勒血流量及血清VEGF（血管内皮生长因子）的含量初步探讨其作用的机制。

［方法］将实验大鼠随机分为4个组，分别是：正常组、缺血组、干细胞移植组、干细胞移植+中药组。其中缺血组按缺血不同时间分为5组，分别为缺血4小时、3天、7天、14天、28天组。干细胞移植组分为移植14天组及移植28天组。干细胞移植+中药组分为用药14天组及用药28天组。除正常组外，各组均通过切断并结扎左后肢股动脉，建立大鼠后肢缺血模型。造模成功后，对干细胞移植组及干细胞移植+中药组进行骨髓干细胞移植（缺血后肢肌肉注射干细胞分离液）。同时各组开始给药，干细胞移植+中药组给予三七总皂苷腹腔注射，干细胞移植组注射相同比例生理盐水。分别于用药14天、28天时，用激光多普勒血流测定仪检测缺血后肢血流灌注量。大鼠腹主动脉取血，通过酶联免疫法测定其血清VEGF含量变化。结果：干细胞移植+中药两组血清VEGF含量及局部血流灌注量均明显高于单纯缺血组及干细胞移植两组。干细胞移植+中药28天组的血流灌注量（77.75+3.009 pu）甚至显著高于正常组。

结论：血清VEGF含量是组织缺血的敏感指标，在缺血前期（4小时~7天）下降，至缺血后期（14~28天）缓慢增加。骨髓干细胞移植可通过提高后肢缺血大鼠血清中的VEGF含量，促进缺血肌肉组织的血管新生。三七总皂苷可显著上调血清VEGF含量，并增加缺血组织血流灌注量，这可能是其促进骨髓干细胞移植治疗下肢ASO的机制之一。

2. 复方的研究

补阳还五汤是治疗下肢ASO的常用方剂，临床有相关的疗效观察，探讨补阳还五汤加减治疗下肢ASO的临床疗效。

［方法］选择69例下肢ASO患者，随机分成两组。治疗组36例，予补阳还五汤加减治疗；对照组33例，予静脉滴注前列腺素 E_1 及阿司匹林肠溶口服。观察两组疗效。

结果：治疗组总有效率94.44%，对照

组总有效率 66.7%，两组有效率之间差异有显著性（$P < 0.01$），补阳还五汤加减治疗下肢 ASO 疗效明显优于对照组。

（三）外治疗法

二味膏是洛阳市中医院周围血管病防治中心主任何春红研制的外用中药方剂，主要以治疮杀毒生肌为治则，主要成分为雄黄等，对临床第三期的下肢 ASO 均可明显改善局部疮面的肉芽生长情况。对于中医辨证属气血亏虚型患者可予以补气养血之中药汤剂内服，以求标本同治。二味膏适用于各种疮面，分泌物的多少不影响其治疗效果，特别对于干燥的疮面，二味膏可以创造一个接近生理状态的湿性愈合环境，有助于中药有效成分充分作用于疮面，并可使伤口局部保持湿润，促进疮面肉芽及皮瓣瓣部的生长并防止液体和细菌的透过。二味膏外敷在临床第三期下肢 ASO 治疗中可以明显改善疮面的愈合情况，缩短治疗周期，降低患者的截肢率。

（四）评价及展望

下肢 ASO 好发于 45 岁以上的中老年人，男女均可发病，男女之比为 6∶1~8∶1，下肢 ASO 是血管慢性"老化"病变，是全身动脉硬化在肢体局部的病变，西医学认为下肢 ASO 可能与代谢综合征、胰岛素抵抗、血脂高、肥胖、嗜酒、吸烟、高龄等有关，现在认为是一种损伤修复性炎症损害，常伴发冠心病、脑血管病、糖尿病、高血压等疾病。下肢 ASO 的症状类似中医学"脱疽""脉痹"范畴，早在《黄帝内经》中已有类似记载，从中医学的观点认识，此病的总病机是气滞血瘀，手足为诸阳之本，阳虚则手足最先发病。其病理演变规律为因虚致邪，因邪致瘀，因瘀致损，血脉瘀阻贯穿整个病程发展过程，故从"瘀"论治本病。治宜活血通络，温经止痛，三七、红花、水蛭、地龙、延胡索等许多中药具有活血化瘀、通经散结作用，西医学认为这些药具有抗血栓形成、溶栓、抗血小板聚集和降血脂作用，并具有促进血液运行的作用。中药内服、外用结合治疗该病疗效甚佳，且不良反应较小。

主要参考文献

［1］周承校. 下肢动脉硬化闭塞症长段病变的腔内治疗［D］. 合肥：安徽医科大学，2013.

［2］齐立行，谷涌泉，郭连瑞，等. 药物涂层球囊治疗下肢动脉硬化闭塞症［J］. 中国医师杂志，2017，19（12）：1782-1785.

［3］李京雨，刘涛，路军良，等. 介入治疗复杂下肢动脉硬化闭塞症技术与疗效分析［J］. 中华放射学杂志，2011（10）：960-963.

［4］谷涌泉. 自体干细胞移植规范化治疗下肢慢性缺血性疾病的专家共识［J］. 中华细胞与干细胞杂志（电子版），2012，2（1）：1-4.

［5］刘明. 实用周围血管疾病学［M］. 北京：金城出版社，2006.

第三节　糖尿病血管病

糖尿病血管病是指除心脑血管、肾血管和视网膜血管病变之外的，肢体大、中、小动脉粥样硬化和微血管病变，并伴有周围神经病变，所发生的肢体缺血、缺氧，甚至坏疽、感染等。糖尿病的血管病变是常见的糖尿病并发症之一。随着糖尿病病史延长和患者年龄增加，糖尿病血管病的发病率也逐渐增加。本病治疗困难，截肢（趾）率和病死率均较高。

一、病因病机

（1）糖尿病并发大血管病变　肢体大、中、小动脉硬化狭窄或阻塞。糖尿病性和非糖尿病性动脉粥样硬化之间并无组织病理学差异，但糖尿病患者动脉粥样硬化的发生率更高，年龄较小，病变发展较快，病情较重，致残率和病死率较高。糖尿病患者发病部位以小腿腓肠肌、胫前动脉、胫后动脉以及趾动脉较多，由于肢体动脉吻合支较多，故小分支管腔逐渐狭窄，甚至完全闭塞，并不一定引起严重后果。而当动脉的病变范围大，大动脉主干有狭窄，特别是伴发动脉痉挛时，则肢体出现缺血表现。若在肢体动脉粥样硬化的基础上继发血栓形成，而动脉主干完全闭塞，则发生肢体坏疽。

（2）糖尿病微血管病变　微血管是指小血管和毛细血管网，是循环血液和组织之间进行物质交换的场所。糖尿病引起的微血管病变是心、脑、肾等脏器病变和糖尿病肢体坏疽发生的基础。糖尿病微血管病变是由基因遗传所决定的，血糖控制不好是其促发因素。高血糖可使血液黏度增加，内皮细胞损伤，血小板聚集，微血栓形成，进而组织缺氧，微血管瘤形成和血管增殖。高血糖还会使糖基化血红蛋白增多，基膜增厚，使组织缺血缺氧。肢体可因组织营养不良，可并发感染和诱发大面积坏疽，因此微血管病变在糖尿病坏疽的发生中占有重要的地位。糖尿病皮肤微血管病变，可以见于全身任何部位，但以下肢胫骨前和足部皮肤微血管受累产生局部发绀和皮肤缺血性溃疡多见。这种溃疡是浅表的、疼痛性的，而足背动脉搏动良好。

（一）西医学认识

1.发病机制

（1）高胰岛素血症和胰岛素抵抗　高胰岛素血症常伴有高血压、高三酰甘油、高密度脂蛋白降低、低密度脂蛋白增加、2型糖尿病（T2DM）。高胰岛素血症也可伴其他多代谢紊乱，如尿酸增高、肥胖等，因此又称多代谢综合征（X综合征），这些代谢紊乱可在糖尿病发生前出现。

高胰岛素血症促进动脉壁脂质的合成与摄取，阻止胆固醇的清除以及促进动脉壁平滑肌细胞的增殖，诱发和加剧动脉粥样硬化。

（2）脂质代谢紊乱　糖尿病及动脉硬化中脂肪及脂蛋白代谢异常已知多年，是发生动脉粥样硬化的重要因素或危险因子。在粥样硬化斑块中脂肪沉积以胆固醇及胆固醇酯为主，故在无糖尿病的动脉硬化病人中常强调高胆固醇血症、高低密度脂蛋白（LDL）血症与高β脂蛋白血症为高脂血症中主要致病因素。

（3）内皮细胞和凝血机制异常

①血管内皮功能紊乱：A.血管性血友病（VWF）因子增多：VWF因子由内皮细胞合成后释放入血浆参与凝血过程。在糖尿病中其浓度往往升高，已被许多人证实，尤其在小儿及无血管病变的糖尿病者中升高，提示为血管病变的原因。B.前列环素（PGI_2）降低：PGI_2具有扩张血管与拮抗血小板凝聚作用，可阻止血小板黏附于管壁而形成血栓。不论1型或2型糖尿病，PGI_2的合成和其代谢产物6-酮-前列腺素F（6-keto-PGF）均降低。C.纤维蛋白溶解活力降低：在正常人，血管内皮常释放适量纤溶酶原激活物至血循环，经激活纤溶酶原而生成纤溶酶后可促进多余的纤维蛋白分解成降解产物，起血管内防止凝血作用。糖尿病患者体内的纤维蛋白溶解活力降低，促进了血栓的形成。

②血小板功能失常：无论从糖尿病动物或患者，从体外或体内实验均已证明血小板功能失常易于发生高凝状态。由于VWF因子释放增多促进血小板黏附于内皮下层，从VWF因子增高可间接证明此现象。早期认为血小板功能异常与血管病变范围呈正相关，继而发现此种血小板凝集反应的敏感性增高可见于血管病变之前，而非

血管病变所致。

（4）遗传因素　2型糖尿病有家族聚集现象，目前认为这些疾病可能属多基因遗传病。可能与红细胞膜钠－锂逆转换（SLC）、血管紧张素转换酶基因多态性、瘦素基因、载脂蛋白E基因的多态性等有关。

（5）激素调节失常　①胰岛素：超生理剂量胰岛素可刺激动脉壁中层平滑肌增生，加强胆固醇、胆固醇酯及脂肪合成而沉积于动脉管壁，还抑制脂肪分解和胆固醇酯分解，形成高脂血症、高脂蛋白血症，促进动脉硬化形成。②生长素（GH）及生长因子：兔主动脉中层细胞培养时加入GH血清可促进细胞增殖。缺乏GH的矮小症虽有糖尿病而不易患动脉硬化，均提示糖尿病患者动脉硬化发生机制中有GH参与。近年还发现其他生长因子有IGF-1样作用，尤其是成纤维细胞生长因子可促进血管内皮细胞有丝分裂，提示可能与动脉硬化发生有关。③性激素：雌激素有利于预防动脉硬化的发生。④儿茶酚胺：在未控制的糖尿病中血浓度增高，但其意义与动脉硬化发病的关系未明。

（6）高血糖症　高血糖时血红蛋白与之结合成糖基血红蛋白，其输氧功能下降，尤其是葡萄糖酵解中2,3-DPG下降，氧分离更困难，以致组织缺氧；高血糖还通过醛糖还原酶生成较多山梨醇，可刺激动脉平滑肌细胞及成纤维细胞增生（体外培养）。故由此推测可影响动脉壁发生硬化。

（7）微血管病变　糖尿病中微血管病变与动脉粥样硬化的关系亦属推测，冠状动脉壁增厚及心肌纤维化等疑及此因素，但未能肯定。

（8）其他　许多因素为非糖尿病患者伴动脉硬化者所有，可能也是糖尿病患者发生动脉硬化的危险因素，包括遗传、高血压、吸烟、缺乏体育锻炼、肥胖、种族、营养等。但这些因素不能解释糖尿病患者

中动脉硬化发生机制方面的特点。

2. 病理

糖尿病血管病变以冠状动脉、脑动脉、肾动脉、下肢动脉受累多见，尤以下肢动脉受累最多。病变特点为狭窄或闭塞性病变，常呈节段性，局限于动脉分叉处，累及一侧或双侧下肢动脉，上肢很少累及。其基本病理基础为动脉粥样硬化及微血管基底膜增厚、糖原沉积、脂肪样和透明样变性。在动脉内膜损伤的最早期，血小板及其他物质在损伤处聚集，可见内膜下有黄色1~2mm大小的粒块状突起物，并逐渐融合、增大，形成粥样斑块。斑块内有含大量脂质的巨噬细胞、血清总胆固醇TC、TG、LDL-C、磷脂、钙盐沉积。血管平滑肌细胞和成纤维细胞大量增殖。内膜伸出至管腔使管腔变窄。病变发展严重时，粥样斑块上出现溃疡、出血、血栓形成。血栓呈不规则的半月形，并有程度不同的、层次分明的机化、钙化。管腔狭窄、闭塞。动脉中层有不规则的增厚。中层及外膜均有纤维化、钙化。

下肢动脉发生粥样变化后，血管管腔逐渐变为狭窄，使患肢组织供血障碍，呈缺血表现。动脉粥样硬化血管闭塞时间愈长，肢体缺血愈重，动脉闭塞呈缓慢进行性，可见到侧支循环形成。但如动脉腔内血栓或斑块脱落，可引起急性动脉栓塞，使栓塞远端缺血更为严重，可引起远端肢体溃疡和坏疽。

（二）中医学认识

脱疽，又称脱骨疽，是指四肢末端局部疼痛、坏死，严重时趾（指）节坏疽脱落的一种疾病。多发于足趾，溃久则趾自落，故名脱疽。如明代申斗垣《外科启玄》曰："足之大趾次趾，或足溃而脱，故名脱疽。"陈实功《外科正宗》曰："脱疽之发，脱者，落也；疽者，黑腐也。"脱疽早期属

于中医内科"痹病"之"脉痹"范畴，后期属于中医外科"痈疽"范畴，故本病多出现在历代外科文献中。历代医家对脱疽有着丰富的论述，积累了很多宝贵的经验，在临床上有重要意义。

《黄帝内经》在《灵枢·痈疽》中对脱疽的症状特点以及预后等进行了描述；后世医家多从其说。《外科枢要》详细论述了本病的症因脉治及预后，为后世医家所尊崇。《外科理例》强调脱疽"喜其饮食如故，动息自宁，为疮善证""此症情势虽小，其恶甚大"，后人多从其说。明代王肯堂《证治准绳》曰："惟足大指患之为脱疽；其余足指患之，曰敦疽易治；惟脱疽难治。"《外科正宗》是薛己之后论述脱疽最详细、最重要的著作，列有"脱疽论"，并论有脱疽吉逆："起疮不渴，口润舌和，性志寻常，无妄暴急，循礼为吉；初出形如麻子，焮热作痛，一指皆肿，根脚收束者吉；已成头便作腐，肉不紫黑，疼痛有时，脓出肿消者吉；已溃先脓后腐，肉色红活，毒不走散，气不腥秽者吉。""未疮先渴，喜冷无度，昏睡舌干，小便频数，阳痿者逆；初起形如粟米，肉便紫色，不肿刺疼，黑气延散者逆；已成疮形枯瘪，肉黑皮焦，痛如刀剜，毒传好指者逆；已溃肉枯筋腐，血水臭汗，疼苦应心，零仃彻骨者逆。"详尽描述了脱疽的不同预后，特别强调一旦发展为五败证，治疗较为困难。清代多承明代医家论述脱疽，如清代吴谦《医宗金鉴》曰："脱疽多生足指间，黄疱如粟黑烂延，肾竭血枯五败证，割切仍黑定归泉。""脱疽，单生于足大指，而别指生者，俱名敦疽，此非确论。"另外，《疡医大全》列有"脱疽门主论"。程鹏程《急救广生集》列有"脚趾脱疽"；《疡科心得集》列有"辨脚发背脱疽论"。

糖尿病大血管病变属于中医消渴之变证，是由于消渴日久而引发的并发疾病。在消渴起病之初其病机主要是阴虚为本、燥热为标。消渴日久，燥热耗气，如《素问·阴阳应象大论篇》指出"壮火食气"，加之阴损及气，导致气阴两虚；气虚则运行无力，水液不归正化，留而化为痰浊水湿；气虚无力推动血行，血运不畅；津血同源，阴虚燥热，津亏液少，则血行滞涩；痰湿瘀血阻于脉络，血行不畅，血脉阻塞而形成该病。痰湿与瘀血是在气阴两虚的基础之上产生的病理产物，同时又可阻碍气机，妨碍血行，影响气血的运行，加重气阴两虚的程度，进一步导致痰湿、瘀血，加重血脉阻滞的状态。

目前，炎症发病学说是动脉粥样硬化及2型糖尿病研究领域的重要进展。炎症发病学说的主要论点是：低度炎症是动脉粥样硬化发生、发展的关键原因，炎症反应在动脉粥样硬化及2型糖尿病的发生、发展中具有重要作用，动脉粥样硬化及2型糖尿病是炎症性疾病。

因此，低度炎症在糖尿病大血管病变的病机认识具有重要的意义。现代中医学者认为，低度炎症发生是以气虚、气滞、痰饮、瘀血为先决条件的。气虚是低度炎症发生的重要条件，气虚导致了炎症的发生，也导致了这种炎症状态是低度的、慢性的；气滞也是发生低度炎症的重要条件；痰饮和瘀血不但是低度炎症的主要病理产物，同时也是低度炎症持续存在，长期不愈的发病条件。

糖尿病血管病变的中医学病理机制在于痰浊瘀血阻滞于经脉和络脉系统，这些病理产物在脉道蓄积留滞的过程中不断沉积，导致脉壁的增厚；同时，沉积物对脉壁不断进行刺激，对脉壁组织产生浸淫、侵蚀、灼伤等病理作用，最终导致脉壁结构的损伤。

（1）糖尿病大血管病变 中医学"脉"在解剖形态上与西医学血管具有同一性，

脉又分为经脉和络脉两大部分，经脉为纵行于体内深部的、较大的气血运行的通道。《灵枢·本藏》曰："经脉者，所以行血气而营阴阳，濡筋骨，利关节者也"。运行血液的经脉相当于人体的大血管，是营运气血的主干道。

浊邪是导致糖尿病慢性并发症的最主要病理产物，富含高浓度血糖的浊邪弥漫于经脉脉道之中，日久对经脉壁产生浸淫和侵蚀，对经脉壁造成两方面的损害作用：一是由于浊邪是质地较为稠厚的水谷精微所化，极易化热化火，热盛则肉腐，火热浊邪灼伤脉壁，使脉壁血败肉腐而破损；二是浊邪导致气血运行减慢，瘀阻于脉络，脉壁破损益甚。此外，由于浊邪是痰和瘀血的先导，随着浊邪的蓄积，痰瘀和血瘀也逐渐加重，痰浊瘀三者融合，形成癥瘕，管腔阻塞，形成经脉病变。

（2）糖尿病微血管病变　络脉是经脉的分支，喻嘉言在《医门法律·络脉论》中把由十二经分出的络脉逐层细化分为络－系络－缠络－孙络，并指出孙络之间有相互络合气血交换的缠绊。络脉呈网状分布于全身，阳络布于体表，阴络布于体内，具有输布渗灌气血、津血互换、营养代谢等功能。

浊邪随气血循行渗灌于络脉之中，导致络气郁滞，随着浊邪的蓄积，络气由郁滞逐渐演变为瘀阻，伴随浊邪的病理性损害，痰瘀亦加入其中，浊痰瘀三者胶着凝滞，形成三方面的病理改变：首先，浊痰瘀三者互结，形成有形之邪漂浮于络脉网络中。其次，有形之邪阻塞络脉网络，使络脉渗灌气血津液功能障碍，引起气血津液的淤积阻滞，导致络脉处于血瘀状态。第三，有形之邪沉积，致使络脉壁不断增厚，形成络脉癥瘕，造成络脉腔狭窄，继则阻塞。此外，痰浊瘀血郁久化热，热邪灼伤脉络，使络体损伤，或破损或伤

断，致阻断不通，是导致络脉病变的又一机制。

二、临床诊断

（一）辨病诊断

1. 诊断标准

（1）中医诊断标准　参照《中医病证诊断疗效标准》（国家中医药管理局，南京大学出版社，1994）。

①多发于下肢一侧或两侧。患者可有受冷冻、潮湿、长期大量吸烟、外伤等病史。

②初起趾、指冷痛，小腿酸麻胀痛，行走多时加重，休息时减轻，呈间歇性跛行，趺阳脉减弱。继之疼痛呈持续性，肢端皮肤发凉，下垂时则皮肤暗红、青紫，皮肤干燥，毫毛脱落，趾甲增厚变形，肌肉萎缩，趺阳脉消失。

③多发于老年人。

④超声多普勒、血流图、动脉造影、血脂等检查，除帮助诊断外，尚可了解血管闭塞部位及程度。

（2）西医诊断标准　参照《糖尿病肢体动脉闭塞症临床诊断与疗效标准（草案）》（2002年中国中西医结合学会周围血管疾病专业委员会制订）。

①发病年龄：多在40岁以上。

②有糖尿病病史，或空腹血糖数值升高，尿糖测定阳性者。

③有慢性肢体动脉缺血表现：肢体麻木、怕冷（或怕热）、间歇性跛行、瘀血、营养发生改变，肢体感觉减退或皮肤发红灼热，甚者发生溃疡或坏疽；常四肢发病，以下肢为重。

④各种检查证明有肢体动脉狭窄闭塞性改变，下肢以腘动脉以远动脉病变为最多见。

⑤常伴有高血压、冠心病、高脂血症、

肾动脉血管病、脑血管病和眼底动脉血管病变等。

⑥排除血栓闭塞性脉管炎、大动脉炎、雷诺病、冷损伤血管病等其他缺血性疾病。

⑦A.肢体动脉无损伤检查：彩色多普勒、CT、数字减影（DSA）、血管超声、血管光电容积血流图检查证实有肢体动脉狭窄或闭塞者。B.动脉造影以下肢动脉病变为主，腘动脉以远动脉病变占80%以上，血管病损形态颇似动脉硬化性闭塞症，由于广泛的肢体动脉硬化、糖尿病，故动脉侧支较少，血管可发生迂曲、狭窄、闭塞。C.多普勒踝部血压测定与肱部血压测定之比明显变小。D.X线平片检查主动脉弓、腹主动脉或下肢动脉有钙化阴影。

（3）Fontaine分期　临床表现取决于肢体缺血的发展速度和程度。动脉粥样硬化的病变发展缓慢时，可有效建立侧支循环，远端肢体血供得以代偿，组织缺血不明显或程度较轻，临床上可无症状或有轻微症状。如动脉粥样硬化病变发展较快，侧支循环建立不完全，远端肢体缺血明显，临床上可出现明显的缺血症状。按Fontaine分期，将临床表现分为四期。

第一期：轻微主诉期。常感小腿和（或）足部发凉、软弱、困倦。动脉病变影响所供神经干时，出现麻木、蚁走感、针刺感。

第二期：间歇性跛行期。行走一段路程后，小腿腓肠肌与足部酸痛或痉挛性疼痛，如继续行走，疼痛更为加重，因而被迫停步，稍休息后，疼痛缓解，这是由于下肢循环障碍，导致供血不足的表现。

第三期：静息痛期。当动脉粥样硬化病变进一步加重，休息时血供也不能满足下肢组织的需要，尤其是在夜间睡眠时，常迫使患者通宵不眠，抱膝而坐。当抬高肢体或运动时疼痛加重，肢体下垂时疼痛可减轻。足部轻微创伤即可引起溃疡和坏疽。由于肢体的缺血可引起缺血性神经炎，出现退行性变化，这时除静息痛外，常伴有肢体近侧段向远侧段的放射痛，并有蚁走感、麻木、烧灼感和针刺感。

第四期：组织坏死期。由于下肢缺血进一步发展，可发生缺血性干性足坏疽，常自足趾开始，逐渐向上蔓延。干性坏疽主要是由于大或中动脉粥样硬化，使血管狭窄或闭塞所致。如合并感染，则演变为湿性坏疽，使病情更为严重。

（4）临床分型　根据血管病变部位，可分三型。

Ⅰ型：病变局限于腹主动脉末端及两侧髂总动脉，占5%~10%。如果其远侧动脉无病变，这类患者肢体缺血症状常较轻。

Ⅱ型：病变累及主动脉末端，髂总、髂外及股总动脉，约占25%，症状较Ⅰ型重。

Ⅲ型：腹主动脉末端，髂总或髂外动脉，伴有股腘动脉病变，约占65%。此型中老年男性占多数，常伴有高血压、糖尿病、高脂血症。此型病变常比其他两型进展迅速，多出现严重的缺血症状。糖尿病性大中血管病变以此型为主。

2.相关检查

（1）血糖　空腹及餐后血糖、胰岛素、C肽、血脂测定。

（2）心电图　无特异性，运动心电图和24小时动态心电图对无症状心肌缺血的检出有一定帮助。

（3）神经功能　心脏自主神经功能检查。

（4）心脏超声检查　糖尿病患者即使无冠心病并发症，由于糖尿病心肌病变和间质纤维化，可出现室间隔和（或）左心室后壁增厚，心室重量增大，左心房扩大，主动脉硬化，左心室功能异常，尤其是舒张功能的改变表现为左心室舒张末期内径减少，峰充盈率减低。

（5）放射性核素检查 放射性核素检查（SPECT）作为直接评估心脏肾上腺能神经支配的完整性方法，可较早地提示亚临床期病变。在久病的1型糖尿病患者，较多出现单独的舒张功能不全或伴有收缩功能不全，提示舒张功能异常可能早于收缩功能异常。

（6）冠脉造影 可发现受累部位管腔狭窄或闭塞病变，常弥漫累及多处血管，同一处血管常多处受累。

（7）彩色多普勒超声 可检测颅内和下肢血管血流动力学情况。经颅超声波（TCD）可诊断颅内血管痉挛、狭窄和闭塞；局部狭窄血流及异常增高的峰值流速（VS），则有力地提示该血管供血区可能有梗死灶。下肢彩色多普勒检查可发现血管壁增厚，内膜回声不均，动脉管腔狭窄、扭曲，其频谱呈单相波，血管内径及血流量降低，血流峰值流速及加速度高于正常。

（8）核素脑血流测定

①SPECT：注射^{99m}Tc-HM-PAO后，在脑内分布同γCBF，发出γ射线，扫描后重建图像。本法价格便宜，但分辨率有限，适用于大面积梗死。

②局限脑血流量（γCBF）：吸入^{133}氙（^{133}Xe）或注射放射性同位素，探测脑血流量并成像，可显示缺血部位及程度，糖尿病脑梗死者低于非糖尿病者。

③正电子发射断层成像（PET）扫描：回旋加速器产生的^{18}F-去氧葡萄糖等能参与脑代谢并发射β射线，经探头摄取，计算出脑代谢、血流和氧耗量并成像，用于超早期诊断，但价格昂贵。

（9）CT或MRI 可确定病灶部位、大小、性质（出血或缺血）。MRI可更早、更好显示病灶，T1呈低信号，T2呈高信号。检出率可达100%，且可任选解剖平面成像。螺旋CT血管造影对血管病变敏感，扫描快且便宜，颅内有磁性物质者也可应用。磁共振血管显像（MRA）可发现闭塞血管及侧支循环情况。

（10）其他 数字减影血管造影（DSA）可发现阻塞血管的部位、范围（长度）、程度及侧支循环情况。急性期的脑电图（EEC）异常率约为75%。椎-基底动脉闭塞者，45%呈双侧低电活动，或有"α昏迷"电活动。脑电地形图（BEAM）可通过计算机对脑电信号进行分析，具有直观、敏感、可定量分析等优点。

（二）辨证诊断

（1）阴寒型 肢体明显发凉、冰冷、呈苍白色，遇寒冷则症状加重，步履不利，间歇性跛行，多走疼痛加重，小腿酸胀，休息痛减，跌阳脉可触及搏动减弱或消失。舌质淡、苔薄白，脉沉迟。

辨证要点：肢体明显发凉、冰冷、呈苍白色，遇寒冷则症状加重。舌质淡、苔薄白，脉沉迟。

（2）血瘀型 肢体明显发凉、怕冷、疼痛，步履沉重乏力，活动艰难，严重者持续性疼痛，夜间尤甚，彻夜不眠。肢端、小腿有瘀斑，或足呈紫红色、青紫色，跌阳脉可触及减弱或消失。舌有瘀斑或舌质绛，脉弦涩。

辨证要点：肢体明显发凉、怕冷、疼痛，肢端、小腿有瘀斑，舌有瘀斑或舌质绛，脉弦涩。

（3）湿热毒蕴、筋腐肉烂型 足局部漫肿、灼热、皮肤潮红或紫红，触之患足皮温高或有皮下积液、有波动感，切开可溢出大量污秽臭味脓液，周边呈实性漫肿，病变迅速，严重时可累及全足，甚至小腿。跌阳脉可触及减弱或消失。舌质红绛、苔黄腻，脉滑数。

辨证要点：足局部漫肿、灼热、皮肤潮红或紫红，甚至溃烂。舌质红绛、苔黄腻，脉滑数。

（4）热毒伤阴、瘀阻脉络型 足局部红、肿、热、痛，溃烂创口脓多，恶寒伴有高热，神疲乏力，烦躁易怒，口渴喜冷饮，趺阳脉可触及减弱或消失。舌质暗红或红绛、苔薄白或灰黑，脉弦数或洪数。

辨证要点：足局部红、肿、热、痛，溃烂创口脓多，神疲乏力，烦躁易怒，口渴喜冷饮。舌质暗红或红绛、苔薄白或灰黑，脉弦数或洪数。

（5）气血两虚、络脉瘀阻型 足创面腐肉已清，肉芽生长缓慢，久不收口，周围组织红肿已消或创口脓汁清稀较多，经久不愈，下肢麻木、疼痛，状如针刺，夜间尤甚，痛有定处，足部皮肤感觉迟钝或消失，皮色暗红或见紫斑，趺阳脉可触及减弱或消失。舌质淡红或紫暗或有瘀斑，舌苔薄白，脉细涩。

辨证要点：足创面腐肉已清，肉芽生长缓慢，红肿已消或创口脓汁清稀较多，经久不愈，足部皮肤感觉迟钝或消失，皮色暗红或见紫斑。舌质淡红或紫暗或有瘀斑，舌苔薄白，脉细涩。

（6）脾肾阳虚、痰瘀阻络型 双足发凉，皮肤苍白或暗紫，冷痛，沉而无力，间歇性跛行或剧痛，夜间更甚，严重者趾端干黑，逐渐扩大，腰酸，畏寒肢凉，肌瘦乏力，趺阳脉可触及减弱或消失。舌质淡红、苔白腻，脉沉迟无力或细涩。

辨证要点：双足发凉，皮肤苍白或暗紫，冷痛，夜间更甚，严重者趾端干黑，腰酸，肌瘦乏力。舌质淡红、苔白腻，脉沉迟无力或细涩。

三、鉴别诊断

（一）西医学鉴别诊断

（1）血栓闭塞性脉管炎 多发于 20~40 岁男性青壮年，多有抽烟嗜好。约 40% 的患者在发病过程中有游走性血栓性浅静脉炎病史。受累血管为中、小动静脉，病理呈慢性炎症过程，坏疽多为干性，且多局限于肢体末端。X 线肢体平片无动脉硬化斑块影像，视网膜动脉多正常，血脂正常，无冠心病、糖尿病、中风病史。

（2）多发性大动脉炎 主要病变位于主动脉及其分支的起始部，如颈动脉，无名动脉，锁骨下动脉，胸、腹主动脉及肾动脉等。多发于青少年女性。发生于主动脉弓及分支处的病变，常有上肢无脉，血压降低或测不出，并有头面部缺血表现，在颈部及锁骨上窝可闻及血管杂音。当病变侵犯腹主动脉及其分支时，可出现下肢缺血表现；引起肾动脉狭窄时，有肾性高血压。在病变活动期常有发热和血沉增快，患肢一般不出现溃疡和坏疽。

（3）动脉栓塞 是栓子阻塞肢体动脉所引起的急性动脉缺血性疾病。栓子常来源于心脏与大动脉，常见于严重的心脏病患者，如风心病、冠心病伴有心房纤颤者，或人工心脏瓣膜置换术后等。发病急骤，可有肢体剧烈疼痛、皮色苍白、冰凉、感觉障碍、不能活动等表现，引起肢体坏疽，其范围通常与栓子堵塞平面有关。

（4）雷诺病 是末梢动脉功能性疾病。罕见有发生于尺、桡动脉，足背、胫后动脉搏动减弱或消失者。女性远多于男性，常双侧肢端阵发性发作对称性皮色改变，皮温降低。寒冷和精神因素常可诱发，长期发作的情况下，肢端或可发生局限性浅表溃疡。雷诺综合征多继发于其他疾病，以结缔组织疾病为主。

（二）中医学鉴别诊断

痹证：是指人体机表、经络因感受风、寒、湿、热等引起的以肢体关节及肌肉酸痛、麻木、重着、屈伸不利，甚或关节肿大灼热等为主症的一类病证。临床上有渐进性或反复发作性的特点。主要病机是气血瘀阻不通，筋脉关节失于濡养所致。本病一般无趺阳脉、太溪脉搏动减弱或消失症状。

无脉症：本病多发生于青少年，尤其是女性。其特点是体内各部位的大动脉均可发病，可出现头晕目眩、肢体酸麻、发凉、痿软、无脉等症状，但皮色改变及疼痛症状不明显，一般不发生坏疽。

痿证：是以肢体痿软不遂为主要症状的一类疾病，其病病因十分复杂，举凡内伤五劳、五志、饮食劳倦、房劳色欲、外感热湿，都有可能是损伤内脏精气，筋脉失养，产生痿证的病因。症状主要为肢体软弱无力，缓纵不收，久则手不能握，足不任地。病多缓起，较少出现疼痛、拘挛、强直、肿胀等症。

四、临床治疗

（一）提高临床疗效的要素

严格的血糖控制不仅可抑制糖尿病微血管并发症，也可抑制动脉硬化的发展，故在糖尿病发病早期控制并维持良好的血糖水平是必要的。糖尿病并发动脉硬化时，由于下肢血供减少，侧支循环不易建立，使足部的营养和药物供应减少，故易发生溃疡、感染及坏死（糖尿病足）。此外糖尿病患者下肢水肿十分常见，必然影响足部皮肤血液循环，延迟溃疡愈合。早期对下肢动脉的评估和处理是预防更广泛截肢或反复截肢的关键。血管、神经以及免疫系统在周围血管病变以及糖尿病的发生中扮演着重要角色，治疗多采取清创、换药。近几年国外对足部减负治疗（off-loading）的研究较多，一种全接触的足部铸型（TCCs）的使用可在不影响患者日常活动的情况下达到减负的目的，使足部的压力重新分配，病变部位的血循环改善，促进溃疡愈合，此方法被认为是足部减负治

疗的金标准。然而更重要的还在于对糖尿病患者的教育和对该并发症的预防。

（二）辨病治疗

1. 内科治疗

糖尿病并发下肢血管病变的内科治疗原则是：严格合理地控制饮食，药物控制血糖水平接近正常范围，各种外科治疗前空腹血糖一般应控制在 9mmol/L 以下，应用改善下肢血液循环药物，如低分子右旋糖酐、山莨菪碱、精制蝮蛇抗栓酶等。

前列腺素 E_1（PGE_1）具有很强的扩张血管作用，它对糖尿病性下肢缺血症状的改善率可达 85% 以上。PGE_1 的作用机制可能是促进糖的利用和氧化，促使其合成甘油酯，促进糖原合成，因此可使胰岛素与口服降糖药用量减少，更有利于控制高血糖；具有抗脂解和促进再脂化作用，使血中游离脂肪酸减少；具有抑制血小板聚集，促进血栓素 2（TXA_2）生成功能；具有较强的阻止血管扩张作用。

培达（西洛他唑）可扩张外周动脉，抑制血小板聚集，改善组织血供，且无明显不良反应，是治疗肢体缺血的理想药物。

盐酸沙格雷酯为选择性 5- 羟色胺受体拮抗剂，具有抑制血小板凝集和血管收缩，改善 5- 羟色胺导致的微循环障碍及提高红细胞变形能力的功能，因此可以扩张血管，改善慢性动脉闭塞引起的溃疡、疼痛、冷感等缺血性症状。

改善神经功能的治疗，如维生素 B 类、弥可保等的应用。

抗生素的使用：一旦合并感染，抗生素的应用是必需的，可根据伤口分泌物的细菌培养及药敏试验的结果合理用药。

对于较轻的下肢血管病变，高压氧的治疗效果也令人满意。高压氧能明显改善血管病变处皮肤的亲氧能力，促进创面愈合。

2. 外科治疗

传统观念认为糖尿病引起的下肢缺血是由于微动脉血管阻塞，故忽视外科治疗的重要作用。近年发现糖尿病并发的下肢血管病变在微动脉阻塞的同时，出现下肢动脉硬化的发生率为正常人的 4 倍，且进展快，多局限于股动脉及腘动脉近端，足背、胫后动脉远端多不受累。因此，糖尿病性动脉病的诊断给血管外科行血管重建提供了机会。

3. 介入治疗

近年来介入治疗发展极快，适用于各种大、中、小血管的局限性、全段性狭窄、闭塞，可在局麻下完成，具有操作简单、损伤小、安全且疗效可靠的特点，但费用相对较高。经皮球囊扩张血管成形术用带有扩张球囊功能的导管，经皮穿刺之后导管经血管腔在 DSA 机的监视下，对病变的血管进行逐步的扩张，以解除局部血管腔的狭窄。此法在国外开展较早，具有创伤小，并发症少，可重复应用的特点，但易发生动脉硬化斑块脱落及再狭窄，远期效果欠佳。

经皮动脉内旋转切割血管成形术是用具有旋转切割功能的导管装置，从股动脉进入，在荧屏监视下将增厚呈粥样硬化的病变旋转切割，并通过导管吸出体外，使病变处血管再通。

血管内支架术也取得了较好的疗效，因糖尿病性血管病变并非恶性病变，多采用裸支架经血管腔在荧屏监视下将其置入病变血管处，在球囊扩张下释放并撑开狭窄的病变血管，使血流再通；此外其表面氧化层带有负电荷，可阻止血小板聚集以防止血栓形成。Strecko 血管支架可直接应用于血管狭窄处，也可于血管成形术后置入，其临床治疗效果均较满意。

4. 手术治疗

行血管重建术前需行完整的动脉造影以明确下肢动脉的狭窄、闭塞的位置以及远端血管和侧支循环的情况，根据有无血管流出道采取不同的手术方式。有流出道时采用动脉硬化斑块消融术、动脉内膜剥脱术或动脉搭桥术（血管旁路转流术）；下肢静脉动脉化术、大网膜移植术或干细胞移植术对于无良好的血管流出道者是可选择的治疗方法。

腔内硬化斑块消融术是利用超声波使硬化斑块消融，血流再通，此为一较新术式，其远期疗效尚待观察。

动脉内膜剥脱术适用于股动脉以上的短段动脉狭窄，近期效果满意。

下肢血管重建手术虽存在一定的争议，但近来越来越多的学者强调下肢血管成形术在挽救糖尿病下肢血管病变中的重要性，而良好的流出道是手术成功和远期疗效的关键。动脉重建术后，下肢缺血和足部微循环得到改善，糖尿病患者有更高的存活率，截肢率明显降低。糖尿病性下肢血管病变主要累及股动脉以下血管，因动脉管径小，手术难度大，技术要求较高。较多病例报告说明，糖尿病患者行腹股沟以下的动脉重建术，与非糖尿病患者一样，都具有较高的术后通畅率和肢体挽救率。

近年来的研究表明，肢体远端尤其是跨关节的动脉旁路手术，采用自体静脉作替代材料，术后近、远期通畅率和临床效果明显优于其他材料。下肢动脉重建较早的标准术式是 Kunlin 等提出的"倒转隐静脉术"，但远端直径小于 4mm 的大隐静脉移植与直径较大的股总动脉相吻合时，易并发早期血栓，故许多外科医生采用原位静脉旁路手术，在狭窄动脉的近、远段架设一段自体血管，使血管口径大小相对较匹配，恢复血流畅通，手术操作也较容易，通畅率高于倒转隐静脉术，改善了远端旁路手术效果。动脉重建术后，糖尿病较少侵及移植物，静脉移植的远期通畅情况明显优于单纯性动脉硬化的患者。早期的该类手术极易失败，近年来的中小动脉重建技术也趋于成熟。有报道重建术后3年通畅率和救肢率为87%和92%，5年救肢率为87%，手术疗效满意。

由于一部分糖尿病患者血管闭塞部位较低，对于无流出道的患者，人工动静脉瘘可作为一种选择，使动脉血经静脉网营养远端组织。虽然临床上常用此法治疗肢体动脉硬化闭塞的患者，因没有实验依据，其疗效尚待进一步临床验证。

交感神经节切除术通过破坏支配动脉舒缩的神经达到扩张动脉和促进侧支循环的形成来改善患肢血供，有一定疗效。目前多采用无水乙醇行交感神经节毁损术，但此术式多不主张采用。

近年来自体骨髓干细胞移植术开展广泛，通过采集自体骨髓干细胞进行病变部位的移植。因干细胞具有多向分化的特性，在缺血环境下可诱导新生血管的形成。国内外均有此方法的开展，其远期疗效也有待证实。

对于已失去上述治疗机会或治疗失败者、肢体发生坏疽者及继发难以控制的感染危及生命者应考虑行截肢术。此手术应注意截肢平面判断，可通过血管造影或超声波检查进行判断，以免造成不恰当的截肢甚至多次反复截肢，给患者造成身体及精神上的痛苦，增加患者的经济负担。国外也有学者尝试制定一些标准来评估截肢平面，是否合理及能否推广尚需论证。

（三）辨证治疗

1. 辨证论治

（1）阴寒型

[治法]温经散寒，活血通脉。

[方药]当归四逆汤加减。黄芪30g，当归10g，桂枝10g，细辛3g，通草6g，赤芍10g，川芎10g，丹参15g，鸡血藤30g，川牛膝15g，水蛭6g。

若患足怕冷较甚可加熟附子6g。

（2）血瘀型

[治法]活血化瘀，通络止痛。

[方药]补阳还五汤加减。黄芪30g，当归10g，赤芍10g，川芎10g，地龙10g，桃仁10g，红花10g，川牛膝15g，水蛭6g，皂角刺10g，鸡血藤30g，丹参10g。

肢体疼痛甚者加延胡索10g；便秘加火麻仁30g；发凉怕冷较甚加桂枝10g、细辛3g。

（3）湿热毒蕴，筋腐肉烂型

[治法]清热利湿，解毒化瘀。

[方药]四妙勇安汤加减。金银花30g，玄参15g，当归10g，地丁30g，连翘10g，丹皮10g，萆薢15g，白茅根30g，黄柏10g。

热甚加蒲公英30g、栀子10g；脓多加白芷10g、皂角刺10g；肢痛甚加延胡索10g、制乳香6g、制没药6g；便秘加火麻仁30g、川大黄6g；口渴加天花粉30g、石斛10g。

（4）热毒伤阴，瘀阻脉络型

[治法]清热解毒，养阴活血。

[方药]顾步汤加减。黄芪30g，石斛10g，当归10g，川牛膝15g，地丁30g，沙参30g，金银花30g，蒲公英30g，野菊花30g，丹皮10g。

若热入营血，高热神昏，谵妄者可加紫雪丹、安宫牛黄丸口服；口干、便秘加生地黄15g、玄参15g、火麻仁30g；热甚加栀子10g；脓多加白芷10g、皂角刺10g；肢痛甚加延胡索10g、制乳香6g、制没药6g；下肢肿甚者加白茅根30g、萆薢15g。

（5）气血两虚，络脉瘀阻型

[治法]补气养血，化瘀通络。

[方药]补阳还五汤加减。黄芪30g，当归10g，赤芍10g，川芎10g，地龙10g，桃仁10g，红花10g，川牛膝15g，水蛭6g，

丹参 15g，鸡血藤 30g。

足部皮肤暗红，发凉，加桂枝 10g、制附片 6g；疼痛剧烈，加制乳香 6g、制没药 6g、延胡索 10g；便秘加火麻仁 30g；乏力甚者加党参 10g 或重用黄芪；收口慢者加白芷 10g。

（6）脾肾阳虚，痰瘀阻络型

［治法］补益脾肾，活血通络。

［方药］补肾活血汤加减。熟地 10g，桑寄生 30g，川续断 10g，当归 10g，鸡血藤 30g，丹参 15g，怀牛膝 15g，红花 10g，茯苓 15g，白术 10g，赤芍 10g，川芎 10g，淫羊藿 30g，狗脊 10g，陈皮 6g。

肢端不温，冷痛明显，加细辛 3g、桂枝 10g、木瓜 10g；气虚明显，重用黄芪并加太子参 30g；血瘀明显加桃仁 10g、水蛭 6g。

2. 外治疗法

（1）体针　上肢选曲池、内关、合谷，配后溪、曲泽、少海；下肢选足三里、三阴交、阳陵泉、复溜，配太溪、血海、委中、承山。每次取 2~4 穴，针刺得气后留针 30 分钟，每日 1 次，15 天为 1 个疗程。休息 1 周后，可进行第 2 个疗程。

（2）耳针　选取心、交感、肾上腺，有调节和增强神经血管机能的作用。热穴（位于对耳轮上端上、下脚交叉处稍下方）配内分泌，相应部位穴（足、膝、肘、腕等）。进针得气后用强刺激手法，留针 1~2 小时，每间隔半小时捻针 1 次，15 天为 1 个疗程。休息 1 周后，可进行第 2 个疗程。

（3）穴位注射疗法　有增强体质，缓解症状，促进伤口愈合等作用。常用当归注射液 2~4ml 分足三里、承山穴位注射，每日 1 次，双侧交替，2 周为 1 个疗程。

（4）股动脉注射疗法　山莨菪碱 10mg，地塞米松 5mg，患肢股动脉注射，每日 1 次，2 周为 1 个疗程。

（5）熏洗法　予回阳止痛洗药、四黄洗药等水煎熏洗患肢，每日 1~2 次。适用于无坏疽、溃疡者。

（6）贴敷法　初期红肿不明显者，予回阳玉龙膏外敷，每日换药 1 次；红肿明显者，栀黄膏或金黄膏外敷，每日换药 1 次；溃后脓腐较多者，可用九一丹、八二丹加二味膏外敷，每日 1 次；后期脓腐已尽，掺用生肌散、生肌玉红膏外敷。

（7）切开引流　内已成脓，有波动感者，应尽早切开引流，切口要够大，在足部者，切口应选在近端，以利引流，防止感染向上蔓延。引流要充分，必要时可行多个切口，贯通后行对口引流。

（8）清创术　对创面坏死组织，要及时清创，包括坏死的皮肤、皮下组织、肌组织、坏死的肌腱及死骨。

3. 成药应用

（1）香丹注射液　适用于寒证、血瘀、痰阻类病证，20ml 加入 0.9% 氯化钠注射液 250ml 静脉滴注，每日 1 次。

（2）注射用血塞通　适用于寒证、血瘀、痰阻、水肿类病证，0.4g 加入 0.9% 氯化钠注射液 250ml 静脉滴注，每日 1 次。

（3）舒血宁注射液　适用于寒证、血瘀、痰阻类病证，20ml 加入 0.9% 氯化钠注射液中 250ml 静脉滴注，每日 1 次。

（4）红花注射液　适用于寒证、血瘀、痰阻类病证，20ml 加入 0.9% 氯化钠注射液中 250ml 静脉滴注，每日 1 次。

（5）脉络宁注射液　适用于阴虚、热证、血瘀类病证，20ml 加入 0.9% 氯化钠注射液 250ml 静脉滴注，每日 1 次。

（6）双黄连注射液　适用于热证、血瘀类病证，20ml 加入 0.9% 氯化钠注射液 250ml 静脉滴注，每日 1 次。

（7）痰热清注射液　适用于热证、血瘀类病证，20ml 加入 0.9% 氯化钠注射液 250ml 静脉滴注，每日 1 次。

（8）银杏叶注射液　适用于寒证、血

瘀、痰阻类病证，20ml 加入 0.9% 氯化钠注射液中 250ml 静脉滴注，每日一次。

（9）西黄丸 适用于热证、血瘀、疼痛类病证，每次 3 克，每日 2 次，口服。

（10）新癀片 适用于热证、血瘀、疼痛类病证，每次 2~4 片，每日 3 次，口服。

（11）芪蛭固本通脉丸 适用于阳虚、寒证、血瘀、疼痛类病证，每次 6g，每日 3 次，口服。

（12）脉管复康片 适用于瘀血阻滞、脉管不通所致病症，每次 4 片，每日 3 次。

4. 单方验方

（1）黄芪、丹参、山药各 15g，柴胡、五倍子、黄精、茯苓、葛根、生地、枸杞、山萸肉、蚕茧、苍术各 10g，黄连 6g，肉桂 3g，仙鹤草 60g，煎汤；鸡内金、僵蚕各 3g，研粉汤药送服。（刘江明，张桂香. 国家级名老中医糖尿病奇方妙治. 乌鲁木齐：新疆人民出版社，2002）

（2）花生 150g，黑豆 150g，大枣 150g，连皮冬瓜 350g，麦芽糖 250g。以上药用水煎 2 小时。1 剂服 2 天，1 天服 3 次。汤和药渣一起服完。（刘江明，张桂香. 国家级名老中医糖尿病奇方妙治. 乌鲁木齐：新疆人民出版社，2002）

（3）莲子、芡实、石榴皮各 10g，大黑枣 5 个，猪瘦肉 100g。加水煎滚后改为小火慢熬半小时以上，喝汤吃肉。（刘江明，张桂香. 国家级名老中医糖尿病奇方妙治. 乌鲁木齐：新疆人民出版社，2002）

（4）枸杞 10g，地骨皮 10g，麦冬 10g，大生地 10g，夏枯草 10g。水煎留汁 400ml，分早晚两次温服。（国家级名老中医陈文伯经验方，北京电视台《养生堂》收录）

（5）丹参、山楂各 100g，加工成粉，分成 10 份，用 40℃ 左右的温开水冲服，每天冲服一份。（李军红. 丹参山楂粉——专克心脑血管病. 中华养生保健，2009，11：23）

（四）新疗法选粹

（1）磁场疗法 用磁疗机"Abpopa-MK-01"，磁感应强度 0.25~0.5mT，用可移动的脉冲磁场，磁场移动线速度取决于患者肢体干血管血流速度的倍数，每次治疗 20 分钟，疗程 16~20 次。74% 效果良好：无疼痛步行距离延长 2 倍以上，干血管血流速度增加 10% 以上，血流图指数增加 20% 以上，多普勒超声检查外周血流改善，肢体温度提高 0.5℃，皮肤溃疡愈合。

（2）生物反馈治疗 该法以提高肢端温度为基础，改善了外周血管功能，促进肢体血液循环，增加了组织血液灌注。关晓宏等采用北京生产的多床位生命潮（LT）生物反馈系统，对 18 例 2 型糖尿病患者的治疗取得了显著的临床效果，证明对增加下肢血流量，改善微循环的作用是肯定的。

（五）医家诊疗经验

施今墨：健脾补气法治疗糖尿病不可忽视，因为健脾益气之法可助脾之升清降浊，特别是辨证选用李东垣的葛花解醒汤、清暑益气汤、补脾胃泻阴火升阳汤，对于糖尿病的治疗可谓是上乘之策与方药。

林兰：糖尿病血管病变与血瘀证有相似的发病机制，均以血流不畅，血液瘀滞，血脉瘀阻，或血管阻塞为共同病理机制，气阴两虚型为基本证型。以益气养阴活血之降糖通脉宁防治糖尿病动脉粥样硬化所致的血管病变发挥了良好的作用。

谢春光：通过对益气养阴，活血化瘀之参芪复方实验研究，发现参芪复方具有减少糖尿病早期动脉粥样硬化大鼠胸主动脉内膜动脉粥样硬化病变数目，减轻内皮下细胞浸润和脂质沉积的作用；其作用机制可能通过抗炎机制发挥其抗 2 型糖尿病大血管病变作用。

梁苹茂：通过芳香化浊之法的糖尿病

临床和实验研究，认为氧化应激作为2型糖尿病血管并发症的重要发病机制之一，中医学的湿浊与2型糖尿病血管并发症氧化应激之间存在一定联系，通过通络透邪，使脉络顺畅，对有效延缓终点事件的发生具有重要意义。

张明雪：通过使用益气活血中药复方对家兔主动脉粥样硬化模型的研究，证明益气活血复方能够抑制动脉粥样硬化炎症反应，可以有效降低TG、TC、LDL-C。

杨叔禹：比较化痰方和化痰活血方在降血糖、调节血脂紊乱及抗炎等方面的作用，结果表明，两方均有降血糖的作用，也能改善血脂紊乱，但化痰活血方组对于改善糖尿病大鼠的低度炎症状态作用更明显。

五、预后转归

心梗：糖尿病并发高血压者比非糖尿病者高4倍，糖尿病并发高血压时发生心肌梗死明显高于非糖尿病者。糖尿病患者还可有特异性的微血管病变，可出现在糖尿病发生前8~20年，这种特异性的微血管病变可促使冠心病及心梗的发生，对于糖尿病患者要特别注意低血糖与心脏病发作症状比较类似，都有心慌、心悸等症状，低血糖还有浑身发软、后背出冷汗等，这两种都是具有突发性的急症，明确辨明病因对挽救患者生命意义重大。

脑中风：脑血管发生病变则会导致脑溢血和脑梗死两大类，脑溢血直接危及生命，脑梗死即便是抢救及时也会留下如截瘫、失语、半身不遂、反应迟钝等严重影响糖尿病患者生存质量的后遗症，特别要注意的是中风一旦发作，复发率高达70%以上，这对广大糖尿病患者来讲无疑是雪上加霜。

肾病：肾病是糖尿病常见的并发症，发病率高达65%，是糖尿病患者的主要死亡原因之一。糖尿病肾病占终末期肾功能衰竭的首位，为35%~38%。在肾衰透析的患者中因糖尿病引起的占70%~80%。在糖尿病肾病早期患者的小便中有泡沫，伴有轻度腰酸，下肢会有浮肿，用手一摁一个坑，早期发现尚可进行逆转性治疗，一旦进入中晚期，只有靠透析和换肾维持生命。

失明：糖尿病血管病变会导致糖尿病视网膜病变、白内障、青光眼和老年性黄斑病变等，是直接危害视觉的眼部疾病，早期诊断，控制眼底血管病变与进行视觉的防护是减少视觉损伤的关键所在，但遗憾的是，50%的糖尿病患者对自己的病情一无所知，在早期感觉眼前飞蚊感，逐渐会发展到视物模糊变形，一旦感觉视力明显受损，则只能进行病情终止性治疗而无法逆转。

神经病变：糖尿病患者神经病变的发生除了与血管病变相关之外还与维生素等神经营养的摄入和代谢紊乱有关，神经病变会导致患者皮肤瘙痒刺痛，肢体麻木感觉丧失，神经病变治疗复杂，目前尚未有明确的分期，通过相关药物和理疗手段会使症状得以缓解，但往往难以根治，特别是神经病变引发的各类神经疼，如针刺火烧，更是令患者苦不堪言。

性功能障碍：微血管病变和神经病变会共同导致男女性功能障碍，男性表现为勃起障碍，女性表现为性冷淡，一些男性糖尿病患者在遇到这类问题时应该首选从控制血糖和治疗血管病变入手，单纯按照男科手段治疗不仅于事无补，还会贻误病情。

糖尿病足：下肢静脉栓塞和血管内皮增厚会导致血管腔隙变窄，患者足部供血不足，因此会有脚凉，皮肤发亮变薄的现象，同时还会发生肢端神经病变导致患者下肢以及足部感觉丧失，针刺、火烧都没知觉，极易导致外伤感染，大约85%

的糖尿病患者截肢之前都有足部溃疡，50%~70%的糖尿病患者截肢时都有坏疽，合并感染者占20%~50%，一旦截肢发生，患者存活很难超过5~7年，只有做到早发现早治疗才能避免截肢等严重后果。

六、预防调护

（1）生活调理　改善肢端血液循环及微循环，适当运动、禁止吸烟，加强足部护理，防止感染受伤，局部保暖。

（2）饮食调理　要严格糖尿病饮食，但要保持良好的食欲和足够的营养，多食含纤维素丰富、含胆固醇低以及低热量、低脂肪的饮食，多喝水或淡茶水，切忌膏粱厚味、辛辣刺激之品。合理分配膳食，严格控制高脂血、高胆固醇、高血黏度及各种导致动脉硬化的不良因素。

（3）患肢护理　尽量避免交叉腿、盘腿、跷二郎腿、膝下垫枕、抬高患肢、久坐等，患肢避免过冷、过热刺激，避免足部碰撞、受伤。糖尿病患者多伴有周围神经病变、感觉异常，中药熏洗时药液温度不得超过40℃。

（4）精神调理　对糖尿病血管病的患者，要进行心理护理，鼓励开导，使他们树立战胜疾病的信心，积极配合治疗。

七、专方选要

蜂贝化瘀胶囊：蜂胶6%、浙贝母6%、生地黄19%、菟丝子15%、丹参13%、黄芪19%、黄精11%、葛根11%等，按配方比例，取各味药加水煎煮滤过，滤液浓缩至相对密度1.35，过30目筛制颗粒，干燥，16目筛整粒，装入胶囊即得，每粒重0.3g。每克相当于原生药材3g。给药治疗8周，测得模型组大鼠体重明显升高，血糖和血脂明显降低；大鼠AR活性、GHbA1c和丙二醛含量明显升高（$P < 0.05$）；FasL的表达和T细胞凋亡率明显降低。[段文卓，宫海民，金光香，等. 蜂贝化瘀胶囊对糖尿病微血管病变相关指标的影响. 中医杂志，2007，48（8）：738-741]

降糖通脉饮胶囊：太子参、黄芪、黄精、天冬、麦冬、玄参、天花粉、苍术、知母、葛根、黄连、丹参等21味。组病例并发下肢血管病变共121例，服胶囊后有效者79例（65.29%），以早期麻木、疼痛、肢体发凉、间歇性跛行等改善明显，对后期足背动脉搏动减弱和静息痛者也有一定改善，对坏疽者疗效较差。20例做治疗前后多普勒超声分析，服中药后胫后动脉、足背动脉内径均获显著性扩张。[林兰，张鸿恩，高齐健，等. 降糖通脉饮胶囊治疗糖尿病血管并发症的临床研究. 中医杂志，1992，33（8）：26]

八、研究进展

（一）病因病机

糖尿病归属于中医学消渴病范畴，糖尿病大血管病变归属于消渴变证之中，传统中医学认为，在阴虚燥热的基本病机下，日久变生痰瘀，经络受阻而发生中风、胸痹等变证。林兰认为本病是在阴虚为本的基础上，兼痰浊、血瘀、寒凝，其病机以痰阻气滞、寒凝血瘀、肾阳虚寒为主。梁苹茂等认为湿浊内趁、闭阻络脉是2型糖尿病血管并发症的主要病机。

随着炎症发病学说在糖尿病及其血管并发症中作用的建立，一些新的观点被提出。在糖尿病及其大血管并发症的发生发展过程中，气虚或气滞是发生低度炎症的重要条件，痰饮、瘀血是低度炎症的主要病理产物，也是导致低度炎症持续存在、缓慢进展的致病因素，痰瘀互结是低度炎症的基本病理特征。李振中等提出痰浊不化是糖尿病血管病变的病理基础。李步满等认为，糖毒性、脂毒性介导"慢性低度炎症－血管内皮功能障碍－动脉粥样硬化"三联征，进而出现心、脑、肢体等大血管病变。潘善余认为糖尿病的核心机制是热毒。

（二）辨证思路

糖尿病属于中医学"消渴"范畴，一般认为其基本病机是阴虚为本、燥热为标。糖尿病血管病变则在糖尿病基本病机的基础上，又以瘀血为关键因素。糖尿病血管病变作为糖尿病最广泛的并发症，是中医存在巨大潜能的研究方向。目前，中医对于糖尿病血管病变的治疗和研究均局限于降低血糖，而对于其他因素的研究较少。多数学者仍然遵循中医对糖尿病阴虚为本、燥热为标之基本病机的认识，忽视了糖尿病血管病变多出现于糖尿病的后期，而后期邪少虚多，久病入络，表现为气阴两虚，瘀血阻络的病理机制。因此，中医对于糖尿病血管病变的研究尚未形成系统的理论，糖尿病血管病变仍有进一步研究的必要，糖尿病血管病变的防治问题仍然是当今重要的研究课题。

对于糖尿病的治疗，应当重视两个大的方面，一是控制血糖，二是防治并发症，从临床意义上讲，控制并发症的发生要重于血糖的控制。糖尿病的中医参与治疗，虽然可以考虑在控制血糖方面下些功夫，因为有部分早期患者单靠中药是可以完全治愈的，但是重点还是要放在并发症的防治方面，这是中医的优势所在。

糖尿病血管病变的基本病机仍为气阴两虚、瘀血阻络。益气养阴、活血化瘀是防治糖尿病血管病变发生和进展的关键。将其推广应用于临床，将为糖尿病血管病变找到一种理想的治疗方法，从而大大降低糖尿病的致残率和病死率。

（三）治法探讨

张红敏等研究发现，具有益气养阴、清热生津、活血化瘀作用的参芪复方能抑制主动脉 MCP-1mRNA 及蛋白表达、上调主动脉 PPARγ 表达。朱章玉等采用温脾肾暖肝胃的方药治疗，观察其对 2 型糖尿病胰岛素抵抗及低度炎症反应的影响，结果提示温脾肾暖肝胃、益气补中、疏通厥阴的中药复方具有整体治疗优势。王霞等临床观察发现，在 2 型糖尿病早期降糖降压基础上加用中药六味地黄软胶囊、银杏叶片治疗，有助于降低患者炎症因子水平，抑制血管壁炎症。

（四）中药研究

丹参、黄芪、川芎、黄连、桑叶、枸杞、大黄、葛根、山茱萸、苦碟子、薏苡仁、马齿苋等中药可以改善血糖代谢和血管病变，降低全血黏度，抑制血小板聚集，激活纤溶酶系统，提高机体抗凝和纤溶活性，具有降低血糖、扩张血管、改善循环、抗凝及抑制血栓形成等作用。

丹蛭降糖胶囊：丹皮、水蛭、菟丝子、泽泻等，能显著降低 2 型糖尿病大鼠血清纤溶酶原激活物抑制物 1（PAI-1）水平，提高血清脂联素水平，抑制抵抗素的过度分泌，改善外周组织的胰岛素敏感性，并显著改善糖尿病患者血浆纤维蛋白原水平，提高抗氧化能力，改善血液流变学特性的药效作用，保护受损的血管内皮，从而有效改善糖尿病患者气虚阴亏血瘀症状，防止或延缓糖尿病血管病变的发生与发展。

活血降糖胶囊：由血竭、丹参、太子参等组成，具有对糖尿病高脂血症大鼠血糖、血脂的调节及对动脉粥样硬化治疗的作用，研究发现该药能降低血脂，具有保护内皮细胞形态学的作用和保护动脉内皮细胞的屏障功能，对主动脉粥样斑块形成有明显的抑制作用。

参芪复方：包含人参、黄芪、山药等，具有益气养阴、活血化瘀的作用，能显著改善 GK 大鼠腹主动脉形态学变化，具有保护血管内皮功能。其防治糖尿病大血管病变的作用机制可能与其降低主动脉 VEGF 含量，抑制主动脉 ICAM-1mRNA 及蛋白表达等有关。

加味桃核承气汤：包含桃仁、桂枝、大黄等，含药血清可能通过抑制胰岛素诱导兔血管平滑肌细胞增殖作用，而发挥抗糖尿病动脉粥样硬化所致的大血管病变的作用。

复方苦荞麦：包含苦荞麦、黄芪、太子参等，通过研究其对糖尿病大鼠症状、血糖及血管内皮细胞分泌功能的影响，结果表明，复方苦荞麦能明显改善糖尿病大鼠症状，降低血糖，降低血浆 ET 水平，提高血清 NOS 水平，显示复方苦荞麦降糖效果显著，对血管内皮细胞具保护作用，对糖尿病血管并发症的早期防治具有较好疗效。

丹芪石斛方：包含丹参、黄芪、石斛等，在降低血糖及改善高脂血症、颈动脉内中膜厚度、眼底病变、心电图指标、尿糖、尿蛋白及各种常见症状方面均有显著疗效，能有效防治糖尿病血管病变。

糖心平胶囊：主要成分为黄芪，具有活血化瘀、扩张血管、增加血流量等功效。糖心平可降低血糖血脂，升高胰岛素水平，降低心钠素、血管紧张素 A I 和 A II 水平，减少心肌病变，提示糖心平可以通过上述机制减少心肌损伤，保护血管，从而减少糖尿病血管并发症的发生。

（五）外治疗法

祛寒活血方：制川乌、草乌各 15g，伸筋草 30g，透骨草 30g，苏木 40g，红花 40g，制附子 15g，川椒 15g，川芎 30g，将上述药放入大砂锅中，加水煎煮后滤去药渣，药液倒入盆中，熏蒸患肢，待水温合适后浸泡患肢，每日 1~2 次。具有温经散寒、活血通络作用。

抗绿生肌散：白及、枯矾、煅龙牡、煅珍珠等，经粉碎后过 100 目筛。

仲景药霜：蜂胶乙醇浸膏、硬脂酸、硬脂酸、白凡士林、聚山梨醇 80、司盘 -40、甘油、蒸馏水，采用乳化法制成乳膏。见第一颗肉芽组织出现，开始中药外用抗绿生肌散合仲景药霜，1 次 / 日。应用时先把抗绿生肌散撒于创面一薄层，再加仲景药霜，最后用凡士林油纱布覆盖保湿。运用"煨脓长肉"的方法，促使局部气血通畅，增强抗病能力，使创口脓液渗出增多，载毒外泄，从而达到促使创面愈合目的。

（六）评价及展望

中医药防治糖尿病大血管病变有较好疗效，无论是辨证论治或是固定方剂加减治疗等其他方法，有效率均较高，特别是在改善症状上有其特殊优势，且不良作用少。但也存在一些问题，如研究中医药防治糖尿病并发冠心病实验较多，但研究其他大血管并发症较少；糖尿病大血管病变诊断及疗效标准不统一，疗效的客观性和可比性差；没有系统深入探讨有效中药方剂的作用机制；现有文献报道多为临床总结或经验介绍，缺乏大宗病例的前瞻性研究和理论探讨，部分结论带推测性等。今后应在中医辨证论治理论指导下，结合西医学对糖尿病大血管病变的发病机制、辨证分型的认识，并针对脑、心血管、下肢血管等具体病变部位分证论治，系统深入探讨有效中药方剂的作用机制，以期更广泛地应用于临床。

主要参考文献

[1] 尚德俊, 王嘉桔, 张柏根. 中西医结合周围血管疾病学 [M]. 北京: 人民卫生出版社, 2004.

[2] 安田庆秀. 最新血管外科手术 [M]. 北京: 科学技术出版社, 2008.

[3] 吴丹明, 符伟国. 周围血管腔内技术 [M]. 沈阳: 辽宁科学技术出版社, 2005.

[4] 24 个专业 105 个病种中医诊疗方案 (试行) [M]. 北京: 国家中医药管理局医政司, 2011.

[5] 谷涌泉. 糖尿病足诊断与治疗 [M]. 北京: 人民卫生出版社, 2016.

[6] 吕延伟, 李大勇. 周围血管病临床治疗难点与中医对策 [M]. 北京: 中国中医药出版社, 2015.

[7] 段文卓, 宫海明, 金光香, 等. 蜂贝化瘀胶囊对糖尿病微血管病变相关指标的影响 [J]. 中医杂志, 2007, 48 (8): 738.

[8] 林兰, 张鸿恩, 高齐健, 等. 降糖通脉饮胶囊治疗糖尿病血管并发症的临床研究 [J]. 中医杂志, 1992, 33 (8): 26.

第四节 类风湿血管炎

类风湿血管炎是类风湿关节炎的一种表现, 而类风湿关节炎是一种常见的以非化脓性多关节炎为主的系统性结缔组织性疾病, 若以关节外表现为主要临床症状时, 如胸膜炎、心肌病、肺炎、神经炎和血管炎等, 就称为恶性类风湿关节炎或"类风湿病"。血管炎是类风湿关节炎的基础病理之一, 其各种血管损害, 大多数没有症状, 仅在尸检时发现, 所以一般没有临床意义, 但若发生多种血管 (包括中等动脉、小动静脉及毛细血管) 炎症性闭塞时, 症状明显, 甚至致死, 总称为类风湿血管炎, 在临床并不多见, 约占各种关节炎的 1% 左右。

类风湿关节炎属中医"痹证"的范畴, 而类风湿血管炎就其病位来说, 当属中医"脉痹"范畴, 当发生溃疡、坏疽, 则可属于"痈疽""脱疽"的范畴, 随着本病发展可累及内脏各系统, 发展为"五脏痹"。《素问·痹论篇》所谓"五脏皆有合, 病久而不去者, 内舍于其合也"。又由于本病病程长, 难以治愈的特点, 又可归之于"顽痹"的范畴。

一、病因病机

(一) 西医学研究

类风湿关节炎的病因尚不清楚, 从对类风湿关节炎的研究来看, 目前认为类风湿关节炎与以下因素有关。

(1) 遗传因素 本病有遗传倾向, 家谱调查结果表明, 类风湿关节炎患者家族中类风湿关节炎的发病率比健康人群高 2~10 倍; 类风湿关节炎患者的单卵双生子与双卵双生子也易患类风湿关节炎, 其共同患病机会分别为 21%~32% 与 9% 左右, 类风湿关节炎的家族聚集性以及单卵双胎较之双卵双胎对本病的发生具有更高一致性, 均提示遗传因素对本病的作用。近年来对人类白细胞抗原 (HLA) 的研究进一步证明, 类风湿关节炎与 HLA 某些表型相关联, 而且在许多种族中得到证实。如 HLA-DR4 与白人类风湿关节炎有密切关系, 白人类风湿关节炎患者的 HLA-DR4 阳性率高达 60%~70%, 对照组为 20%~75%, 其他人种中, 印度人主要与 DR1 有关, 以色列的犹太人与 DR1 和 DR3 相关, 北美 pima 印第安人与 HLA-B40 相关。

(2) 感染因素 目前普遍认同微生物感染是类风湿关节炎发病的关键因素, 类风湿关节炎患者对某些微生物有高免疫反应现象, 如: 结核分枝杆菌、支原体、梭状芽孢杆菌属、分枝杆菌、变形杆菌、EB病毒、反转录病毒和细小病毒等。近80%类风湿关节炎患者血清可检测出高滴度的抗EB病毒抗体，以及类风湿关节炎患者血清中含有高滴度的IgG型抗奇异变形杆菌的抗体。但目前仍缺乏有力的流行病学证据来支持感染在类风湿关节炎发病中的作用。

（3）其他因素　男女类风湿关节炎患病率为1：3，40~59岁年龄阶段男女差异较大。口服避孕药和孕期（特别是前3个月）类风湿关节炎病情缓解、产后大部分加重，都提示激素在类风湿关节炎发病中有一定作用，即雌激素可促进类风湿关节炎的发生，而黄体酮可减缓类风湿关节炎的发生。此外，营养不良、代谢紊乱、应激反应、某些食物和身体因素可能是诱发因素。

根据血管炎的位置，类风湿血管炎可分为以下几种：①除风湿症状外，全身性动脉炎型（bevans）还有肺炎、心内膜炎和心肌炎等血管炎损害。主要是内脏变化，因此预后较差。②外周动脉壁型（Bywaters型）主要是四肢和皮肤的血管炎。临床表现为多发性神经炎、皮肤溃疡、脚趾坏疽、黏膜出血等症状，预后相对良好。③肺纤维化是肺炎型（也称为全身感染型）的主要临床表现，其预后很危险。

（二）中医学认识

中医认为，类风湿血管炎的病因病机为先天禀赋不足，正气亏虚，感受风寒湿热之邪，闭阻于筋、脉、骨，气血运行不畅，发为痹证。

（1）风寒湿痹　外感风寒湿邪侵袭人体，导致经络痹阻，气血运行不畅，不通则痛，发为痹证。

（2）风湿热痹　素体肥胖湿盛，复感风热之邪；或素体阳气偏盛，内有蕴热，复感风寒湿邪；或食饮不节，过食肥甘厚味，湿热内生；或外感湿热之邪；或湿邪日久化热，湿热留着于肢体、经络、关节，而成痹证。

（3）痰瘀阻络　风寒湿热之邪留着关节、经络日久，寒邪凝滞，湿邪阻痹，经络气血运行不利而变生瘀血、痰浊，深入筋骨，停留关节骨节，固结根深，难以逐除，痰瘀胶结，痹阻加重，疼痛剧烈，关节僵硬变形。

（4）精血亏虚　病程日久，耗气损精，精血不足，肝肾亏虚；或因情志不遂，忧思而伤心脾，气血生化不足，复感外邪而成。

二、临床诊断

（一）辨病诊断

临床诊断参照《恶性类风湿关节炎的诊断指南》（王兆铭，中医古籍出版社，《中国中西医结合实用风湿病学》）。

（1）项目A　由中小血管炎引起的下述症状。

①多发性神经炎。

②皮肤梗塞或溃疡。

③指端坏疽。

④巩膜炎。

⑤胸膜炎。

⑥心包炎。

⑦心肌炎。

⑧肺炎。

⑨皮下结节、紫癜、出血。

⑩肠梗阻、心肌梗死等内脏缺血症状。

（2）项目B　应有如下症状。

①疼痛肿胀的关节症状。

②高烧（38℃以上），全身衰竭等严重的全身症状。

③血管炎所引起的临床症状（依据项目A中至少有一项）。

④应用小量类固醇制剂症状不减轻。

（3）病理改变　有中小血管炎病理改变。

（4）临床化验

①血沉增快（60mm/h 以上）。

②类风湿性因子。

③低补体血症。

④白细胞增多（1 万 /mm³ 以上），核左移。

⑤血清球蛋白升高。

⑥抗核抗体，LE 细胞。

⑦X 线诊断可见有明显骨质破坏。

诊断判断：在符合美国风湿病学会制定的类风湿关节炎诊断标准中"确定诊断"的基础上，具备（1）中至少 1 项及（3）项者，或（1）中至少 2 项者，为确定诊断。至少（1）项及（4）项中 1 项为可疑诊断。在符合美国风湿病学会指定的类风湿关节炎诊断标准中"可能诊断"的基础上，至少具备（1）中 3 项以上为可疑诊断。

应该指出，这些标准不仅为诊断而制定，更是为便于对大系列患者进行分类，总结流行病调查、药物试验结果和研究疾病的自然进程而制定。因此，一些患者，尤其是处于疾病早期的患者，虽不符合这套人为规定标准，也不能排除类风湿血管炎的可能。

（二）辨证诊断

望诊：或关节红肿、变形，或皮下红斑，舌红、苔黄腻或白腻。

闻诊：或口气秽臭，或语言及气味无明显异常。

问诊：或红肿热痛，口干喜饮，或身困乏力，或口渴不欲饮，纳差、便溏。

切诊：或全身发热，或皮下有结节，或胁下有触压痛。脉弦数或弦滑。

（1）湿热蕴结型　关节烦痛或红肿热痛，有积液，晨僵，肢体酸楚沉重，关节屈伸不利；或皮下结节硬痛，下肢溃疡，小面积坏疽，足背和胫后动脉搏动减弱或消失，伴有发热。舌红、苔黄腻，脉滑数。

辨证要点：关节烦痛，肢体酸楚沉重，舌红、苔黄腻，脉滑数。

（2）毒热炽盛型　关节红肿，灼热跳痛，不可触近，皮下红斑，伴发坏疽性脓皮病，急性发热，多脏器缺血梗死的症状，心烦，口渴，溲黄，大便干，舌红、苔黄或少苔，脉弦滑数。见于暴发性血管炎及类风湿血管炎活动期。

辨证要点：关节红肿，灼热跳痛，皮下红斑，舌红、苔黄或少苔。

（3）瘀血阻络型　周身关节疼痛剧烈，部位固定不移，关节屈伸不利，周围可见硬结，手或足的末端有缺血性表现，如皮温低，皮色苍白，甲皱襞处有小的条状红棕色梗死，皮肤有营养障碍，表现为弹性低、韧性大、萎缩、甲变形，口渴不欲饮，或见午后及夜间发热。舌质紫暗，或有瘀斑、瘀点，脉细涩。

辨证要点：周身关节疼痛剧烈，部位固定不移，口渴不欲饮，舌质紫暗，或有瘀斑、瘀点。

（4）寒湿阻络型　肢体末端发凉怕冷，皮温低，皮色苍白，出现雷诺现象，肢体关节疼痛，肿胀或重着，局部皮色不红，触之不热，晨僵，关节屈伸不利，得热痛减，或见恶风发热，肌肤麻木不仁。舌质淡红、苔薄白，脉弦紧或浮缓。

辨证要点：肢体末端发凉怕冷，皮色苍白，肢体麻木不仁，舌质淡红、苔薄白，脉弦紧或浮缓。

三、鉴别诊断

（一）西医学鉴别诊断

1. 多发性大动脉炎

该病很容易发生在年轻女性中。其病变主要累及大血管，例如主动脉弓及其分支。在临床上主要症状是上肢和脑缺血，少数病例同时累及下肢动脉。颈动脉区、锁骨下区、腹主动脉区和股动脉区有压痛。受累动脉远端的搏动减弱甚至消失。有血管杂音，血压下降，甚至无法测量。在严重的情况下，指尖可能会出现坏疽。

2. 雷诺病

该病在年轻女性中较常见，在男性中较不常见。它的病理特点是血管舒缩功能障碍。病变处的皮肤苍白，发凉，其次是紫蓝色，冷，疼痛和麻木，然后血管痉挛得到缓解，由扩张代替，病变处的皮肤变红变暖，然后恢复正常。最常见的情况是手和手指，其次是足部。少数患者耳廓和鼻子也可见发病。每当受到冷刺激和情绪波动的诱导时，患肢的动脉就会发生波动，很少发生溃疡和坏死。

3. 结节性多动脉炎

其病变非常广泛，通常累及内部器官，尤其是肾脏，并且沿动脉排列有特征性的皮下结节，如黄豆大，可见压痛和嗜酸性粒细胞增多。

4. 血管型白塞病

该病的病理基础是细小血管炎，主要是口腔、眼部和生殖器的皮肤症状。容易被误诊为类风湿关节炎。关节症状的发生率为50%~60%，但没有功能障碍，骨骼和软骨没有损坏或畸形。

5. 过敏性血管炎

该病是仅限于皮肤小血管的炎症。它是变应性血管炎范围内的一种独特类型：① 容易发生在小腿的下 1/3 段，其次是下肢、臀部、躯干等部位，并且对称分布；② 皮肤病变的特征是多态性，如紫斑、瘀斑、斑丘疹、水疱、溃疡、结节性坏死或网状青斑，最多可达数百个皮肤损害；③ 有发热、关节痛、ESR 增快等表现；④ 组织病理学特征：纤维蛋白样坏死开始于血管的内膜或内皮下基质，然后扩散到全血管壁，伴有明显的多形性细胞反应和嗜酸性粒细胞浸润。

（二）中医病证鉴别诊断

本病属中医痹证范畴，故应与痿证鉴别。

痹证是由风、寒、湿、热之邪流注肌腠经络，痹阻筋脉关节而致。鉴别要点首先在于痛与不痛，痹证以关节疼痛为主，而痿证则为肢体力弱，无疼痛症状；其次要观察肢体的活动障碍，痿证是无力运动，痹证是因痛而影响活动；再者，部分痿证病初即有肌肉萎缩，而痹证则是由于疼痛甚或关节僵直不能活动，日久废而不用导致肌肉萎缩。

四、临床治疗

（一）提高临床疗效的基本要素

1. 辨病位用药

辨病位用药是根据本病的病位不同，在辨证的基础上有针对性地使用药物，以提高治疗效果。在上肢可选用片姜黄、羌活、桂枝以通达经络，祛风胜湿；下肢疼痛者可选用独活、川牛膝、木瓜以引药下行；累及颈椎，出现颈部僵硬不适，疼痛，左右前后活动受限者，可选用葛根、伸筋草、桂枝、羌活以舒筋活络，祛风止痛；腰部疼痛、僵硬，弯腰活动受限者，可选用桑寄生、杜仲、巴戟天、淫羊藿、䗪虫以补肾强腰，化瘀止痛；两膝关节肿胀，或有积液者，可用土茯苓、车前子、薏苡仁、猫爪草以清热利湿，消肿止痛；四肢小关节疼痛、肿胀、灼热者，可选用土贝母、猫眼草、蜂房、威灵仙以解毒散结，消肿止痛。

2. 有毒中药的应用

治疗中，风寒湿疼痛剧烈者，常用附子、川乌、草乌等祛风除湿、温经止痛的药物。此类药物生用毒性大，一般需经炮制，内服常用量为 5~12g，用量宜从小剂量开始递增，适量为度，不可久服。应用时可文火久煎，或与甘草同煎，有缓解毒性作用。服药后出现唇舌发麻、头晕、心悸、恶心、脉迟等中毒反应，即应停服，并用绿豆甘草汤频饮，无效或危重者，按药物中毒急救处理。

（二）辨病治疗

1.急性期治疗

（1）非甾体类抗炎药　布洛芬：0.2~0.4g/次，3次/日，口服。扶他林肠溶糖衣片（双氯芬酸钠）：25mg，3次/日，口服。

此类药物旨在暂时缓解头疼，改善关节活动能力，但过量会导致胃黏膜损伤。

（2）肾上腺皮质激素　在本病活动期应用，多选中等或大剂量。泼尼松：5~10mg，3次/日，口服。地塞米松：20~30mg，1次/日，静脉滴注。

上述药物均应在症状改善后，改为维持量。

（3）金制剂　金诺芬：3mg，2次/日，口服，需定期检测尿常规、肾功能。

（4）D-青霉胺　300mg/日，口服，以后每两周增量1次300mg，至1800mg/日为止，疗程12个月，若效果好，则可减量，直至维持量，每日125mg即可。该药毒性较大，起效慢，约在6周后起效，以小剂量，逐渐加量为原则，每隔两周检查血、尿常规及肝肾功能，若白细胞低于4000/mm³、血小板低于8万/mm³，或尿蛋白每天超过1g，或出现血尿者，均应停药。

（5）免疫抑制剂　能改善症状，适用于严重类风湿血管炎活动期，如免疫复合物升高、低补体血症及高滴度类风湿因子。

① 硫唑嘌呤：每次小于25mg，2~3次/日，口服。症状好转后，渐减量，以原剂量的1/2~1/3维持3~6个月或更长。副作用：恶心、呕吐、皮疹、药物热、肝损害、黄疸、白细胞减少。用药期间应定期检查血、尿常规及肝肾功能。

② 环磷酰胺：每次小于50mg，2次/日，口服，症状好转后，渐减量，以原剂量的1/2~1/3维持3~6个月或更长。副作用：恶心、呕吐、脱发、白细胞及血小板减少，甚至血尿、闭经、精子生成缺陷等。不良反应比硫唑嘌呤多，且较严重。用药期间应定期检查血、尿常规及肝肾、功能。

（6）氯喹25mg/d，口服。疗效一般在治疗1~3个月后出现，服药前应先做眼科、心电图检查，不良反应为胃肠道症状，恶心、呕吐、食欲不振、视力模糊，容易引起视网膜病变及性功能不全等。

（7）氨苯砜　治疗可能有效。

（8）胸腺肽30mg加入5%葡萄糖500ml内，1次/日，静脉滴注，15天为1个疗程。

（9）其他　如有末梢急性缺血改变和有小的坏死灶，可选用下列药物，使周围循环得到改善。

① 尿激酶针：10~20万U加入生理盐水250ml中，静脉点滴，1次/日，10天为1个疗程；

② 阿司匹林肠溶片：25mg，3次/日，饭后口服；

③ 潘生丁片：25~50mg，每日3次，饭后口服；

④ 低分子右旋糖酐：500ml静脉点滴，1次/日，15天为1个疗程；

⑤ 曲克芦丁注射液：240~360mg静脉点滴，1次/日，15天为1个疗程；

⑥ 前列地尔注射液：1~2ml（5~10μg），静脉点滴，1次/日，15天为1个疗程。

2.慢性期治疗

由于类风湿血管炎主要是细小血管的炎症，因此难以改善外周血循环。根据缺血肢体的治疗原则治疗溃疡和坏疽。对于器官损伤，上述方法也是有效的，应根据情况给予相应的治疗。为了改善类风湿关节的功能，应制订长期治疗方案，以防止血管炎的复发或恶化。

（三）辨证治疗

1. 辨证论治

（1）湿热蕴结型

[治法] 清热祛湿，活血通络。

[方药] 宣痹汤合二妙散加减。防己10g，黄柏10g，杏仁10g，连翘15g，栀子15g，赤小豆30g，薏苡仁30g，怀牛膝30g，滑石30g，白花蛇舌草20g，蚕沙20g。

水煎服，1日1剂。

（2）毒热炽盛型

[治法] 清热解毒，活血凉血。

[方药] 四妙勇安汤加味。金银花30g，玄参30g，当归15g，甘草10g，牛膝15g，苍术10g，黄芩10g，黄柏10g，栀子10g，连翘10g，紫草10g，防己10g，木通6g，红花6g。

水煎服，1日1剂。

（3）瘀血阻络型

[治法] 活血化瘀，祛风胜湿。

[方药] 活血通脉饮加减。丹参30g，金银花30g，赤芍60g，土茯苓60g，当归15g，川芎15g，威灵仙15g，地龙10g，鸡内金10g。

水煎服，1日1剂。

（4）寒湿阻络型

[治法] 祛风散寒，除湿通络。

[方药] 阳和汤加减。熟地黄30g，炙黄芪30g，鸡血藤30g，党参15g，当归15g，桂枝15g，白芥子10g，干姜10g，鹿角胶10g，制附子10g，红花10g，炙甘草6g，麻黄6g。

水煎服，1日1剂。

2. 外治疗法

（1）针刺法　一般适用于缓解期。

[取穴] 主穴：足三里、关元、命门、肾俞。辅穴：上肢取外关、阳池、阳溪、阳谷；下肢取三阴交、解溪、太冲、照海、申脉。

[方法] 先针命门、肾俞二穴，得气后，施捻转的平补平泻法，留针10分钟，出针后针刺关元穴，得气后，施提插捻转补法。其他诸穴，根据疾病的虚实，得气后，施提插或捻转之补泻手法。留针30分钟，1次／日，20日为1个疗程。

（2）推拿疗法　一般用于缓解类风湿病的关节症状。

[取穴] 掌指关节取合谷、后溪、二间、中渚、劳宫、四缝；腕关节取阳溪、阳池、腕骨、中泉、大陵、外关；肘关节取曲池、曲泽、天井、小海、手三里、手五里；肩关节取肩髃、肩髎、肩贞、抬肩、天宗、肩井、臂臑；踝关节取昆仑、丘墟、悬钟、解溪、商丘、太溪、申脉；膝关节取膝眼、阳陵泉、阴陵泉、委中、梁丘、丰隆、足三里；髋关节取环跳、居髎、秩边、髀关、承扶；下颌关节取下关、合谷、翳风、颊车、内庭；脊柱关节取病变部位相应的督脉和膀胱经有关穴位。

[方法] 上肢：患者取仰卧位或坐位，先用推法和一指禅推法，继用滚法、揉法沿指腕肘反复施术，在受累关节处重点治疗；捻指间关节，按四缝、劳宫，点阳溪、大陵、曲泽、肩髃，拿合谷、曲泽、肩井；屈伸、摇、搓、拔伸各受累关节；擦热患处，再施拍打诸法使热透入关节。下肢：患者取仰卧位，先用推法和一指禅法沿足背踝膝反复施术，在受累关节处作重点治疗；按内庭、太冲、丘墟、悬钟、阳陵泉、阴陵泉等穴，点解溪、昆仑、膝眼、足三里、髀关、梁丘；屈伸、摇、搓、拔伸各受累关节；嘱患者俯卧，自足跟向上沿足太阳经施推、滚、揉、运诸法；拿太溪、昆仑、委中，点承扶、环跳、秩边，擦热患

处再施拍打诸法使热透入关节。

（3）酊剂疗法 黄马酊或丹参酊外涂患处，3~4次/日。

（四）新疗法选粹

中药熏洗疗法

（1）目的 熏洗疗法是将药物煎汤，趁热在患处熏蒸或浸浴，以起到清热利湿、活血化瘀、清热解毒等作用的一种治疗方法。

（2）用物准备 活血止痛洗药、治疗盘、熏洗盆（根据熏洗部位的不同，也可备坐浴椅、有孔木盖浴盆及治疗碗等）、水温计，必要时备屏风及换药用品等。

（3）操作程序 ①备齐用物，携至床旁，做好解释，取得患者配合。②根据熏洗部位协助患者取合适体位，暴露熏洗部位，必要时以屏风遮挡，冬季注意保暖。③眼部熏洗时，将煎好的药液趁热倒入治疗碗，眼部对准碗口进行熏蒸，并用纱布熏洗眼部，稍凉即换，每次15~30分钟。④四肢熏洗时，将药物趁热倒入盆内，患肢架于盆上，用浴巾或布单围盖后熏蒸。待温度适宜时，将患肢浸泡于药液中泡洗。⑤坐浴时，将药液趁热倒入盆内，上置带孔木盖，协助患者脱去内裤，坐在木盖上熏蒸。待药液不烫时，拿掉木盖，坐入盆中泡洗。药液偏凉时，应更换药液，每次熏洗15~20分钟。⑥熏洗过程中，密切观察患者病情变化。若感到不适，应立即停止，协助患者卧床休息。⑦熏洗完毕，清洁局部皮肤，协助衣着，安置舒适卧位。⑧清理用物，归还原处。

（4）注意事项 ①月经期、孕妇禁用坐浴。②熏洗四肢时建议先熏后洗，熏时药液温度一般为50~70℃，洗时药液温度一般为30~37℃，以防烫伤。③在伤口部位进行熏洗时，按无菌技术进行。④包扎部位熏洗时，应揭去敷料。熏洗完毕后，更换消毒敷料。⑤所用物品须清洁消毒，避免交叉感染。

五、预后转归

类风湿血管炎可分为三种类型：①全身性动脉炎类型：肺炎、心内膜炎、心肌炎等血管炎同时可发现损害，预后较差；②外周动脉型：主要为四肢和皮肤血管炎，伴多发性神经炎、皮肤溃疡、手指（趾）坏疽、皮下出血等症状；③肺炎型（全身感染型）：主要表现为肺纤维化，预后差。

六、预防调护

（一）预防及调护

（1）避免潮湿阴暗处，保持居室清洁干燥，阳光充足，温度适宜。

（2）患者如有发热、关节肿胀疼痛及全身不适，应卧床休息。

（3）饮食应以高热量、高蛋白、易消化、维生素丰富、有营养为原则，忌生冷、油腻、甜黏之品。

（4）对部分患者出现恐惧、担忧、悲观失望等情绪反应，应加强心理护理。

（5）根据患者不同病期，采取适宜康复治疗以达到缓解疼痛，消肿胀，改善功能障碍，预防及纠正关节畸形等目的。如理疗、体疗、按摩及自我按摩、日常活动自我训练、辅助装置的应用、支架及轮椅的应用等。

（二）食疗

（1）桑椹汤 桑椹子60g，加净水3碗，煎至1碗半。用白砂糖或红糖适量调味，去渣饮用。适合用于腰酸头晕者。

（2）赤豆桃仁莲藕汤 桃仁15g，赤豆60g，莲藕100g，洗净切成小块，加净水适量煮汤，以食盐少许调味，饮汤食赤豆及莲藕。适合用于肢冷血脉不和者。

（3）黄豆冬瓜皮汤 冬瓜皮60g，黄豆60g，净水3碗，煎至1碗，去渣饮用，适合用于患肢浮肿、血虚者。

（4）赤豆煮薏苡仁 赤豆100g，生熟薏苡仁各30g，红枣7枚，红糖适量煮熟后食用。适合用于肢体浮肿者。

（5）丹参酒 白酒500g，紫丹参90g，浸泡一周后，每次大略饮30ml，1日1~2次。适合用于血管炎早期肢冷麻痹者。

七、专方选要

二妙散

本方出自《丹溪心法》，由黄柏、苍术两味药物所组成。用于湿热下注所致的下肢痿软无力，或足膝红肿热痛，或湿热带下，或下部湿疮，小便短黄，舌苔黄腻等症，有清热燥湿之功。主治湿热下注的痿证。方中黄柏苦寒清热，苍术苦温燥湿，为治阴分之湿热痿证的妙药。药仅两味，但功效卓著，作用神妙，故名"二妙散"。本方加牛膝名"三妙丸"，治下焦湿热，再加薏苡仁名"四妙丸"，可祛湿热，利筋络。本方若加槟榔名"三妙散"，外用脐部湿癣，有清热燥湿止痒之功。

八、研究进展

（一）辨证思路

脉痹的辨证主要在于辨明疾病性质，具体如下：关节烦痛或红肿热痛，有积液，晨僵，肢体酸楚沉重，关节屈伸不利；或皮下结节硬痛，下肢溃疡，小面积坏疽，足背和胫后动脉搏动减弱或消失，伴有发热。舌红、苔黄腻，脉滑数者为湿热蕴结。关节红肿，灼热跳痛，不可触近，皮下红斑，伴发坏疽性脓皮病，急性发热，多脏器缺血梗死的症状，心烦，口渴，溲黄，大便干，舌红、苔黄或少苔，脉弦滑数，见于暴发性血管炎及类风湿血管炎活

动期毒热炽盛型。周身关节疼痛剧烈，部位固定不移，关节屈伸不利，周围可见硬结，手或足的末端有缺血性表现，如皮温低、皮色苍白，甲皱襞处有小的条状红棕色梗死，皮肤有营养障碍，表现为弹性低、韧性大、萎缩、甲变形，口渴不欲饮，或见午后及夜间发热，舌质紫暗，或有瘀斑、瘀点，脉细涩者为瘀血阻络型。肢体末端发凉怕冷，皮温低，皮色苍白，出现雷诺现象，肢体关节疼痛，肿胀或重着，局部皮色不红，触之不热，晨僵，关节屈伸不利，得热痛减，或见恶风发热，肌肤麻木不仁，舌质淡红、苔薄白，脉弦紧或浮缓者为寒湿阻络型。

（二）治法探讨

1. 传统治疗

传统治疗需要大剂量的皮质类固醇。包括硫唑嘌呤（AZA）和环磷酰胺（CTX）在内的免疫抑制药物通常可以组合使用，以实现长期的疾病控制并减少皮质类固醇的使用量。在一项血管炎试验中，在接受皮质类固醇和CTX治疗的最初3个月后，分别给予了AZA和CTX维持治疗，证实CTX和泼尼松联合休克治疗后的缓解率高达93%，1年半的死亡率仅为6%；此外，AZA维持治疗已被证明具有与CTX相同的功效，毒性更小。

2. 血浆分离置换法

该法在严重血管炎的治疗中仍存在争议。尽管一项研究表明血浆置换在血管炎相关性肾衰竭中的益处，但其他研究未能显示血浆置换的任何益处。

3. 静脉应用免疫球蛋白

此疗法对于全身性血管炎的益处尚不清楚。最近一项对具有持续疾病活动性的ANCA相关性血管炎患者的研究证实了静脉内应用免疫球蛋白在降低总体疾病活动性方面的益处，但3个月后这种作用减

弱了。

4. 抗 TNF-α 治疗

TNF-α 在类风湿关节炎和全身性血管炎，如川崎病（黏膜皮肤淋巴结病）和韦格纳肉芽肿中的作用已被证实，但在血管炎合并类风湿关节炎中的作用尚不清楚。一项研究发现，在来那西普治疗后，指甲损伤迅速消失，这表明 TNF-α 阻断治疗可能对风湿性关节炎中更严重的血管炎和其他关节外症状有效。尽管循环中的 TNF-α 对心血管功能的影响机制尚不清楚，但来自心力衰竭大鼠模型的数据支持以下理论：阻断循环中的 TNF 可能会改善心室功能障碍。但是，TNF 阻滞剂的临床试验表明，对于进行性心力衰竭的患者几乎没有益处。

5. 外源性抗氧化剂

如维生素和其他营养素，被证明是一种潜在的治疗药物。一些临床试验支持使用抗氧化剂维生素作为类风湿关节炎的辅助治疗，并且观察到用抗氧化剂治疗的患者恢复得更好。但是，需要更多的研究来证实这些结果并就增加抗氧化剂治疗的安全性和有效性得出明确的结论。

6. 局部治疗

一些研究表明，皮肤移植是治疗类风湿血管炎患者腿部溃疡的有效且简单的方法。在他们的 18 例中，有 8 例在植皮后创面愈合，有 11 例在植皮后疼痛减轻。也有报道称，局部应用治疗类风湿关节炎的药物可成功治疗与类风湿关节炎有关的难治性血管炎腿部溃疡。从药理学的角度来看，这种新方法减少了与全身免疫抑制治疗相关的严重不良反应，包括长期激素治疗的并发症。但是，仍然需要进行随机对照试验，以进一步评估局部应用他克莫司在类风湿血管炎相关的腿部溃疡中的疗效。

（三）中药研究

四妙勇安汤，方出《验方新编》，本方由金银花、玄参、当归、甘草四味药物组成。用于脱疽（即血栓闭塞性脉管炎），证见患处黯红，微热微肿，痛甚，烦热口渴，或则溃烂，脓水淋漓，舌红脉数等。功效清热解毒，活血止痛。脱疽，乃因火毒内蕴或寒湿化热，血行不畅，气血凝滞，瘀阻筋脉而致。本方尤适用脱疽溃烂，热毒正盛而阴血耗伤者。方中金银花清热解毒，当归活血散瘀，玄参泻火解毒，甘草清解百毒。四药合用，既能清热解毒，又可活血散瘀。"四妙"者，言本方药仅四味，功效绝妙，但量大力专，服药之后，勇猛迅速，使邪祛病除，身体健康，平安无虞，故称"四妙勇安汤"。

（四）外治疗法

可选用活血消肿洗药（刘寄奴、海桐皮、苏木、羌活、大黄、当归、红花、白芷等各30g）、活血止痛散（透骨草、延胡索、当归、姜黄、川椒、海桐皮、威灵仙、川牛膝、乳香、没药、羌活、白芷、苏木、五加皮、红花、土茯苓各10g）等，煎汤熏洗患肢，每日 2 次。

（五）评价展望

受累血管的大小和器官的损伤决定了类风湿血管炎的治疗。治疗的选择取决于对预后的评估。如上所述，孤立性小血管炎通常被认为是良性的，只需要仔细观察就无须特殊治疗。系统性血管炎与高发病率和高死亡率相关，必须早期进行主动免疫抑制治疗。

主要参考文献

[1] 高丽霞，郭惠芳. 2017 年风湿免疫病主要临床进展 [J]. 临床荟萃，2018，33（1）：54-59，65.

[2] 王苗苗. 类风湿血管炎的发病机制和治疗进展 [D]. 石家庄：河北医科大学，2017.

[3] 刘明. 实用周围血管疾病学 [M]. 北京: 金城出版社, 2006.
[4] 杨建飞, 曹烨民. 曹烨民教授治疗类风湿性血管炎临床经验 [J]. 亚太传统医药, 2016, 12 (12): 93-94.

第五节 结节性血管炎

结节性血管炎是以淋巴细胞浸润为主的皮肤小血管炎。临床特点为好发于成年人，在小腿或足部反复发生皮肤小结节，结节表面肤色正常或微红，一般沿浅静脉走行排列，自感轻微疼痛或有触痛，一般无全身症状。病程可达数周至数月。

中医认为本病由风寒湿热之邪侵入经络，营血循行受阻，以致瘀血凝聚肌肤所致。初期属寒湿或湿热凝聚，气血瘀滞；中期多属气阴两虚；后期属虚火上炎。可归于中医古籍中"丹"类、"梅核火丹""热痹""附阴疽""血瘀证"等范畴。

一、病因病机

（一）西医学认识

1. 发病原因

目前病因及发病机制均不清楚，可能是由多种因素引起的以迟发型变态反应为主的皮肤血管炎。

许多学者应用现代免疫学的理论和手段对本病的体液免疫、免疫复合物等进行了大量的研究，认为免疫复合物及补体的沉积与血管炎的发病有密切关系，循环免疫复合物一旦沉积在血管壁内即可激活补体，吸引中性粒细胞集中到免疫复合物沉积的部位，释放酶和炎症介质，造成血管壁的损伤，血管梗死引起皮下脂肪坏死，因此，免疫复合物、补体、中性粒细胞之间的连锁反应可能是血管炎发病的重要因素。1986 年，Smolle 观察了结节性血管炎病损中 S-100 树枝状细胞的分布，提出结节性血管炎可能系迟发型超敏反应的作用所致。

2. 发病机制

发病机制还不很清楚，可能是由多种因素引起的以迟发型变态反应为主的皮肤血管炎，许多学者认为免疫复合物及补体的沉积与血管炎的发病有密切关系，循环免疫复合物一旦沉积在血管壁内即可激活补体，吸引中性粒细胞集中到免疫复合物沉积的部位，释放酶和炎症介质，造成血管壁的损伤，血管梗死引起皮下脂肪坏死。

3. 病理

结节性血管炎患者血管走行迂回，动脉内膜粗糙、增厚，管腔不规则狭窄，腔内有细小斑点及斑块、静脉血流淤滞、管壁增厚、血栓形成等血管形态结构的改变。下肢血管炎的主要病理改变为血管炎、肉芽肿形成及组织的坏死。血管的炎症主要表现在毛细血管和细小血管及小的动、静脉，毛细血管及细小血管壁的水肿，内皮细胞肿大和增生，以致管腔不同程度狭窄或闭塞。动脉内膜下血浆渗出和内皮细胞增生致内膜增厚，有时增生的内皮细胞充满管腔，使管腔变狭窄。静脉管壁水肿，内皮细胞增生引起管腔狭窄或血栓形成。二维图像观察的动脉迂曲，内膜粗糙、增厚，斑块形成，管腔狭窄及血栓形成等形态结构异常改变与皮损病理组织变化特征完全符合。也说明结节性血管炎在毛细血管及细小动静脉受损的同时，其中等大小的动、静脉也发生了轻重不等的改变。

（二）中医学认识

本病与中医学文献中记载的"湿毒流注""瓜藤缠"相类似，因该病结节形如梅核，色红漫肿，故又称"梅核丹"。如《医宗金鉴·外科心法》中记载："此证生于腿胫，流行不定，或发一二处，疮顶形似牛眼，根脚漫肿……若绕胫而发即名瓜藤缠，结核数枚，日久肿痛，腐烂不已，亦属湿热下注而成。"中医认为，内有蕴热，复感风寒湿热之邪，邪客于肌肤，或湿热之邪下注下焦血脉经络之中，致气血运行不畅瘀阻经络，瘀化有形，发为本病。

唐容川在《血证论》中提出本病治宜凉血散血，"既已成瘀，不论初起已久，总宜凉血散血，血散瘀去，则寒、热、风、湿无遗患矣"。

总之，其发病机制大多为风热、血热、湿热之邪入络为患，邪盛致瘀，最终导致血络受损，脉络痹阻，气血瘀滞而引发多种血管炎症状。本病病理关键为"热"和"瘀"，此热为血热，一般患者虽无全身大热，但临证已表现热伤血络之证；络伤血溢脉外，发为瘀斑。若风热者，多兼夹关节肿痛，血热甚者以红斑、血疱为主，湿热者多表现为肢体肿胀、水疱、渗液，三邪可单独致病，亦可相互兼夹为患。说明结节性血管炎的发病与邪有着密不可分的联系，因邪而致瘀，因瘀而致邪。治疗上不能单纯从血瘀的表象出发，而应穷本溯源，明辨治疗上的关键"邪"，进而明晰结节性血管炎因虚招邪、因邪致瘀、因瘀致损的病理演变规律。因此清热凉血、化瘀通络始终贯穿于本病的治疗，也是本病治疗成败的关键。

二、临床诊断

（一）辨病诊断

1. 临床表现

多见于青壮年女性，但也见于男性，男女之比约为1∶5，发病有明显的季节性，好发于下肢，特别是小腿后侧、大腿、臀部及上臂也可累及，皮损为鲜红、暗红乃至正常皮色的小结节至较大的浸润斑块，呈圆形或椭圆形，常初发于小腿，一般与蚕豆大小相仿，结节较硬，表面皮肤红热，有自发痛或轻度触痛，2~4周消失或遗留纤维性结节，多不发生溃疡，结节常经一定时间反复发作，并向足部、股部及上肢扩展，有时可伴有关节疼痛及下肢酸软无力，全身状况良好，其他系统及脏器很少受累及。

2. 相关检查

除了临床表现，辅助检查无特殊发现，除急性期外，血沉很少增快，部分患者γ-球蛋白增高。结核菌素试验、胸片检查可判断患者是否有肺结核或其他内脏结核。

双功彩色多普勒超声扫描仪扫描显示：下肢动脉迂曲，内膜粗糙，不规则狭窄，腔内有细小的斑块，静脉血流瘀滞，血栓形成。

组织病理：真皮深部及皮下脂肪层间隔组织内的中等动脉管壁增厚，有不同程度的闭塞性变化，血管周围淋巴细胞呈袖口状浸润，可有中性粒细胞浸润及核碎裂，但以淋巴细胞和组织细胞为主，弹力组织染色显示内、外弹力膜的弹力纤维严重断裂，管腔闭塞及相应小叶区域可见不同程度的脂膜炎，免疫病理检查发现皮损内以T淋巴细胞浸润为主。

（二）辨证诊断

（1）湿热下注型　结节小而多，多见于足跗部，结节鲜红，或有足跗浮肿，疼痛较重，下肢沉重乏力，时有间歇性跛行。舌质红、苔黄腻，脉濡数。

辨证要点：结节小而多，鲜红，疼痛较重，舌质红、苔黄腻。

（2）寒湿阻络型　病情缠绵，反复发作，结节大而硬，皮色多正常，疼痛轻微。舌质淡红、苔白腻，脉濡滑。

辨证要点：结节大而硬，病情缠绵，舌质淡红、苔白腻。

（3）瘀血阻络型　病情日久，结节少

而硬，结节瘀暗，遗留纤维性结节，消失缓慢。舌质暗红，有瘀斑，脉弦涩。

辨证要点：结节少而硬，瘀暗，遗留纤维性结节，舌暗红，有瘀斑。

（4）虚热灼络型　病情后期，结节难消，色红、灼热，患者形销体弱，潮热盗汗。舌质红、苔少而干，脉细数。

辨证要点：结节难消，形销体弱，潮热盗汗，舌质红、苔少而干。

三、鉴别诊断

（一）西医学鉴别诊断

（1）结节性红斑　青年女性，与结节性血管炎多发生于30岁以上的妇女不同；结节性红斑往往在小腿伸侧，而结节性血管炎多发生于小腿屈侧；结节性红斑不破溃；病理学上血管炎改变少见，且不侵犯皮下组织的脂肪小叶的大血管。

（2）硬红斑　硬红斑常破溃，而结节性血管炎一般不破溃，愈合也较快，而硬红斑愈合慢；硬红斑患者结核菌素试验为强阳性，而结节性血管炎不一定；结节性血管炎病理为血管炎改变，硬红斑虽可见血管炎，但也能见到结核样浸润，甚至有干酪样坏死。

（3）皮肤变应性血管炎　其皮损多对称分布在下肢，有时在上肢及其他部位，呈斑丘疹、丘疹、紫癜、瘀斑、结节、溃疡等多形性病变，有疼痛和烧灼感，并伴有全身症状。病理改变为真皮全层血管白细胞碎裂性血管炎。发病呈急、慢性经过，反复发作。

（4）过敏性紫癜　多发生在儿童及青少年，在下肢以瘀斑、瘀点为最多见的皮损，可伴有关节痛。血小板正常，尿常规可有蛋白尿和血尿，有时偶见消化道出血症状。

（5）丘疹坏死性结核疹　青年女性多见，四肢关节附近或臀部有散在中心坏死性坚实丘疹，愈后留有萎缩性疤痕，结核菌素试验呈强阳性，组织病理有结核病的组织表现。

（6）皮肤型结节性多动脉炎　多在下肢，有沿小动脉分布的皮下结节，自觉疼痛明显及明显的压痛，皮肤组织病理表现小动脉炎及小动脉坏死。

（二）中医学鉴别诊断

瓜藤缠：多在小腿前侧发生蚕豆大小的鲜红色皮下结节，分布对称，不与浅静脉走向一致。

四、临床治疗

（一）提高临床疗效的要素

（1）首先应努力寻找病因。若患者有结核，则应按结核治疗。

（2）患者应注意休息，减少活动。

（二）辨病治疗

1. 一般治疗

及时寻找并去除病因，如停用可疑的药物，治疗相关原发疾病，如有明显感染者可用无致敏作用的抗生素以消除感染病灶。多数结节型皮肤血管炎还应注意保暖和休息，抬高下肢，减少活动。

2. 全身治疗

（1）类固醇皮质激素　其机制是抑制抗体产生，减少免疫复合物形成及减轻症状，对于发热或关节疼痛者也适用。如泼尼松30~40mg/d，待病情稳定后逐渐减至维持量。对于病程较长的患者，治疗初应选择低效糖皮质激素。

（2）免疫抑制疗法　用于激素无效或不适宜用激素的病例及病情较重的病例。

①常选用的免疫抑制药物如环磷酰胺、硫唑嘌呤、环孢素A、氨甲蝶呤等。

②静脉内免疫球蛋白注射：作用机制为 A. 免疫球蛋白中 IgG 类使患者血清 IgG 及各亚类恢复正常。B. 降低血清 IgE 水平，减轻变态反应所致的毛细血管损害。C. 通过对抗体产生的反馈抑制和对抑制性 T 细胞的诱导而发挥作用。D. 清除血中免疫复合物，使免疫复合物分子变小，减轻Ⅲ型变态反应造成的组织损伤。

（3）非激素类抗炎药

①解热镇痛抗炎药：对发热、关节炎、胸膜炎、蛋白尿等症状有效；能协助控制肌痛、关节痛等症状。

②氨苯砜：其作用机制可能是作为含氧介质的抑制剂和髓过氧化物酶介导的溶细胞系统抑制剂对多形核中性粒细胞产生显著的干扰并能抑制透明质酸酶和稳定溶酶体酶，抑制白细胞的趋化性，降低毛细血管通透性，减轻渗出。氨苯砜有较强的抗炎和免疫抑制作用。

③氯法齐明：有抗炎作用，可能与它稳定溶酶体的功能有关，同时有一定的免疫抑制作用，适应证与氨苯砜相似。

④水杨酸偶氮磺胺：有抗菌、免疫抑制和抗前列腺素（抗炎）的作用。

⑤磺胺吡啶：能抑制溶酶体酶的活性，本药也是治疗坏疽性脓皮病的常用药物之一，有助于疼痛性皮损的消退，可与类固醇皮质激素合用，增强疗效。

⑥四环素类：能抑制中性粒细胞趋化性、脱颗粒和吞噬，降低白细胞溶解红细胞和产生超氧化物阴离子的能力，此为抗炎作用；它也能抑制抗体的形成和抑制补体 C3 的裂解和激活，此为免疫抑制作用。

（4）抗疟药　可抑制前列腺素的作用和合成，稳定溶酶体膜，降低白细胞活性，发挥其抗炎作用；可阻断脱氧核糖核酸酶作用和抑制 DNA 聚合酶；可抑制补体活性，从而阻止补体依赖性抗原 - 抗体反应。常用药物有氯喹和羟氯喹。

（5）抗凝血药或血管扩张剂　包括低剂量阿司匹林、双嘧达莫和组织纤溶酶原激活剂、烟酰胺、己酮可可碱和钙通道阻滞剂。

（6）纤维蛋白溶解药物　通过抑制凝血和促进纤溶，使沉积的纤维蛋白溶解，缓解纤维蛋白沉积在血管壁上的沉积从而减轻血管壁的损伤。如达那唑和炔雌醇、苯乙双胍、链激酶、尿激酶等。

（7）抗黏附分子疗法　黏附分子是参与血管炎发病的重要因素，通过抑制细胞间黏附分子 -1（ICAM-1）、血管内皮黏附分子 -1（VCAM-1）等黏附分子的产生和功能，从而达到治疗效果。

（8）免疫吸附和单克隆抗体　半特异性免疫吸附可去除循环自身抗体；抗特异性淋巴细胞（尤其是 T 细胞）的单克隆抗体（Mabs）可通过控制 ANCA 的合成来抑制 ANCA 介导的内皮细胞毒性，发挥治疗作用。

3. 局部治疗

如局部外涂激素制剂（加或不加封包）；皮损内注射类固醇皮质激素；皮损内注射环孢素；皮损注射生长因子如表皮生长因子、成纤维细胞生长因子、内皮细胞生长因子等。

4. 其他治疗

血浆置换是治疗免疫复合物型血管炎的有效方法之一；高压氧能迅速减轻溃疡疼痛和促进溃疡愈合；自血光量子疗法能加速免疫复合物的清除，增强纤维蛋白溶解活性。

（三）辨证治疗

1. 辨证论治

（1）湿热下注型

［治法］清热利湿，活血通络。

［方药］四妙勇安汤加味。金银花 30g，玄参 15g，当归 10g，赤芍 10g，牛膝 15g，黄柏 10g，黄芩 10g，山栀 10g，连翘 10g，

苍术 10g，防己 10g，紫草 10g，甘草 10g，红花 10g，木通 10g。

（2）寒湿阻络型

［治法］温散风寒，活血通络。

［方药］阳和汤加味。熟地 20g，炙黄芪 20g，鸡血藤 20g，党参 10g，当归 10g，干姜 10g，赤芍 10g，怀牛膝 15g，肉桂 10g，白芥子 10g，熟附子 10g，炙甘草 10g，鹿角霜 10g，地龙 10g，麻黄 10g。

（3）瘀血阻络型

［治法］活血化瘀，通络散结。

［方药］桃红四物汤加减。桃仁 15g，红花 15g，当归 10g，赤芍 10g，生地 20g，川芎 10g。

（4）虚热灼络型

［治法］养阴清热，活血通络。

［方药］养阴活血汤加减。生地 20g，玄参 15g，石斛 10g，赤芍 10g，鸡血藤 15g，当归 10g，青蒿 10g，白薇 10g，丹皮 10g，牛膝 10g，川芎 10g，黄芩 10g，甘草 10g。

2. 外治疗法

（1）药膏疗法

① 紫色消肿膏（《赵炳南临床经验集》）：活血化瘀，软坚消肿，止痛。紫草 15g，升麻 30g，贯众 6g，赤芍 30g，紫荆皮 15g，当归 60g，防风 15g，白芷 60g，草红花 15g，羌活 15g，荆芥 15g，儿茶 15g，神曲 15g。

上药共研细末过重罗，每 120g 药粉加血竭、天花粉各 3g，山奈粉 6g，乳香 12g，没药 12g，凡士林 120g，调匀成膏。临用时加 5% 樟脑粉调匀。

用法：外敷患处，每日 1~2 次，适用于寒湿阻络型。

② 玉露膏（《中医外科学讲义》）：凉血退肿。芙蓉叶研成细粉，用凡士林 8 份，加上药末 2 份，调匀成膏，每 500g 油膏中，可加用医用苯酚 10 滴。

用法：外敷患处，每日 1~2 次，适用于湿热阻络型。

（2）酊剂疗法

红灵酒（《中医外科学讲义》）：活血、温经、消肿、止痛。全当归（切片）60g，杜红花 30g，花椒 30g，肉桂（薄片）60g，樟脑 15g，细辛（研细末）15g，干姜（切碎片）30g，上药放入 95% 的乙醇 1000ml 中浸泡 7 天，备用。

用法：涂擦患处，日 2 次。

（3）针灸疗法

① 体针疗法：主穴：足三里、三阴交、承山、血海。方法：初病阶段用泻法，不留针；久病用补法，留针 30 分钟，1~2 天 1 次，10 次为 1 个疗程。

② 温针疗法：取穴：血海、丰隆。方法：针刺得气后，施平补平泻法，留针时在针柄放置艾绒 1 团（15 分钟），点燃，任其烧尽。1 天 1 次，10 次为 1 个疗程。

（4）穴位注射疗法

［取穴］血海、足三里、承山。

［方法］应用当归注射液或丹参注射液，针刺得气后缓慢推注药液 1.5~2ml，2 天 1 次，5 次为 1 个疗程。

3. 成药应用

（1）薄芝注射液　调节免疫，改善微循环。每次 4ml，每日 1 次，肌内注射，连续 4 周后改为隔日 1 次，再连续 4 周。8 周为 1 个疗程。

（2）毛冬青片　清热，活血，通脉。每次 4 片，每日 3 次，口服。

（3）四虫片　解毒镇痛，活血化瘀，通络止痛。每次 10 片，每日 3 次，口服。

（4）复方丹参注射液　清除自由基，镇静，改善血液流变学。每次 4ml，每日 1 次，肌内注射，20~30 天为 1 个疗程。

（5）川芎嗪注射液　抗血小板聚集，扩张动脉，降低血液黏度，改善微循环。每次 80mg，加入 10% 葡萄糖 250ml 中静脉

滴注，每日 1 次，15 天为 1 个疗程，休息
5~7 天，开始下一个疗程，视病情可连续使
用 2~3 个疗程。

4. 单方验方

（1）红铅丹、火硝、白胡椒、皂矾、
五倍子各等分，研末混匀。取药粉 30~45g，
用食醋调成泥状，分握在两只手中或放在
两手心上，用塑料布等包扎固定，全身出
汗后取下药。用药期间需避风、寒、湿等
1~2 周。（张述文，张美云. 手心药治疗风
湿性关节炎. 中医杂志，1981，1）

（2）桃仁、红花、金银花、牛膝各
15g，鸡血藤 20g，赤芍、桂枝、地龙各
15g，蜈蚣 4 条。湿热明显者加白术、茯苓
皮、黄柏、苍术。反复发作病久者，用温
阳活血法，加附子、肉桂。（单敬文，马富
伟. 变应性结节性血管炎 25 例治验. 中医
药学报，2000，8：27）

（3）当归 20g，牛膝 30g，赤芍 20g，
丹参 20g，川芎 20g，熟地 20g，陈皮 20g，
桃仁 15g，延胡索 15g，荆芥 20g，桂枝
15g。每日 1 剂，水煎分 2 次口服，20 日为
1 个疗程。[张晓忠，贾丽梅，刘微. 疏风
通络汤治疗皮肤结节性血管炎 48 例疗效观
察. 黑龙江医学，2002，26（1）：17]

（4）化瘀解毒汤：玄参 15g，浙贝母
15g，山慈菇 15g，桃仁 15g，肿节风 15g，
山豆根 15g，重楼 10g，白花蛇舌草 30g，
茺蔚 15g，朱砂莲 15g，丹皮 15g。每日 1
剂，水煎分 3 次口服。30 天为 1 个疗程。
[吴遂德. 化瘀解毒汤治疗皮肤变应性结节
性血管炎 62 例. 中国中医急症，2004，13
（9）：622]

（5）免疫清解方：白英、白花蛇舌草、
蛇莓、豨莶草、徐长卿、蝉衣、僵蚕、土
茯苓、生地、甘草。水煎留汁 400ml，分早
晚两次温服。[杨云柯，滕颖，梅振武，等.
"免疫清解方"治疗结节性血管炎的临床观
察. 中国临床医学，2001，8（4）：390]

（四）新疗法选粹

（1）精制蝮蛇抗栓酶注射液 本品 1.5
单位加入生理盐水 250ml 中静脉滴注。精
制蝮蛇抗栓酶具有抗凝溶栓、去纤、抗血
小板黏附聚集、降脂、扩张血管、改善微
循环等多种功效，对结节性血管炎有很
好的疗效，只是过量时有出血倾向。维持
治疗容易且价格便宜。精制蝮蛇抗栓酶可
作为一种有效的取代皮质类固醇的替代药
物。[王召昆. 精制蝮蛇抗栓酶治疗结节性
血管炎 1 例. 皮肤与性病，2001，23（1）：
33-34]

（2）多功能微量元素治疗仪 将金黄
散用醋调成糊状敷于皮肤损伤处，再用治
疗仪照射局部结节 20 分钟，治疗仪与皮肤
的距离为 20cm，每日 1 次，7 天为 1 个疗
程。多功能微量元素治疗仪在发射出生物
电磁波谱的同时，还激发出一定级量级的活
性微量元素和粒子流，通过"波"和"粒"
这两个因素对人体产生综合效应，有消炎、
止痛、活血化瘀、调和气血、疏通血脉、
调理生理机能等功效。[雷翠云，吴纪园.
金黄散联合多功能微量元素治疗仪对结节
性血管炎皮肤损伤影响的研究. 护理研究，
2011，1（25）：213-214]

（五）医家诊疗经验

奚九一认为，结节性血管炎如同所有
周围血管炎一样，均因"邪"所致，"邪"
为主因，"邪、瘀、损"三者构成病证，即
因邪（致病因子、炎变）致瘀（血栓）损
伤（络损、皮损）。邪是标，瘀是变，损是
果。此观点与结节性血管炎现代病因学极
其相似，据统计，85% 以上患者发病前有
上呼吸道感染史，肺结核、肝炎史及用药
史。奚九一把本病的致病之邪，按表里分
为内邪和外邪，按邪的性质分为风邪、热
邪、痰邪三大主邪。

张东萍总结奚九一从"邪"论治血管炎，强调分期辨证的治疗原则。在急性发作期，患者的症状呈进行性加剧，证属"邪盛"为主，急则"祛邪"为先，集中力量选择清除本病主邪的方药。对急性期所表现的虚证及瘀证，一般情况下，初虚不必骤补，此期活血化瘀药更应慎用，否则会加重病情。好转缓解期，证属"邪去生新、正虚瘀留"，以辨"虚"与"瘀"的性质为主，治疗以扶正与化瘀相结合。恢复稳定期，主要辨"虚"的性质，据气血阴阳之虚实而补之。

五、预后转归

结节性血管炎预后与疾病诱发因素、疾病种类、病情发展的严重程度、病程长短、病变部位及复发频率等均有密切关系。大多数患者预后良好，部分病情可自然消退。但由于本病发病机制目前尚未完全明了，病因复杂，临床多未能找到真正致病原因，治疗也仅以对症处理为主，故部分患者病情易转为慢性复发性，部分甚至出现进行性恶化，预后不良。

六、预防调护

（一）预防

结节性血管炎是一组与血管坏死及炎症有关的疾病，它的病变是一个缓慢的过程，治疗起来也需要循序渐进，除了接受治疗外，预防护理也必不可少，它可以巩固治效，使血管炎达到不复发的目的。血管炎的预防护理方法如下。

（1）预防褥疮 长时间卧床容易形成褥疮，所以患者要多翻身，患肢要经常变换体位，活动膝及踝关节，易压部位可用滑石粉按摩或用生理盐水清洁局部，可有效预防褥疮的发生。

（2）患肢保护 患者要避免劳累、撞伤、砸伤及冻伤；袜要宽松；要保暖防寒。保持患肢清洁卫生，避免刺激损害皮肤。

（3）心情放松 鼓励患者树立战胜病魔的信心，要有乐观精神，心情要舒畅，生活要有规律，解除思想负担，积极配合治疗，争取使病情早日治愈。

（二）调护

（1）饮食宜忌 平时主要补充蛋白质，注意均衡饮食，补充各种维生素，多喝水，多吃水果，不吃生冷、坚硬及变质的食物，禁辛辣刺激性强的调味品，适当运动以增强体质。

忌肥甘甜腻、过咸等刺激助火生痰之品，减少甜味饮品、奶油蛋糕的摄入。忌食过多酱、咸菜等，忌嗜烟、酗酒。烟毒可损害血管内膜，并能引起小血管收缩，管腔变窄，因而容易形成血栓，加重症状。

（2）辨证施护 据疾病症状的轻重，进行分级常规护理，注意患者的体温、脉搏、血压的变化。

（3）饮食调理 多食新鲜蔬菜、水果，适量的蛋、肉，低脂肪、低热量为宜。

（4）坚持治疗 服药后一定要观察病情变化和反应，并及时告诉医生，坚持治疗，不要随意中断，要有信心。

七、专方选要

（1）活血散结灵 乳香（醋炙）、没药（醋炙）、五灵脂（醋炙）、地龙、木鳖子、当归、草乌（甘草、金银花炙）、枫香脂、香墨。散结消肿、活血止痛。口服，每次3粒，每日3次。马华回顾性分析了2001~2004年运用活血散结灵治疗的32例结节性血管炎的临床资料，应用活血散结灵治疗结节性血管炎均能明显改善患者的临床症状。本观察组治愈率71.87%（23例），总有效率为93.75%。

（2）化瘀除痹散 赤芍、酒当归、忍

冬藤、红花、生地、桃仁、泽兰、连翘、防风、黄柏、鸡血藤、独活、牛膝等。结果36例服用本组中药15~30剂，其中症状体征消失痊愈24例，占66.67%；症状消失，患肢结节瘀斑均明显减少或消失，显效8例，占22.22%；症状好转，患肢结节部分消失，无再生结节及瘀斑，有效3例，占8.33%；服药15剂，症状无改善，结节无减少，自动停止治疗，确认为无效1例，占2.78%。

八、研究进展

（一）病因病机

结节性血管炎与中医古籍中描述的"瓜藤缠""梅核火丹"等相近似，属中医血瘀证和痹证的范畴。中医学认为本病多因风寒毒热之邪入侵，致营卫气血失调，瘀血、痰浊阻络造成血热内蕴，湿热之毒流注肌肤，而致肌肤气血瘀阻，结块瘀斑生成。

奚九一认为，结节性血管炎因"邪"所致，"邪"为主因，"邪、瘀、损"三者构成病证，即因邪（致病因子、炎变）致瘀（血栓）损伤（络损、皮损）。邪是标，瘀是变，损是果。奚九一把本病的致病之邪，按表里分为内邪和外邪，按邪的性质分为风邪、热邪、痰邪三大主邪。

陈丽芳认为，本病在中医学属"斑"的范畴，病机多为湿热壅结，阻塞血络，日久湿热瘀滞夹杂为患。湿性重浊而下行，故病好发于下肢；湿热为患外现于肌肤则为局部红肿，湿重于热则色暗，热重于湿则色红。络脉痹阻，不通则痛，临床则见患处疼痛。

张玉怀认为，此病病机为湿热侵袭，阻于络脉，气血运行不畅，凝聚肌肤，特点是湿、热、瘀互结，因此立清热燥湿、活血化瘀、通络散结为本病的治疗原则。

（二）辨证思路

1. 凉血活血

黄仁功认为，本病急性期临床表现以红斑或紫斑、毛细血管扩张、结节为主。采用凉血活血法，热盛重用大小蓟、九头狮子草等；瘀重则重用紫草、赤芍、积雪草；高热者加用九节茶、板蓝根；便秘者加虎杖；血虚者以八珍汤加黄芪、大枣以补气，提高机体免疫力，可促进皮疹早日消失，预防复发。

2. 凉血解毒

张东萍认为，此病主要是血热蕴毒所致，治疗以重用凉血解毒类药物为主，如生石膏（用量达50~100g）、水牛角片等。他认为清血热，必须先清气分热，故常用大量生石膏，使热从气分解。对出现瘀斑皮损，常用紫草以凉血化瘀。

3. 益气温阳

江从州认为，本病主要病机是正气不足，卫外失固，以致外受风湿之邪，正邪搏结、阻塞脉络，气血运行不畅而发病。该病之治，当以扶正祛邪为基本原则，在益气养血、健脾固表的同时，或兼利湿，或兼祛瘀，切不可纯祛瘀以散结、纯利湿以消肿，而犯"虚虚实实"之戒。

（三）治法探讨

王春燕认为，本病的根本是血瘀气滞，瘀久化热，气血不行而致结节瘀斑形成，故立法处方，以活血化瘀为主，佐以除痹通络，瘀血化解则气行，气行则结斑自消。

奚九一主张祛邪为先、扶正善后。祛邪为先：在临诊中，奚九一依据风、热、痰邪之偏盛，制定相应的方药。若结节红斑发生呈走窜状，此起彼伏，"善行而数变"，治疗予清风法为主。若结节红斑色鲜红，同时伴有自发痛，压痛明显，治疗予清热解毒凉血法。若结节以硬结为主呈紫红色，结节日久不易消退，PPD 试验呈强阳性，治疗予软坚化痰，佐以搜风、抗疖法。扶正善后：奚九一认为，结节性血管炎的产生是机体的一种变态反应，致病之邪是变应原，而机体本身的免疫功能不平衡，是本病发生的基础。从中医的藏象理论来看，多责之为气阴不足，肝肾两亏。故本病缓解期的治疗予益气养阴，补益肝肾法为主。

（四）中药研究

1. 单药研究

雷公藤味辛凉，既可以治疗热证，又可以治疗寒证，既可以抑制免疫，又可以增强和调节免疫。具有抗炎、镇痛、抗肿瘤及免疫调节作用等，特别对有红肿热痛的非细菌感染性之炎症皮肤有良效。由于雷公藤的免疫调节作用，可用于自身免疫性皮肤病的治疗。雷公藤有"中草药激素"之称，有类似激素样作用，但无激素的不良反应，应用范围广，安全性高，疗效好。

活血化瘀中药能有效地降低血液黏度，改善微循环，增加有效循环血量，并能降低毛细血管通透性，调节免疫功能。如当归、赤芍、桃仁、红花活血祛瘀，均能抑制血小板和红细胞聚集，抗血栓形成，改善微循环，并有抗炎及抑制免疫反应等作用；生地、丹皮清热凉血，能降低毛细血管通透性，减少炎性渗出；黄芩、甘草清热解毒，具有抗菌、消炎、抗过敏、调节免疫等功能，用以消除瘀结形成之原因。

清热解毒利湿药大多能抗菌消炎，活血化瘀药能促进血液循环，促进损伤组织修复，具有抗炎及免疫调节作用。紫草的提取物有抗急性炎症及镇痛作用，可以抑制组胺引起的过敏和炎症等反应。地黄水煎剂对人体有明显的抗炎及止血作用，并且生地黄有皮质激素样免疫抑制剂作用。白英水提取物对炎症有显著抑制作用。半枝莲具有抗炎、抗氧化、增强免疫力、抗动脉硬化等药理作用，还能抑制脂质过氧化反应，清除自由基，调节血脂，抑制血小板凝聚，抑制毛细血管通透性，抑制脆性增加，抑制细胞的凋亡。白花蛇舌草对炎性病理状态可以快速改变，提取物具有极为有效的抗氧化活性成分，抗化学诱变活性极为明显。青风藤中的有效成分青藤碱，结构与吗啡类似，具有非常好的镇痛抗炎作用，而且无成瘾性，具有镇静降压作用。土茯苓提取物有明显的抗菌和镇痛作用，并有明显的抗动脉硬化和抗血栓作用。

2. 复方研究

江从州用防己黄芪汤加减治疗结节性血管炎，疗效显著。防己 25~45g，黄芪 50~60g，川芎 10g，白术、川牛膝各 15g，川桂枝、炙甘草各 6g。加减：偏热者加忍冬藤 30g，丹皮、地骨皮、黄柏各 10g；偏寒者加炮姜、炙麻黄各 6g，姜半夏、附子各 10g；湿重者加苍术、苦参各 10g，草薢 15g，薏苡仁 30g；瘀重结硬者加莪术、三棱、地龙各 10g。上述药物每日 1 剂，水煎分服，待结节消失后，酌减药量续服 10 剂，以资巩固。

（五）外治疗法

肖定远应用掌心敷药疗法治疗结节性血管炎取得一定疗效。用药：红铅丹、火硝、白胡椒、皂矾、五倍子各等分，研为未混匀。使用方法：取药粉 30~45g，用食醋调成泥状，分握在两只手中或放在两手心上，用塑料布等包扎固定，全身出汗后取下药。用药期间需避风、寒、湿等 1~2 周。诸药相合，有收有散，有升有降，有寒有热，既能安神镇静，又能破瘀散结，作用较明显。

李玉莲用 30ml 注射器（7 号针头）抽取 2% 普鲁卡因 5ml 及生理盐水 25ml，病人仰卧，健侧下肢伸直，患侧下肢屈膝轻放在健腿上，用左手食指固定穿刺动脉，于搏动最明显处垂直进针，见鲜血进入注射器后缓慢将药液注入，随即拔出针头，局部按压不得少于 5 分钟。隔日注射 1 次。3 次为 1 个疗程。止痛效果明显。

杨开云采取梅花针叩刺拔罐法。治疗时医者戴上医用手套，用 75% 酒精棉球在针尖部和患处严格消毒后，用梅花针在结节中心螺旋样由内向外逐步扩大叩击，叩击范围要大于结节面，按经脉的走向从上至下叩击到每个结节有少量渗血为止，叩击后按顺序用负压罐在结节处吸拔 3~5 分钟，取罐后清除创面，再用外用药水反复涂擦创面。外用药水配法：75% 医用乙醇 500ml、重楼 50g、红花 5g、土茯苓 20g，浸入容器中密封 1 周制成。3 日治疗 1 次，4 次为 1 个疗程。

（六）评价及展望

本病是血管炎，属免疫性疾病范畴，临床表现多样，也有伤及内脏的患者，仅有皮肤症状者，中医治疗有明显效果。

主要参考文献

[1] 尚德俊，王嘉桔，张柏根. 中西医结合周围血管疾病学［M］. 北京：人民卫生出版社，2004.

[2] 陈淑长. 实用中医周围血管病学［M］. 北京：人民卫生出版社，2005.

[3] 吴丹明，符伟国. 周围血管腔内技术［M］. 沈阳：辽宁科学技术出版社，2005.

[4] 24 个专业 105 个病种中医诊疗方案（试行）［M］. 北京：国家中医药管理局医政司，2011.

[5] 谭新华，陆得铭. 中医外科学［M］. 北京：人民卫生出版社，1999.

第六节　急性肢体动脉栓塞

急性肢体动脉栓塞是引起肢体急性缺血的常见原因。起病急骤、进展迅速、后果严重，如不及时治疗，必将危及肢体生存甚至生命。本病于 1628 年 Harvey 首先报道，1895 年 Sabanygrv 试图以动脉切开取栓术治疗，直至 1911 年 Labey 才取得成功。取栓术的开展与成功，使急性肢体动脉血栓形成的治疗率明显提高，而 Fogarty 球囊导管问世（1963 年），为手术取栓提供了更为简便、安全、有效的方法，并逐步取代了动脉直接切开取栓的传统术式。

急性动脉栓塞，属中医学"脱疽"等范畴，主要病机为寒凝血瘀，气血不达四末，本病发病急骤，症状与体征变化迅速，病情危重。

一、病因病机

（一）西医学认识

1. 动脉栓塞的栓子来源

（1）心源性　最常见于风湿性心脏瓣膜病变及细菌性心内膜炎。前者，因血流动力学改变且多伴有心房颤动，因而在左心房或左心室内容易有血栓形成。后者，则在心腔内存在感染性栓子。一旦脱落，随血流冲入周围动脉，于口径相称部位停滞，引起急性动脉栓塞的表现。

（2）动脉本身的疾病　如动脉粥样硬化、动脉瘤。动脉粥样硬化导致动脉腔狭窄、粥样斑块内表面坏死形成的溃疡面、动脉瘤内的粗糙面，均可引起血流缓慢、湍流，最终由血栓形成以及动脉粥样斑块脱落，成为动脉栓子的来源。

（3）动脉内异物　常见的有人工心脏瓣膜老化，导管插入或手术过程中造成的动脉粥样斑块脱落，导管在动脉内折断，动脉腔内操作时带入异物，或因冲洗不净留有血块。显然，上述异物可随动脉血流向远侧漂流并堵塞动脉管腔。

2. 病理及病理生理

（1）脱落的血栓随血流冲向远端，停留在动脉分叉处或分支开口处。这是因为分叉处动脉管径突然变得狭窄，分支开口部位与主干动脉成角，血流阻力增加，或阻滞在口径与栓子大小相近的动脉腔内。小的栓子仅造成周围小动脉阻塞，组织缺血的范围局限，不至于引起严重后果。较大的栓子会阻塞主干动脉，组织缺血范围大，后果严重。在周围动脉栓塞中，下肢动脉较上肢动脉多见，其发病率下肢以股动脉最常见，上肢以肱动脉最常见。

（2）动脉栓塞后，栓子的直接刺激可造成动脉痉挛，范围可涉及远端动脉及邻近的侧支。血栓内聚集的血小板释放组胺及5-羟色胺等物质，更加重动脉痉挛，使组织缺血更加严重。由于受累动脉及远端动脉缺血，动脉壁发生退行性改变：弹性纤维张力丧失、内皮细胞变性、内膜下层水肿、内膜表面纤维沉着并有红细胞渗入。动脉壁结构的改变、血小板及其他缺血组织释放的凝血物质、栓塞动脉远端动脉压降低及血流量减少，均将促成血管内凝集。通常，在栓塞发生后8~12小时即有继发血栓形成，栓塞远端动脉继发血栓形成先于近端。由此不仅扩大了栓塞造成的动脉阻塞范围，还可阻塞侧支动脉起始部，进一步加重肢体的缺血程度。当动脉阻塞时间较长，栓塞远端的静脉血流量随之减少，血流缓慢，最终造成深静脉血栓形成，从而加重了病情的复杂性和严重性。

（3）主动脉栓塞后，肢体的皮肤色泽和温度随之出现改变，并有感觉、运动障碍，动脉搏动消失。组织坏死随着病程推移而加重，肌肉组织坏死在栓塞后6~8小时即可出现，24小时左右已有周围神经坏死，

皮肤的缺血坏死出现最迟（24~48小时）。大面积的组织坏死，会造成氮质血症、高钾血症、肌蛋白尿和代谢性酸中毒，一般在栓塞后10~12小时发生，严重者引起类似挤压伤的肌病-肾病-酸中毒综合征，最终导致肾功能衰竭。

栓塞发生后，心脏负担加重。栓塞的动脉口径越大，对心脏的影响越严重，甚至引起血压下降，休克和左心衰竭。

（二）中医学认识

本病为临床多发病，属中医脱疽范畴，亦名脱痈、脱骨疽、脱骨疗、敦痈、甲疽、蛀节疗。因患病日久不愈可使趾落，故名脱疽，其病多因过食厚味，致使郁火毒邪蕴于脏腑，加之肾阴亏损，不能制火而发；或因外感寒湿毒邪，营卫不调，气血凝滞而成。我国历代医家对本病的病因及病机有详细的阐述，《外科正宗》云："脱疽者，外腐而内坏也……其形骨枯筋纵，其秽异臭难辨，其命仙方难治。"《灵枢·营卫生会》认为："老者之气血衰，其肌肉枯，气道涩"。年老气虚，易脉道阻塞，故中老年人多发本病；《素问·举痛论篇》云："寒气入经而稽迟，泣而不行，客于脉外则血少，客于脉中则气不通，故猝然而痛。"《素问·五脏生成篇》又云："血凝于肤者为痹，凝于脉者为泣，凝于足者为厥"，指出本病当责之寒邪凝滞、脾阳不振；《诸病源候论》载："疽者，五脏不调所生也……若喜怒不测，饮食不节，阴阳不和，则五脏不调，荣卫虚者，腠理则开，寒客经络之间，经络为寒所折，则荣卫稽留于脉……荣血得寒则涩而不行，卫气从之与寒相搏，亦壅遏不通……故积聚成疽。""发于足趾，名曰脱疽。"提示各种外因导致脏腑功能失调，引起经络、气血功能紊乱是引发本病的内部因素。《杂病广要》载："夫消渴者，日夜饮水百盏，尚恐不足，若饮酒则

愈渴……久则其病变为小便频数，其色如浓油，上有浮膜，味甘甜如蜜，淹浸之久，诸虫聚食，是恶候也……疾之久，或变为水肿，或足膝发恶疮漏疮，至死不救。"并记载脱疽之病，多因筋脉经络失养，正虚邪实，湿邪郁久，化热成毒，腐蚀经筋而成坏疽。总之对于脱疽的发生，中医强调内外因相互作用，其外因包括外感六淫、外伤、饮食失宜、劳倦等，内因包括内伤七情、脏腑经络功能失调、正气虚弱等。

二、临床诊断

（一）辨病诊断

1.诊断标准

（1）中医诊断标准

①具有典型的疼痛、苍白、无脉、感觉异常和麻痹征象（5P）。

②有心房纤颤、风湿、动脉瘤或动脉粥样硬化等能引发肢体动脉栓塞的因素。

③动脉造影剂突然中断，断面呈杯口状凹陷，或动脉腔内充盈缺损；或肢体血管物损伤性检查有阳性发现。

（2）西医诊断标准　动脉栓塞可以发生在任何年龄，但多见于50岁以上。动脉栓塞的肢体常具有特征性的所谓"5P"征：疼痛（pain）、感觉异常（paresthesia）、无脉（pulselessness）、苍白（pallor）和麻痹（paralysis）。

①疼痛：动脉栓塞后，大多数患者有急骤发生的肢体剧烈疼痛。疼痛部位起始于栓塞处，以后逐渐延及栓塞的远端肢体。疼痛部位可移位，当脱落的栓子骑跨于腹主动脉分叉处，表现为剧烈的腹痛；如栓子被血流冲至股动脉时，即转变为股部疼痛。患肢有触痛，肢体的主动或被动活动均可致痛，因而处于制动状态。

②感觉异常、运动障碍：患肢远端呈袜套型感觉丧失区，由周围神经缺血所引起。其近端有感觉减退区，感觉减退平面低于栓塞部位。在近端可有感觉过敏区。患肢还可以有针刺样感觉。肌力减弱，甚至麻痹，可出现不同程度的足和腕下垂。足下垂显然与腓总神经缺血有关。当主观感觉消失和麻痹时常提示已经或将出现肌肉坏死。在少数患者，发病后首先出现的症状就是患肢麻木。

③苍白、厥冷：由于组织缺血，皮肤乳头层下静脉丛血流排空，皮肤呈蜡样苍白。若血管内尚积聚少量血液，在苍白皮肤间可出现散在青紫斑块。肢体周径缩小，浅表静脉萎瘪。皮下出现细蓝色线条，皮肤厥冷，肢体远端尤为明显，皮温可降低3~5℃。

④动脉搏动消失或减弱：栓塞部位的动脉有压痛，栓塞以下动脉搏动消失或减弱。有时由于血流的冲击，使动脉搏动传导到栓塞远端的动脉，股总动脉完全栓塞时，有时在股浅动脉近侧仍可触到搏动就是这个道理。偶尔，因栓塞不完全，仍有部分血流通过动脉，远端可触及微弱的动脉搏动。栓塞近端动脉可出现弹跳状强搏动或称为水冲脉，但当动脉痉挛严重或形成继发血栓时，栓塞近端搏动也可减弱。

2.相关检查

（1）皮温测定　能精确测定皮温正常与降低交界处，从而推测栓塞发生部位。

（2）超声波检查　多普勒超声波检查能测定动脉血流情况，能更精确地做出栓塞的定位，而且可以提供供血不足基线，便于术前和术后比较，达到了解血管重建情况和监测血管反流等。

（3）动脉造影检查　造影是栓塞定位最正确方法，大多数患者根据临床症状和体征以及多普勒超声就能做出诊断。仅在诊断上有疑问，或在取栓术后必须了解动脉是否通畅才进行动脉造影。

确定诊断后，相应作胸片、心电图、

心脏 X 线和超声心动图检查，了解是否有心律不齐和新近心肌梗死，达到进一步查明引起动脉栓塞的原因，以便及时处理和控制病因。

（二）辨证诊断

（1）阴寒型 肢体明显发凉、冰冷、呈苍白色，遇寒冷则症状加重，步履不利，间歇性跛行，多走疼痛加重，小腿酸胀，休息痛减，趺阳脉可触及搏动减弱或消失。舌质淡、苔薄白，脉沉迟。

辨证要点：肢体明显发凉、冰冷、呈苍白色，遇寒冷则症状加重。舌质淡、苔薄白，脉沉迟。

（2）血瘀型 肢体明显发凉、怕冷、疼痛，步履沉重乏力，活动艰难，严重者持续性疼痛，夜间尤甚，彻夜不眠。肢端、小腿有瘀斑，或足呈紫红色、青紫色，趺阳脉可触及减弱或消失。舌有瘀斑或舌质绛，脉弦涩。

辨证要点：肢体明显发凉、怕冷、疼痛，肢端、小腿有瘀斑，舌有瘀斑或舌质绛，脉弦涩。

（3）湿热毒蕴、筋腐肉烂型 足局部漫肿、灼热、皮肤潮红或紫红，触之患足皮温高或有皮下积液、有波动感，切开可溢出大量污秽臭味脓液，周边呈实性漫肿，病变迅速，严重时可累及全足，甚至小腿。趺阳脉可触及减弱或消失。舌质红绛、苔黄腻，脉滑数。

辨证要点：足局部漫肿、灼热、皮肤潮红或紫红，甚至溃烂。舌质红绛、苔黄腻，脉滑数。

（4）热毒伤阴、瘀阻脉络型 足局部红、肿、热、痛，溃烂创口脓多，恶寒伴有高热，神疲乏力，烦躁易怒，口渴喜冷饮，趺阳脉可触及减弱或消失。舌质暗红或红绛、苔薄白或灰黑，脉弦数或洪数。

足局部红、肿、热、痛，溃烂创口脓多，神疲乏力，烦躁易怒，口渴喜冷饮。舌质暗红或红绛、苔薄白或灰黑，脉弦数或洪数。

（5）气血两虚、络脉瘀阻型 足创面腐肉已清，肉芽生长缓慢，久不收口，周围组织红肿已消或创口脓汁清稀较多，经久不愈，下肢麻木、疼痛，状如针刺，夜间尤甚，痛有定处，足部皮肤感觉迟钝或消失，皮色暗红或见紫斑，趺阳脉可触及减弱或消失。舌质淡红或紫暗或有瘀斑、苔薄白，脉细涩。

辨证要点：足创面腐肉已清，肉芽生长缓慢，红肿已消或创口脓汁清稀较多，经久不愈，足部皮肤感觉迟钝或消失，皮色暗红或见紫斑。舌质淡红或紫暗或有瘀斑、苔薄白，脉细涩。

（6）脾肾阳虚、痰瘀阻络型 双足发凉，皮肤苍白或暗紫，冷痛，沉而无力，间歇性跛行或剧痛，夜间更甚，严重者趾端干黑，逐渐扩大，腰酸，畏寒肢凉，肌瘦乏力，趺阳脉可触及减弱或消失。舌质淡红、苔白腻，脉沉迟无力或细涩。

辨证要点：双足发凉，皮肤苍白或暗紫，冷痛，夜间更甚，严重者趾端干黑，腰酸，肌瘦乏力。舌质淡红、苔白腻，脉沉迟无力或细涩。

三、鉴别诊断

（一）西医学鉴别诊断

1.动脉血栓形成

原有动脉病变的基础，如动脉硬化、动脉瘤、动脉外伤或动脉缝合、吻合、移植或造影术后继发血栓形成。它有下列特点：①有相应病史，如慢性缺血的症状，如肢体麻木、发凉和腓肠或股髋部间歇性跛行等；②肢体原有慢性缺血的体征，如毛发脱落，趾（指）甲增厚变形，肌肉萎缩等；③X 线平片可能显示血管壁钙化或骨质稀疏；④常有其他部位动脉硬化的征象；⑤发病过程较栓塞为缓。一般当诊断有困难时应行动脉造影，因继发血栓形成病例，常不能以动脉取栓法使之治愈，而常需行血管旁路移植术。在动脉硬化基础上再发生栓塞时，病情更为复杂，处理时应从难准备。

2. 急性髂股静脉血栓形成

此病即股青肿，有时可与动脉栓塞相混淆。急性髂股静脉血栓形成时，动脉痉挛，血流滞缓，使患肢苍白或发紫、发凉、肢端脉弱。但缺血现象多在12小时后改善：动脉搏动恢复，皮温升高。再者，患肢肿胀，沿深静脉行径可有触痛，浅静脉充盈等，显然与动脉栓塞不同。但病情不断加剧者也可致患肢坏疽。

3. 其他

（1）腘动脉受压综合征 有慢性病史，多发生在年轻时（20~40岁）。

（2）麦角中毒 可表现为急性动脉缺血，有服药史，以硝普钠治疗有效。

（3）休克和低心血输出量 患者肢端可发紫、发凉，当周身病变改善后病情自然好转。

（4）动脉外压性病变 如急剧增大的腋动脉假性动脉瘤引起上肢缺血和髁上骨折引起下肢缺血。

（5）创伤与手术 涉及患肢的创伤和手术等因素引起的动脉痉挛等。

（二）中医学鉴别诊断

痹证：是指人体肌表、经络因感受风、寒、湿、热等引起的以肢体关节及肌肉酸痛、麻木、重着、屈伸不利，甚或关节肿大灼热等为主症的一类病证。临床上有渐进性或反复发作性的特点。主要病机是气血痹阻不通，筋脉关节失于濡养所致。本病一般无趺阳脉、太溪脉搏动减弱或消失症状。

无脉症：本病多发生于青少年，尤其是女性。其特点是体内各部位的大动脉均可发病，可出现头晕目眩、肢体酸麻、发凉、痿软、无脉等症状，但皮色改变及疼痛症状不明显，一般不发生坏疽。

痿证：是以肢体痿软不遂为主要症状的一类疾病，其病因十分复杂，举凡内伤五劳、五志，饮食劳倦、房劳色欲，外感热湿，都有可能是损伤内脏精气，筋脉失养，产生痿证的病因。症状主要为肢体软弱无力，缓纵不收，久则手不能握，足不任地。病多缓起，较少出现疼痛、拘挛、强直、肿胀等症。

四、临床治疗

（一）提高临床疗效的要素

动脉栓塞起病突然、急骤，进展迅速，主干动脉一旦完全阻塞，远端组织处于急性缺血状态，多无足够侧支代偿。因此，如不及时治疗，势必危及肢体生存。原则上均应及时施行手术取栓，恢复动脉血流。急性动脉栓塞患者多数伴有心血管疾患，为手术治疗增加难度。但是，动脉栓塞引起的血流动力学改变、组织坏死，又加重了心脏的负担，取栓术后能改善心血管功能，缓解病情。因而，除非心血管疾病本身已危及生命，均应尽早手术。必须重视术前、术中和术后心血管病及其功能的监护与治疗。动脉栓塞的治疗有非手术治疗和手术治疗两类。

（二）辨病治疗

周围动脉栓塞后，治疗的早晚与肢体的存活有密切关系。

因此，一旦诊断明确应立即治疗。动脉栓塞常伴有心血管疾病，动脉栓塞后又加重对心血管系统的扰乱，重者可并发心力衰竭，故治疗原则是既要解除肢体急性缺血，又要兼治心血管疾病。但首先要考虑治疗严重心血管疾病，如心肌梗死、心力衰竭、严重心律失常、休克等以挽救生命，同时积极治疗动脉栓塞。

近年来由于取栓导管的广泛应用和手术技术的改进，明显地简化了手术方法，而且手术大多可在局麻下进行，使手术禁忌证缩小到最低限度。手术禁忌证包括：①趾或指动脉以及颅内动脉的微栓塞；②病情危重失去手术意义者；③肢体已坏疽，即使取栓也不能使其复生者；④无手术条件者。

1. 非手术法

（1）肢体局部处理　患肢安置在心脏平面以下的位置，一般下垂15°左右，以利于动脉血液流入肢体。室温保持在27℃左右。局部冷敷可加重血管收缩，减少血供，属于禁忌。但也不可用热敷，以免组织代谢增高，加重缺氧。

（2）抗凝和溶栓治疗　动脉栓塞后应用肝素和香豆素类衍生物等抗凝剂，可防止栓塞的远近端动脉内血栓延伸、心房附壁血栓的再生或发展和深静脉继发血栓的形成。在急性期应用全身肝素化3~5天，随后改用香豆素类衍生物或新型抗凝药维持3~6个月。溶栓剂（链激酶或尿激酶等）仅能溶解新鲜血栓，一般对发病3天以内的血栓效果最好，7天以上的效果较差。给药途径最好直接穿刺或插导管于栓塞近端的动脉腔内注入溶栓剂，也可经静脉滴注给药。

（3）解除血管痉挛的治疗　在动脉栓塞急性期可选用下述治疗：①0.1%普鲁卡因生理盐水500~1000ml静脉滴注，每日1次，有缓解血管痉挛作用；②血管扩张药，如前列地尔10~20μg或罂粟碱30~60mg或妥拉苏林25~50mg，可直接注入栓塞近端的动脉腔内，也可肌内注射或静脉滴注，或以利血平2~4mg直接注入栓塞近侧动脉内，可每4~6小时用药1次；③交感神经

阻滞或硬脊膜外阻滞可解除动脉痉挛，促进侧支循环的建立，但上述措施常难达到显效目的。

（4）其他　高压氧舱可增加血氧饱和度，对改善肢体缺血有一定帮助。

2. 手术治疗

栓子和血栓摘除术：1911年Lahey首先施行栓子摘除获成功。1963年Fogarty倡用球囊导管取栓。此外，有用改良的Donnia输尿管取石篮等方法进行取栓。

（1）适应证　在掌握适应证时，需考虑如下因素。

①栓塞部位：如栓塞在前臂或小腿主要供应动脉之一（如尺或桡动脉、胫前或胫后或腓动脉），由于侧支循环丰富，一般不会引起肢体坏疽，如无明显症状可考虑不作手术取栓。但当手术、器械条件具备时，仍应取栓，以达完全恢复患肢功能的目的。位于大、中动脉的栓塞，应手术取栓。

②栓塞的时间：栓子摘除术的疗效与手术时间的早晚有密切关系，手术时间愈早愈好。一般在发病4~6小时以内肌肉缺血而尚未坏死时手术效果最佳。发病后6~8小时，继发性血栓尚未形成，手术疗效也最好。Thompson（1970）报道24小时内手术者，截肢率4.4%，24~48小时手术者，截肢率可高达36%。手术取栓的疗效随着时间延长而下降。栓塞超过7天后，由于栓子和血栓常已在动脉内机化，与动脉内膜有粘连，有时手术不易成功，即使栓子摘除后，内膜有所损伤，术后仍可再发血栓形成。但栓塞时间也不是绝对因素，当发病2天后，如无或仅有散在的小范围皮肤坏死时，提示栓塞远侧的侧支循环尚较好。有3例发病后9、14和29天的患者，术中虽然困难，但仍将栓子和继发血栓完全摘除，肢体血运获完全恢复，坏疽皮肤于术后3个月获痂下愈合，神经麻痹也获恢复。

因此，只要肢体侧支循环较好，即使发病时间已长，也不要轻易放弃手术。

③能否降低截肢平面：虽小腿或足已坏死，每当栓塞在腹主、髂或股动脉时，有时即或行大腿截肢，残端也不能愈合，此时如在近侧动脉取栓的同时或之后即截肢，不仅可促进残端的愈合，还可降低截肢平面。

（2）禁忌证 ①肢体肌肉已坏疽，栓子摘除也不能挽救肢体；②患者因全身疾病处于濒死状态；③肢体或脏器内的微小动脉栓塞。

（3）术前准备 检查血、尿常规，出血凝血时间（用三管法）以及凝血酶原时间和活动度后，立即经静脉给肝素抗凝，以预防继发血栓的形成和（或）蔓延。伴有心脏疾病者，须先尽量纠正其功能，待心肌梗死、心力衰竭和休克等病情好转或较稳定后，争取尽早手术。术前应请内科、麻醉科医师会诊。

（4）麻醉 当用取栓导管取栓时，原则上均可采用局麻。但估计手术困难或有可能行血管旁路移植时，可考虑用连续硬脊膜外阻滞麻醉或全麻。但术前已肝素化者，行硬膜外麻醉时要注意形成硬膜外血肿问题或避免用此法。

（5）传统手术方法 切口按动脉栓塞的部位而定。腹主动脉栓塞作腹部正中切口，髂动脉栓塞作同侧下腹腹膜外切口，股动脉作股上纵行切口，肱或腘动脉可分别作肘或腘窝的"S"形切口，锁骨下动脉作锁骨上平行切口，腋动脉作锁骨下平行切口或腋窝切口。经相应切口分离栓塞动脉，操作应轻柔，以免在分离过程中因栓子碎裂脱落而发生远位栓塞。在阻断栓子部位近端两侧后，在其远侧血管内注入少量肝素，以防血栓形成。在靠栓子部切开动脉，用手指从栓塞近侧动脉轻轻挤压出栓子（用器械钳取时栓子易碎），然后开放

远侧血管阻断钳，以吸引器或导管吸出继发血栓，或自远侧沿动脉方向向近侧按压肢体，以挤出继发血栓。再向远侧动脉内注入肝素盐水。如估计血栓未取尽，再切开肢体远侧动脉（如胫后、足背动脉）以肝素盐水逆行冲洗，以冲出残留血栓。向近侧动脉腔内注入肝素盐水，夹住动脉切口远侧，开放切口近侧钳，以冲出残留血块。然后钳夹近侧动脉，缝合切口。再先放近侧钳，后放远侧钳。远侧动脉搏动恢复是取栓成功的标志。

（6）取栓导管取栓法

①取栓导管：Fogarty取栓导管，此管有2F~7F大小六种型号，球囊溶液量0.05~2.5ml，充起后球囊直径4~14mm。导管配有合适的内芯，以便插入取栓管时有助于克服阻力。导丝引导下，待取栓导管头端插入动脉穿过血栓后，注入适量肝素盐水，充起球囊。在维持一定压力情况下，缓缓拉出导管时，栓子和血栓便可同时被摘除。此法使用方便且损伤小。

②上肢动脉取栓法：无论栓塞发生在锁骨下动脉、腋动脉、肱动脉、桡动脉或尺动脉均取肘窝部纵S形切口。在肱二头肌内侧作切口，分离肱动脉时要避免损伤重要静脉、肘正中静脉和正中神经，显露桡、尺动脉起始部时需先切断肱二头肌腱膜。待肱、桡、尺动脉均游离毕并以塑料带绕过后，经静脉给肝素（0.8~1mg/kg），阻断血运，在肱动脉前壁作纵（或横）切口。如栓塞在其近侧，则以4F取栓导管向近侧动脉插入至遇到阻力时，注入肝素盐水0.75ml以充起球囊，逐渐牵出导管，栓子、血栓多可较易被摘出。反复操作数次至近侧动脉有活跃的搏动性喷血为度。拉出导管时，如遇阻力不应强拉，而应吸出部分肝素盐水，使球囊略缩小后再缓缓拉出，以免球囊破裂、脱落或导管折断。然后以3F取栓导管分别插入桡和尺动脉约

20cm，以同法取出继发性血栓，并以冲洗导管向远位动脉内注入肝素盐水20~40ml。取出的栓子或血栓远端钝圆或鼠尾状或明显的逆行血流为取栓成功的标志。以6-0无创血管线缝合动脉切口，如病变在桡或尺动脉，只需经肱动脉向远侧动脉取栓即可。有时经肱动脉取栓子不能完全将栓子、血栓清除，则可在腕部取桡或尺动脉切口进行取栓。

③下肢动脉取栓法：无论是髂、股、腘或胫、腓动脉栓塞，或下肢高位动脉栓塞伴远位动脉血栓形成，均采用上股部纵切口。避免损伤大隐静脉。切开筋膜，在缝匠肌内侧显露股总、股浅和股深动脉，分别以胶皮带绕过，此时应特别注意勿伤及内侧的股静脉和外侧的股神经。肝素化后，阻断上述三动脉，在股总动脉前壁作纵（或横）切口。以5F导管向近侧插入30cm，使其前端进入腹主动脉，然后向导管内注入肝素盐水1.5ml以充起球囊，逐渐牵出导管，栓子、血栓常易被摘出。经一次或反复操作，可完全取出栓子、血栓，获近侧动脉搏动性喷血。然后以3F导管插入股深动脉，如上法取栓，至获逆行血流时，经用于冲洗的导管注入约20ml肝素盐水。最后以4F导管向股浅动脉远侧进行取栓，病变范围广时，常需分次逐渐向远侧动脉取栓，最后使导管插至踝部附近动脉。后者常为胫后动脉。若需插入其他分支时，常需同时再插入另一导管进行取栓，至获较佳逆行回血为度。当远侧动脉的通畅性有疑问时可行术中动脉造影，经冲洗导管快速向远侧动脉推入76%泛影葡胺20ml，注射将毕时摄片一张。如见膝下分支仍有阻塞，或取栓导管只能抵达腘窝时，可在膝下内侧作纵切口，显露腘动脉及其分支，以便分别自阻塞动脉取栓。仅在少数情况下，需显露足背动脉或胫后动脉进行取栓。后两者均用3F以至2F取栓导管。但一般

说来，当动脉本身无明显病变时，仅做股部切口多可成功。当需做远侧辅助切口时常需考虑患肢动脉有动脉硬化或其他病变，或栓塞时间已较长，单纯取栓术常不易成功，而应做血管移植或血栓内膜切除的准备，或提示预后不良。

④腹主动脉骑跨栓塞取栓术：同时作双股部切口，显露双股动脉系统。周身肝素化后首先经右股动脉切口取栓。此时，为防止取栓时引起栓子脱落进入左下肢动脉而应同时阻断左股动脉。自右股总动脉前壁切开，以5F或6F导管向近侧插入约30cm，使其头端在克服一定阻力后进入腹主动脉，向球囊内注入1.5~2ml肝素盐水后徐徐向外撤管，栓子、血栓常随之被摘出。必要时可反复操作数次，直至获近侧动脉搏动性喷血时将其阻断。按同法在左侧取栓，成功后阻断左侧动脉，并检查右侧以明确仍有搏动性喷血，如此时发现右侧股动脉近侧仍有搏动性喷血，再按下肢动脉取栓法行股、腘动脉及其分支取栓术。最后缝合双股动脉切口。

以Fogarty取栓导管在局麻下经双股动脉切口取栓大部分可获得成功，提示此法的可行性。但不排除此法取栓不成功，而需采取腹部切口显露腹主动脉、双髂动脉进行直接取栓的可能性。

无论动脉栓塞发生在何处，术中发现伴行静脉内有血栓形成时，即提示病变已较晚期，手术成功的希望较小。此时应先行静脉取栓术，如不成功，应考虑是否截肢；如能成功，取栓后向远心侧静脉内注入肝素盐水，阻断静脉血流，但不缝合静脉切口。然后行动脉取栓术，成功后，在开放静脉切口远心侧阻断钳的同时，经插入远侧动脉内的冲洗导管，以大量肝素盐水冲洗，使之自静脉切口溢出，以利于排出微小血栓和积存的代谢产物。最后先后缝合动脉和静脉切口。

⑤球囊导管取栓术的优点：用此法取栓，上肢可常规取肘部切口，下肢动脉栓塞可常规取股部切口进行手术，显然简化了操作。而且可在局麻下手术，明显提高了手术的安全性。即或是腹主动脉骑跨栓塞或髂总动脉栓塞也不必经腹或腹膜外途径，显然还减少术中失血，缩短手术时间，减少手术对患者的损伤和手术并发症。因而即或在某些高危患者，若必要，也可就地进行手术。术前、术中和术后均宜采用抗凝治疗，以防继发血栓形成。此法对桡、尺动脉和胫、腓动脉及其分支栓塞也可进行取栓。

⑥球囊导管取栓术的缺点：A.球囊导管取栓法可引起下列并发症：可损伤动脉内膜甚至穿破动脉，但动作轻巧，不施过分牵引，随时调整囊内压力，不至于引起动脉破裂。B.可引起动脉继发血栓形成，尤其是在动脉硬化病例，当部分动脉内膜被摘出时，内膜远侧断面常被血流翻转而引起血管狭窄、阻塞或血栓形成，因而取栓时球囊不宜过大，用力不应过猛。C.由于取栓时，均由导管穿过栓子、血栓后才被牵引而摘出，因而不能用粗或相对粗的导管（与动脉管径比较）。否则不仅取不出栓子，反而将其推向远侧动脉。一旦发生此种情况，必须用小号取栓管或加远侧切口取栓。D.操作时注意导管折断或球囊脱落问题。

（7）取栓术后处理

①全身处理：由于多数病人伴有器质性心脏病，常并发心力衰竭，有时甚至在心肌梗死时发病，因此与有关科室医师协作处理患者周身情况至为重要。对发病时间较长的大或较大动脉栓塞的病例，恢复循环后，大量缺氧代谢产物会很快回流至循环，常致重度酸中毒、高血钾、低血压，以至休克、肾功能衰竭、ARDS和心脏骤停，酷似由肢体挤压综合征引起的结果。因而术后需监护心、肺、肾功能，密切观察动脉血气、电解质、肝肾功能和尿量。酌情给予缓冲液（如碳酸氢钠或乳酸钠）、利尿剂、强心剂或抗心律失常剂。此外严重肢体缺血病例术后可发生肌球蛋白尿，应使尿液碱化以防肾衰。死亡病例常发生在术后3天内，因而这3天内的严密观察和积极治疗尤其重要。

当患者发生急性动脉栓塞后，心房内常残存附壁血栓，因而取栓术后仍易发生再栓塞。协和医院77例急性动脉栓塞中，术后2年内发生再栓塞者26例（33.8%）。在经尸检的3例中均发现有心房附壁血栓。因而术后必须注意病因治疗。有心房纤颤者，术后应及早争取做心律转复，以防心房附壁血栓再形成或扩展。有瓣膜病者，应争取行换瓣术同时完全摘除。

有冠心病者，如有手术指征时应行主动脉—冠状动脉架桥术，以改善心肌血供，防止附壁血栓形成。如无法解决涉及房颤的病因问题，则需终身抗凝。

②局部处理：观察疼痛缓解、动脉供血和静脉回流情况、患肢皮温、静脉充盈时间、毛细血管充盈情况和患肢周径。必要时以多普勒仪监听动脉血流音，测节段性动脉收缩压。观察患肢运动、感觉功能。

远侧动脉搏动恢复为手术成功的标志，但也常因伴有动脉痉挛而使血液循环恢复延缓。术后肤色和温度恢复常较早，而动脉搏动则有时需在数小时以至1~2天后才恢复。当患肢原有动脉病变时，肢端脉搏便不能恢复，而转为"暖足"为度。

当术后症状不缓解、体征不改善，或缓解后复又加剧时，分别提示取栓不成功，或发生再栓塞或继发血栓形成，应考虑再次探查，力求找到失败原因，否则即或再度手术仍不易成功。当患肢近侧动脉先有水冲脉，然后发生阻塞时，常提示患肢小动脉病变未解除，再次取栓后，应以大量肝素盐水灌入远侧动脉，并同时切开和检查其回流静脉，争取使微小血栓得以排除。

术后患肢明显肿胀可属缺血后反应，或由于回流静脉血栓形成，更易发生于间隙综合征，尤其是胫前间隙综合征，表现为小腿前外侧骤然疼痛、肿胀、明显触痛、肤色呈紫红，为胫前间隙狭窄，压迫胫前神经和血管所致。应立即做筋膜切开减压术。在严重病例小腿诸间隙均被压迫，可切除腓骨中段 1/3，此法同时使小腿诸间隙均获减压，可达到根治性筋膜减压的目的。

（8）其他治疗方法

①取栓术加内膜切除术：当动脉栓塞发生在粥样化的动脉部位时，单作取栓术常难以充分恢复局部血流循环，此时需同时将增厚的动脉内膜切除。此术只适用于病变较局限时，尤其适用于股深动脉起始部的动脉硬化性狭窄。行股深动脉开口部内膜切除时，即或股浅动脉已经阻塞，仍常能达到保留肢体的目的。因为即使是动脉硬化较晚期的患者，股深动脉远侧常仍然无恙。如股深动脉起始部内膜切除术后发现局部狭窄时，可用自体静脉或人工血管行补片移植术，此术称股深动脉成形术。但对于病变广泛的动脉内膜病变，如股浅动脉病变，即使血栓内膜切除术获得成功后，仍难免因继发性血栓形成而失败。

②血管架桥移植术：经上述处理仍不能解决动脉阻塞时，只要病变远端有通畅动脉，便可行腹主动脉-股动脉，或腋-股，或股-股动脉血管移植，解决髂动脉阻塞，以髂-股，或股-腘，或股-胫或腓或足背动脉血管移植解决股、腘、胫动脉阻塞。膝关节以上者，可用人工血管，过膝者应采用自体静脉移植为宜。

③颈或腰交感神经节切除：有助于解除上、下肢动脉痉挛，因而能促进肢体侧支循环的建立，可起到缓解症状作用。

④截肢术和取栓加截肢术：当患者来院时肢体已经坏疽，需预防继发感染。待坏疽与健康组织间的界限明确后行截肢或截趾术。但当患者已有湿性坏疽，或虽尚无坏疽平面形成但肢体缺血已导致周身情况恶化而威胁生命时也应立即截肢。有时即使已为患者做了较高位截肢，但因残端仍然缺血而不能愈合。根据经验，手术时若先行动脉取栓术，使血流恢复，紧接着行截肢术有两个优点：首先是可有效地降低截肢平面；其次有助于增加残端血供，因而促进残端的愈合，如股深动脉取栓成功，常可为患侧大腿提供充分或赖以生存的血供。

（三）辨证治疗

1. 辨证论治

（1）阴寒型

［治法］温经散寒，活血通脉。

［方药］当归四逆汤加减。黄芪 30g，当归 10g，桂枝 10g，细辛 3g，通草 6g，赤芍 10g，川芎 10g，丹参 15g，鸡血藤 30g，川牛膝 15g，水蛭 6g。

若患足怕冷较甚可加熟附子 6g。

（2）血瘀型

［治法］活血化瘀，通络止痛。

［方药］补阳还五汤加减。黄芪 30g，当归 10g，赤芍 10g，川芎 10g，地龙 10g，桃仁 10g，红花 10g，川牛膝 15g，水蛭 6g，皂角刺 10g，鸡血藤 30g，丹参 10g。

肢体疼痛甚者加延胡索 10g；便秘加火麻仁 30g；发凉怕冷较甚加桂枝 10g、细辛 3g。

（3）湿热毒蕴、筋腐肉烂型

［治法］清热利湿，解毒化瘀。

［方药］四妙勇安汤加减。金银花 30g，玄参 15g，当归 10g，地丁 10g，连翘 10g，丹皮 10g，萆薢 15g，白茅根 30g，黄柏 10g。

热甚加蒲公英 30g、栀子 10g；脓多加白芷 10g、皂角刺 10g；肢痛甚加延胡索 10g、制乳香 6g、制没药 6g；便秘加火麻仁 30g、川大黄 6g；口渴加天花粉 30g、石斛 10g。

（4）热毒伤阴、瘀阻脉络型

[治法] 清热解毒，养阴活血。

[方药] 顾步汤加减。黄芪 30g，石斛 10g，当归 10g，川牛膝 15g，地丁 30g，沙参 30g，金银花 30g，蒲公英 30g，野菊花 30g，丹皮 10g。

若热入营血，高热神昏，谵忘者可加紫雪丹、安宫牛黄丸口服。口干、便秘加生地黄 15g、玄参 15g、火麻仁 30g；热甚加栀子 10g；脓多加白芷 10g、皂角刺 10g；肢痛甚加延胡索 10g、制乳香 6g、制没药 6g；下肢肿甚者加白茅根 30g、萆薢 15g。

（5）气血两虚、络脉瘀阻型

[治法] 补气养血，化瘀通络。

[方药] 补阳还五汤加减。黄芪 30g，当归 10g，赤芍 10g，川芎 10g，地龙 10g，桃仁 10g，红花 10g，川牛膝 15g，水蛭 6g，丹参 15g，鸡血藤 30g。

足部皮肤暗红，发凉，加桂枝 10g、制附片 6g；疼痛剧烈，加制乳香 6g、制没药 6g、延胡索 10g；便秘加火麻仁 30g；乏力甚者加党参 10g 或重用黄芪；收口慢者加白芷 10g。

（6）脾肾阳虚，痰瘀阻络型

[治法] 补益脾肾、活血通络。

[方药] 补肾活血汤加减。熟地 10g，桑寄生 30g，川续断 10g，当归 10g，鸡血藤 30g，丹参 15g，怀牛膝 15g，红花 10g，茯苓 15g，白术 10g，赤芍 10g，川芎 10g，淫羊藿 30g，狗脊 10g，陈皮 6g。

肢端不温，冷痛明显，加细辛 3g、桂枝 10g、木瓜 10g；气虚明显，重用黄芪，并加太子参 30g；血瘀明显加桃仁 10g、水蛭 6g。

2. 外治疗法

（1）体针　上肢选曲池、内关、合谷，配后溪、曲泽、少海；下肢选足三里、三阴交、阳陵泉、复溜，配太溪、血海、委中、承山。每次取 2~4 穴，针刺得气后留针 30 分钟，每日 1 次，15 天为 1 个疗程。休息 1 周后，可进行第 2 疗程。

（2）耳针　选取心、交感、肾上腺，有调节和增强神经血管机能的作用。热穴（位于对耳轮上端上、下脚交叉处稍下方）配内分泌，相应部位穴（足、膝、肘、腕等）。进针得气后用强刺激手法，留针 1~2 小时，每间隔半小时捻针 1 次，15 天为 1 个疗程。休息 1 周后，可进行第 2 个疗程。

（3）穴位注射疗法　有增强体质、缓解症状、促进伤口愈合等作用。常用当归注射液 2~4ml 分足三里、承山穴位注射，每日 1 次，双侧交替，2 周为 1 个疗程。

（4）股动脉注射疗法　山莨菪碱 10mg，地塞米松针 5mg，患肢股动脉注射，每日 1 次，2 周为 1 个疗程。

（5）熏洗法　予回阳止痛洗药、四黄洗药等水煎熏洗患肢，每日 1~2 次。适用于无坏疽、溃疡者。

（6）负压疗法　将患肢置入密闭舱内，压力范围在 8.66~17.3kPa，一般上肢为 10.7kPa，下肢为 13.3kPa，每次 10~15 分钟，每天 1~2 次，10~20 次为 1 个疗程。

（7）贴敷法　初期红肿不明显者，予回阳玉龙膏外敷，每日换药 1 次；红肿明显者，栀黄膏或金黄膏外敷，每日换药 1 次；溃后脓腐较多者，可用九一丹、八二丹加二味膏外敷，每日 1 次；后期脓腐已尽，掺用生肌散、生肌玉红膏外敷。

（8）切开引流　内已成脓，有波动感者，应尽早切开引流，切口要够大，在足部者，切口应选在近端，以利引流，防止感染向上蔓延。引流要充分，必要时可行多个切口，贯通后行对口引流。

（9）清创术　对创面坏死组织，要及时清创，包括坏死的皮肤、皮下组织、肌组织、坏死的肌腱及死骨。

3. 成药应用

（1）香丹注射液　适用于寒证、血瘀、痰阻类病证，20ml 加入 0.9% 氯化钠注射液 250ml 静脉滴注，每日一次。

（2）注射用血塞通　适用于寒证、血瘀、痰阻、水肿类病证，0.4g 加入 0.9% 氯化钠注射液 250ml 静脉滴注，每日一次。

（3）舒血宁注射液　适用于寒证、血瘀、痰阻类病证，20ml 加入 0.9% 氯化钠注射液中 250ml 静脉滴注，每日一次。

（4）红花注射液　适用于寒证、血瘀、痰阻类病证，20ml 加入 0.9% 氯化钠注射液中 250ml 静脉滴注，每日一次。

（5）脉络宁注射液　适用于阴虚、热证、血瘀类病证，20ml 加入 0.9% 氯化钠注射液 250ml 静脉滴注，每日一次。

（6）双黄连注射液　适用于热证、血瘀类病证，20ml 加入 0.9% 氯化钠注射液 250ml 静脉滴注，每日一次。

（7）痰热清注射液　适用于热证、血瘀类病证，20ml 加入 0.9% 氯化钠注射液 250ml 静脉滴注，每日一次。

（8）银杏叶注射液　适用于寒证、血瘀、痰阻类病证，20ml 加入 0.9% 氯化钠注射液中 250ml 静脉滴注，每日一次。

（9）西黄丸　适用于热证、血瘀、疼痛类病证，每次 3 克，每日 2 次，口服。

（10）新癀片　适用于热证、血瘀、疼痛类病证，每次 2~4 片，每日 3 次，口服。

（11）活血通络丸　适用于寒证、血瘀、疼痛类病证，每次 9g，每日 3 次，口服。

（12）芪蛭固本通脉丸　适用于阳虚、寒证、血瘀、疼痛类病证，每次 6g，每日 3 次，口服。

4. 单方验方

（1）连翘茎、乳香、没药、防风、白芨叶、白芷、蒲公英各 12g，葱头 10 个，痒者加蜀椒 9g。（中医研究院西苑医院. 岳美中医话集. 北京：中医古籍出版社，1981）

（2）土蜂巢研细，用陈醋调擦。（《串雅内编》卷四）

（3）薏苡仁 30g、茯苓 60g、桂心 3g、白术 30g、车前子 15g，水煎服，每日 1 剂。（李文亮，齐强. 千家妙方. 北京：中国人民解放军出版社，1982）

（4）蜈蚣（炙）10 条、全蝎（炙）3 只、制乳没各 9g、升丹 3g。共研末，以少许直接撒敷溃疡面，再益膏。（凌云鹏. 临诊一得录. 北京：人民卫生出版社，2006）

（5）毛冬青根 120~180g，加猪蹄 1 只或猪骨适量，水煎 3~4 小时，1 日分 3~4 次服完，坚持 1~3 个月。（吴涛，田维君. 中医临床实习手册. 南昌：江西科学技术出版社，1991）

（四）新疗法选粹

（1）磁场疗法　用磁疗机"Abpopa-MK-01"，磁感应强度 0.25~0.5mT，用可移动的脉冲磁场，磁场移动线速度取决于患者肢体干血管血流速度的倍数，每次治疗 20 分钟，疗程 16~20 次。

（2）生物反馈治疗　是以提高肢端温度为基础，改善了外周血管功能，促进肢体血液循环，增加了组织血液灌注。

（五）医家诊疗经验

陈淑长深谙"外治之法即内治之理"，认为外治作用更直接，用之得当，往往事半而功倍，开发创立了临床疗效显著的外用方药。早防早治就是"未病先防、已病防变"，周围血管疾病多过程隐匿，发展缓慢，早期症状往往不明显，容易延误治疗；患病后一般病程较长，容易遗留后遗症，且有的疾病致残率很高，因此必须注意早防早治。

朱晓峰认为，手术是中医"祛邪"的重要方法，围手术期的"邪气"与"正气"的变化规律是术前邪盛正亦盛，术后邪去正亦虚。因此术后以扶正为主、祛邪为辅是中医药参与围手术期治疗的总的原则。据此，对下肢缺血性疾病术后患者临床上提出以益气养血、温阳散寒、活血化瘀、清热利湿为主要治疗大法，佐以化瘀散结解毒，以扶正祛邪。

奚九一提出术后早中期治疗大多用温经活血化瘀之品，后期多用补养气血、益气健脾之品。

崔公让将治疗脱疽的方法归纳为：寒湿阻络型、血脉瘀阻型、热毒炽盛型和气血两虚四个型；分别治以温经散寒、活血通络，活血化瘀通络，清热凉血解毒或清热利湿解毒，调和营卫、补养气血佐以活血化瘀。

邓铁涛提出脱疽临床表现虽然在下肢，但其发病根源却是因机体经络、脏腑功能失常所致，故邓铁涛在临床辨证施治中强调要充分注意局部与整体的关系，全身症状为主，局部症状为次；必须望、闻、问、切四诊合参，才能在错综复杂的病变中，根据患者正虚邪实的程度，决定治疗的主次轻重，针对患者选择合适的药物，并随着患者病情变化不断调整治疗方案。

五、预后转归

Fogarty球囊导管的应用，简化了外科手术操作，提高了手术效果，使肢体存活率达到了75%~90%，但死亡率仍有10%~20%。导管溶栓的保肢率和存活率和手术治疗相仿。诊断与治疗不够及时是疗效差和死亡率高的主要原因。

六、预防调护

（一）预防

（1）控制高危因素　高脂血症、高血压、吸烟、糖尿病、肥胖和高密度脂蛋白低下等，是本病的易患因素，因此在预防上亦是重点。严格地控制这些危险因素，可以有效地达到预防的目的。

（2）积极治疗原发病　积极治疗和预防引起血栓的原发疾病也是防治动脉栓塞的关键。

（3）手法轻柔　在进行导管插入和手术的过程中，手法要轻柔，防止使血管壁上的斑块脱落或操作时带入异物，造成血栓栓塞。

（二）调护

（1）戒烟限酒　烟酒很容易引起高血压、高脂血等症状，戒烟酒就能够在一定程度上减少高脂血等症状的发生，进而预防急性动脉栓塞。

（2）饮食清淡　尽量遵循低盐、低油、低脂肪的三低饮食原则，避免染上三高症状，引发急性动脉栓塞。

（3）积极锻炼　多跑步、游泳、爬山能够加速脂肪和热量的分解，降低血液中所含有的脂肪，防止血液堵塞，引起急性动脉栓塞。

七、专方选要

（1）通脉合剂　党参、丹参、当归、牡蛎、黄芪、白芍、白术、红花、全蝎、蜈蚣等，每次50ml，每日3次。李鑫、李大勇等应用通脉合剂治疗急性动脉栓塞患者30例，共涉及栓塞的下肢动脉26根，上肢动脉8根。动脉栓塞部位：髂动脉5根，股动脉16根，腘动脉3根，腘动脉以下动脉2根，腋动脉1根，肱动脉4根，肱动脉以下动脉3根。34条肢体中共保存肢体29条，保肢率为85.29%。

（2）脉管炎片、通塞脉片　臧广生等应用脉管炎片（丹参、乳香、没药等）、通塞脉片（牛膝、石斛、双花等）治疗急性肢体动脉栓塞145例，其中痊愈（缺血表现消失，动脉搏动恢复正常，血流图波幅正常）72例（48.5%），好转（缺血表现消失，动脉搏动恢复但比正常弱，血流图波幅低于正常）48例（32.5%），有效（缺血表现明显改善，主干动脉搏动没有，多普勒检查可听到侧支动脉血流声，血流图显示低平锯齿波）14例（9.5%）。近期复通率81.0%，肢体存活率90.5%，效果理想。

八、研究进展

（一）病因病机

本病属中医学"脱疽"等范畴，主要病机为寒凝血瘀，气血不达四末。万子明依据中医辨证辨病分析，将此类患者分为四型，即寒湿阻络型、血脉瘀阻型、毒热炽盛型、气血两虚型。依各型的具体表现辨证施治予以中药汤剂口服配合静脉应用中成药制剂以改善术后肢体血供。

崔公让认为，房颤发生和发展的主要病理机制之一是气血阴阳亏虚，如心气虚可进一步发展为心阳虚，心血虚可进一步发展为心阴虚，致房颤发生，治重在益气养阴，使心神得养，阴平阳秘，心悸自平，气阴两虚证候可复，同时患者的心功能也可得到改善和恢复。治疗方面要把西医的微观辨病与中医的宏观辨证有机地结合起来，提高疗效。

（二）辨证思路

人体是一个自我调节、自我适应的有机整体。正常的生命活动，一方面要靠各脏腑正常地发挥自己的功能，一方面要依靠脏腑间的相辅相成的协同作用和相反相成的制约作用，才能维持协调平衡。在分析病症的病理机制时，要着眼于整体，一般地说，局部病变大都是整体生理机能失调在局部的反映，即所谓"有诸内，必形诸外"。本病发病者多为老年患者，因老年人多脏腑功能不足，先出现肾阳虚、脾阳虚，继之肺气亦虚，致使心阳虚，心气虚衰，帅血无力而致血瘀经脉。其气虚为本，心阳不足，则血脉瘀闭，运行不畅，而发生肢体血液循环障碍。血瘀、寒凝为标，治疗时应采取急则治其标，缓则治其本的治疗原则，不能仅停留在逐瘀通络上，病情稳定后，治疗重在益气温阳，"气血者，人之赖以生者也""气血虚损则诸邪辐辏，百病从集""气行则血行""气血充盈，则百邪外御，病安从来"。通过标本兼治，使各脏腑功能得到协调平衡，这无疑大大提高了对该病的预防及治疗作用，减少了并发症的发生。

（三）治法探讨

陈淑长认为，临床治疗本病需抓住主症，分清主症兼症，并重视气血辨证，临证时常用的治法则为重视益气活血法、善用活血化瘀法。

奚九一提出术后早中期治疗大多用温经活血化瘀之品，后期多用补养气血、益气健脾之品。

崔公让将治疗脱疽的方法归纳为：寒湿阻络型、血脉瘀阻型、热毒炽盛型和气血两虚四个型；分别治以温经散寒，活血通络，活血化瘀通络，清热凉血解毒或清热利湿解毒，调和营卫，补养气血佐以活血化瘀。

邓铁涛在临床辨证施治中强调要充分注意局部与整体的关系，全身症状为主，局部症状为次。

尚德俊认为，瘀血阻络、血脉闭阻是

本病的主要病机，因此，活血化瘀法是治疗的主要法则，应贯穿始终。尚德俊在临床上根据中医辨证，灵活应用活血化瘀疗法，总结出益气活血法、温通活血法、清热活血法、活血利湿法、滋阴活血法、行气活血法、通下活血法、养血活血法、活血破瘀法、补肾活血法等十法。为本病的中西医结合治疗提供了科学、有效的治疗方法。

（四）中药研究

1. 单药研究

治疗原则上，大多数中医学者主张急性动脉栓塞早期采用"急则治其标"及整体辨证与局部辨证相结合，局部大于整体的治疗原则，充分发挥中药破血活血、化瘀软坚、温经散寒的作用，以活血化瘀、温阳通脉的治法为主，处方多用地龙、水蛭、三棱、莪术、黄芪、党参、红花、三七、川芎、石斛、牛膝等药物。许子亮报道，使用黄芪注射液、川芎嗪注射液、复方丹参注射液，配合中草药（丹皮、丹参、泽兰、芍药、生北芪等）活血化瘀，改善微循环，显效率44%，有效率56%。

作为中医药治疗该病的主要方法之一，活血化瘀中药中的单味药和复方制剂具有明显的"多靶点（广谱）"作用，可以在缓解症状、预防术后再栓塞和缺血再灌注损伤的同时，进行病因治疗，从而达到整体治疗的目的。活血化瘀中药的作用机制表现为：①明显扩张血管作用，解除血管痉挛，增加肢体血流量，改善肢体血液循环。②抗凝血和防止血栓形成。③抗菌抗炎，促使炎症吸收。联合运用药物治疗，在术前可防止病情进一步发展，在术后可溶解残余血栓、预防取栓后继发动脉血栓形成和深静脉血栓形成，明显降低再栓塞率。

2. 复方研究

黄学阳应用手术配合动脉灌注复方丹参注射液的方法治疗11条肢体动脉栓塞，6例痊愈，且广泛侧支循环形成，表明复方丹参注射液对降低血黏度、防治缺血再灌注损伤有较好疗效。夏庆梅术后应用自制化瘀通脉液以化瘀止痛、活血通脉来改善肢体远端的缺血症状。

夏庆梅于动脉取栓术后即刻给予化瘀通脉液250ml静脉滴注，每日1次，并在术后6小时口服化瘀通脉汤剂150ml，每日2次。术后观察患者肢体远端皮温、皮色，总有效率为94.4%。

（五）外治疗法

（1）体针 上肢选曲池、内关、合谷，配后溪、曲泽、少海；下肢选足三里、三阴交、阳陵泉、复溜，配太溪、血海、委中、承山。每次取2~4穴，针刺得气后留针30分钟，每日1次，15天为1个疗程。休息1周后，可进行第2个疗程。

（2）耳针 选取心、交感、肾上腺，有调节和增强神经血管功能的作用。热穴（位于对耳轮上端上、下脚交叉处稍下方）配内分泌，相应部位穴（足、膝、肘、腕等）。进针得气后用强刺激手法，留针1~2小时，每间隔半小时捻针1次，15天为1个疗程。休息1周后，可进行第2个疗程。

（3）穴位注射疗法 有增强体质，缓解症状，促进伤口愈合等作用。常用当归注射液2~4ml分足三里、承山穴位注射，每日1次，双侧交替，2周为1个疗程。

（4）股动脉注射疗法 山莨菪碱注射液10mg，地塞米松注射液5mg，患肢股动脉注射，每日1次，2周为1个疗程。

（5）熏洗法 予回阳止痛洗药、活血止痛散、四黄洗药、解毒洗药等水煎熏洗患肢，每日1~2次。适用于无坏疽、溃疡者。

（6）贴敷法 初期红肿不明显者，予回阳玉龙膏外敷，每日换药1次；红肿明显者，栀黄膏或金黄膏外敷，每日换药 1 次；溃后脓腐较多者，可用九一丹、八二丹加二味膏外敷，每日 1 次；后期脓腐已尽，掺用生肌散、生肌玉红膏外敷。

（7）切开引流 内已成脓，有波动感者，应尽早切开引流，切口要够大，在足部者，切口应选在近端，以利引流，防止感染向上蔓延。引流要充分，必要时可行多个切口，贯通后行对口引流。

（8）清创术 对创面坏死组织，要及时清创，包括坏死的皮肤、皮下组织、肌组织、坏死的肌腱及死骨。

（六）评价及展望

急性肢体动脉栓塞的中西医结合治疗研究较少，其远期疗效如何，尚有待进一步观察和比较。

主要参考文献

［1］尚德俊，王嘉桔，张柏根. 中西医结合周围血管疾病学［M］. 北京：人民卫生出版社，2004.

［2］陈淑长. 实用中医周围血管病学［M］. 北京：人民卫生出版社，2005.

［3］吴丹明，符伟国. 周围血管腔内技术［M］. 沈阳：辽宁科学技术出版社，2005.

［4］24 个专业 105 个病种中医诊疗方案（试行）［M］. 北京：国家中医药管理局医政司，2011.

［5］谭新华，陆得铭. 中医外科学［M］. 北京：人民卫生出版社，1999.

［6］陈朝晖. 陈淑长学术思想与临床经验总结及健脾利湿活血通脉法治疗 PTS 的临床研究［D］. 北京：北京中医药大学硕士学位论文，2011：13.

［7］朱晓峰. 下肢缺血性疾病术后辨证分型回顾性研究［D］. 广州：广州中医药大学硕士学位论文，2007：17.

［8］李萍. 奚九一辨病论治脱疽经验举隅［J］.
河南中医，2000，3（20）：2.

［9］崔公让. 急性肢体动脉栓塞中西医结合诊疗的可行性与必要性［J］. 中国中西医结合外科杂志，2007，13（5）：427.

［10］贾晓林，蔡文就，刘晨锋. 邓铁涛论治脱疽经验［J］. 广州中医药大学学报，2005，22（3）：45.

［11］李鑫，李大勇. 中西医结合治疗急性动脉栓塞疗效分析［J］. 中国中医急症，2013，22（9）：1578.

［12］减广生，孙大军，赵文光，等. 中西医结合治疗急性动脉栓塞的疗效观察［J］. 中国中西医结合外科杂志，1996，2（3）：138.

第七节 急性肢体动脉血栓形成

急性肢体动脉血栓形成是指在肢体动脉原有疾病基础上继发血栓形成，致使肢体慢性动脉缺血的症状迅速进展为急性缺血。该病是血管外科的临床急症，起病快，病情发展迅速，临床症状重，如果治疗不及时，肢体可因缺血而坏死、截肢，甚至可危及生命。

本病特点是好发于四肢末端，以下肢为多见，起初末端发凉、怕冷、苍白、麻木，可伴有间歇性跛行，继而疼痛，日久变黑坏死脱落。中医属"脱疽"范畴。此病最早记载于《黄帝内经》，以后历代医家对此病的病因病机、证候特点及治疗、预后做了详细论述，并提出了各种诊疗方法，积累了丰富的治疗经验，为近、现代医家诊疗该病奠定了基础。

一、病因病机

（一）西医学认识

1. 血栓形成的具体机制

近年来血栓形成的研究进展表明，血管内皮细胞（VEC）损伤或功能异常为其始动因素，凝血酶原时间（Pt）活化为其主要环节，而凝血、抗凝、纤溶系统异常也参与了其病理过程。

（1）血管内皮损伤　血管内膜的完整性、血管内皮细胞的抗血小板聚集及抗凝血活性是保持血流畅通的重要条件。当血管内皮细胞因机械、感染免疫及血管自身病变等因素受损伤时，即可促使血栓形成。

（2）血小板活化　血小板在损伤内膜外的黏附、聚集，导致血小板活化及释放反应，参与血栓形成。

（3）凝血过程启动　在血液凝固性增高的条件下，因血管内皮损伤，血小板活化及其他因素致凝血过程启动，促进血栓形成。

（4）抗凝活性减低　人体生理性抗凝活性降低是血栓形成的重要条件。

（5）纤溶活性降低　临床常见者有纤溶酶原结构及功能异常、纤溶酶原激活剂（PA）释放障碍、纤溶酶活化剂抑制物（PAI）过多，这些因素导致人体对纤维蛋白清除能力下降，有利于血栓形成及扩大。

（6）血流异常　各种原因引起的全身或局部血流瘀滞、缓慢是血栓形成的重要因素，如高纤维蛋白原血症、高脂血症、脱水、红细胞增多所致的高黏度综合征及循环障碍等，它可促进血栓形成。

2. 发病机制

急性动脉血栓形成主要分为4大类：

（1）动脉粥样硬化伴发急性动脉血栓形成。动脉粥样硬化是急性动脉血栓形成的最常见易患因素，它既可发生于无症状的动脉粥样硬化患者，又可发生于有明显动脉缺血症状的动脉粥样硬化患者。股–腘动脉段是急性动脉血栓形成的最常见部位，主–髂动脉段发生急性动脉血栓形成则较少见，发生于小腿部位的急性动脉血栓形成者常合并有糖尿病。

（2）医源性或局部动脉损伤引起急性动脉血栓形成。医源性急性动脉血栓形成的发生率近年有增高的发病趋势，常见于血气分析、动脉造影和各种经动脉途径的介入手术等，导管损伤动脉是主要原因。局部原因引起的急性动脉血栓形成常见于腘动脉压迫综合征，腘动脉在异常的肌纤维或纤维束带长期慢性挤压下，动脉壁损伤、动脉内膜增厚和内皮细胞损害，从而导致急性动脉血栓形成。

（3）小动脉急性动脉血栓形成。小动脉血栓形成常继发于器质性动脉病变，如血栓闭塞性脉管炎、低排血量综合征、损伤后血管痉挛综合征、冷冻及结缔组织病等。

（4）原发性急性动脉血栓形成。有少数患者无基础的动脉疾病，但发生急性动脉血栓形成，称之为原发性急性动脉血栓形成。此类患者往往有家族史，血液中与血栓形成密切相关的凝血因子，如凝血酶Ⅲ、蛋白质C或蛋白质S等缺乏，从而使血液呈高凝状态引起血栓。

（二）中医学认识

中医的"脱疽"，又称"脱痈""厉痈"。《灵枢·痈疽》指出："发于足趾，名脱痈，其状赤黑，死不治；不赤黑，不死。不衰，急斩之，不则死矣。"又云："发于足旁，名曰厉痈，其状不大，初如小指，发，急治之，去其黑者"。《黄帝内经》对本病没有专门的论述，但《黄帝内经》所阐述的有关瘀血及其治疗的思想，为后世治疗血瘀证奠定了基础。强调了"调和气血，消除瘀血"的重要性。特别是《素问·调经论篇》提出的"血气者，喜温而恶寒，寒则泣不能流，温则消而去之"的思想，主张使用温法调和气血。张仲景的《伤寒论》进而制定了十余首治疗"瘀血证"的方剂，并采用了"温通化瘀""泻热通瘀""活血破瘀"的治疗方法，仍为现代医家所效仿。

汉代华佗创用大剂量甘寒解毒药治疗"脱疽"，即为后世所称的"四妙勇安汤"，首次提出了"脱疽"的治疗药物。而"脱疽"之名，是由晋代皇甫谧《针灸甲乙经》提出的，称："发于足趾，名曰脱疽"。唐代孙思邈提出了"毒在肉则割，毒在骨则切"的思想。宋、金元时期，在活血化瘀的治疗方法上又积累了经验。明清时期是中医对"脱疽"认识逐渐成熟的阶段，许多外科专著都有对"脱疽"的专论，并记载了许多治疗"脱疽"的验案。王肯堂《证治准绳》指出"脱疽"是"血气难达"四末所致。清代王洪绪用家传阳和汤治疗"脱疽"色白而痛属阳虚寒凝者。明代陈实功立有阴阳二气丹治疗"脱疽"兼消渴，陈士铎用顾步汤治疗脚趾俱黑者。以上均为后世所宗。

综合传统中医对"脱疽"的认识，其发生与以下几方面相关。首先是脏腑功能衰退：《灵枢·营卫生会》篇曰"老者之气血衰，其肌肉枯，气道涩"，易于淤滞，人到中老年后，脏腑功能渐退。心气不足，则无力推动血液；肝失疏泄，则血流不畅；肺气不足，则气难以敷布，脾失健运，精微不化，痰浊内生；肾气不足，脏腑无以温煦，寒湿中生。以上均导致气血运行紊乱，痰浊、瘀血阻滞脉络。其次是饮食不节，《外科正宗》言："夫脱疽者，外腐而内坏也。此因平昔厚味膏粱，熏蒸脏腑，丹石补药，消烁肾水。"《疡科心得集》亦有"脱疽者……此由膏粱厚味，醇酒炙煿积毒所致"的论述。故饮食不节，损伤脾胃，痰浊内生，则经脉瘀阻。其他原因还有情志内伤、感受寒邪、吸烟等等。

以上诸因最终导致脉络瘀阻，气血不得通达四肢，末端失于温养。气血不通，不通则痛；肢体不得温煦，故畏寒肢冷；瘀久化热，热盛肉腐，故晚期红肿溃烂；热灼阴液，津枯血燥，故肢端黑死干缩；

热毒炽盛，散入营血，内攻脏腑，则高热、神昏，危及生命。

二、临床诊断

（一）辨病诊断

1. 临床表现

有动脉病变如动脉硬化闭塞症、血栓闭塞性脉管炎、腘动脉压迫综合征，或有医源性动脉损伤病史的患者，如突然发生肢体疼痛和相应的动脉搏动消失，或者原有的动脉缺血症状突然加重，则应考虑急性动脉血栓形成的可能性。一般情况下，患肢皮温降低的平面要比动脉闭塞的部位低一掌宽或一个关节，而皮肤颜色的改变、感觉和运动障碍的平面通常要比动脉闭塞的部位低1~2个关节。因此，可根据患者的临床表现大致判断动脉血栓形成的部位。

年轻人突然出现下肢动脉急性缺血症状，则应考虑原发性动脉血栓形成。诊断原发性动脉血栓形成的标准为：① 发病年龄较轻，无明显的诱发因素；② 有动脉缺血的临床表现，经无创伤或动脉造影（DSA）检查，证实有动脉血供障碍；③ 排除动脉粥样硬化闭塞症、血栓闭塞性脉管炎、糖尿病性血管病、大动脉炎及动脉栓塞等疾病；④ 原发性高凝综合征；⑤ 常合并深静脉血栓和其他部位的血栓；⑥ 溶栓治疗有效；⑦ 术中所见或术后病理检查，证明血管无原发病变。

此外，对于年轻的男性患者，既往有间歇性跛行病史，踝关节过度背屈时动脉搏动消失者，应考虑为腘动脉压迫综合征。既往有雷诺综合征和冻伤病史的患者，肢体缺血症状突然加重时，则应考虑有小动脉急性血栓形成的可能。

2. 相关检查

辅助检查有助于明确诊断和确定动脉血栓形成部位，其中较重要的无创检查有多普勒、节段性动脉测压、双功彩超和磁共振血管成像等；有创检查最重要的是动脉造影和DSA。

（1）皮温测定　能精确测定皮温正常与降低交界处，从而推测血栓发生部位。

（2）超声波检查　多普勒超声波检查能测定动脉血流情况，能更精确地做出血栓的定位，而且可以提供供血不足基线，便于术前和术后比较，达到了解血管重建情况和监测血管反流等。

（3）动脉造影检查　动脉造影和DSA是血栓定位最准确的方法。全身情况允许的患者，都应行该项检查，它不仅可明确血栓形成部位，而且能探明动脉流出道和侧支循环情况，为治疗方式的选择提供参考。

（二）辨证诊断

（1）寒凝阻络证　肢体明显发凉、冰冷、呈苍白色，遇寒冷则症状加重，步履不利，多走疼痛加重，小腿酸胀，休息痛减。舌质淡、苔薄白，脉沉迟。

辨证要点：肢体发凉、怕冷，遇冷加重。

（2）血脉瘀阻证　肢体发凉怕冷，疼痛，步履沉重乏力，活动艰难，严重者持续疼痛，彻夜不寐。肢端、小腿有瘀斑，或足紫红色、青紫色。舌有瘀斑或舌质绛，脉弦涩。

辨证要点：肢体疼痛，彻夜不寐，肢端、小腿有瘀斑。

（3）湿热下注证　患肢疼痛，日轻夜重，喜凉怕暖。严重者肢体坏疽感染，红肿热痛、脓多、恶臭，伴有高热，神志模糊、谵语。肢端溃疡，坏疽局限，局部红肿热痛，脓多味臭，或肢体大片瘀肿、紫红，伴有发热或高热，烦躁，口渴引饮，舌质红绛、苔黄燥，脉象洪数或弦数。

辨证要点：患肢疼痛，喜凉怕暖，溃烂或坏疽处红肿热痛、脓多，伴有高热。

（4）气血亏虚证　久病虚弱，面色萎黄，乏力倦怠，腰膝酸软，胃纳减退。患肢发凉、怕冷，肌肉消瘦，皮肤干燥，创口肉芽灰淡，久不愈合，脓液清稀。舌质淡、苔薄白，脉沉细无力。

辨证要点：面色萎黄、乏力、肌肉消瘦，创口肉芽色淡。

三、鉴别诊断

（一）西医学鉴别诊断

1.血栓闭塞性脉管炎

本病多见于20~40岁之间的青壮年男性。它是一种全身性中、小动脉闭塞性疾病。主要累及下肢的足背动脉、胫后动脉、腘动脉或股浅动脉等。血栓闭塞性脉管炎患者常有吸烟史，30%~50%患者反复发作游走性血栓性浅静脉炎，以及肢端溃疡或坏疽同时存在。

2.动脉硬化性闭塞症

本病以老年患者居多，合并糖尿病者发病较早。病变部位以中、大动脉为主，常伴有冠心病、高血压症，血胆固醇和脂类也可能增高，这些都有助于鉴别诊断。

3.急性动脉栓塞

血栓栓子主要来源于左心，多以二尖瓣狭窄和冠心病伴有心房颤动者最为多见。典型的症状表现为肢体动脉栓塞以远的部位缺血，或描述为"5P"症状，即肢体疼痛、皮肤感觉异常、运动麻痹、动脉不能扪及搏动和皮肤苍白。对侧肢体往往脉搏正常，短暂病史和突然起病的特点，都有助于急性动脉栓塞的诊断。有时与动脉硬化闭塞合并急性血栓形成的鉴别较为困难。

4.多发性大动脉炎

本病多见于青少年女性，病因不明，表现为大动脉壁全层纤维增生，淋巴细胞浸润，导致动脉狭窄甚至闭塞。病变主要累及大动脉开口处，以颈动脉、锁骨下动脉、肾动脉开口处受累最常见，也可累及腹主动脉，导致下肢缺血，表现为间歇性跛行，由于有大量侧支循环建立，因此很少发生静息痛及溃疡、坏疽。病变活动期有低热、血沉加快等表现。

5. 雷诺综合征

本病多见于青年女性，男性较为少见，是一种动脉舒缩功能紊乱性疾病，表现为病变部位皮肤苍白、发凉，继则青紫、冰冷、疼痛和麻木，随后血管痉挛解除，代之以扩张，则患病部位皮肤转潮红、温暖，然后恢复正常。常四肢对称性发病，以手和手指最常见，足部次之，少数患者耳廓和鼻亦有发生。每因寒冷刺激和情绪波动诱发，患肢动脉波动存在，极少发生溃疡和坏死。

（二）中医学鉴别诊断

臁疮：肢体动脉硬化闭塞症乃气滞血瘀为病，肢体发凉、疼痛、溃烂为常见症状，病变多发于肢（趾）端；臁疮多发于下肢足靴区，多有长期的下肢青筋迂曲扩张及下肢粗肿情况，且溃疡处疼痛较脱疽为轻。

痹证：是指人体肌表、经络因感受风、寒、湿、热等引起的以肢体关节及肌肉酸痛、麻木、重着、屈伸不利，甚或关节肿大灼热等为主症的一类病证。临床上有渐进性或反复发作性的特点。主要病机是气血痹阻不通，筋脉关节失于濡养所致。本病一般无跌阳脉、太溪脉搏动减弱或消失症状。

无脉症：本病多发生于青少年，尤其是女性。其特点是体内各部位的大动脉均可发病，可出现头晕目眩、肢体酸麻、发凉、痿软、无脉等症状，但皮色改变及疼痛症状不明显，一般不发生坏疽。

痿证：是以肢体痿软不遂为主要症状的一类疾病，故其病病因十分复杂，举凡内伤五劳、五志，饮食劳倦、房劳色欲，外感热湿，都有可能是损伤内脏精气，筋脉失养，产生痿证的病因。症状主要为肢体软弱无力，缓纵不收，久则手不能握，足不任地。病多缓起，较少出现疼痛、拘挛、强直、肿胀等症。

四、临床治疗

（一）提高临床疗效的要素

动脉血栓形成初期主要由于血小板黏附和聚集。防止血液凝固或抑制血小板功能可以预防动脉血栓的形成，增加纤维蛋白溶解活性能促进血栓溶解。

急性动脉血栓形成一经诊断，必须迅速解除血管的堵塞，提高生存率和降低病残率。取栓、溶栓、抗凝与中医药联合治疗是急性肢体动脉血栓形成的最有效疗法。

（二）辨病治疗

急性动脉血栓形成治疗的早晚与预后密切相关，延误治疗可导致不可恢复的改变（肢体坏死），甚至危及生命。因此，一旦明确诊断，应及时进行治疗。

TASC Ⅱ中根据患肢感觉，运动神经功能和动、静脉多普勒信号情况将 ALI 分为 4 型，为明确 ALI 的治疗时机提供参考。其中Ⅰ型患肢不存在坏死风险，可择期治疗；ⅡA 型的特点是患肢感觉障碍，应尽早行血运重建治疗，早期的肝素治疗能够有效延缓该类患肢缺血的发展，为手术或腔内治疗的术前准备争取时间；ⅡB 型的特点是运动功能障碍，应立刻重建动脉血供；Ⅲ型患者已存在不可逆性肢体坏死，血运重建成功率低、并发症发生率高，建议行截肢手术。

急性肢体动脉血栓形成治疗主要有手术取栓、抗凝及溶栓等几种方法。

近年来随着溶栓、抗凝药物的发展，剂量、给药方法及途径方面不断改进，越来越多的研究表明无论在溶栓率、肢体存活率和死亡率方面，溶栓抗凝等药物治疗均等同或优于手术治疗效果，且溶栓治疗痛苦少、方法简单、安全可靠，如辅以抗凝、扩血管治疗能有效防止再栓塞的发生。所以，在术中、术后辅以溶栓、抗凝药物治疗，溶解残栓和预防新栓，还可兼顾原发病。这是急性肢体动脉血栓形成治疗取得成功的关键因素之一。

因此不论术中术后，不论作为替代手术治疗的单独疗法还是其辅助疗法，溶栓抗凝疗法在治疗急性肢体动脉栓塞中起着不可替代的作用。

1. 溶栓抗凝治疗

（1）溶栓抗凝治疗的适应证

①全身情况差，不能承受手术治疗者；

②小动脉血栓形成，肢体缺血不严重，有较好的侧支循环者；

③患肢已出现明显的组织坏死征象，已无保全肢体的可能者；

④手术取栓后需要继续药物治疗，以巩固疗效。血栓形成 3 天内溶栓效果最佳，7 天以上溶栓效果差。

（2）溶栓剂、抗凝剂的选择

①链激酶通过纤溶酶的作用诱发系统性纤溶状态，静脉内给药治疗急性动脉血栓形成渐为人们广泛采用，但缺点是纤溶作用广泛，抗原性大，易发生出血并发症和过敏反应，近期内重复给药会加大过敏反应的危险性，临床并不主张为首选用药。

②尿激酶是内源性纤溶酶原激活物，可直接激活纤溶酶原，在治疗急性动脉血栓形成时，一部分尿激酶可直接进入血栓内部，激活"凝胶状态"的纤溶酶原，使血栓从内部溶解；而另一部分尿激酶则激活循环中"溶胶状态"的纤溶酶原，使血栓从表面溶解；其作用机制、抗原性、热

原性、疗程和重复用药等方面均明显优于链激酶。而且尿激酶溶栓过程中不改变或极小改变血栓段血管内皮细胞和平滑肌细胞的功能，因而现已成为临床首选药物。

③特异性纤维蛋白激活物（tpA）：tpA是由血管内皮细胞产生的丝氨酸蛋白酶，在体内激活纤溶系统，对纤溶酶原有高度亲和力，对血循环中的纤溶酶原作用小，且入血后迅速被 α-2 抗体溶酶灭活，同链激酶、尿激酶相比具有较大的局部作用和较小的全身反应，重复给药不会产生过敏反应，有更快的溶栓速度，是目前被认为最有前途的纤溶剂。

目前临床医师对溶栓药物的选择，仍主张以尿激酶为首选。大量研究发现，尿激酶的作用机制、抗原性、热原性、疗程和重复用药等明显优于链激酶。tpA 同前二者相比具有较大的局部作用和较小的全身反应，重复给药不会产生过敏反应，有更快的溶栓速度，但价格相对昂贵，所以未得到广泛使用。

（3）抗凝药物

①肝素（heparin）抗凝机制在于与血浆中抗凝血酶Ⅲ（AT-Ⅲ）结合形成复合物而增强后者抑制凝血因子的作用。本药作用迅速、强大。其抗凝活性的消除半衰期与剂量有关，不宜达到稳态血浓度。

②低分子量肝素（LMNH）保留了抑制 X a 的作用，对凝血的抑制作用弱。其特点是：生物利用度高，半衰期长；使用简便；对血小板无明显影响，出血的不良反应轻。

③华法林（warfarin）为香豆类口服抗凝剂，通过干扰肝脏合成依赖于维生素 K 的凝血因子（Ⅱ、Ⅶ、Ⅸ、Ⅹ）从而抑制血液凝固。本药口服有效，作用时间长，起效慢（36~48 小时后），不易控制，且受药物相互作用影响。

④新型口服抗凝药（NOAC）不像华法

林等传统抗凝药那样作用于多个凝血因子，而是仅抑制某一个凝血因子，其中凝血瀑布中最重要的两个靶点分别为Ⅹa和Ⅱa。目前新型口服抗凝药物特指新研发上市的口服Ⅹa因子和Ⅱa直接抑制剂，前者包括阿哌沙班、利伐沙班、依度沙班等，后者有达比加群。这两类药物都是针对单个有活性的凝血因子，抗凝作用不依赖于抗凝血酶，口服起效快，相对于华法林半衰期较短，具有良好的量效关系，与食物和药物之间很少相互作用，口服使用无须监测常规凝血指标，可以减少或者尽量避免因用药不当造成的药物疗效下降或者出血不良事件，且剂量个体差异小，只需固定剂量服用，对医生及患者均极为方便。

（4）给药途径　临床常用静脉内、动脉内、脉冲式血栓内给予溶栓药物的方式来治疗急性动脉血栓形成。抗凝药的给药途径相对固定，一般为静脉、皮下、口服3种。

①静脉内给药：采用周围和中心静脉给药、治疗周围动脉血栓，是基本的给药途径。

②动脉内给药：用导管引导的动脉内给药。

③脉冲式血栓内给药：在肝素化条件下，脉冲式给予高浓度尿激酶于血栓部位，与静脉用药相比，此法有溶栓速度快，溶栓率高和安全及费用少等优点。

（5）局限性及并发症

①从血液学角度看药物溶栓的时间概念非常重要，药物溶栓最佳时间为72小时之内，主要针对是新鲜血栓，对陈旧血栓、动脉硬化斑块和内膜碎片可能是无益的。但患者从发病辗转而至，大部已超过溶栓时间，所以溶栓治疗受时间限制。

②有些血栓对溶栓药物不敏感。

③溶栓、抗凝治疗的主要并发症是出血，约60%，这与使用的药物种类、剂量、给药途径有关。如溶栓药物tpA和尿激酶与链激酶相比，发生率较低，抗凝药物中以低分子量肝素较为安全。在给药方式上静脉内给药最高，局部导管给药较低，但据报道局部导管给药仍有20%的导管周围出血率。

2. 手术治疗

毫无疑问，手术方法对于大、中血管血栓取出有较好疗效。1963年Fogarty球囊导管的问世，大大简化了动脉取栓术，缩短了手术时间，减轻了手术创伤，且残栓率低，能迅速恢复正常的血流状态，改善肢体血供。据国内资料报道应用Fogarty导管取栓术后，急性动脉栓塞的救肢率由36%提高到78.4%，术后病死率降低到13.9%，因此医学界将其作为急性周围动脉血栓形成治疗的首选方法。但是手术取栓也存在一定的局限性：①首先，动脉血栓形成发生后阻塞以远动脉内常有继发血栓形成，取栓不能到达远端较小血管和分支血管，故术后常存留微血栓；②导管取栓时可能将血栓推向远端；③取栓时可造成动脉内膜损伤，诱发继发血栓的形成（特别对于反复取栓者）；④急性动脉栓塞的病人多有严重的全身动脉硬化、缺血，有的患者不能承受手术治疗。故单纯手术取栓截肢（趾）率和病死率仍然较高，且临床治疗往往不能依靠其作为主要的治疗方法。

急性动脉血栓形成的患者大部分需要手术治疗，术前动脉造影非常重要，它可以准确地判断血栓形成的范围及动脉流入道和流出道情况，同时，还有助于对动脉本身病变的严重程度进行判断，为手术方式的选择提供参考依据。

下肢动脉粥样硬化伴急性动脉血栓形成者，治疗方式的选择取决于远端动脉流出道的情况，有好的流出道者可行动脉重建术；无明显流出道者，则只能行动脉血栓切除术或Fogarty导管取栓术，动脉血栓切除术或 Fogarty 导管取栓术往往不能挽救整条肢体，但能有效降低肢体的截肢平面，有助于增加残端血供，促进截肢后残端愈合。

肾下腹主动脉急性动脉血栓形成者，采用经股动脉取栓术，除少数患者外，大部分不能保持持久的血流，但仅用非手术疗法，往往可导致致命后果。血栓切除也不是一种安全的过程，通常术后不久血栓可重新形成。最好的治疗方式是行主-股或腘-股动脉旁路转流术，该类患者手术耐受能力差，行主-股动脉旁路转流术的死亡率高达 25%~33%，但手术治疗仍可挽救一些高危患者。主-髂动脉瘤伴急性动脉血栓形成者，应紧急行动脉瘤切除和人造血管移植术，如果患者情况不允许，可行腋-股动脉旁路转流术。

医源性动脉血栓形成大部分发生于穿刺部位，可在局麻下探查穿刺部位的动脉，应用 Forgarty 导管取出穿刺点近、远端蔓延的血栓，这样大部分患者可恢复血液循环（特别是在血栓形成 24 小时之内），如取栓时间延误，则可采用血管重建术进行治疗。腘动脉压迫综合征继发血栓形成者，简单的松解腘动脉外异常肌纤维或纤维束带压迫的手术已经不可能奏效，应选用自体静脉或人工血管做旁路转流，恢复远端动脉血供。

对青壮年原发性动脉血栓形成者，应注意潜在的血液高凝可能性，一旦发现有血液高凝状态存在，需终身抗凝治疗。由于原发性动脉血栓形成者不伴有动脉本身的病变，所以急性期应及时动脉取栓，以尽快恢复动脉血供，同时给予有效的抗凝和溶栓治疗，以溶解残余的血栓，防止新鲜的血栓形成。

当患者入院时肢体已经坏疽，需预防继发感染和改善血液循环，待坏疽与健康组织间的界限明确后行截肢或截趾术，如果患者已经有明显坏疽或坏疽平面虽不清楚，但肢体缺血和肌肉坏死，毒素吸收危及患者生命时，应立即截肢以挽救生命。

（三）辨证治疗

1. 辨证论治

（1）寒凝阻络证

[治法] 温经散寒、活血通脉。

[方药] 阳和汤加减。黄芪 30g，白芥子 15g，桂枝 10g，熟地 30g，麻黄 6g，地龙 10g，鸡血藤 30g，川牛膝 15g，桃仁 15g，红花 15g。

疼痛剧烈加制乳香 6g、制没药 6g、延胡索 10g，寒邪伤阴加麦冬 15g、石斛 10g。

（2）血脉瘀阻证

[治法] 活血化瘀、通络止痛。

[方药] 桃红四物汤加减。桃仁 15g，红花 10g，赤芍 15g，生地 30g，川芎 15g，蜈蚣 1 条，川牛膝 15g，桂枝 10g，鸡血藤 30g，地龙 10g，金银花 30g，延胡索 15g。

气虚加黄芪 10g、党参 10g；脾虚加党参 10g、白术 10g、山药 10g；疼痛剧烈加乳香 6g、没药 6g、血竭 10g；阴虚加生地 15g、天冬 15g、麦冬 15g；气滞加木香 10g、乌药 10g、川楝子 10g、陈皮 10g。

（3）湿热下注证

[治法] 清热利湿、解毒化瘀。

[方药] 四妙勇安汤加减。玄参 20g，当归 15g，金银花 40g，甘草 10g，川牛膝 15g，黄柏 15g，地龙 10g，苍术 10g，蜈蚣 1 条，白花蛇舌草 15g，桂枝 10g，延胡索 15g。

热毒炽盛加生地 15g、蒲公英 10g、地丁 10g、黄连 6g；口渴欲饮加天花粉 30g、知母 20g、粳米 15g、石膏 20g；湿重加土茯苓 15g、泽泻 10g、赤小豆 15g；大便秘结加大黄 6g、枳壳 10g。

（4）气血亏虚证

[治法] 益气养血、活血化瘀。

[方药] 八珍汤加减。党参30g，黄芪30g，当归20g，白芍15g，茯苓15g，熟地15g，白术10g，鸡血藤15g，地龙10g，甘草6g。

　　肢体凉甚加桂枝6g、川椒6g、附子6g、细辛3g；疼痛剧烈加延胡索20g、乳香6g、没药6g；阴虚发热加大青叶10g、板蓝根10g、天花粉30g。

2. 外治疗法

（1）熏洗法

　　①活血止痛法：有肢体疼痛、发绀、皮肤瘀斑、瘀点等表现，宜用活血止痛法，应用活血消肿洗药、活血止痛洗药等煎剂趁热熏洗患肢，每日1~2次。能够改善肢体血液循环和微循环，促进侧支循环的建立，改善组织代谢状况，具有活血通脉，消肿止痛的作用。

　　②温经活血法：表现为寒凝阻络证，肢体发凉、怕冷、遇寒加重，疼痛加剧，皮肤冰凉、苍白。宜用温经活血法，应用回阳止痛洗药或活血止痛洗药煎汤趁热熏洗患肢，每日1~2次。能够促进肢体血液循环、改善缺血症状，具有温通血脉、回阳散寒的作用。

　　③解毒消肿法：发生肢体坏疽继发感染、局部红肿热痛，脓液多并有坏死组织，炎症明显。宜用解毒消肿法治疗，应用解毒洗药煎汤趁热熏洗患处及创面，每日1~2次，熏洗后，用三黄油纱条换药，创口脓液及坏死组织较多者，创面可撒少量九一丹、五五丹，或涂抹全蝎膏，具有拔毒、祛腐、止痛的作用。在炎症红肿处可外涂黄马酊，或外敷金黄膏、栀黄膏等，具有清热消炎、解毒消肿和清洁创口的作用。

　　④生肌敛口法：肢体破溃的后期，创面干净，脓液减少，遗留残端溃疡，或慢性溃疡经久不愈者，宜用生肌敛口法，促进创面愈合。用溃疡洗药煎汤趁热渍洗患处或创口，熏洗后，创面撒布少许生肌散、八宝丹，或涂抹生肌玉红膏等。

（2）创面换药

　　①干性坏疽：干性坏疽的创面可应用酒精棉球消毒后，以无菌纱布包扎保护，切不可乱用药粉或药膏，应维持干燥，待血运改善、坏死组织与健康组织形成明显分界线时，再实施坏死组织切除或趾部分切除缝合术。

　　②湿性坏疽：创面脓液较多或有坏死组织时，可根据细菌培养及药敏试验结果，选用有效抗生素湿敷换药。因抗生素易产生耐药性，故应反复做药敏试验和交替应用不同种类的抗生素。

3. 成药应用

　　（1）香丹注射液　适用于寒证、血瘀、痰阻类病证，20ml加入0.9%氯化钠注射液250ml静脉滴注，每日一次。

　　（2）注射用血塞通　适用于寒证、血瘀、痰阻、水肿类病证，0.4g加入0.9%氯化钠注射液250ml静脉滴注，每日一次。

　　（3）舒血宁注射液　适用于寒证、血瘀、痰阻类病证，20ml加入0.9%氯化钠注射液中250ml静脉滴注，每日一次。

　　（4）红花注射液　适用于寒证、血瘀、痰阻类病证，20ml加入0.9%氯化钠注射液中250ml静脉滴注，每日一次。

　　（5）脉络宁注射液　适用于阴虚、热证、血瘀类病证，20ml加入0.9%氯化钠注射液250ml静脉滴注，每日一次。

　　（6）双黄连注射液　适用于热证、血瘀类病证，20ml加入0.9%氯化钠注射液250ml静脉滴注，每日一次。

　　（7）痰热清注射液　适用于热证、血瘀类病证，20ml加入0.9%氯化钠注射液250ml静脉滴注，每日一次。

　　（8）银杏叶注射液　适用于寒证、血瘀、痰阻类病证，20ml加入0.9%氯化钠注射液中250ml静脉滴注，每日一次。

　　（9）西黄丸　适用于热证、血瘀、疼

痛类病证，每次 3 克，每日 2 次，口服。

（10）新癀片 适用于热证、血瘀、疼痛类病证，每次 2~4 片，每日 3 次，口服。

（11）芪蛭固本通脉丸 适用于阳虚、寒证、血瘀、疼痛类病证，每次 6g，每日 3 次，口服。

（12）脉管复康胶囊 适用于瘀血阻滞、脉管不通所致病症，每次 4 片，每日 3 次。

4.单方验方

（1）祛寒通络药酒：熟附子 45g，细辛 15g，红花 60g，丹参 60g，土鳖虫 30g，苏木 30g，川芎 30g，大枣 20 枚。将上述药物浸于 1500ml 白酒中，一周后即可使用。每日 2 次，每次 30g。宜寒湿血瘀者使用。如局部红肿溃烂坏死，属湿热壅滞者，切不可用。（许青峰.治疗与保健药酒.北京：中国轻工业出版社，1988）

（2）当归 30g，红花 20g，花椒 30g，肉桂 50g，樟脑 15g，细辛 15g，干姜 20g。将上药用 95% 的乙醇 1000ml，密封浸泡 7 天后，每日用棉签蘸取该液在患处涂擦 2 次，每次 10 分钟，连用 30 天即可。［李林.实用中医皮肤病学.北京：中医古籍出版社，1998］

（四）新疗法选粹

（1）磁场疗法 用磁疗机 "Abpopa-MK-01"，磁感应强度 0.25~0.5mT，用可移动的脉冲磁场，磁场移动线速度取决于患者肢体主干血管血流速度的倍数，每次治疗 20 分钟，1 个疗程 16~20 次。

（2）生物反馈治疗 是以提高肢端温度为基础，改善了外周血管功能，促进肢体血液循环，增加了组织血液灌注。

（五）医家诊疗经验

侯玉芬：动脉粥样硬化造成动脉严重狭窄及血流缓慢，随着患者年龄增加和病变进展，血液处于高凝状态，极易形成血栓。提示高纤维蛋白原血症是发生本病的主要因素之一。因此，治疗和延缓动脉粥样硬化、降低纤维蛋白原是防止本病发生的重点。及时就诊，合理的中西医结合治疗是提高本病治愈率、降低截肢率和死亡率的关键。

五、预后转归

急性动脉血栓形成是一种发病急骤，发展迅速，病情复杂的急危重疾病，治疗困难，死亡率和病残率很高，一经诊断，必须立即采用有效治疗，控制疾病的发展，如何迅速解除血管的堵塞，防止继发血栓形成，改善肢体的血液循环，提高生存率和降低病残率是值得深入研究的重要问题。单纯强调不手术、不截肢是缺乏科学的态度；单纯强调手术，忽视术前、术后的药物治疗也是片面的，临床经验告诉我们单一手术或药物治疗往往难以取得成功。取栓、溶栓、抗凝与中医药联合治疗才是急性肢体动脉血栓形成的最有效疗法，是治疗急性肢体动脉血栓形成的唯一出路。中西医结合治疗既发挥了中医辨证论治整体调节的特点，同时又根据病情需要应用西医有效的治疗方法，取长补短，提高疗效，所以应该得到广泛推广，并将相关研究继续深入下去，取得更大突破。

六、预防调护

（一）预防

（1）严控危险因素 高脂血症、高血压、吸烟、糖尿病、肥胖和高密度脂蛋白低等，是本病的易患因素，因此在预防上亦是重点。严格地控制这些危险因素，可以有效地达到预防的目的。

（2）积极治疗原发病 积极治疗和预防引起血栓的原发疾病也是防治动脉栓塞

的关键。

（3）手术手法要轻柔　在进行导管插入和手术的过程中，手法要轻柔，防止使血管壁上的斑块脱落或操作时带入异物，造成血栓栓塞。

（二）调护

（1）戒烟限酒　烟酒很容易引起高血压、高脂血症等症状，戒烟酒就能够在一定程度上减少高脂血症等症状的发生，进而预防急性动脉栓塞。

（2）饮食清淡　尽量遵循低盐、低油、低脂肪的三低饮食原则，避免染上"三高"症状，引发急性动脉栓塞。

（3）积极锻炼　多跑步、游泳、爬山能够加速脂肪和热量的分解，降低血液中所含有的脂肪，防止血液堵塞，引起急性动脉栓塞。

七、专方选要

血府逐瘀汤（《医林改错》）：桃仁 12g，红花 9g，当归 9g，生地黄 9g，川芎 4.5g，赤芍 6g，牛膝 9g，柴胡 3g，桔梗 4.5g，枳壳 6g，甘草 6g。用蒸馏水浸泡 1 小时，煮沸 30 分钟后过滤取液，再加水于残渣并煮沸，如此反复操作 2 次，合并 2 次滤液。该方可以增加大鼠血浆中 6-keto-$PGF_{1\alpha}$ 含量和降低血浆中 TXB_2 含量，一方面通过减少 TXB_2 的合成，抑制了亢进的血小板功能，另一方面使损伤的血管内皮细胞功能恢复，合成 6-keto-$PGF_{1\alpha}$ 能力提高，从而使血管舒张，通过改变血小板的花生四烯酸代谢途径，维持血液中的 TXB_2/6-keto-$PGF_{1\alpha}$ 比值的平衡，来达到抑制血小板聚集的作用，可能是发挥抗血栓形成作用机制之一。血府逐瘀汤既可通过与 AT Ⅲ 结合而灭活凝血因子，又可防止血栓形成后血浆蛋白 C（PC）的消耗，从而促进了 PC 对凝血因子的灭活，其抗血栓形成的机制可能与提高

抗凝系统的活性有关。血府逐瘀汤通过升高 t-PA 含量、降低 PAI-1、PLG 含量，调节 t-PA/PAI-1 比值，达到纠正 t-PA、PAI-1 之间的平衡失调的作用，其抗血栓形成的机制可能与增强纤溶系统的活性有关。血府逐瘀汤可以通过有效地保护血管内皮细胞来达到抗血栓的作用。

八、研究进展

（一）病因病机

崔公让认为，该病与脏腑、经络、卫气营血有密切关系，该病多发于老年患者，多因心阳不足，阳气无力通运四末，气血运行无力，或卫阳不固，寒邪湿毒内侵，寒湿之邪滞于血脉，或因正气虚弱，荣卫之气与寒湿之邪相互搏结，壅遏不适，稽留脉中，气滞血瘀，瘀血堵塞脉络，瘀阻不通故发病。

尚德俊认为，本病病变早期病变较轻，这是病变早期典型的"痰瘀证"，宜应用活血通络、化痰软坚法治疗。病情进展血管狭窄闭塞，血栓形成，出现临床症状，表现为间歇性跛行、肢体疼痛、皮肤发绀或坏死，这是典型的"血瘀证"表现，宜应用活血化瘀法为主治疗。

蔡炳勤认为，本病的病机特点为：因虚致瘀，瘀久发热，热腐致溃，因溃而损，心脾肾三脏之虚亏是本病发生的内因。心阴虚则无以充养血脉，推动乏力；或脾肾阳虚，寒邪乘虚入侵，滞于下肢，病发脱疽；肝肾不足，则筋枯骨杇，肢端破损。本病的发生，主要由于禀赋不足或久病体虚，气血亏损，运行无力，肢体筋脉失养，加之外邪侵袭而成。

（二）辨证思路

侯玉芬将本病分为血瘀型、湿热下注型和热毒炽盛型，血瘀型用丹参通脉汤，

血瘀重者用脉荣汤；湿热下注型用四妙勇安汤加味，热毒炽盛型用四妙勇安汤加蒲公英、地丁、板蓝根、知母等。

周永坤将本病分为阴寒型、血瘀型、湿热型和热毒型，阴寒型治以温经活血，方选阳和汤加味；血瘀型治以活血通脉，方选丹参通脉汤；湿热型治以清热利湿，方选四妙勇安汤加味；热毒型治以清热解毒，方选四妙勇安汤加味合活血通脉饮。

（三）治法探讨

尚德俊在长期的临床实践中，坚持辨病与辨证相结合，宏观辨证与微观辨证相结合，内治疗法与外治疗法相结合，临床上取得了明显的治疗效果，其学术成就令人瞩目。尚德俊认为，瘀血阻络、血脉闭阻是本病的主要病机，因此，活血化瘀法是治疗主要法则，应贯穿始终，尚德俊临床上根据中医辨证灵活应用活血化瘀疗法，总结出益气活血法、温通活血法、清热活血法、活血利湿法、滋阴活血法、行气活血法、通下活血法、养血活血法、活血破瘀法、补肾活血法等十法。

周永坤主张中西医结合辨证论治，整体治疗，重视活血化瘀疗法，能够扩张周围血管，缓解血管痉挛，促进侧支循环的建立，改善患肢血液循环，降低血液高凝状态，控制肢体坏疽感染发展，挽救患者生命，尽量降低截肢率和死亡率。

蔡炳勤认为，本病"虚是本，邪是标，瘀是变，损是果"，治疗过程必须遵循补肾固本、益气活血、兼清邪热的原则。必须牢记"因虚致瘀"的病机，虽有不通则痛等瘀象，也不可妄用破瘀通络之药。本病常有血瘀化热的表现，需加用清热解毒法，用药宜甘寒，不宜苦寒，金银花、玄参、夏枯草、蒲公英、紫花地丁、野菊花为常用药，但黄连解毒汤一类苦寒药应慎用，因苦寒药有克伐阳气、伤津劫液之弊。

（四）中药研究

1. 单药研究

红花煎剂、水煎剂和提取物都有抑制血小板聚集和增加纤维蛋白溶解作用，起一定的抗凝作用。其抗血栓作用机制之一可能与其促进血管内皮细胞释放 tPA 有关。

全蝎提取液可通过抑制血小板聚集、减少纤维蛋白含量和促进纤溶系统活性等因素抑制血栓形成。且全蝎提取液对内源性及外源性凝血途径都有影响。全蝎具有明显的抗凝、抗血栓、促纤溶作用。

海参经提纯出的酸性黏多糖（HL-P）能显著延长凝血酶时间（TT）、活化部分凝血活酶时间（APTT）。HL-P 对内源性凝血系统的影响远远大于对外源性凝血系统的影响。

当归成分中的阿魏酸具有"抗氧化、自由基清除"的作用，能够"保持动脉壁中进入与移出的脂质动态平衡、抑制脂质沉积于血管壁、阻止附壁血栓形成"，从而起到有效降血脂、改善动脉粥样硬化的作用。

赤芍煎剂可使血栓形成时间明显延长，长度缩短，重量减轻。静脉注射赤芍总苷能明显抑制二磷酸腺苷（ADP）诱导的血小板聚集和动静脉旁路血栓的形成，延长动脉血栓形成所需的时间、凝血酶原时间和部分凝血活酶时间，降低血黏度与血纤维蛋白原浓度。

牛膝总苷能明显改善血液流变特性，具有明显抗血小板黏附和抗血栓形成作用。牛膝各样品可抑制体外血栓形成，降低血小板黏附率，具有一定的抗血栓形成作用。

川芎能抗体外血栓形成，使血栓长度缩短、血栓干湿质量减轻。川芎嗪能有效地减少动静脉血栓的形成，在体内与凝血酶也有一定的亲和力，且能较好地延长血凝时间。

2. 复方研究

（1）温经散寒法：阳和汤加减。

（2）活血化瘀法：桃红四物汤加减。

（3）清热利湿法：四妙勇安汤加减。

（4）益气养血法：八珍汤加减。

（5）清热解毒法：四妙勇安汤合活血通脉饮。

（五）外治疗法

周永坤于红肿区用黄马酒外涂，每日3次。创面用大黄油纱布换药，脓多者行脓液细菌培养，用敏感的抗生素湿敷。肢体坏疽严重，感染不易控制者施行截肢手术。

（六）评价及展望

中医病证规范化研究涉及中医理论与实践的诸多学科，是目前中医理论研究的热点，虽然经过近数十年来的探索，积累了一定的经验，取得了一定的成绩，但也还存在着许多问题。首先中医基本概念的歧义性，导致四诊描述不规范化，造成病证诊断的差异，因此证候规范化的前提和基础是四诊描述的客观化和规范化。其二，计量诊断为中医病证规范提供了重要数据资料的依据，但有一定的局限性，它不能揭示各病证之间的内在联系及发展规律，仍需结合中医理论，参照文献研究的结果进行协调，统一修订。其三，建立中医病证的流行病学，遵循临床科研设计、衡量、评价（DME）的原则，进行大样本病例研究，把病证规范建立在牢固的临床基础上，具有可重复性和普遍性。其四，如何使西医辨病和中医辨证、宏观辨证与微观辨证有机结合，是实现中医病证规范化的一条重要途径。

主要参考文献

［1］尚德俊，王嘉桔，张柏根. 中西医结合周围血管疾病学［M］. 北京：人民卫生出版社，2004.

［2］安田庆秀. 最新血管外科手术［M］. 北京：科学技术出版社，2008.

［3］吴丹明，符伟国. 周围血管腔内技术［M］. 沈阳：辽宁科学技术出版社，2005.

［4］24个专业105个病种中医诊疗方案（试行）［M］. 北京：国家中医药管理局医政司，2011.

［5］陈淑长. 实用中医周围血管病学［M］. 北京：人民卫生出版社，2005.

［6］侯玉芬，刘春梅，周涛. 89例闭塞性动脉硬化症并肢体动脉血栓形成分析［J］. 中国中西医外科杂志，1998，4（3）：168-169.

［7］张文将，邓冰湘. 血府逐瘀汤抗动脉血栓形成及其作用机制的研究［J］. 湖南中医药大学学报，2013，33（4）：102-104.

第八节 急性肠系膜血管栓塞

急性肠系膜血管栓塞是由于栓子进入肠系膜上动脉造成阻塞所引起的疾病。占急性肠系膜血管缺血的40%~50%。栓子一般来自心脏的附壁血栓，故多见于风心病、冠心病、感染性心内膜炎及近期心梗患者。此外，栓子来自动脉粥样硬化斑块及偶见的细菌栓子。这些栓子自发或在导管检查时脱落。

急性肠系膜血管栓塞临床上以突然腹痛、恶心、呕吐、压痛、腹胀等为主要症状。中医学无急性肠系膜血管栓塞的病名，据其临床表现，可归入"腹痛"证范畴。

一、病因病机

（一）西医学认识

肠系膜血管栓塞是指他处脱落的各种栓子经血液循环至肠系膜上动脉并滞留其末端，导致该动脉供血障碍，供血肠管发生急性缺血性坏死。肠系膜上动脉栓塞一般分为急性肠系膜上动脉栓塞和慢性肠系膜血管栓塞。急性肠系膜上动脉栓塞是肠缺血最常见的原因。

肠系膜上动脉约在第一腰椎高度起自腹主动脉前壁，在脾静脉和胰头的后方下行，跨过胰腺钩突的前方，在胰腺下缘和十二指肠水平部之间进入小肠系膜根，斜行向右下，至右髂窝处其末端与回结肠动脉的回结肠支吻合。肠系膜上动脉的主干呈向左侧稍凸的弓状，从弓的凸侧依次发出胰十二指肠动脉和十余只空、回肠动脉，从弓的凹侧依次发出中结肠动脉、右结肠动脉和回结肠动脉。

流行病学：急性肠系膜上动脉闭塞是肠缺血最常见的原因，可以由于栓子栓塞或动脉有血栓形成引起。两者的发生率相近，分别为55%与45%。肠系膜动脉发生急性完全性闭塞而导致肠管急性缺血坏死，多发生于老年人。

引起肠系膜动脉发生栓塞的栓子多来源于心脏。患者常有心脏病史，如心脏瓣膜病、多种原因所致的心房纤维颤动、心肌梗死和细菌性心内膜炎等。来自心房内的血栓、附着于瓣膜上的赘生物、附壁血栓及动脉硬化后形成的斑块等如发生脱落，均可随血循环而阻塞肠系膜上动脉。而血栓形成多见于动脉硬化造成的管腔狭窄部，此处因血流缓慢，故易导致血栓形成。此外，其他因素如脾切除等手术后、长时间的脱水、休克及血液高凝状态都是引起肠系膜上动脉血栓形成的常见原因。

急性肠系膜动脉栓塞是肠缺血最常见的原因，可以由于栓子栓塞或动脉有血栓形成引起。两者的发生率相近，分别为55%与45%。肠系膜动脉发生急性完全性闭塞而导致肠管急性缺血坏死，多发生于老年人。

病因：多数栓子来源于心脏，来自风湿性心脏病与慢性心房纤颤的左心房，急性心肌梗死后的左心室，或以往心肌梗死后形成的壁栓、心内膜炎、瓣膜疾病或瓣膜置换术后等，也可来自自行脱落，或是经心血管导管手术操作引起的脱落。偶有原因不明者。肠系膜上动脉从腹主动脉呈锐角分出，本身几乎与主动脉平行，与血流的主流方向一致，且分出较早，管腔较粗，故肠系膜上动脉栓塞的机会比肠系膜下动脉为多。急性肠系膜上动脉血栓形成几乎都发生在其开口原有动脉硬化狭窄处，在某些诱因如充血性心力衰竭、心肌梗死、失水、心输出量突然减少，或大手术后引起血容量减少等影响下产生。偶也可由夹层主动脉瘤、口服避孕药、医源性损伤而引起。

发病机制：栓子通常堵塞在肠系膜上动脉自然狭窄部，如在空肠第一支的远端结肠中动脉分支处，或是更远的部分。而血栓形成都发生在肠系膜上动脉的第1厘米动脉粥样硬化部分。不论是栓子或血栓形成，动脉被堵塞后，远端分支即发生痉挛。受累肠管呈苍白色，处于收缩状态。肠黏膜不耐受缺血，急性肠系膜动脉闭塞10分钟后，肠黏膜的超微结构即有明显改变，缺血1小时后，组织学上的改变即很清楚。黏膜下水肿，黏膜坏死脱落。急性缺血的初期，肠平滑肌收缩，其后因缺血而松弛，血管痉挛消失，肠壁血液瘀滞，出现发绀、水肿，大量富含蛋白质的液体渗至肠腔。缺血后短时间内虽然病理生理改变已很明显，如动脉血流恢复，小肠仍可具有活力，但将有明显的再灌注损伤。缺血继续较长时间后，肌肉与浆膜将坏死，并出现腹膜炎，肠管呈紫绀或暗黑色，浆膜呈潮湿样，易破有异味，肠腔内细菌繁殖，毒性产物被吸收，很快因中毒与大量液体丢失而出现休克与代谢性酸中毒。血管闭塞在肠系膜上动脉出口处，可引起十二指肠悬韧带以下全部小肠及右半结肠的缺血坏死。较常见的部位是在结肠中动脉出口以下，也可引起十二指肠悬韧带和回盲瓣之间的大部分小肠坏死。闭塞愈靠近主干远端，受累小肠范围愈小。当轻度缺血得到纠正后，肠黏膜将再生，新生的绒毛形状不正常，有萎缩，并有暂时性的吸收不良，其后渐恢复，部分坏死的肠组织将是瘢痕愈合以后出现小肠节段性狭窄。

（二）中医学认识

中医古书对本病没有记载。从临床症状看，本病属中医腹痛证，临床上主要症状为突然腹痛、恶心、呕吐、压痛、腹胀等。中医认为湿热内蕴，气机壅滞，腑气不通，不通则痛；肝气郁结，脾运不健，湿阻中焦，浊气充塞而致。所谓"通"法，并非单指攻下通利而言，正如《医学真传》中所说："夫通则不痛，理也。但通之之法各有不同，调气以和血，调血以和气，通也；下逆者使之上行，中结者使之旁达，亦通也；虚者助之使通，寒者温之使通，无非通之之法也。若必以下泻为通，则妄矣。"《金匮要略·腹满寒疝宿食病》中说："按之心下满痛者，此为实也，当下之"。

二、临床诊断

（一）辨病诊断

1. 临床表现

肠系膜上动脉栓塞或血栓形成都造成缺血，故两者的大多数临床表现相同。病人以往有冠心病史或有心房纤颤，多数有动脉硬化表现。在栓塞患者有 1/3 曾有肢体或脑栓塞史，由于血栓形成的症状不似栓塞急骤，仅少数患者在发病后 24 小时内入院，而栓塞患者 90% 在 1 天以内就医。

剧烈的腹部绞痛是最开始的症状，难以用一般药物所缓解，可以是全腹性也可是脐旁、上腹、右下腹或耻骨上区，初期由于肠痉挛所致，其后有肠坏死，疼痛转为持续，多数患者伴有频繁呕吐，呕吐物为血水样。腹痛的性质、部位及病程演变的过程与其他急腹症的发作形式有许多相同之处，因其缺乏明显临床特征，发病率仅占肠梗阻患者总数的 0.23%~0.7%，因此临床医生常对此病认识不足，误诊率高。直至晚期出现腹膜刺激和中毒性休克，此时由于内环境已严重失衡已丧失治疗良机。

早期，腹部多无固定压痛，肠鸣音活跃或亢进，易误诊为其他疾病。在发病 6~12 小时后，患者就可能出现麻痹性肠梗阻，此时有明显的腹部膨胀、压痛和腹肌紧张、肠鸣音减弱或消失等腹膜炎的表现和全身性反应。在发病初期有消化道出血表现，患者呕吐物常为一种不含凝血块的暗红色胃肠液和排出血水样便，是由于急性肠系膜动脉闭塞使肠壁缺血、缺氧、肠黏膜坏死，血浆渗出至肠腔所致。患者病前如有心脏及动脉栓塞病史，更应高度警惕本病的发生。因此对有心脏及动脉硬化病史，骤发剧烈腹痛，持续加重，一般止痛药无效，同时伴有胃肠道出血应视为急性肠系膜上动脉闭塞的早期征兆。临床称其为急性肠系膜血管闭塞 Bergan 三联征，即剧烈而没有相应体征的上腹和脐周疼痛，器质性和并发房颤的心脏病，胃肠道排空表现等。但要注意一些老年患者及脑梗死患者对疾病的反应程度和表述能力减弱，应更注重查体的阳性结果和病情的变化。腹腔穿刺抽出血性腹水应考虑肠系膜动脉闭塞的可能。

并发症：

（1）在发病初期出现消化道出血表现，患者呕吐物常为一种不含凝血块的暗红色胃肠液和排出血水样便。

（2）在发病 6~12 小时后，患者就可能出现麻痹性肠梗阻。

（3）晚期出现腹膜刺激和中毒性休克。

2. 相关检查

实验室检查：可见白细胞计数在 2 万以上，并有血液浓缩的现象。后期出现代谢性酸中毒及水、电解质平衡失调的表现。

其他辅助检查：腹部 X 线平片难以明确有肠缺血的现象，在早期仅显示大、小肠有中等或轻度胀气，随病情进展可见肠腔内气、液面，以及数小时后仍无变动的肠袢，出现肠梗阻影像。晚期麻痹性肠梗阻时，胀气肠管至结肠中段突然中断。

彩色多普勒超声能直接显示肠系膜上血管及其毗邻结构，可见与血管腔内径等大的强回声团块影堵塞血管腔，腔内未能检测出彩色血流及频谱多普勒信号。可对疑为急性肠系膜上动脉闭塞病例进行筛选，但由于受胀气肠袢的影响确诊率不高，如能探到肠系膜上动脉内血栓图像，为临床提供重要的诊断信息，结合临床表现可有手术探查指征。

腹部选择性动脉造影对本病有较高的诊断价值。采用 Seldinger 技术作经皮股动脉穿刺，插入导管至腹主动脉（第一腰椎平面）注射造影剂，可以显示造影剂于肠系膜上动脉主干的近侧端中断，断面呈杯口状，远端动脉不显影。为能清晰地观察肠系膜上动脉的显影情况，应摄取前后位和侧位片。它不但能帮助诊断，还可鉴别是动脉栓塞血栓形成或血管痉挛，是诊断急性肠系膜上动脉闭塞最可靠的方法。动脉造影有助于早期诊断，也有利于治疗方法的选择，CT、MRI、腹腔镜检查对早期诊断虽有一定帮助，但都不如动脉造影直观、准确。当疑有肠系膜动脉闭塞时，在有条件的医院应毫不犹豫地行肠系膜上动脉造影。动脉栓塞多在结肠中动脉开口处，造影剂在肠系膜上动脉开口以下 3~8cm 处突然中断，血栓形成则往往在肠系膜上动脉开口处距主动脉 3cm 以内，出现血管影中断。小栓子则表现在肠系膜动脉的分支

有闭塞现象，有时还可发现肾动脉或其他内脏动脉有阻塞。血管痉挛显示为血管影有缩窄但无中断。血管造影明确病变的性质与部位后，动脉导管可保持在原位上给予血管扩张药如罂粟碱、酚妥拉明等以解除栓塞后引起的血管痉挛，并维持至手术后，药物结合取栓术或栓塞病变治疗后，可有利于提高缺血肠的成活率，术后还可利用这一导管再次造影以了解肠系膜血管循环的状况。

有下列几点者应考虑到本病的可能性：

（1）50 岁以上，有风湿性心脏病、心房纤颤、细菌性心内膜炎、心肌梗死及动脉粥样硬化病史等。

（2）突发腹部剧烈、异常绞痛且呈持续性，并逐渐加重，而体征早期不明显者。

（3）腹痛、腹泻伴血水样便和恶心、呕吐者。

（4）近期腹部手术后有不典型腹痛、腹胀、血水样便而腹膜刺激征不明显者。

（5）实验室检查可见白细胞计数明显增高，血液浓缩和代谢性酸中毒表现。

（6）腹部 X 线平片发现小肠或腹腔穿刺见血性物有助于诊断。腹部 X 线平片见大小肠或结肠充气或有液体平面，晚期由于肠腔和腹腔内大量积液，腹部普遍密度增高。

（7）彩超和 B 超检查有助于确诊，而肠系膜血管造影或 DSA 检查能准确做出诊断，是确诊的金标准。

（8）对于结肠镜检查无明显禁忌的患者，内镜检查可观察病变范围、程度、时期等，对于确诊也很有意义。

（二）辨证诊断

中医治疗原则以"通"字立法。所谓"通"，并非单指攻下通利而言。如《医学传真》说："夫通则不痛，理也，但通之之法，各有不同。理气以和血，调血以和气，

通也；下逆者使之上行，中结者使之旁达，亦通也；虚者助之使通，寒者温之使通，无非通之之法也。若必以下泄为通，则妄矣。"可见治痛，必审其不通之因，辨证治之。《临诊指南医案·胃脘痛》谓"久痛入络"，用辛温活血通络之法治之，亦为治痛要法。

辨寒热虚实：腹痛拘急冷痛，疼痛暴作，痛无间断，腹部胀满，肠鸣切痛，遇冷痛剧，得热则痛减者，为寒痛；腹痛灼热，时轻时重，腹胀便秘，得凉痛减者，为热痛；痛势绵绵，喜揉喜按，时缓时急，痛而无形，饥则痛增，得食痛减者，为虚痛；痛势急剧，痛时拒按，痛而有形，疼痛持续不减，得食则甚者，为实痛。

辨在气在血：腹痛胀满，时轻时重，痛处不定，攻撑作痛，得嗳气矢气则胀痛减轻者，为气滞痛；腹部刺痛，痛无休止，痛处不移，痛处拒按，入夜尤甚者，为血瘀痛。

辨急缓：突然发病，腹痛较剧，伴随症状明显，因外邪入侵，饮食所伤而致者，属急性腹痛；发病缓慢，病程迁延，腹痛绵绵，痛势不甚，多由内伤情志，脏腑虚弱，气血不足所致者，属慢性腹痛。

辨部位：诊断腹痛，辨其发生在哪一位置往往不难，辨证时主要应明确与脏腑的关系。大腹疼痛，多为脾胃、大小肠受病；胁腹、少腹疼痛，多为厥阴肝经及大肠受病；小腹疼痛，多为肾、膀胱病变；绕脐疼痛，多属虫病。

依其证候的虚、实、寒、热，在气、在血，确定相应治疗原则。一般实热腹痛宜清热祛邪；寒实腹痛宜温通祛邪；食积停滞者宜消食导滞；气滞者宜行气止痛；血瘀者宜活血止痛；虚寒腹痛者宜温中补虚。

（1）寒邪内阻　上腹或全腹疼痛，痛势急暴，腹肌紧张，拒按，得温痛减，遇寒更甚，口不渴，小便清利，大便溏薄，舌质淡、苔白，脉沉紧。

辨证要点：腹痛急暴，得温痛减，小便清利，大便溏薄，舌质淡、苔白，脉沉紧。

（2）湿热壅滞　中下腹部疼痛拒按，持续性，多伴有呕吐，胸闷不舒，口中干苦，大便秘结或溏滞不爽，小便短赤，舌苔黄腻，脉濡数。

辨证要点：腹痛拒按，大便秘结或溏滞不爽，小便短赤，舌苔黄腻，脉濡数。

（3）中脏虚寒　腹痛绵绵，时作时止，喜热恶冷，痛时喜按，饥饿劳累后更甚，得食或休息后缓解，大便溏薄，兼有神疲、气短、怯寒。舌淡苔白，脉沉细。

辨证要点：腹痛绵绵，时作时止，大便溏薄，兼有神疲、气短、怯寒。舌淡苔白，脉沉细。

（4）饮食积滞　脘腹胀满疼痛，拒按，厌食，嗳腐，吞酸，或痛而欲泄，泄后痛减，或大便秘结，舌苔腻，脉滑实。

辨证要点：脘腹胀满疼痛，嗳腐，吞酸，泄后痛减，舌苔腻，脉滑实。

（5）气滞血瘀　脘腹胀闷或痛，攻窜不定，痛引少腹，得嗳气或矢气则胀痛减，遇恼怒则加剧；或痛如针刺，痛处不移，舌质青紫，脉弦或涩。

辨证要点：脘腹胀闷或痛，攻窜不定，或痛如针刺，痛处不移，舌质青紫，脉弦或涩。

三、鉴别诊断

（一）西医学鉴别诊断

（1）消化性溃疡穿孔　胃、十二指肠溃疡穿孔后，表现为上腹部剧痛并迅速遍及全腹，伴腹肌板样强直，全腹有压痛及反跳痛。肠浊音界缩小或消失。X线显示膈下、腹腔内有游离体。患者既往多有溃疡病史。

（2）急性肠梗阻　表现为腹部膨隆，腹痛剧烈呈阵发性加剧，体检可见肠型或逆蠕动波，肠鸣音亢进呈气过水声或金属音调。麻痹性肠梗阻时，则肠鸣音减弱或消失。腹部 X 线透视或平片检查可见肠腔内有多个阶梯状液平，少数患者既往有腹部手术史。

（3）急性胰腺炎　由于急性胰腺炎与急性胆囊炎的疼痛部位与疼痛性质有相似之处，故二者的鉴别也甚为重要。一般而言，急性胰腺炎的疼痛更加剧烈，呈刀割样痛者较多见。疼痛部位除上腹部外，还可位于中腹部和左上腹，疼痛可以向腰背部放射。血、尿淀粉酶升高较急性胆囊炎更显著。B 超检查可发现胰腺呈弥漫性或局限性增大，胰腺内部回声减弱，胰管扩张等征象。但必须指出，当胆石阻塞胆总管或壶腹乳头部时，可引起急性胰腺炎。因此，急性胰腺炎与急性胆囊炎或胆管炎可同时存在。

（4）宫外孕破裂　无溃疡病史而有停经史。腹痛部位多在下腹部。多伴有阴道出血，B 型超声波检查可明确诊断。

（5）卵巢囊肿蒂扭转　无溃疡病史，疼痛常突然发生，呈持续剧烈性痛，疼痛部位异常于下腹部。少数患者可因疼痛剧烈而发生休克。妇科检查及 B 超、CT 等检查可确立诊断。

（二）中医学鉴别诊断

（1）与胃痛鉴别　胃居腹中，因此腹痛与胃痛有密切关系。就部位而言，以上腹部近心窝处疼痛为胃痛；以胃脘部以下，耻骨毛际以上部位疼痛为腹痛。胃痛多出现脘腹胀满，纳差，或得食痛减，或食后痛增，或吐苦泛酸，或呕逆嗳气等证，而腹痛无以上症状，两者不难鉴别。

（2）与痢疾、霍乱、癥瘕积聚鉴别　痢疾、霍乱、癥积三病均有腹痛症状，但痢疾以痢下赤白、里急后重为特征；霍乱以猝然发病，上吐下泻为主症；癥积则腹内结块，按之可寻。

（3）与肠痈、疝气、虫积、妇科疾患鉴别　肠痈之腹痛集中于右少腹部，拒按明显，转侧不便，右足喜屈而畏伸；疝气之腹痛是少腹部引睾丸；蛔虫之腹痛多伴有嘈杂吐涎，发作有时，或鼻痒，睡中龂齿，等一系列虫积特征；妇科之腹痛，多可见经、带、胎、产的异常。

四、临床治疗

（一）提高临床疗效的要素

早期诊断该病的关键在于提高对该病的认识，注意以下几点可能有助于早期发现急性肠系膜缺血（AMI）：①注意有无易诱发 AMI 的伴发疾病，如风湿性心脏病、心房纤颤、细菌性心内膜炎、心肌梗死及动脉粥样硬化症等；②注意有无血管疾患或高凝血状态疾患；③即使无明显诱因，但患者有腹痛重而体征轻的特点；④无腹部手术史的不全性肠梗阻。一旦考虑 AMI 即应行腹部 X 片、彩色多普勒超声、CT 或 MRI 检查。对高度怀疑 AMI 或上述检查提示 AMI 者行选择性肠系膜上动脉造影有确诊价值，并可经导管溶栓治疗，对早期无肠梗阻表现且难以确诊者可采取用该方法。

（二）辨病治疗

急性肠系膜缺血患者主要并发于心血管疾病，而急性肠系膜上动脉闭塞又会加重心血管疾病，因而应把改善心脏功能和患者全身情况放在同等重要位置，在积极抗休克、抗感染、纠正酸中毒、维持水电解质平衡、加强营养支持等措施的同时，尽快手术探查，不可顾此失彼。

在对患者一般情况及心脏情况予以诊断及处理后，即进行选择性动脉造影，如发现有栓塞及血管痉挛时，可经动脉导管灌注罂粟碱，也可灌注溶栓剂如尿激酶、链激酶以溶解栓子，有报告应用经皮血管腔内气囊成形术者，但效果都不肯定，仅有少数早期患者经治疗后可获得疗效，这些治疗方法虽有发展的前景，但当前仍是以手术治疗为主，特别是患者已出现腹膜刺激症状时则更不宜等待。

1. 抗凝剂

（1）华法林5mg/d，口服，开始2~4天；调整用量至PT/INR（2~3），达到治疗剂量后不要更换其他厂家的华法林。活动性肺结核、糖尿病患者应慎用；蛋白C和S缺乏的患者有引起皮肤坏疽的危险。

（2）肝素80 U/kg的负荷量后，18 U/（kg·h）维持在国际标注化率PT/ INR在2~3之间。有些制剂用苯甲基乙醇作为保护剂，大量应用会引起致命的中毒反应（哮喘综合征）；休克和严重血压过低的患者应慎用。

（3）组织型凝血酶原激活物（t-PA），Bingol H 报告，小剂量的t-PA（5~10mg）直接肠系膜上动脉局部应用，是栓子切除术有效的辅助治疗，可以明显减少肠管的需切除的长度。

2. 血管扩张剂

罂粟碱在动脉造影中直接应用可以减轻阻塞动脉的痉挛，达到改善血供的目的。心绞痛、近期心肌梗死、近期青光眼患者慎用。

3. 手术治疗

（1）肠系膜上动脉切开取栓 肠系膜根部解剖肠系膜上动脉，取出动脉栓子，重建肠系膜上动脉血供。动脉硬化基础上血栓形成的患者单纯取栓可能无法成功，需行搭桥治疗。

（2）腹主动脉－肠系膜上动脉搭桥或髂动脉－肠系膜上动脉搭桥 采取人工血管或自体大隐静脉材料行转流手术，重建肠系膜上动脉远端血供。

（3）剖腹探查、肠切除、肠吻合 剖腹探查发现栓塞位于一个分支或主干的远端，肠管缺血的范围不大，并已出现坏死现象时，则可进行部分肠切除吻合术。在切除时至少应包括坏死肠袢上、下端各15cm的正常肠管，同时将已有栓塞的系膜一并予以切除，切除范围不足即可能出现术后肠管再次坏死，发生吻合口瘘。在肠坏死范围小切除后不致影响肠管功能的情况下，可适当放宽肠切除的范围。部分点片状肠管的坏死，可缝合坏死上、下端的正常浆肌层，将坏死部位翻入肠腔。但如肠管已发生大面积不可逆性坏死，尽快切除坏死肠袢，减少毒素吸收可能更为有益，范围虽大也只能将坏死肠切除，吻合剩余肠恢复胃肠道的通畅，切除缘必须保证血运良好，以免术后发生瘘。术后按短肠综合征给予积极治疗。

为了解血液恢复后肠袢的活力，除观察肠管颜色、蠕动及肠系膜缘动脉搏动外，还可用荧光法探测局部有无血液循环。当不能完全肯定肠是否仍有活力，可将肠管纳入腹腔关闭，术后供氧纠正血浆容量，应用强心剂提高心排出量，从选择性肠系膜上动脉导管灌注血管活性药物，以扩张血管增加血流量，并在术后24~36小时再次剖腹观察肠管情况，当可确定肠管是否存活。再次剖腹应决定于第一次手术结束时而不是在术后再作考虑，术后疼痛、压痛与肠麻痹将掩盖肠坏死的表现。因此，当再次剖腹一经决定必须按时实行，以确保及时处理已坏死的肠管，增加患者的安全性。

（4）插管溶栓治疗 动脉硬化基础上的血栓形成，当未出现肠缺血坏死时可考虑插管溶栓治疗。

（5）肠系膜上动脉支架置入　溶栓治疗后发现残存局限动脉硬化造成的狭窄，可行肠系膜上动脉支架置入。

（三）辨证治疗

1. 辨证论治

（1）寒邪内阻

[治法] 温中散寒。

[方药] 良附丸合正气天香散加味。良姜 10g，香附 10g，乌药 10g，干姜 10g，紫苏 10g，陈皮 10g，木香 10g，延胡索 20g。

感受湿寒，伴见恶心呕吐，胸闷纳呆，身重倦怠，舌苔白腻者，加藿香 10g、苍术 10g、厚朴 10g、蔻仁 10g、半夏 10g，以温化寒湿，降逆和中。

若腹痛拘急，四肢不温，喜按喜温，脉沉细，舌淡苔白，为阴寒腹痛，治宜温中理脾，方用附子理中汤加味。若脐中痛不可忍，喜按喜温，手足厥逆，脉微欲绝者，为肾阳不足，寒邪内侵，宜通脉四逆汤以温通肾阳。若少腹拘急冷痛，苔白，脉沉紧，为下焦受寒，厥阴之气失于疏泄，以暖肝煎以温肝散寒。若腹中冷痛，手足厥逆，身体疼痛，为内外皆寒，以乌头桂枝汤以散内、外之寒。若腹中雷鸣切痛，胸胁逆满，呕吐，为寒邪上逆，宜附子粳米汤以温中降逆。

（2）湿热壅滞

[治法] 泻热通腑。

[方药] 大承气汤。大黄 15g，厚朴 30g，枳实 10g，芒硝 10g。

若燥结不甚而湿热重者，可去芒硝加黄芩 10g、栀子 10g 清化湿热，加木香 6g、槟榔 6g 以行气导滞；湿胜，舌苔白腻者，重用厚朴 60g，并加苍术 10g、薏苡仁 20g、砂仁 6g 以燥湿健脾和中；若腹痛引及两胁者，可加柴胡 10g、郁金 10g 疏肝止痛；若壮热烦渴者，加金银花 30g、败酱草 20g 以清热解毒；若腹中有癥块者，加丹参 10g、赤芍 10g、红花 10g 以活血消癥。若热邪壅滞肠中，症见小腹右侧急痛拒按，或连及脘腹，或以脘腹痛为主（压痛点始终在右侧少腹），或发热呕吐，腹壁拘急或口渴喜冷饮，舌红苔黄，脉数，或在压痛处可触及包块，治宜清热化瘀，方用大黄牡丹皮汤加败酱草 20g、红藤 15g、连翘 10g 等。热证腹痛，多见于急腹症，病势较急，病程进展较快，临证时可参照外科相关篇章处理。

（3）中脏虚寒

[治法] 温中补虚，缓急止痛。

[方药] 小建中汤加减。桂枝 10g，白芍 20g，大枣 10g，甘草 10g，干姜 10g，饴糖 10g，黄芪 20g，党参 10g，白术 10g。

若腹中攻痛不解，可加吴茱萸 20g、川椒 6g、乌药 10g 以温中散寒，理气止痛。

若症见腹痛较剧，上下攻撑，呕不能食，或腹中辘辘有声，苔白腻，质淡，脉弦迟或沉细，为中阳虚衰，阴寒内盛，治宜温中补虚，降逆止痛，方用大建中汤加减；症见腹中冷痛，怯寒肢冷，下利清谷，脉沉细，为脾肾阳虚，治宜温补脾肾，方用桂附理中汤加减。

（4）饮食积滞

[治法] 消食导滞。

[方药] 保和丸加味。神曲 20g，山楂 60g，茯苓 30g，半夏 30g，陈皮 10g，连翘 10g，莱菔子 10g，麦芽 20g，谷芽 20g，鸡内金 20g。

呕而作泄者，加藿香 10g、佩兰 10g 以芳香化浊。

若饮食停滞较甚，可用枳实导滞丸，以通腑泻下，消实导滞。

（5）气滞血瘀

[治法] 气滞为主者，宜疏肝理气；血瘀为主者，宜活血化瘀。

[方药] 疏肝理气用柴胡疏肝散。柴胡 20g，陈皮 20g，赤芍 15g，枳壳 15g，川芎

15g，香附 15g，甘草 10g。

活血化瘀用少腹逐瘀汤。当归 20g，川芎 15g，赤芍 15g，五灵脂 15g，肉桂 10g，没药 15g，延胡索 20g，干姜 10g，小茴香 10g，蒲黄 20g。

若胁肋胀痛明显，加延胡索 20g、川棟子 15g 以增其疏肝止痛之力；窜痛明显，攻冲不定，加木香 10g、乌药 10g、沉香 10g、郁金 10g 以助理气止痛之功；痛引少腹、睾丸者，加橘核 10g、荔枝核 10g、小茴香 10g 以温化少腹之气；腹痛肠鸣便溏者，加白术 20g、陈皮 15g、防风 10g 以抑肝扶脾。血瘀腹痛者，若无寒邪凝滞之征，可去肉桂、干姜，加香附 10g、枳壳 10g、木香 10g 以理气止痛；若腹痛，手术后粘连作痛者，加鹿角霜 10g、桃仁 10g、丹皮 10g、冬瓜仁 20g、大黄 6g 以活血散结止痛；若跌仆损伤后瘀滞作痛者，加王不留行 20g、三七 10g、落得打 10g、红花 10g、泽兰 10g 以行血破瘀。若瘀结于腹，症见腹中或胁下积块，疼痛拒按，或腹大坚满，舌质紫暗，脉沉涩，治宜消瘀散结，方用膈下逐瘀汤加减。

2. 外治疗法

（1）针刺：腹部疼痛取内关、支沟、照海、巨阙、足三里；脐腹部疼痛取阴陵泉、太冲、足三里、支沟、中脘、关元、天枢、公孙、三阴交、阴谷；腹中切痛取公孙；积痛取气海、中脘、隐白。

（2）灸法：脐中痛，大便溏，灸神阙。

（3）硫黄、吴茱萸各 6g，大蒜适量，捣烂敷脐中。适用于寒痛。

（4）皮硝 30~90g，打碎，布包敷少腹痛处。适用于腹部热痛。

（5）栀子仁 20 粒，胡荽菜 30g，捣烂外敷少腹痛处。适用于腹部热痛。

3. 成药应用

（1）苏合香丸　每次 1 丸，每日 1~2 次，温开水送服。适用于外感寒邪所致腹痛。

（2）附子理中丸　大蜜丸每次 1 丸，水蜜丸每次 6 丸，每日 2~3 次，姜汤或温开水送服。适用于脾胃虚寒，脘腹冷痛，呕吐泄泻，手足不温。

（3）藿香正气软胶囊　每次 2~4 粒，每日 2 次。适用于外感风寒，内伤湿滞引起的脘腹胀痛，呕吐泄泻。

（4）牛黄解毒丸　每次 1 丸，每日 2~3 次，温开水送服。适用于热结腹痛，还可用于火热内盛、咽喉肿痛、便秘。

（5）越鞠丸　每次 6~9g，每日 2 次，温开水送服。适用于胸脘痞闷，腹中胀满，饮食停滞，嗳气吞酸。

（6）大黄䗪虫丸　大蜜丸，每次 1 丸，水蜜丸，每次 3g，每日 2 次，温开水送服。适用于瘀血内停，腹部肿块，肌肤甲错，目眶黑暗，潮热羸瘦。

4. 单方验方

（1）小茴香 9g、乌药 6g，水煎服。适用于寒痛。（王永炎，严世芸. 实用中医内科学. 上海：上海科学技术出版社，2009）

（2）五灵脂 9g、蒲黄 9g，研细末，醋水各半，煮透，连渣服之。适用于血瘀腹痛。（王永炎，严世芸. 实用中医内科学. 上海：上海科学技术出版社，2009）

（3）全当归 15g、桃仁 10g、青皮 10g、陈皮 10g、乌药 10g，水煎服。适用于虚寒腹痛。（王永炎，严世芸. 实用中医内科学. 上海：上海科学技术出版社，2009）

（4）金钱草 10g、大黄 10g、黄连 10g、金银花 15g，水煎服。适用于湿热腹痛。（王永炎，严世芸. 实用中医内科学. 上海：上海科学技术出版社，2009）

（5）吴茱萸 3g、木香 2.5g，研末，开水冲服。适用于气滞腹痛。（王永炎，严世芸. 实用中医内科学. 上海：上海科学技术出版社，2009）

（四）新疗法选粹

上海中医药大学曙光医院急诊室对腹痛自制"胜丁注射液"进行治疗。胜丁注射液主要成分为丹参，每毫升含生药 2g，每支 2ml。主治胸腹部疾病之各种疼痛。用法：每次 2ml，上腹痛为主者，穴位注射单侧内关穴；下腹痛为主者，穴位注射单侧足三里。或 4~8ml 加入葡萄糖注射液或生理盐水注射液 250ml 中，静脉滴注。"301"注射液，由徐长卿制成，每毫升含生药 2g，每支 2ml。肌内注射或选择穴位注射，取穴同上，有芳香理气止痛的作用。

（五）医家诊疗经验

秦学贤认为，本病缘由湿热内蕴，气机壅滞，腑气不通，不通则痛；肝气郁结，脾运不健，湿阻中焦，浊气充塞而致。因此，以"通"法治疗本病。《金匮要略·腹满寒疝宿食病》中说："按之心下满痛者，此为实也，当下之，宜大柴胡汤。"大柴胡汤能起"通"的作用，所以采用大柴胡汤加减治疗此类疾病，取得了较好的疗效。大柴胡汤加减方中的柴胡、黄芩起清热和解作用；大黄、枳壳有清热通腑作用；白芍、甘草缓急止腹痛；半夏降逆止呕，延胡索、川楝子理气止痛。大柴胡汤加减治疗肠系膜血管闭塞性疾病疗效显著，值得进一步探讨。

五、预后转归

急性肠系膜血管栓塞患者术后的监测、治疗甚为重要，尿量、中心静脉压、肺动脉楔压、动脉血气分析，水、电解质等的测定如有异常均需及时加以纠正，预防心力衰竭的发生。手术前后需应用适合的抗生素防治感染。如原已置有动脉导管者可经导管继续给予抗凝药与血管扩张药，并在 24 小时后造影观察血管是否通畅。未放置导管者，术后宜立即采取措施预防再发生栓子与肠系膜血管术后栓塞。也有作者不赞成用肝素以防肠管出血而应用低分子右旋糖酐。这类患者术后宜较长时间应用华法林以减少再次发生栓子。

急性肠系膜上动脉闭塞的预后较差，病死率在 85% 左右，栓塞患者为 75%~80%，而血栓形成病人为 96%~100%。积极的放射介入与外科治疗可改善预后，再次剖腹观察对减少这类患者的术后死亡率与并发症发生率有着积极意义。短肠综合征、再栓塞、肠外瘘、胃肠道出血、局限性肠纤维化狭窄等是术后可发生的并发症。营养支持对保证患者的营养补充，防止负氮平衡，增强免疫功能，减少其他并发症的发生具有重要意义，值得应用。

六、预防调护

（一）预防

治疗原发病（如心脏瓣膜病、多种原因所致的心房纤维颤动、心肌梗死和细菌性心内膜炎等），防止栓子或血栓形成而导致本病发生。

（二）调护

保持良好的心态非常重要，保持心情舒畅，有乐观、豁达的精神、坚强战胜疾病的信心。对引起血栓的原发疾病的预防和治疗。

多摄入一些高纤维素以及新鲜的蔬菜和水果，营养均衡，包括蛋白质、糖、脂肪、维生素、微量元素和膳食纤维等必需的营养素，荤素搭配。

七、专方选要

大柴胡汤加减方：柴胡 12g，黄芩 12g，白芍 12g，枳壳 9g，大黄 6g，延胡索 12g，川楝子 9g，半夏 9g，甘草 9g。大柴胡汤加减方中的柴胡、黄芩起清热和解作用；大黄、枳壳有清热通腑作用；白芍、甘草缓急止腹痛；半夏降逆止呕，延胡索、川楝子理气止痛。秦学贤应用大柴胡汤加减治疗肠系膜动脉栓塞 5 例，痊愈 4 例，占 80%；显效 1 例，占 20%。

八、研究进展

（一）病因病机

秦学贤认为，本病病机当为湿热内蕴，气机壅滞，腑气不通；肝气郁结，脾运不健，湿阻中焦，浊气充塞所致。任应秋指出，腹痛的病机，可有营卫气伤、脉络蜷缩或引急、寒热不和、气血不通、血脉虚涩、阳衰阴竭六个方面，疼痛的辨证要分辨部位、虚实、寒热以及在气、在血之不同，据证予以论治。李寿羚认为不通则痛，当指实证疼痛，"不荣则痛"，则为虚证疼痛。腹痛喜按一般属虚，多系脾胃气虚之证，临床上每多兼有血气涩滞，仔细腹诊必有一局部压痛点存在，治以温中益气、运行气血，常可提高疗效。

付岚岚总结本病主要与饮食、痰火、脉痹、忧思等关系密切。其机制为饮食不节，恣酒嗜食肥甘，致痰火内盛，痰湿互结，阻塞脉道则血流不通。病机当为湿热内蕴，气机壅滞，腑气不通，不通则痛；肝气郁结，脾运不健，湿阻中焦，浊气充塞所致。

（二）辨证思路

昌淮地区人民医院有研究者认为，本病治疗要抓住局部病理变化在不同时期的特点和局部病理变化与机体调节功能的对立统一规律，即他们之间始终是相互联系、相互依赖、相互制约的，也就是"祛邪以扶正"的治疗原则。只要正确判断临床上

"正盛邪弱""正邪相接"和"正虚邪陷"等不同阶段，严格掌握适应证，就可以充分地调动内因，利用其自身调节功能，发挥机体的抗病能力，去转化某些可逆的矛盾，使已发生的病理变化发生逆转。由于正和邪双方力量的消长，情况不同的矛盾向两极转化均有可能，调整局部病理变化和机体自身整复的功能，即按中医"祛邪扶正"的法则。即使必须手术治疗的，也应本着"急则治其标，缓则治其本"的规律。

（三）治法探讨

秦学贤认为，本病是由湿热内蕴，气机壅滞，腑气不通；肝气郁结，脾运不健，湿阻中焦，浊气充塞所致。因此，以"通"法治疗本病。所谓"通"法，并非单指攻下通利而言，通之之法各有不同，调气以和血，调血以和气，通也；下逆者使之上行，中结者使之旁达，亦通也；虚者助之使通，寒者温之使通，无非通之之法也。其用大柴胡汤治疗消化系统疾病，大柴胡汤能起"通"的作用，采用大柴胡汤加减治疗这类患者，取得了较好的疗效。

（四）中药研究

张壮哉用四逆散治疗腹部痛证，陈源生亦擅用四逆散治疗多种腹痛。寒痛：用本方去枳实加官桂，或结合四七汤；气痛：用本方结合天台乌药散；瘀血痛：用本方合手拈散；食积痛：用本方合保和汤。

有人对腹痛用药，做了归类。

气滞腹痛：柴胡、麸炒枳实、白芍、槟榔、醋青皮、陈皮、醋香附、川楝子、醋延胡索、郁金、姜厚朴、白豆蔻、砂仁、青木香、乌药、檀香、甘松。代表方：四逆散、木香槟榔丸。

血瘀腹痛：酒当归、川芎、赤芍、生蒲黄、醋五灵脂、醋乳香、醋没药、炒桃仁、酒红花、丹参、三七、醋三棱、醋莪

术、醋香附、益母草、酒大黄、土鳖虫。代表方：少腹逐瘀汤。

食滞腹痛：焦三仙、炒鸡内金、炒莱菔子、茯苓、清半夏、陈皮、麸炒枳实、厚朴。代表方：保和丸。

（五）外治疗法

（1）针刺：腹部疼痛取内关、支沟、照海、巨阙、足三里；脐腹部疼痛取阴陵泉、太冲、足三里、支沟、中脘、关元、天枢、公孙、三阴交、阴谷；腹中切痛取公孙；积痛取气海、中脘、隐白。

（2）灸法：脐中痛，大便溏，灸神阙。

（3）硫黄、吴茱萸各 6g，大蒜适量，捣烂敷脐中。适用于寒痛。

（4）皮硝 30~90g，打碎，布包敷少腹痛处。适用于腹部热痛。

（5）栀子仁 20 粒、胡荽菜 30g，捣烂外敷少腹痛处。适用于腹部热痛。

（六）评价及展望

腹痛的发生，主要因外邪、饮食、情志、阳虚脏寒、跌仆等因素，使腹部的脏腑经络受病，气机郁滞，脉络痹阻，或络脉失于温养，气血运行无力，遂成各种类型的腹痛。病情虽然复杂，但总不外虚实两个方面。

腹痛的辨证，须注意缓急，查脉象，分部位，以辨清寒、热、虚、实及其在气、在血六个方面。六者之中又以虚实为纲。临床常以寒邪内阻、中脏虚寒、湿热壅滞、饮食积滞、气滞血瘀等类型进行辨证论治。各证之间往往相互错杂，相间为病，故应结合具体症状，随证辨治。大法不外实则攻之、虚则补之、寒者热之、热者寒之、滞则通之、积则散之。至若虚实夹杂、寒热混淆，又当根据其具体情况，或攻补兼施或寒热并用，不可拘于一方一法。此外，在治疗过程中，精神的调摄，饮食的宜忌

等，皆有助于提高疗效，应予注意。

腹痛属临床急危重症，往往病情很快加重，甚至危及生命。传统的中医中药疗法大多制备繁琐，起效缓慢，传统的剂型及给药方式和途径，严重影响临床应用，限制了许多药物的应用，影响其疗效的发挥。应对之策是改革剂型，对那些确有良效而受传统给药方式及途径限制的药物，进行提炼、加工、制成针剂等，采取多渠道给药以提高疗效。另外，应进一步加强有效方药的筛选，以使更多的药物被发掘利用。非药物疗法是一个辽阔的领域，应加强这方面的开发研究，积极采用非药物疗法。

主要参考文献

[1] 尚德俊，王嘉桔，张柏根. 中西医结合周围血管疾病学［M］. 北京：人民卫生出版社，2004.

[2] 陈忠. 周围血管病诊断与治疗［M］. 北京：人民卫生出版社，2008.

[3] 吴丹明，符伟国. 周围血管腔内技术［M］. 沈阳：辽宁科学技术出版社，2005.

[4] 安田庆秀. 最新血管外科手术［M］. 北京：科学技术出版社，2008.

[5] 24 个专业 105 个病种中医诊疗方案（试行）［M］. 北京：国家中医药管理局医政司，2011.

[6] 秦学贤. 中西医结合治疗 5 例肠系膜血管闭塞性疾患［J］. 北京中医，1997，1：35-36.

第九节　雷诺病与雷诺综合征

雷诺病是一组综合征，其中阵发性手指（脚趾）苍白，略带紫色，然后因寒冷或情绪激动而变红。没有特殊原因的被称为特发性雷诺病；继发于其他疾病的被称为雷诺综合征。

在雷诺病和雷诺综合征的临床实践

中，当发生冷刺激或情绪激动和精神紧张时，手指的皮肤变白，几分钟后变成紫绀，从紫绀再次变红，然后肤色恢复正常。通常从苍白到正常需要大约15~30分钟。苍白发紫时有麻木、刺痛、凉爽和暗沉的感觉。变成潮红时有轻微的灼痛感。灼痛消失肤色恢复正常。中医虽无雷诺病和雷诺综合征的病名，但可根据其不同的病理分期和主要临床表现将其分为"脉痹"和"寒痹"。

一、病因病机

（一）西医学认识

1. 雷诺病

该病的病因尚不清楚，但多数学者认为，它与感冒刺激、情绪波动，精神紧张和内分泌功能障碍、中枢神经功能障碍、交感神经亢进、血液肾上腺素和去甲肾上腺素升高以及遗传有关。患者对感冒极为敏感，在寒冷地区发病率很高。在疾病的早期，它通常发生在寒冷的季节，而在晚期，由于周围动脉痉挛的临界温度升高，夏季的雨天皮肤颜色会改变。局部降温（例如冷水测试）还可以引起手的皮肤颜色变化，这表明感冒与疾病的发生密切相关。Raynaud认为患者的血管和神经功能非常不稳定，这是小动脉易于痉挛的一个因素。当疾病严重时，会引起情绪波动和精神紧张，这是神经起源的理论。女性患者占60%~90%。该病在月经期通常会加重，怀孕后会缓解。一些学者用丙酸睾丸激素，甲基雄烯二醇和甲状腺素治疗，可以缓解症状，这表明内分泌失调与疾病的发生有关。患者血液循环中肾上腺素和去甲肾上腺素的含量增加，表现为交感神经功能亢进的状态。在临床应用交感神经阻滞药后，症状可以缓解。患者通常有家族病史，提示有遗传联系。血液黏度的增加也可能是

疾病的原因。

2. 雷诺综合征

雷诺综合征的病因至今尚未明确，比较公认的病因有以下几种。

（1）冷刺激 患者对冷刺激特别敏感。大多数患者可能在冬季或寒冷刺激下出现症状，而在夏季气候温暖时可以缓解症状。严重的患者即使在夏天也对温度变化特别敏感。在中国北方，这种疾病的发病率很高。

（2）神经兴奋 许多患者的疾病与情绪波动和精神紧张有关。患者血液中肾上腺素和去甲肾上腺素的含量明显增加。

（3）免疫和结缔组织疾病 在大多数雷诺综合征患者中，血清免疫测试异常，表明患者血清中存在抗原抗体复合物，可直接或间接影响交感神经引起血管痉挛。除自身免疫性疾病外，结缔组织疾病患者通常同时患有雷诺综合征。

（4）内分泌失调 该病常见于女性，占70%~90%。月经来临时，患者的症状会加重，怀孕症状会缓解。当药物调节内分泌疾病时，可以明显缓解患者的症状。

（5）动脉闭塞性疾病 诸如动脉硬化、血栓闭塞性脉管炎、胸廓出口综合征、血液高凝状态、真性红细胞增多症、阵发性血红蛋白尿、慢性肾功能衰竭、中枢或外周神经系统疾病等，可能引起或伴随雷诺综合征。

（6）特殊的生活和工作环境 一些从事不同类型工作的工人手指的小动脉受到慢性振动创伤。此外，雷诺综合征可能由直接的动脉外伤、冻伤和慢性体温过低引起。

（7）药源性因素 如麦角、β肾上腺阻滞剂、口服避孕药等均可引起或加重雷诺综合征。

苍白、青色和潮红是雷诺综合征皮肤颜色变化的三个阶段。苍白的皮肤归因于

手指（脚趾）末端的小动脉和小静脉的痉挛，这导致毛细血管的缓慢灌注以及皮肤血管中血流的减少或缺乏。几分钟后，由于缺氧和代谢物积聚，毛细血管也可能略微扩张，包括小静脉，少量血液流入毛细血管，在快速脱氧后引起青紫。当血管痉挛消退而静脉痉挛仍然存在时就会发生青紫。当肢端痉挛缓解时，大量血液进入扩张的毛细血管，发生反应性充血，皮肤颜色变为红色。当通过小动脉的血流量正常时，毛细血管灌注正常，发作停止，皮肤颜色恢复正常。

（二）中医学认识

中医认为，气虚血瘀、阳虚寒凝为本病发病的主要因素，而本病发病的重要条件是情志刺激和寒邪乘袭。因气为血之帅，气行则血行，气虚则血行瘀滞，清代王清任曰："元气既虚，必不能达于血管，血管无气，必停留而瘀"，脉络瘀血则发本病。素体阳虚，寒邪内生，寒盛则血凝涩，血流不畅发病。情志刺激导致人体肝气郁结，一身气机失调，气血不和，经脉阻塞，脏腑功能紊乱，其中以郁怒为最，郁怒为阴邪，《素问·举痛论篇》曰"寒气入经而稽迟，泣而不行"。寒邪外淫经络，令血凝涩而不流，内外合邪，则脉络气血瘀阻而发病。本病为本虚标实之证，气虚、阳虚为本，气滞、血瘀为标。

二、临床诊断

（一）辨病诊断

1. 临床表现

（1）具有典型雷诺综合征发作症状，即在寒冷刺激或情绪激动时，肢端皮肤出现有规律性的颜色变化，由苍白→发绀→潮红→正常。

（2）多呈对称性，好发于20~40岁女性。

（3）即使少数重症患者的指（趾）动脉闭塞，而上肢桡和尺动脉及下肢胫后、足背动脉仍搏动良好。

（4）病情严重的患者指（趾）皮肤营养障碍，皮肤弹性降低，浅溃疡和坏疽只限于指尖。

（5）雷诺病患者体检时一般无异常所见；雷诺综合征则同时伴有某种原发病的临床表现，可进一步做相关检查以确立原发病。

（6）对缺少典型发作的患者，可采用辅助检查中的1~2项确定诊断。

2. 辅助检查

（1）冷水试验　将手指或足趾置于4℃的冷水中1分钟，可诱发上述典型症状发作。

（2）握拳试验　两手握拳1分钟，在弯曲状态下放开，也可诱发上述症状。

（3）皮肤紫外线照射实验　皮肤对紫外线照射的红斑反应减弱。

（4）手指动脉造影　必要时行上肢动脉造影，了解手指动脉情况，有助于诊断。

（二）辨证诊断

雷诺病与雷诺综合征临床上多属中医"脉痹""寒痹"范畴。辨证分型均以病机为据。

望诊：患指（趾）肿痛，肤色白如蜡状，继则青紫、潮红，舌淡苔白。

闻诊：少气懒言，或语言及气味无明显异常。

问诊：肢体有麻木肿胀感，倦怠食少，精神抑郁等症，纳差或便溏。

切诊：肢体发凉，脉沉细或涩者。

（1）气滞血瘀　肢端较长时间出现青紫或紫红，皮肤发凉，麻木疼痛，症状随情志变化可反复出现，指（趾）端肌肤可见瘀点，或见指甲畸形，常伴胸胁胀痛，精神抑郁等症。舌质暗紫或有紫斑，脉来细涩或沉细。

辨证要点：肢端青紫或紫红，麻木疼痛，指（趾）端肌肤可见瘀点，舌质暗紫或有紫斑，脉来细涩或沉细。

（2）气虚血涩　患指（趾）肤色苍白，麻木，肢端逆冷时间较长，继而转为青紫，遇温则肢端皮色恢复正常。同时伴关节肿胀，活动欠利，神疲乏力，少气懒言，肌肉瘦削，面色无华。舌质淡嫩，边有齿印，脉细弱无力。

辨证要点：患指（趾）肤色苍白，麻木，少气懒言，肌肉瘦削，面色无华。舌质淡嫩，边有齿印，脉细弱无力。

（3）瘀热阻络　肢端潮红，皮肤温度上升，伴肿胀疼痛，并发生溃疡、坏疽，口干而苦，舌质红、苔黄腻，脉滑数者。

辨证要点：肢端潮红，皮肤温度上升，伴肿胀疼痛，并发生溃疡、坏疽，口干而苦，舌质红、苔黄腻，脉滑数者。

（4）脾肾阳虚　遇寒则四肢冷甚，指趾皮肤颜色苍白或青紫，肢体麻木疼痛，腰膝酸软发凉，畏寒怕冷，舌质淡、苔白，脉沉细弱。

辨证要点：遇寒则四肢冷甚，腰膝酸软发凉，舌质淡、苔白，脉沉细弱。

（5）阳虚寒凝　患指（趾）肿痛，肤色白如蜡状，继则青紫、潮红，握捏不力，形寒肢冷，或有麻木肿胀感。精神萎靡，面色㿠白，大便溏薄或五更泄泻。舌质淡、苔薄白，脉来沉细。

辨证要点：患指（趾）肿痛，肤色白如蜡状，形寒肢冷，舌质淡、苔薄白，脉来沉细。

三、鉴别诊断

（一）西医学鉴别诊断

应注意与其他以皮肤颜色改变为特征的血管功能紊乱性疾病相鉴别。

（1）手足发绀　是一种由自主神经功能障碍引起的血管痉挛性疾病。这在年轻女性中更为常见，手脚皮肤出现对称性发绀。寒冷会加重症状。常伴有皮肤擦伤、手脚出汗及其他自主神经功能障碍。病理改变是四肢小动脉、毛细血管和静脉曲张的持续性痉挛，必须与雷诺综合征相鉴别。手、脚发绀患者没有典型的肤色变化，发绀范围较宽，累及整个手、脚，甚至累及整个肢体。发绀持续时间更长。虽然感冒会加重症状，但在温暖的环境下，症状无法立即缓解或消失。情绪激动和精神压力通常不会诱发这种疾病。

（2）网状青斑　多发于女性，由于小动脉痉挛，毛细血管和静脉扩张而无张力。皮肤呈现持续性网状或斑驳的紫绀。大多数病变发生在下肢，偶尔累及上肢，躯干和面部。患肢通常伴有麻木和异常感觉。当身体寒冷或下垂时，青斑很明显。在温暖的环境中或抬高患肢后，条纹变浅或消失。在临床上，它可以分为三种类型：大理石纹皮肤斑，特发性网状紫斑和有症状的网状蓝斑。

（3）红斑肢体疼痛　病因尚不清楚。病理变化为四肢对称性、阵发性毛细血管扩张。常见于年轻女性。突然发作，双脚同时发病，双手亦可受累，对称性阵发性严重灼痛。当脚的温度超过临界温度（33~34℃）时，如果脚处于温暖的被褥中，会出现疼痛，多为灼痛、刺痛或肿胀。在运动过程中会引起突然的四肢颤抖和疼痛。抬起患肢、休息或将脚暴露在床上用品外，疼痛可以减轻。症状开始时，脚部肤色红润充血，皮肤温度随出汗而升高，足背和胫后动脉搏动增强。少数红斑性肢体疼痛可继发于真性红细胞增多症或糖尿病。

（二）中医病证鉴别诊断

本病在中医里属于痹证范畴，故中医鉴别诊断如下。

痹证后期由于肢体疼痛，不能运动，肢体长期废用，亦有类似痿证的瘦削枯萎者，故须加以鉴别。痿证病因以虚和湿热为主；痹证以风寒湿热为主。痿证以热耗津，或气血不足，筋脉失养，故临床表现为肢体瘦弱，萎废不用为特点，多属虚证；痹证为邪气阻滞，经络不通，故临床表现以肢体疼痛为主，多属本虚标实，两者不难鉴别。

四、临床治疗

（一）提高临床疗效的要素

（1）防寒是防止病情加重的重要因素。这种疾病通常是由寒冷或情绪激动引起的，这是由脚趾末端血管痉挛和缺血（如果经常发生）或局部营养改变引起的，如指（趾）尖皮肤有坏死、萎缩和疤痕形成。指甲会因溃疡而出现缺损性瘢痕。在严重的情况下，手指（脚趾）的指端可能会变平、坏疽。末节指骨可因缺血坏死、被吸收、溶解而出现缩短。

（2）患有雷诺病和雷诺综合征的患者应注意心理咨询，此类患者常见手指末端坏疽，并且大多数是女性患者。手变形会增加患者心理压力，很容易造成行为孤立，使疾病进一步恶化。

（二）辨病治疗

1. 一般治疗

避免暴露于寒冷环境，注意肢体远端保暖。戒烟。

2. 药物治疗

（1）钙通道阻滞剂硝苯地平、硫氮䓬酮。

（2）利血平。

（3）α受体拮抗剂哌唑嗪等。

3. 手术治疗

对药物无反应者可考虑交感神经切除术，但疗效有待进一步观察。

（三）辨证治疗

1. 辨证论治

（1）气滞血瘀

［治法］疏肝理气，活血化瘀。

［方剂］柴胡疏肝散加减。柴胡9g，香附12g，白芍15g，枳壳10g，川芎6g，甘草3g，当归12g，桃仁12g，牛膝12g，五灵脂9g，丹参20g。

关节肿痛加威灵仙、防己；瘀血严重加水蛭、刘寄奴等；胸胁胀痛加川楝子、延胡索。

（2）气虚血涩

［治法］益气活血，温经通脉。

［方剂］补阳还五汤加减。黄芪60g，当归15g，党参15g，桂枝6g，赤芍10g，地龙10g，川芎10g，红花10g，桃仁10g。

皮肤脱屑或增厚紫黯者，可酌加红花10g、土鳖虫6g；倦怠食少者，加白术15g、焦山楂10g等。

（3）瘀热阻络

［治法］清热解毒，活血通络。

［方剂］济生解毒汤加减。金银花10g，连翘10g，蒲公英10g，紫花地丁10g，黄芩10g。当归15g，赤芍10g，玄参10g，桃仁10g，红花10g。

热毒较甚，可加野菊花10g、板蓝根10g加强清热解毒之力；血瘀痛甚者加乳香10g、没药10g、丹参15g加强活血化瘀止痛之力；皮肤溃疡者，加蒲公英10g、天花粉6g。

（4）脾肾阳虚

［治法］益气温经，和营通络。

［方剂］黄芪桂枝五物汤加减。黄芪

30g，桂枝 10g，白芍 12g，丹参 30g，细辛 3g，炙甘草 5g，生姜 3 片。

若肌肤甲错者，加红花 10g、土鳖虫 10g；皮肤溃疡者，加蒲公英 10g；脾虚泄者加云茯苓 15g、白术 15g 健脾止泻；寒邪重者，加干姜 3g、小茴香 6g 以温经散寒；气机阻滞，加木香 6g、陈皮 10g 理气。

（5）阳虚寒凝

［治法］温阳散寒　活血通络。

［方剂］当归四逆汤加减。当归 15g，白芍 15g，桂枝 10g，细辛 3g，通草 5g，吴茱萸 5g，甘草 5g。

寒重拘挛疼痛者，加川乌 3g、蜈蚣 10g 以逐寒通络；手指疼痛者，加片姜黄 10g、制乳没各 10g 以活血止痛；畏寒甚者，加附片 3g、肉桂 3g 以温经通阳；疼痛明显者，加延胡索 6g、地龙 10g。

2. 外治疗法

（1）针刺治疗

①方法一

［取穴］主穴：分 2 组，A. 尺泽、合谷；B. 足三里、三阴交。配穴：气海、关元。

［治法］主穴针刺，A 组用于上肢，B 组用于下肢。尺泽、三阴交施先泻后补法。合谷、足三里施烧山火手法，具体操作如下：右手持 1.5~2 寸毫针，左手食指紧按穴区，针刺至得气后，一次插入所需深度。拇指向前反复捻转至针下沉紧，连续慢提重插，俟热生，出针，急闭其穴。针感迟钝者可配合震刮术。有热感后，针尖朝向病变处，反复探寻，促使针感放散至病所。以上四穴均不留针。出针后，配穴用艾条温和灸 30 分钟。每日 1 次，10 次为 1 个疗程。

②方法二

［取穴］主穴：极泉、臂中、阳池、三阴交。配穴：体虚加关元、足三里，心情抑郁加太冲、合谷。臂中穴位置：肘横纹与腕横纹中点连线的中点。

［治法］分二法进行。一法为针刺，由医者施行。主穴均取，据症酌加配穴。患者取仰卧位，以 28 号毫针刺之。极泉穴用 2 寸长毫针，直刺得气后，略退至皮下，但针尖不可出皮外，继沿腋窝朝前臂方向行扇形刺激，反复提插探寻使针感向患肢末端放散，然后施紧提慢插手法 1 分钟，取针。臂中穴，取 2 寸毫针，施合谷刺法：即先直刺，得气。再提升向左向右作斜刺，针芒略向指端行紧插慢提手法 1 分钟。针感先达到中指和无名指，继达拇指，最终到小指，即去针。阳池穴，取 1.5 寸毫针，直刺 1 寸许，得气后留针 15~25 分钟。三阴交，取 2 寸毫针，直刺施捻转迎随的先补后泻之法。即顺时针方向捻转后，令针感先沿胫骨内缘向阴股方向传导，然后以押手截住该穴上方，作逆时针方向捻转，使针感下行放散至足趾，施术 1~2 分钟。并将长约 1 寸许之艾条段置于针柄上，燃着，留针 15~25 分钟。合谷、太冲采取上下交叉刺法，每次选 1 穴，直刺得气后略作提插捻转，使针感向肢端放散。足三里，取 2 寸毫针，直刺得气；关元穴取 1.5~2 寸毫针，直刺，使针感向周围或会阴部放散。留针 15~25 分钟。在留针期间，除三阴交外，阳池、足三里及关元，均可加用温针。

上述方法每日 1 次，25 次为 1 个疗程，疗程间隔 3~5 天。

③温针疗法：选取肩井、曲池、外关、合谷、太冲诸穴，针刺得气后，施捻转补法，然后用酒精灯烧红针柄，注意勿灼伤皮肤，每穴 5 分钟，以患者针下有温热感为度，（太冲穴只针不加热），每日 1 次。10 次为 1 个疗程。

（2）中药熏洗法　药物组成：川乌 12g，草乌 12g，川芎 12g，红花 12g，桃仁 12g，路路通 12g，鸡血藤 12g，乳香 9g，没药 9g，延胡索 9g，五灵脂 9g，伸筋草 15g。水煎后，熏洗患肢，每天 2 次，每次

30 分钟，10 天为 1 个疗程。

（四）新疗法选粹

中药熏洗疗法

（1）目的　熏洗疗法是将药物煎汤，趁热在患处熏蒸或浸浴，以起到温通经脉、活血化瘀等作用的一种治疗方法。

（2）用物准备　温脉通洗药、活血止痛洗药、治疗盘、熏洗盆（根据熏洗部位的不同，也可备坐浴椅、有孔木盖浴盆及治疗碗等）、水温计、必要时备屏风及换药用品等。

（3）操作程序

①备齐用物，携至床旁，做好解释，取得患者配合。

②根据熏洗部位协助患者取合适体位，暴露熏洗部位，必要时屏风遮挡，冬季注意保暖。

③眼部熏洗时，将煎好的药液趁热倒入治疗碗，眼部对准碗口进行熏蒸，并用纱布熏洗眼部，稍凉即换，每次 15~30 分钟。

④四肢熏洗时，将药物趁热倒入盆内，患肢架于盆上，用浴巾或布单围盖后熏蒸。待温度适宜时，将患肢浸泡于药液中泡洗。

⑤坐浴时，将药液趁热倒入盆内，上置带孔木盖，协助患者脱去内裤，坐在木盖上熏蒸。待药液不烫时，拿掉木盖，坐入盆中泡洗。药液偏凉时，应更换药液，每次熏洗 15~20 分钟。

⑥熏洗过程中，密切观察患者病情变化。若感到不适，应立即停止，协助患者卧床休息。

⑦熏洗完毕，清洁局部皮肤，协助衣着，安置舒适卧位。

⑧清理用物，归还原处。

（4）注意事项

①月经期、孕妇禁用坐浴。

②熏洗四肢时建议先熏后洗，熏时药

液温度一般为 50~70℃，洗时药液温度一般为 30~37℃，以防烫伤。

③在伤口部位进行熏洗时，按无菌技术进行。

④包扎部位熏洗时，应揭去敷料。熏洗完毕后，更换消毒敷料。

⑤所用物品需清洁消毒，避免交叉感染。

五、预后转归

雷诺病经治疗预后较好，可以完全康复。雷诺综合征则取决于原发病的治疗效果和预后，由自身免疫性风湿病引起的雷诺现象，一般预后较差。

六、预防调护

（1）精神愉悦，心态平和，避免和消除情绪激动和不必要的精神紧张。

（2）注意保暖，避免寒冷刺激，尤其是冬季，尽量避免在寒冷环境中逗留过久。

（3）保持皮肤清洁，避免创伤。因轻微损伤都有可能引起肢端发生溃疡或导致坏疽。

（4）素体阳虚不耐寒者，平时可以内服温补脾肾之剂。

（5）日常生活可饮少量酒，有利于活血化瘀，可受益匪浅。

（6）有吸烟嗜好者，应严格彻底戒烟。

七、研究进展

（一）病因病机

雷诺综合征的病因仍不清楚。寒冷刺激、激素或精神紧张是主要的诱因。其他原因，如感染和疲劳。由于该病通常在月经期加重并在妊娠期缓解，因此有人认为该病可能与性腺功能有关。

近年来免疫学的进展表明，在大多数雷诺综合征患者中血清免疫力存在许多异常，患者血清中可能存在抗原抗体免疫复合物，可通过化学转运蛋白或直接作用于交感神经终板引起血管痉挛。临床上使用药物阻断交感神经终板后，症状可以完全缓解。

（二）辨证思路

本病中医属于痹证范畴，痹证的辨证主要在于辨明疾病性质，具体如下。

肢端较长时间出现青紫或紫红，皮肤发凉，麻木疼痛，症状随情志变化可反复出现，指（趾）端肌肤可见瘀点，或见指甲畸形、常伴胸胁胀痛、精神抑郁等症。舌质暗紫或有紫斑，脉来细涩或沉细者为气滞血瘀；患指（趾）肤色苍白，麻木，肢端逆冷时间较长，继而转为青紫，遇温则肢端皮色恢复正常。同时伴关节肿胀，活动欠利，神疲乏力，少气懒言，肌肉瘦削，面色无华。舌质淡嫩、边有齿印，脉细弱无力者为气虚血涩；肢端潮红，皮肤温度上升，伴肿胀疼痛，并发生溃疡、坏疽，口干而苦，舌质红、苔黄腻，脉滑数者为瘀热阻络；遇寒则四肢冷甚，指趾皮肤颜色苍白或青紫，肢体麻木疼痛，腰膝酸软发凉，畏寒怕冷，舌质淡、苔白，脉沉细弱为脾肾阳虚；患指（趾）肿痛，肤色白如蜡状，继则青紫、潮红，握捏不力，形寒肢冷，或有麻木肿胀感，精神萎靡，面色㿠白，大便溏薄或五更泄泻，舌质淡、苔薄白，脉来沉细者为阳虚寒凝。

（三）治法探讨

雷诺病与雷诺综合征必要时亦可选择手术治疗，手术适应证有：病程在3年以上；病情严重，影响生活和工作，或出现远端组织缺血坏死；经过足够剂量和疗程的药物治疗或其他治疗仍无效者；免疫学检查正常。目前手术方案包括：交感神经切除术、动脉重建术、血管内神经阻滞术等。

其他疗法：血浆交换疗法、诱导血管扩张疗法、生物反馈疗法、气功疗法、正负压治疗法（血管运动疗法）等。

（四）中药研究

黄芪桂枝五物汤

组成：黄芪18g，白芍10g，桂枝10g，生姜12g，大枣6枚。

功用：益气和营，温经通痹。

主治：血痹证。症见肌肤麻木不仁，脉微涩而紧者。

方解：由于营卫气血不足，已不能濡养肌肤，加上风寒入侵血脉，使血行涩滞，运行不畅，肌肤变得麻木不仁。本方中黄芪益气实卫；桂枝温经通阳；白芍和营养血；黄芪、桂枝相伍补气通阳；生姜、大枣合用既可调营卫，又可健脾和中，重用生姜可助桂枝以散风寒通血脉。全方配伍起来，既可温养卫气营血以扶正，又可散风寒、通血脉，祛除邪气。

临床应用：现代常化裁运用于治疗周围神经炎、脑中风后遗症、关节炎、坐骨神经痛、雷诺病、硬皮病、心肌炎、褥疮、血管神经性水肿等属于营卫气血不足，复感风邪入侵血脉者。

加减：如果气虚甚，黄芪用量改为30g，加党参；如果血虚甚，加鸡血藤、当归；如果风邪明显，加防风、荆芥；如果兼有痰湿，加法半夏、白芥子、白附子；如果麻木甚，加全蝎、僵蚕。

（五）外治疗法

（1）活血止痛洗药　透骨草、威灵仙、五加皮、延胡索、牛膝、红花、当归、乳香、没药、土茯苓、姜黄、羌活、川椒、白芷、海桐皮、苏木各10g，煎水熏洗，适用于气虚血瘀证。

（2）回阳止痛洗药　透骨草30g，当

归、赤芍、川椒、苏木各 15g，生南星、生半夏、生川乌、生草乌、牛膝、白芷、海桐皮各 10g，煎水熏洗，适用于阳虚寒凝证。

主要参考文献

［1］李闪闪，朱吉祥. 中医及中西医结合治疗雷诺综合征疗效的 Meta 分析［J］. 中医药导报，2018，24（17）：105-110.

［2］马海燕. 中西医结合治疗雷诺病 65 例［J］. 北方药学，2017，14（1）：123-124.

第十节　腘动脉压迫综合征

腘动脉压迫综合征是指腘动脉与其周围的肌肉或肌腱、纤维组织束的位置先天性关系异常所导致腘动脉受压而引起的下肢缺血症状群。临床虽为少见，但是在青少年，特别是男性青少年较为多发。

腘动脉压迫综合征临床症状为下肢缺血症状、双下肢畸形、多为跑步或剧烈运动后发病，并有进行性加重的间歇性跛行，中医学虽无腘动脉压迫综合征的病名，但根据其主要临床表现，可归入"脉痹"的范畴。

一、病因病机

（一）西医学认识

1. 流行病学

目前尚无关于腘动脉压迫综合征的发生率的系统报告，但其真实患病率通常高于估计的患病率。它也可能是腘动脉瘤和腘动脉闭塞的主要原因。Hamming 和 Vink 认为，在 30 岁以下的小腿间歇性跛行的患者中，腘动脉压迫综合征的发生率为 40%。他们研究了 1200 名间歇性跛行患者，其中 12 名 30 岁以下的患者中有 5 名是腘动脉压迫综合征。吉布森报告了 86 例尸检结果。3 例（3.5%）的腘动脉解剖结构异常。Bouhoutsos 和 Daskalakis 研究了 20000 名没有临床症状的希腊士兵。他们发现了 33 位患有这种综合征的患者和 45 条患病肢体，发生率为 0.17%。

患者通常是年轻人，运动员和军人，因为在剧烈活动和运动期间肌肉经常处于高压状态，这使隐藏的腘血管解剖学异常触发了明显的临床表现。根据文献报道的 150 多例病例资料，平均发病年龄为 28 岁（12~62 岁），发病高峰年龄平均为 17.7 岁。68% 的案例未满 35 岁；女性约占 10%；平均年龄为 21 岁（15~45 岁）。偶尔有该综合征家族史趋势的报道。有文献中报道一例发生在单卵双胞胎中。

2. 发病机制

腘动脉压迫综合征的确切原因尚不清楚，但下肢腘窝肌肉和血管之间的解剖变异与胚胎的发育密切相关。

胚胎学基础下肢动脉系统起源于两个胚胎动脉，即轴动脉和髂外动脉。它们都来自脐动脉，这是主动脉的背分支。在两条胚胎动脉中，最基本和最重要的一条是轴动脉，在胚胎期 30 天即形成。另一个是髂外动脉，它出现在胚胎的第 32 天，并在第 38 天左右发育出股动脉。轴动脉沿下肢的后部延伸，而股动脉沿前部延伸。在胚胎的 42 天中，可以在膝部发育中的腘肌的深表面发现轴状动脉。在此期间，根据轴动脉与腘肌的解剖位置之间的关系，将轴动脉分为三段：腘肌近段、腘肌深面段和腘肌远段，分别称为坐骨动脉、腘深动脉和骨间动脉。在这一阶段，还形成了浅交通支，并通过内收肌裂孔进入腘窝，连接了股动脉和坐骨动脉。

在股腘血管发生的同时，与其相邻的腓肠肌也开始出现。首先，腓肠肌的内部和外部附着点位于股骨的骨骺中。随着婴儿从爬行到行走的过渡，附着点沿骨骺板上升到股骨干的骨骺端，内侧头的附着点高于外侧头。在正常成年人中，腓肠肌的内侧头位于收肌管裂孔的尾侧，腘动脉位于外侧。发育的任何环节的变化都将不可避免地影响腓肠肌内侧头和腘动脉之间的正常解剖关系。

腘动脉压迫综合征的病理变化是一个进行性过程。症状的严重程度与腘动脉的压迫程度密切相关，其最终可能导致血栓形成并引起相应的临床症状。在病变开始时，腘动脉被肌肉压迫并反复与股骨摩擦，对动脉壁造成轻微损伤，导致局部早期动脉粥样硬化病变和血栓形成。

3.分型

Insua综合文献中报道了17例病例和他本人2例治疗经验，总结了该综合征的各种解剖学改变，并首次对该综合征进行了分类。

（1）2型分类　根据腘动脉与腓肠肌内侧头的解剖关系，分为两型和两种亚型。

Ⅰ型：腘动脉从腓肠肌内侧头的后部开始，然后穿过腓肠肌的深层表面，到达比目鱼肌的深层表面，然后与腘静脉相连。Ⅰa型：它是Ⅰ型的亚型，仅是腘动脉受压程度不同。

Ⅱ型：腘动脉走行正常，但肌肉异常压迫，主要发生在腓肠肌内侧头的外侧，或腘肌倾向于向内侧，部分肌肉索与内侧头相连腓肠肌的肌肉，它压缩腘动脉。Ⅱa型：它是Ⅱ型的亚型，即异常的肌肉纤维是通过股骨外侧髁而不是腓肠肌内侧头与腓肠肌中线相连。

（2）5型分类　该分类基本上总结了腘动脉压迫综合征的解剖学变化，已为学者所广泛认可。

Ⅰ型：腓肠肌内侧头的附着点正常，腘动脉绕行至内侧，绕过内侧头的起始部分，并走至其深部表面以下。

Ⅱ型：腓肠肌内侧头的附着点位于正常附着点之外，不是从内上髁，而是从股骨内侧髁的外侧。

Ⅲ型：腓肠肌内侧头的外侧缘延伸出一个肌索或肌头，从内侧髁区至外侧，压迫腘动脉。腘动脉的走行正常，类似Ⅱ型。

Ⅳ型：腘动脉受同一部位深部腘肌或异常纤维索压迫。动脉可以绕过或不穿过腓肠肌内侧头。

Ⅴ型：包括上述任何一种，腘动脉受压并伴有腘静脉压迫。

1997年，Levien描述了腘动脉陷迫，即跖屈时，腘动脉被阻塞而没有任何解剖学变化，将其分类为Ⅳ型。他假设这种病变可能是由于腓肠肌内侧头的外侧肌腹获得性增生所致。他还总结了73例腘动脉压迫综合征，其中25例属于此类，占34%。3例患者表现为腘动脉闭塞。其他解剖变化很少见，例如运动员和运动者腓肠肌，跖肌或半膜肌肥大，会导致腘血管受压。也有比目鱼肌和跖肌压迫腘动脉的报道。

根据1995年Rosset的文献综述，19%的腘动脉压迫综合征患者属于Ⅰ型。25%属于Ⅱ型；30%属于Ⅲ型；8%属于Ⅳ型；其余18%属于其他类型。

（二）中医学认识

中医学目前暂无腘动脉压迫综合征相关研究，但根据主要临床表现，可归入"脉痹"的范畴。

二、临床诊断

（一）辨病诊断

1.临床表现

（1）凡从青少年开始有上述间歇性跛行、慢性和（或）急性缺血性改变者，都应该想到此病的可能。在早期，多数患者在屈膝时末梢动脉搏动明显，伸膝时搏动减弱或消失。用动脉示波计检查就会出现上述动脉波形变化。用多普勒血管超声仪检查，伸膝时的音响和动脉波幅也会降低或消失。

（2）在伸膝位股动脉穿刺造影片上，会看到腘动脉走行异常和受压影像。在动脉闭塞以后，也会显示出腘动脉向内偏移，闭塞近、远端动脉多属正常，且有比较丰富的侧支动脉。

2. 相关检查

（1）踝部脉搏容量描记定量检测（PPG）应力试验时，脉搏容量描记幅度降低即是动脉受压迫的证据。

（2）彩色超声检查　彩色超声检查可作为本病的首选检测方法，特别是动态测定踝部动脉血流波形，对诊断具有重要意义。

（3）多普勒踝部动脉测压　在患肢处于过度伸膝或屈膝和踝关节跖屈时，多普勒超声检测出足背动脉搏动波形发生明显改变，是可靠的诊断依据。据文献报道，踏车运动试验的同时测定踝动脉压，可以作为鉴别诊断的手段。

（4）多普勒血流显像　患肢足背动脉的多普勒血流显像能发现波形和腘动脉血流的变化，对诊断具有重要意义。在检查过程中，患者被放置在长躺椅或座椅上，腓肠肌通过轻微的膝盖弯曲和足底弯曲而完全放松，多普勒超声探头（8MHz）被放置在足背动脉以记录血液流量波形。然后使患者过度弯曲膝盖和足底屈曲（脚尖），或使膝盖和踝关节的足底屈曲过度伸展，使腓肠肌肌张力收缩，并再次检测足背动脉的血流波形。腘动脉压迫综合征的典型血流波形为：当小腿肌肉张力收缩时，异常的肌肉或肌肉束对困住的血管施加压力，产生压迫症状，因此腘动脉的血流波形的振幅明显降低，或完全消失。

（5）血管造影　动脉造影对本征的诊断非常重要。在双侧下肢动脉造影中，当对脚踝的中立位置进行非压力测试时，可以明确诊断出以下两种或两种以上表现：① 近端腘动脉向内侧移动；② 中段腘动脉节段性闭塞；③ 狭窄后腘动脉扩张。当同时进行压力测试时，可以发现在脚踝中立位置看不到的动脉压迫。最典型的影像学表现是腘动脉内移。如果腘动脉完全闭塞，则造影腘动脉不显影，并且其周围会产生侧支。腘动脉中段的节段闭塞很容易与腘动脉的囊性变化相混淆，但是后者具有广泛的病变，而前者仅局限于腘动脉中段。在发生动脉血栓形成之前，腘动脉外膜的囊性变化显示动脉管腔内光滑的充盈缺损。此外，螺旋 CT 和 MRI 不仅可以证实和补充动脉造影的结果，而且可以发现异常的肌肉、纤维束和血管之间的解剖关系，这对指导手术和寻找无症状患者具有重要意义。

（二）辨证诊断

望：肢端肤色苍白或暗红，小腿有瘀斑、瘀点，跛行，溃烂。舌质红、苔薄白，脉沉迟或弦涩。

闻：闻诊无明显异常。

问：多有肢体发凉、疼痛、麻木、无力、酸困。

切：肢体肤温偏低，切脉则寸口可见沉、迟、弦、涩，趺阳脉、太溪脉多无力或未触及。

（1）血脉瘀阻证　肢体发凉怕冷，疼痛，乏力，跛行，严重者持续疼痛，肢体畸形。肢端、小腿肤色苍白或紫红色、青紫色。舌色瘀暗有瘀斑或舌质绛，脉弦涩。

辨证要点：肢体疼痛，肢端、小腿苍白有瘀斑、跛行。

（2）湿热下注证　患肢疼痛，喜凉怕暖。严重者肢体坏疽感染，红肿热痛。肢端溃疡，坏疽局限，局部红肿热痛，可伴有发热或高热，烦躁，口渴引饮，舌质红绛、苔黄燥，脉象洪数或弦数。

辨证要点：患肢疼痛，喜凉怕暖，溃烂或坏疽处红肿热痛，或伴有高热。

三、鉴别诊断

（一）西医学鉴别诊断

（1）血栓闭塞性脉管炎　应将血栓闭塞性脉管炎与晚期的腘动脉压迫综合征区别开来。后者动脉闭塞通常从远端开始，典型的是四肢间歇性跛行，动脉造影正常。如果腘静脉被挤压，静脉造影可以确诊。

（2）腘动脉瘤　应区分年轻患者的腘动脉瘤，约有10%的患者同时受腘静脉压迫，单独的腘静脉受压也可以引起病变，从而导致相应的临床症状，即运动后患肢肿胀和深静脉血栓形成及少数患者的下肢腘窝静脉曲张，小隐静脉病变和腓肠肌静脉丛血栓形成。

（3）其他　本病尚需与动脉粥样硬化、血管损伤、腘动脉外膜囊性变、腘动脉外肿块压迫、小腿深静脉血栓形成和静脉曲张等疾病鉴别。

（二）中医学鉴别诊断

在中医学中，脉痹应与狭义痹证相鉴别：痹证后期，由于肢体关节疼痛，不能运动，肢体长期废用，亦有类似脉痹肢体的发凉怕冷，疼痛，乏力，跛行，故须加以鉴别。脉痹病因以血瘀和湿热为主，痹证以风寒湿热为主。脉痹临床表现为肢体的发凉怕冷，疼痛，乏力，跛行，趺阳脉太溪脉弱或无法触及为特点，痹证为邪气阻滞，经络不通，故临床表现以关节疼痛为主，无肢体脉搏异常。两者不难鉴别。

四、临床治疗

（一）提高临床疗效要素

无论腘动脉闭塞与否，所有明确腘动脉压迫综合征的患者都应尽早手术治疗。本征的手术治疗常取决于症状和病变的程度，手术原则是松解血管压迫、血管重建和恢复正常血流。

（二）辨病治疗

1. 手术治疗

（1）手术入路　多数学者主张采用腘窝后入路切口，该切口可充分暴露腘血管和异常肌肉及其他组织，因此最常用，但缺点是大隐静脉的暴露不良。获取材料很不方便。例如，在少数情况下，Ⅰ型患者可以使用内部入路切口（Szilagyi切口），腘动脉下段受累患者手术暴露良好，大隐静脉易于取材，采用股-腘动脉旁路分流术较适合。其缺点是不能完全暴露腘窝组织结构，可能遗漏压迫血管的肌肉和纤维束，使术后复发，因此不适合Ⅱ型、Ⅲ型和Ⅳ型患者。当动脉分支出现闭塞时，内侧入路切口更为合理。

（2）手术方法　患者在硬膜外麻醉或全身麻醉下，下肢轻度屈曲10°~15°。切口为"S"形，即大腿后内侧和小腿后外侧分别行纵向切口，腘横线上的2指行横向切口。分别向内上和外下翻开皮瓣，暴露深筋膜。可以纵向切开深筋膜以避免损伤皮肤神经，并可以结扎隐静脉以利于手术暴露。在深部组织中应保护胫神经。它包裹在血管鞘周围，并随血管而行。如果腘静脉未被压缩，则可以在腓肠肌内、外头之间的腘窝中看到。如果腘动脉不在正常的解剖位置，则可以在较高位置沿腘动脉向下解剖，例如收肌管出口腘窝部，可以发现腘动脉异常，位于腓肠肌内侧头的内侧，肌肉与股骨后方和膝关节之间的腘动脉被严重压迫。在腘动脉受压点的起始部切开受压的肌肉或纤维索。必须充分切开，松解后的腘动脉必须能够移动以避免复发。

如果腘动脉压迫综合征有远端的动脉

狭窄和腘动脉瘤，则应结扎或切除动脉瘤样病变，并使用自体静脉进行血管重建。术后切口不需留置引流，患者卧床期间要加强股四头肌功能锻炼。

手术分为两个部分：①纠正解剖异常；②修复受损的动脉以恢复血液供应。如果腘血管仅被异常的肌肉或纤维束压迫，则仅需要分离这些异常的组织即可松解血管上的压迫。腘动脉狭窄、闭塞或动脉瘤形成时，除了解除腘动脉压迫外，还需要根据具体情况选择动脉内膜切除术，自体静脉移植，自体静脉旁路转流术和动脉瘤切除术。腰椎交感神经切除术不能有效地恢复正常的血液供应。

抗凝治疗：如果在动脉闭塞后，远端动脉因广泛性血栓形成而没有满意流出道，就无法施行血管转流手术。可用 PGE_1、精制蝮蛇抗栓酶、活血化瘀中药，以及其他活血抗栓药物治疗，可改善肢体的血液循环。

（三）辨证治疗

1. 辨证论治

（1）血脉瘀阻证

［治法］活血化瘀、通络止痛。

［方药］桃红四物汤加减。桃仁 15g，红花 10g，赤芍 15g，生地 30g，川芎 15g，蜈蚣 1 条，川牛膝 15g，桂枝 10g，鸡血藤 30g，地龙 10g，金银花 30g，延胡索 15g。

气虚加黄芪、党参；脾虚加党参、白术、山药。疼痛剧烈加乳香、没药、血竭；阴虚加生地、天冬、麦冬；气滞加木香、乌药、川楝子、陈皮。

中成药：疏血通、血塞通、舒血宁、活血通络丸、芪蛭固本通脉丸。

（2）湿热下注证

［治法］清热利湿、解毒化瘀。

［方药］四妙勇安汤加减。玄参 20g，当归 15g，金银花 40g，甘草 10g，川牛膝 15g，黄柏 15g，地龙 10g，苍术 10g，蜈蚣 1 条，白花蛇舌草 15g，桂枝 10g，延胡索 15g。

热毒炽盛加生地、蒲公英、地丁、黄连；口渴欲饮加天花粉、知母、粳米、石膏；湿重加土茯苓、泽泻、赤小豆；大便秘结加大黄、枳壳。

中成药：痰热清注射液、双黄连注射液等。

2. 外治疗法

（1）外用药膏栀黄膏、二味膏等外敷，每日一次。

（2）清热解毒、通络止痛之中药如活血止痛洗药等熏洗。

（四）新疗法选粹

中药熏洗疗法

（1）目的　熏洗疗法是将药物煎汤，趁热在患处熏蒸或浸浴，以起到清热利湿、活血化瘀、清热解毒等作用的一种治疗方法。

（2）用物准备　活血止痛洗药、治疗盘、熏洗盆（根据熏洗部位的不同，也可备坐浴椅、有孔木盖浴盆及治疗碗等）、水温计、必要时备屏风及换药用品等。

（3）操作程序

①备齐用物，携至床旁，做好解释，取得患者配合。

②根据熏洗部位协助患者取合适体位，暴露熏洗部位，必要时屏风遮挡，冬季注意保暖。

③眼部熏洗时，将煎好的药液趁热倒入治疗碗，眼部对准碗口进行熏蒸，并用纱布熏洗眼部，稍凉即换，每次 15~30 分钟。

④四肢熏洗时，将药物趁热倒入盆内，患肢架于盆上，用浴巾或布单围盖后熏蒸。待温度适宜时，将患肢浸泡于药液中泡洗。

⑤坐浴时，将药液趁热倒入盆内，上置带孔木盖，协助患者脱去内裤，坐在木盖上熏蒸。待药液不烫时，拿掉木盖，坐入盆中泡洗。药液偏凉时，应更换药液，每次熏洗 15~20 分钟。

⑥熏洗过程中，密切观察患者病情变化。若感到不适，应立即停止，协助患者卧床休息。

⑦熏洗完毕，清洁局部皮肤，协助着衣，安置舒适卧位。

⑧清理用物，归还原处。

（4）注意事项

①月经期、孕妇禁用坐浴。

②熏洗四肢时建议先熏后洗，熏时药液温度一般为 50~70℃，洗时药液温度一般30~37℃，以防烫伤。

③在伤口部位进行熏洗时，按无菌技术进行。

④包扎部位熏洗时，应揭去敷料。熏洗完毕后，更换消毒敷料。

⑤所用物品需清洁消毒，避免交叉感染。

五、预后转归

如果能够及早诊断和治疗，腘动脉压迫综合征的预后较好。如果发现较晚，并伴有广泛的动脉损伤，则预后很差，可能导致严重的间歇性跛行甚至截肢。但是值得注意的是，截肢是罕见的，因为腘动脉压迫综合征会导致动脉闭塞，这通常是一个缓慢的过程，从而提供了足够的时间以使侧支循环发展。

六、预防调护

（一）戒烟

（1）戒烟咨询　包括自我教育（阅读视听宣传材料）以及个人和集体心理咨询。但是，最有效的方法是医务人员与吸烟者

之间的一对一咨询，或由多名医务人员组成的小组咨询。一般来说，咨询时间越长，成功率越高，通常最有效的是 4~7 次。

（2）药物戒烟　目前主要使用尼古丁替代疗法。给药途径包括口服（口香糖型）、经皮（贴剂）和经鼻（气雾剂）。建议将药物治疗和行为咨询相结合。

（二）控制体重

（1）建议超重和肥胖者采取健康的生活方式并增加体育锻炼，以减轻体重和降低中风风险。

（2）体重指数（BMI）的目标是 $18.5\sim24.0kg/m^2$。男性的腰围 $< 90cm$，女性的腰围 $< 80cm$。BMI 计算方法：体重（kg）/ 身高 ^{2}（m^2）。

（三）合理饮食

提倡多吃蔬菜、水果，适量进食谷类、牛奶、豆类和肉类等，使能量的摄入和消耗达到平衡。限制红肉的摄入量，减少饱和脂肪（$< 10\%$ 每天总热量）和胆固醇（$< 300mg/d$）的摄入量；限制食盐摄入量（$< 6g/d$）。

（四）体育锻炼

增加规律、适度的体育运动是健康生活方式的一个重要组成部分。成年人每周至少进行 3 次适度的体育锻炼活动，平均每天活动的时间不少于 30 分钟（如快走、慢跑或其他有氧代谢运动等）。

七、研究进展

（一）病因病机

目前腘动脉压迫综合征被认为是由先天性发育异常引起的。由于腘动脉及其周围的肌肉或纤维组织的异常发育，腘动脉被周围的肌肉、腱或纤维束反复挤压。腘

动脉仅在疾病的早期受到肌肉活动的挤压，表现为远端肢体缺血，并且动脉壁的结构没有改变。但是，由于长期反复压迫动脉壁，会出现创伤性炎症反应，例如动脉壁增厚，结缔组织增生，动脉周围的炎症粘连，内膜破坏，血栓形成或炎性闭塞，这将导致血流动力学变化，使来自髂、股动脉血流进入狭窄后的腘动脉内形成涡流，狭窄后可继发动脉扩张，形成动脉瘤。动脉瘤内血栓形成和血管闭塞可以引起急性缺血性后果。腘动脉压迫综合征相对罕见，文献报道也很有限。

（二）辨证思路

本病在中医属于脉痹范畴，脉痹的辨证主要在于辨明疾病性质，具体如下。

肢体发凉怕冷，疼痛，乏力，跛行，严重者持续疼痛，肢体畸形；肢端、小腿肤色苍白或紫红色、青紫色；舌色瘀暗有瘀斑或舌质绛，脉弦涩者为血脉瘀阻。患肢疼痛，喜凉怕暖；严重者肢体坏疽感染，红肿热痛；肢端溃疡，坏疽局限，局部红肿热痛，可伴有发热或高热，烦躁，口渴引饮，舌质红绛、苔黄燥，脉象洪数或弦数者为湿热下注。

（三）治法探讨

1. 保守治疗

腘动脉压迫综合征的根本原因是腘动脉被解剖性异常结构压迫，因此常规的抗血小板和血管扩张剂保守治疗意义不大。对于解剖异常的患者，治疗的关键是减轻异常结构的压迫。

2. 腔内治疗

对于腘动脉压迫综合征的新鲜血栓形成引起的腘动脉闭塞，置管溶栓治疗效果良好，而长期压迫导致腘动脉闭塞进而造成致继发性纤维化和腘动脉壁增厚，溶栓治疗的效果较差。对于经皮腔内血管成形

术（PTA）和支架置入，腘动脉在手术后仍处于压力下，因此无法摆脱动脉压迫的原因，并且关节的活动部分不适合支架置入，因此不推荐。

3. 手术治疗

对于有症状的腘动脉压迫综合征，手术是绝对适用的。手术的目的是重建腘窝的正常解剖结构并恢复下肢的血流。传统方法是后入路（腘窝内的S形切口），其优点是可以充分暴露腘动脉和周围结构。如果早期没有器质性病变，可以分离腓肠肌内侧头或其他异常的肌肉束和腱，并松解腘动脉，而无须重建分离的肌肉。由于术后急性血栓形成，腘动脉压迫综合征的患者不适合进行血栓内膜切除术。如果腘动脉有病理改变，则应在去除相应的压迫结构并松解腘动脉的基础上进行动脉重建。如果腘动脉狭窄后动脉扩张形成动脉瘤，则应行动脉瘤切除，血管置换术，同时必须去除相应的压迫结构。

（四）中药研究

1. 单药研究

当归在中医药中一直是补血的要药，可以促进血液的生成，同时具有抗血栓作用，广泛应用于血栓闭塞性血管炎各型的治疗。当归为伞形科植物当归的干燥根，味甘、辛，性温；归肝、心、脾经，现代研究表明，其主要含挥发油、有机酸、多糖类、核苷类、氨基酸、维生素及有机元素等。药理研究表明，本品具有增强免疫功能、促进造血功能、降血脂、降血压、抗血栓、调节子宫平滑肌功能、抗辐射、保肝、改善学习记忆、扩张血管、抗心律失常、抗心肌缺血、抗血小板聚集、延缓衰老、抗肿瘤、抗过敏、抗炎、镇痛等作用。当归中含有丰富的阿魏酸，能很好地抑制血小板的凝聚，抗血栓形成，降血脂，增加冠状血管血流量。并且当归中还含有

丰富的当归多糖，可以促进血红细胞的生成，还可以抗贫血。

2.复方研究

四妙勇安汤出于《验方新编》，本方由金银花、玄参、当归、甘草四味药物组成。用于脱疽（即血栓闭塞性脉管炎），症见患处暗红、微热微肿、痛甚、烦热口渴，或则溃烂、脓水淋漓、舌红脉数等。功效清热解毒，活血止痛。脉痹湿热下注型乃因火毒内蕴或寒湿化热，血行不畅，气血凝滞，瘀阻筋脉而致。本方尤适用于脉痹湿热下注型，热毒正盛而阴血耗伤者。方中金银花清热解毒，当归活血散瘀，玄参泻火解毒，甘草清解百毒。四药合用，既能清热解毒，又可活血散瘀。"四妙"者，言本方药仅四味，功效绝妙，且量大力专，服药之后，勇猛迅速，使邪祛病除，身体健康，平安无虞，故称"四妙勇安汤"。

（五）外治疗法

可选用活血消肿洗药（刘寄奴、海桐皮、苏木、羌活、大黄、当归、红花、白芷等各30g）、活血止痛散（透骨草、延胡索、当归、姜黄、川椒、海桐皮、威灵仙、川牛膝、乳香、没药、羌活、白芷、苏木、五加皮、红花、土茯苓各10g）等，煎汤熏洗患肢，每日2次。

（六）评价及展望

腘动脉压迫综合征是周围血管功能不全的少见但重要的原因。在年轻人急性腘动脉闭塞、间跛或奇怪的腿部疼痛的鉴别诊断中要考虑到本病，特别是在年轻男性患者。早期诊断和外科治疗对于良好预后至关重要。通常通过影像学方法诊断此病，血管造影和CTA、MRA是诊断腘动脉压迫综合征的较有价值的检查方法，但各有优劣，几种方法的联合应用更有利于确诊。腘动脉松解术或联合静脉旁路术是有手术指征者的治疗选择。

主要参考文献

[1] Sirico Felice, Palermi Stefano, Gambardella Francesco, et al. Ankle Brachial Index in Different Types of Popliteal Artery Entrapment Syndrome: A Systematic Review of Case Reports [J]. Pubmed, 2019, 8 (12).

[2] Pandya Yash K, Lowenkamp Mikayla N, Chapman Scott C. Functional popliteal artery entrapment syndrome: A review of diagnostic and management approaches [J]. Pubmed, 2019, 24 (5).

第六章　静脉系统疾病

第一节　下肢深静脉血栓形成

下肢深静脉血栓形成是指由于各种原因导致血流瘀滞，下肢静脉阻塞，血液回流障碍的疾病。男女均可患病。临床表现主要为下肢突然肿胀、疼痛及局部温度增高等。好发于股静脉、腘静脉及小腿肌间静脉丛。

中医学对此病的认识久远，属于"肿胀""股肿"范畴。

一、病因病机

（一）西医学认识

19世纪中期魏尔啸（Virchow）提出深静脉血栓形成的三大因素：静脉血流滞缓、静脉壁损伤和血液高凝状态，至今仍为各国学者所公认。

1. 静脉血流滞缓

静脉血液依靠静脉瓣膜功能、骨骼肌肉收缩和胸前负压吸引等共同作用向心脏回流。当发生某些情况时，可导致血液的流速减慢，使血液中的细胞成分附着于血管壁，从而促发下肢深静脉血栓形成。

通常创伤、骨折、妊娠、产后、手术、恶性肿瘤及其他疾病长期卧床、长途乘车或飞机后，小腿肌肉的泵作用减弱使血液在比目鱼肌静脉丛和静脉瓣袋内淤滞较重，静脉血回流明显减慢，从而增加了下肢深静脉血栓形成发病的风险。妇女产后血液呈高凝状态，再加卧床休息使下肢血流滞缓从而有发生深静脉血栓的倾向；手术中由于麻醉导致周围静脉扩张，静脉流速减慢，下肢肌肉亦失去收缩功能，术后又因各种原因需卧床休息，致使下肢肌肉处于松弛状态，致使血流滞缓诱发下肢深静脉血栓形成。

2. 静脉壁的损伤

静脉内皮细胞正常的情况下能分泌一系列抗凝物质（如前列腺环素 PGI_2），抗凝血酶辅助因子，血栓调节素和组织型纤溶酶原活化剂（t-PA）等，本身具有良好的抗凝作用。但在某些情况下，静脉内皮层却从抗凝状态转化为前凝血状态，血管性血友病因子（von Willebrand factor，VWF）和纤维连接蛋白等，增加了内皮层的通透性，白细胞则可黏附于内皮细胞表面，抑制了内皮细胞的抗凝功能，而炎性细胞对血栓形成有触发和增强的作用，分泌的白介素–1（IL–1）和肿瘤坏死因子（TNF）促使纤维蛋白原沉积，并抑制纤维蛋白溶解；TNF可抑制内皮细胞血栓调节素的表达，使内皮细胞从抗凝状态转化为前凝血状态，有利于形成血栓。引起血管壁的损伤的原因常可归纳为3种。

（1）化学性损伤　静脉内注射各种刺激性溶液和高渗溶液，如各种抗生素、造影剂及抗肿瘤药物等，均可刺激静脉内膜，造成不同程度的损伤，导致静脉炎和静脉血栓的形成。

（2）机械性损伤　静脉插管可损伤血管壁，同时在静脉插管的表面也容易形成血栓。静脉局部的挫伤、撕裂伤或骨折碎片创伤等，均可诱发静脉血栓形成。左侧髂静脉行径较长，而右侧髂动脉跨越其上，使左侧髂静脉受到不同程度的压迫，不仅可造成左侧髂静脉壁受损，也可影响左下肢深静脉血液的回流，因此下肢髂股静脉血栓以左侧多见，为右侧的2~3倍。

（3）感染性损伤 各种原因造成的细菌感染也可诱发血栓形成。如感染性子宫内膜炎引起的子宫静脉的脓毒性血栓性静脉炎。

3. 血液高凝状态

血液高凝状态是引起静脉血栓形成的重要因素。血液中活化的凝血因子在血栓形成过程中起着重要的作用，凝血因子沿内源性和外源性凝血途径启动凝血酶原，使纤维蛋白原转化为纤维蛋白，最终形成血栓。各种大型手术引起高凝状血小板聚集能力增强，术后血清前纤维蛋白溶酶活化剂和纤维蛋白溶酶两者的抑制剂水平均有升高。从而使纤维蛋白溶解减少。另创伤后血液处于高凝状态；肿瘤患者使用的化疗药物对血管内皮细胞产生毒性作用，抑制了纤溶活性，诱导血液的高凝状态等。长期口服避孕药使血液中凝血因子 V 降低了 C 反应蛋白的抗凝作用，而避孕药中雌激素的剂量越大，越容易造成静脉血栓形成。

（二）中医学的认识

中医学认为，本病多由创伤、妊娠、产后、手术、恶性肿瘤及其他疾病长期卧床等，引起气血运行不畅，瘀血阻于脉中；或因饮食不节，素食膏粱厚味，湿热内生，流注血脉，瘀血、湿热互结，阻于脉络，脉络阻塞不通，阻碍营血回流，水津外溢，聚而为湿，发为本病。

二、临床诊断

（一）辨病诊断

1. 诊断标准

本病种参照《中西医结合学会周围血管疾病专业委员会 1995 年制订的诊断标准》进行诊断。

（1）急性期

①发病急骤，患肢肿痛或剧痛，股三角区或小腿明显压痛。

②患肢广泛性肿胀。

③患肢皮肤呈暗红色，温度升高。

④患肢广泛性浅静脉怒张。

⑤Homans 征阳性。

（2）慢性期 慢性期具有下肢静脉回流障碍和后期静脉血液逆流，浅静脉怒张或曲张，活动后肢体凹陷性肿胀、胀痛，出现营养障碍改变：皮肤色素沉着、瘀血性皮炎、瘀血性溃疡等。

2. 下肢深静脉血栓分型

下肢深静脉血栓形成依临床表现可分为：周围型、中央型和混合型。

（1）周围型

①小腿静脉丛血栓形成：指血栓形成后，因血栓局限于小腿屈肌静脉窦内，多数症状较轻，临床上主要表现为小腿疼痛和轻度肿胀，活动受限。症状与血栓形成时间一致。主要体征为足背屈时牵拉腓肠肌引起疼痛（Homans 阳性）及腓肠肌压痛（Neuhof 阳性）。

②小腿深静脉血栓形成：指局限在小腿部位的深静脉主干血栓形成，包括腘静脉、胫静脉和腓静脉，或因小腿肌肉静脉丛血栓蔓延而致；或突然发病。临床主要表现为小腿突然出现疼痛，行走时加重，患肢不能着地，足踝处肿胀。若腘静脉血栓形成，则小腿肿胀明显。胫、腓静脉血栓形成，肿胀仅局限于踝关节周围。

（2）中央型 也称髂-股静脉血栓形成。左侧多见，表现为臀部以下肿胀，下肢腹股沟及患侧腹壁浅静脉怒张，皮肤温度升高，股三角区及沿股静脉走行区压痛明显。小腿腓肠肌紧韧、饱满、压痛。血栓可向上延伸至下腔静脉，向下可累及整个下肢深静脉，成为混合型。血栓脱落可导致肺栓塞，威胁患者生命。

（3）混合型 是指可以由周围型扩展而至髂-股静脉，或由髂-股静脉血栓向远程静脉蔓延，累及整个下肢深静脉处于阻塞状态，造成严重的下肢深静脉回流障碍，引起的患肢广泛性粗肿、疼痛。Homans 阳性，Neuhof 阳性。

（4）股青肿　下肢深静脉包括浅静脉都有血栓形成，发病迅速而广泛，使下肢的深、浅静脉全部被血栓堵塞，下肢高度水肿，同时伴有动脉痉挛，肢体供血不足，患肢皮肤温度降低。由于瘀血严重，临床上表现为疼痛剧烈，患肢皮肤呈青紫色，这种情况称之为疼痛性股青肿。股青肿是较少见的一种特殊类型，占全部髂股静脉血栓形成患者的 5% 左右，最终产生筋膜室综合征或静脉性坏疽。

依据发病时间的长短，下肢深静脉血栓形成可分为急性期和慢性期。急性期发病时间 < 30 天，在此期间，容易并发肺栓塞，表现为发热、咯血或痰中带血、胸痛、胸闷等。慢性期为下肢深静脉血栓形成后综合征，是指深静脉血栓形成再通后，静脉瓣膜被破坏，静脉血液逆流，导致远程静脉高压和瘀血，患肢出现不同程度的肿胀，沉重疲劳感，活动后加重下肢静脉曲张，足靴区皮肤色素沉着，湿疹样皮炎及慢性溃疡等。根据血栓闭塞的部位、范围和再通情况，以及血流动力学改变，上海交通大学医学院附属第九人民医院血管外科通过大量临床病例观察及造影资料分析，对下肢深静脉血栓形成后遗症提出以下分类方法。

①全肢型：病变累及整个下肢深静脉主干。依再通程度分为：Ⅰ 型，深静脉主干完全闭塞；Ⅱ 型，深静脉主干部分再通，其中分为两个亚型。Ⅱ a 型，部分再通以闭塞为主，仅表现为阶段性再通；Ⅱ b 型，部分再通以再通为主，深静脉已呈连续通道，但管径粗细不均，再通不完全。Ⅰ、Ⅱ 型的血流动力学以深静脉血液回流障碍为主。Ⅲ 型，深静脉主干完全再通，但瓣膜悉数遭破坏，管壁外形僵直，或扩张迂曲，其血流动力学已由回流障碍转为血液倒流。

②局段型：病变只限于部分静脉主干，如髂静脉、髂 - 股静脉、股浅动脉、股 - 腘静脉、腘静脉、胫腓干静脉、腓肠肌静脉丛或小腿深静脉血栓后遗症。

3. 辅助检查

（1）实验室检查　静脉血栓形成后，均会引起不同程度的全身反应。急性期检查白细胞增高，凝血检查中纤维蛋白原升高，D- 二聚体明显升高。D- 二聚体是反应凝血激活及继发性纤溶的特异性分子标志物，诊断急性 DVT 的灵敏度较高（> 99%），可用于急性静脉血栓栓塞症（venous thromboembolism，VTE）的筛查、特殊情况下 DVT 的诊断、疗效评估、VTE 复发的危险程度评估。

（2）体积描记术　操作者可以通过使用止血带和观察呼吸的变化，检测到下肢体积的变化并以此来衡量静脉流出功能。常用的为电阻抗体积描记（IPG），其优点是可以反复检查。

（3）超声多普勒检查　超声多普勒检查的灵敏度、准确性均较高，是诊断下肢深静脉血栓形成的首选方法。可直接探及病变部位静脉管径增粗，静脉管径增厚、模糊，回声低和加压不变形。静脉内血栓形成灰阶图显示腔内充满实性光团，随病史延长回声增强，管径亦趋向正常，甚至缩小。管腔呈完全或部分性阻塞时管腔不能被完全压闭。

（4）静脉造影检查　静脉造影检查是一种有创性检查。在下肢深静脉血栓形成的造影检查中，主要应用顺行造影术。顺血流生理途径充盈下肢静脉，可以有效地判断静脉内有无血栓，血栓的位置、范围、形态和侧支循环的情况。但由于其侵入性和需要使用造影剂，因此对碘过敏和肾功能不全者不能实施此项检查。

（5）CT检查 CT检查为横切面成像，可主要用于肢体近侧大静脉及腔静脉血栓形成的诊断。也用于可对于外来占位病变压迫或静脉本身的占位病变所造成的深静脉血栓形成的诊断，有较高的诊断准确率。

（6）磁共振成像 磁共振静脉造影可探查下肢、盆腔及肺部的血栓，诊断下肢深静脉血栓形成的敏感性和特异性为95%。无须使用造影剂，但不能满意地显示小腿静脉血栓，且由于此项技术价格昂贵且需要患者配合，故不作为首选。

（二）辨证诊断

望：或患肢明显肿胀；或皮色暗红；或浅静脉扩张；或舌质红，或暗红，有瘀斑，或淡而有齿痕，瘀斑；舌苔白腻，或薄白。

闻：面色如常，声音或低微；或创口可有异味。

问：或发热，口渴不欲饮，小便短赤，大便秘结；或伴腰酸畏寒，疲乏无力，不欲饮食。

切：或患肢压痛明显；或皮肤发凉，颜色苍白；或溃疡经久不愈，肉芽灰白，脓水清稀；脉滑数，或沉细，或沉涩，或沉而涩，或沉细。

（1）湿热下注证 患肢明显肿胀、胀痛、压痛明显，皮色暗红而热，浅静脉扩张，按之凹陷。伴发热，口渴不欲饮，小便短赤，大便秘结。舌质红，脉滑数。

辨证要点：患肢明显肿胀，压痛明显，皮色暗红而热，脉滑数。

（2）血瘀湿重证 患肢肿胀，沉重胀痛较重，皮色暗红，浅静脉扩张，活动后症状加重。舌质暗红，有瘀斑，舌苔白腻，脉沉细或沉涩。

辨证要点：患肢肿胀，皮色暗红，活动后症状加重，舌苔白腻，脉沉细或沉涩。

（3）气虚血瘀证 患肢肿胀久不消退，

按之不硬而无明显凹陷，青筋暴露。患肢沉重麻木，皮肤发凉，颜色苍白，倦怠乏力。舌淡而有齿痕，瘀斑，舌苔薄白，脉沉而涩。

辨证要点：患肢肿胀，按之不硬而无明显凹陷，皮肤发凉，颜色苍白，舌淡而有齿痕、瘀斑，舌苔薄白，脉沉而涩。

（4）脾肾阳虚证 患肢肿胀，沉重胀痛，朝轻暮重，伴腰酸畏寒，疲乏无力，不欲饮食，患肢皮色暗褐，溃疡经久不愈，肉芽灰白，脓水清稀，舌质淡胖、苔薄白，脉沉细。

辨证要点：患肢肿胀，皮色暗褐，溃疡，肉芽灰白，脓水清稀，舌质淡胖、苔薄白，脉沉细。

三、鉴别诊断

（一）西医学鉴别诊断

（1）原发性下肢深静脉瓣膜功能不全 本病多发于成年人，多为从事较长期的站立性工作和重体力劳动者；发病隐匿，进展较缓慢，以双下肢同时发病为特征；患者双小腿浮肿、沉重感，站立位肿胀明显，抬高患肢后则肿胀明显减轻或消失；后期可见较明显的浅静脉曲张及其并发症，如色素沉着、血栓性浅静脉炎、小腿溃疡等；应用肢体多普勒超声血流检测和深静脉血管造影可明确诊断。

（2）下肢淋巴水肿 淋巴性肿胀并非指陷性，状似橡胶海绵，肿胀分布范围多自足背开始，逐渐向近心侧蔓延；皮肤和皮下组织增生变厚；慢性淋巴功能不全发展至后期形成典型的象皮肿，皮肤增厚、粗糙呈"癣"状，色素沉着和溃疡形成者少见。

（3）丹毒 多由足癣和下肢感染引起。发病急，足部和小腿出现片状红斑、状如涂丹，与周围分界明显。

（4）小腿肌纤维炎　多有受凉、外伤史。小腿出现疼痛、酸胀、疲劳感，沿肌束可有明显压痛，但无肢体肿胀和浅静脉扩张等。

（5）急性动脉栓塞　本病也常表现为单侧下肢的突发疼痛，与下肢静脉血栓有相似之处。但急性动脉栓塞时肢体无肿胀，主要表现为足及小腿皮温下降、剧痛麻木，自主运动及皮肤感觉丧失，足背动脉、胫后动脉搏动消失，有时股腘动脉搏动也消失。

（二）中医学鉴别诊断

象皮肿：指机体某些淋巴回流受阻引起的软组织液在体表反复感染后皮下纤维结缔组织增生，脂肪硬化，若位于肢体则增粗，后期皮肤增厚、粗糙、坚韧如象皮。

四、临床治疗

（一）提高临床疗效的要素

1. 当辨寒热虚实

本病临床辨证当分寒热虚实。凡突然发病，患肢明显肿胀、浅静脉扩张，按之凹陷，脉滑数者属实证；凡病程较长，患肢肿胀，沉重胀痛，朝轻暮重，伴腰酸畏寒，疲乏无力，不欲饮食，患肢皮色暗褐，溃疡经久不愈，肉芽灰白，脓水清稀，脉沉细者属虚证。凡患肢肿胀，按之不硬而无明显凹陷，皮肤发凉，颜色苍白，舌淡而有齿痕、瘀斑，舌苔薄白者为寒。凡患肢胀痛，压痛明显，皮色暗红而热，伴发热，口渴不欲饮，小便短赤，大便秘结，舌质红者为热。

2. 治宜活血化瘀通络

本病多由创伤、妊娠、产后、手术、恶性肿瘤及其他疾病长期卧床等，引起气血运行不畅，气不畅则血行缓慢，以致瘀血阻于脉中；脉络阻塞不通，阻碍营血回流，水津外溢，聚而为湿，发为本病。结合具体证型施治，湿热下注型，治以清热利湿、活血通络；血瘀湿重证，治以活血化瘀、利湿通络；气虚血瘀证，治以补气养血、活血通络；脾肾阳虚证，治以温肾健脾、利湿通络。

（二）辨病治疗

依据中华医学会外科学分会血管外科学组制定的《深静脉血栓形成的诊断和治疗指南》（第三版）进行治疗。

1. 抗凝治疗

抗凝是下肢深静脉血栓形成（deep venous thrombosis，DVT）的基本治疗。可抑制血栓蔓延、有利于血栓自溶和管腔再通，从而减轻症状、降低肺栓塞的发生率和病死率。

（1）普通肝素　本药治疗剂量个体差异较大，使用时必须检测凝血功能，一般采用静脉持续给药。起始剂量为80~100U/kg静脉推注，之后以10~20U/（kg·h）静脉泵入，以后每4~6小时根据活化部分凝血酶原时间（APTT）再作调整，使APTT的国际化标准比值（INR）保持在1.5~2.5。普通肝素可引起血小板减少症（heparin-induced thrombocytopenia，HIT），在使用的第3~6天应复查血小板；HIT诊断一旦成立，应停用普通肝素。

（2）低分子量肝素　出血性不良反应少，HIT发生率低于普通肝素，使用时大多数患者无须检测凝血功能。临床给予其5000IU每12小时一次皮下注射。肾功能不全者慎用。

（3）直接Ⅱa因子抑制剂（如阿加曲班）　相对分子质量低，能进入血栓内部，对血栓中凝血酶的抑制能力强于普通肝素。HIT及存在HIT风险的患者更适合使用。

（4）间接Xa因子抑制剂（如磺达肝癸钠）　治疗剂量个体差异小，每日1次，无须监测凝血功能。对肾功能影响小于低分子量肝素。

（5）维生素 K 拮抗剂（如华法林）是长期抗凝治疗的主要口服药物，效果评估需检测凝血功能的 INR。治疗剂量范围窄，个体差异大，药效易受多种食物和药物影响。治疗首日常与低分子量肝素或普通肝素联合使用，建议剂量 2.5~6.0mg/d，2~3 天后开始检测 INR，当 INR 稳定在 2.0~3.0 并持续 24 小时后停用低分子量肝素或普通肝素，继续华法林治疗。

（6）直接 Xa 因子抑制剂（如利伐沙班）治疗剂量个体差异小，无须监测凝血功能。单药治疗急性下肢深静脉血栓形成与其标准治疗（低分子量肝素与华法林合用）疗效相当。

2. 溶栓治疗

（1）溶栓药物　尿激酶最为常用，对急性期血栓起效快，溶栓效果好，过敏反应少；常见的不良反应是出血；治疗剂量无统一标准，一般首次剂量为 4000U/kg，30 分钟内静脉推注；维持剂量为 60~120 万 U/d，持续 48~72 小时，必要时持续 5~7 天。重组链激酶，溶栓效果好，但过敏反应多，出血发生率高。

（2）溶栓方法　包括导管接触性溶栓和系统溶栓。导管接触性溶栓是将溶栓导管置入静脉血栓内，溶栓药物直接作用于血栓；系统溶栓是经外周静脉全身应用溶栓药物。导管接触性溶栓具有一定优势，能提高血栓的溶解率，降低静脉血栓后遗症的发生率，治疗时间短，并发症少。系统溶栓的血栓溶解率较导管接触性溶栓低，但对下肢深静脉血栓形成有一定效果，在部分患者能保留深静脉瓣膜功能，减少血栓后综合征（post-thrombotic syndrome，PTS）的发生。

溶栓治疗过程中需监测血浆纤维蛋白原（FG）和凝血酶时间（TT），FG > 1.0g/L

应停药，TT 的 INR 应控制在 2.0~3.0。推荐：对于急性期中央型或混合型 DVT，在全身情况好、预期生存期 > 1 年、出血风险较小的前提下，首选导管性溶栓。如不具备导管溶栓的条件，可行系统溶栓法，可行系统溶栓。

3. 手术治疗

手术治疗是消除血栓的有效方法，可迅速解除静脉梗阻。常用 Fogarty 导管经股静脉取出髂静脉血栓，用挤压驱栓或顺行取栓清除股腘静脉血栓。推荐：出现股青肿时，应立即手术取栓。对于发病 7 天以内的中央型或混合型 DVT 患者，全身情况良好，无重要脏器功能障碍也可行手术取栓。

4. 合并髂静脉狭窄或闭塞的处理

髂静脉狭窄或闭塞在 DVT 的发病中起重要作用，导管溶栓或手术取栓后同时矫正髂静脉狭窄或闭塞，可以提高通畅率，改善治疗效果，减少 PTS 的发生。推荐：成功行导管溶栓或切开取栓后，造影发现髂静脉狭窄 > 50%，建议首选球囊扩张和（或）支架置入术，必要时外科手术解除髂静脉阻塞。

5. 下腔静脉滤器置入术

下腔静脉滤器可预防和减少肺栓塞（pulmonary embolism，PE）的发生，长期置入导致的下腔静脉阻塞和较高的深静脉血栓复发率等并发症亦逐渐引起关注。推荐：对多数 DVT 患者，不推荐常规应用下腔静脉滤器；对于有抗凝治疗禁忌证或有并发症，或在充分抗凝治疗的情况下仍发生 PE 者，建议置入下腔静脉滤器。下列情况可以考虑置入下腔静脉滤器：①髂、股静脉或下腔静脉内有漂浮血栓；②急性 DVT，拟行导管溶栓或手术取栓等血栓清除术者；③具有 PE 高危因素的患者行腹部、盆腔或下肢手术。

6. 其他治疗

（1）静脉血管活性药物　如黄酮类、

七叶皂苷类等。前者可以促进静脉血液回流，减轻患肢肿胀和疼痛，从而改善症状。后者具有抗炎、减少渗出、增加静脉血管张力、改善血液循环、保护血管壁等作用。

（2）物理治疗　包括加压弹力袜和间歇气压治疗（循环驱动治疗）。两者均可促进静脉回流，减轻瘀血和水肿，是预防DVT发生和复发的重要措施。推荐：慢性期患者，建议服用静脉血管活性药物，并长期使用弹力袜；有条件者，可使用肢体循环促进装置辅助治疗。

（三）辨证治疗

1. 辨证论治

（1）湿热下注　此型多属下肢深静脉血栓形成急性期。

［治法］清热利湿、活血通络。

［方药］四妙勇安汤加味。金银花30g，玄参30g，当归15g，生甘草6g，赤芍15g，川牛膝15g，黄柏10g，黄芩10g，连翘10g，苍术10g，紫草10g，红花15g。

热盛，发热、炎症明显者，可酌加清热解毒药，蒲公英30g、地丁15g、柴胡12g。

（2）血瘀湿重证　此型多属下肢深静脉血栓形成炎症消退期或者迁延期。

［治法］活血化瘀、利湿通络。

［方药］活血通络汤加减。当归30g，赤芍15g，川芎12g，桃仁9g，川牛膝15g，苍术12g，黄柏15g，生薏苡仁30g，佩兰9g，甘草6g。

湿重者可加茵陈30g、泽泻15g、防己9g。血瘀者可加王不留行12g、水蛭9g。

（3）气虚血瘀证　此型多属下肢深静脉血栓形成恢复期或者后遗症期。

［治法］补气养血、活血通络。

［方药］补阳还五汤加减。黄芪30g，当归15g，赤芍10g，川芎10g，桃仁10g，川牛膝15g，益母草30g，泽兰15g，泽泻15g，地龙10g，土鳖虫6g，鸡血藤30g，甘草6g。

（4）脾肾阳虚证　此型多属下肢深静脉血栓形成恢复期或者后遗症期。

［治法］温肾健脾、利湿通络。

［方药］温阳健脾汤加减。党参15g，黄芪30g，茯苓20g，白术15g，当归15g，薏苡仁30g，怀牛膝15g，鸡血藤30g，熟附子5g，干姜6g，川续断15g，木瓜15g，泽泻15g。

2. 外治疗法

（1）清热利湿　清热利湿，消肿止痛。消栓通脉散（芒硝、冰片、丹参、红花等）外敷患处，每日一次，直至肿胀消退为止。

（2）活血止痛　将活血止痛散（透骨草、延胡索、当归、川椒、海桐皮、威灵仙、乳香、没药、苏木、五加皮、土茯苓各10g）用纱布包好，放入熏洗桶中加热后，趁热熏洗，每日1次，每次30分钟。此法适用于下肢深静脉血栓形成炎症消退期或者迁延期。

（3）软坚散结　下肢深静脉血栓形成后综合征，遗留慢性炎症硬块，色暗，质较硬，给予其冲和膏等外敷，以软坚散结。

（4）溃疡的外治法

①溃疡感染期：创面可见坏死组织及脓性分泌物较多时，创面清洁消毒后，超声清创治疗后，给予二味膏（硫黄、枯矾）外敷，以祛腐生肌。

②溃疡恢复期：创面脓少，肉芽色暗，久不愈合，创面清洁消毒后，给予其双黄膏或生肌玉红膏或生肌愈皮油纱条外敷，以生肌敛口。

3. 穴位注射疗法

（1）丹参注射液穴位注射　取穴足三里、三阴交，丹参注射液2~4ml，每次1穴，每日1次，各穴位轮流注射，20~30次为1个疗程。

（2）维生素B_1穴位注射：取穴足三里、

三阴交，每次取维生素 B$_1$ 注射液 100mg，每日 1 次，各穴位更替使用，30 次为 1 个疗程。

4. 成药应用

（1）血塞通注射液　0.4g，加入 0.9% 氯化钠注射液 250ml 或 5% 葡萄糖注射液 250ml 中静脉滴注，每日 1 次，15 天为 1 个疗程，休息 5~7 天，开始下一个疗程。具有活血化瘀的作用，适用于急性深静脉血栓形成。

（2）舒血宁注射液　20ml，加入 0.9% 氯化钠注射液 250ml 或 5% 葡萄糖注射液 250ml 中静脉滴注，每日 1 次，15 天为 1 个疗程，休息 5~7 天，开始下一个疗程。能促进纤维蛋白降解，具有降低血浆纤维蛋白原含量和抗血栓作用。适用于深静脉血栓形成恢复期。

（3）川芎嗪注射液　80mg，加入 10% 葡萄糖注射液 250ml 中静脉滴注，每日 1 次，15 天为 1 个疗程，休息 5~7 天，开始下一个疗程，视病情可连续使用 2~3 个疗程。川芎为临床常用的活血化瘀药，含有生物碱、阿魏酸、挥发油、维生素 A、叶酸素。川芎嗪注射液为川芎有效成分川芎嗪制成的注射液，为抗血小板聚集剂，具有解聚、抗血栓形成等多种治疗作用。适用于深静脉血栓形成恢复期。

（4）丹参注射液　10~20ml，加入 0.9% 氯化钠注射液 250ml 或 5% 葡萄糖注射液 250ml 中静脉滴注，每日 1 次，15 天为 1 个疗程，休息 5~7 天，开始下一个疗程。丹参注射液是一种由丹参和降香提取物制成的复方注射液，内含丹参酮、丹参素、原儿茶醛等，具有抗血小板、抑制凝血等作用，适用于下肢深静脉血栓形成的各期。

（5）脉络宁注射液 20ml，加入 0.9% 氯化钠注射液 250ml，静脉滴注，每日 1 次，14 天为 1 个疗程。适用于下肢深静脉血栓形成的各期。

（6）脉络舒通丸　用法用量：6g/ 次，每日 3 次，口服。

（7）康脉 2 号胶囊　5 粒，每日 3 次，口服。

（8）消栓通脉合剂　口服，30ml/ 次，3 次 / 日。1 个疗程约为 30 天。具有清热利湿、活血化瘀、通络散结等作用。用于下肢深静脉血栓形成的早期。可促进血栓的消溶，血管再通等。

（9）抗栓通络丸　用法用量：口服，9g/ 次，2~3 次 / 日。1 个疗程约为 30 天。具有化瘀消痰、软坚散结、清热利湿、补益脾肾等作用。用于下肢深静脉血栓形成后遗症期。可促进血液循环、改善局部营养状态。

5. 单方验方

活血通脉饮（丹参 30g，金银花 30g，赤芍 60g，土茯苓 60g，当归 15g，川芎 15g）。水煎内服。功效：活血化瘀。主治：下肢动脉硬化闭塞症、血栓性浅静脉炎、血栓闭塞性脉管炎等。

（四）新疗法选粹

袁玲用艾灸治疗股肿患者的疼痛，选取足三里、三阴交、血海、涌泉等穴位，取温和灸，手持点燃的灸条，对准灸位，距皮肤 2~3cm 进行熏烤，每次每穴位 15~20 分钟，每日 2 次，15 天 1 个疗程。注意测试皮肤温度，避免灼伤皮肤。此法利用艾灸，借助火的温和热力和药物作用、腧穴的功能，通过经络传导温通气血、扶正祛邪，取得了一定疗效。

（五）医家诊疗经验

许履和认为，本病要以清热利湿，活血化瘀为治疗原则。急性期患者，以湿热为主，治以清热利湿，慢性期患者，瘀证明显，治以化瘀通络，辨证施治收到良好的效果。

（六）并发症

（1）肺栓塞　肺栓塞是指血栓栓子阻塞肺动脉或其分支所引起的一个病理过程。其诊断率低、误诊率和病死率高。据文献报道美国每年发生肺栓塞65万人，死于肺栓塞者达24万人。英国统计每年发生非致命肺栓塞4万人，因肺栓塞致死的住院患者2万人左右。有学者认为80%~90%的肺栓塞栓子来源于下肢深静脉血栓，尤其在溶栓治疗过程中栓子脱落的概率更高，大的栓子可导致患者在几分钟内死亡。有报道称髂股静脉血栓引起肺栓塞的死亡率高达20%~30%。肺栓塞典型症状为呼吸困难、胸痛、咳嗽、咯血。肺啰音、肺动脉瓣区第二音亢进、奔马律为三大体征。临床上肺栓塞的预防比治疗更为重要。

（2）出血　溶栓治疗中最主要的并发症是出血。要特别引起重视，警惕胃肠道、颅内出血。在溶栓治疗前还应检查血型、血红蛋白、血小板及凝血功能。在溶栓过程及溶栓后应密切观察患者有无出血倾向，如血管穿刺点、皮肤、牙龈等部位。多食清淡易消化的食物，以免损伤消化道，多食青菜类食物，保持大便通畅。

（3）血栓形成后综合征　是最常见最重要的并发症，由于血栓的机化过程中静脉瓣膜遭受破坏，甚至消失或者黏附于管壁，而导致继发性深静脉瓣膜功能不全，即为静脉血栓形成后综合征。血栓形成后综合征发生在下肢深静脉血栓形成后数月至数年，主要临床表现为下肢慢性水肿、疼痛、肌肉疲劳（静脉性跛行）、静脉曲张、色素沉着、皮下组织纤维变化，重者形成局部溃疡等。

五、预后转归

本病病程较长，若早期诊断，正气较强，病情轻者，及时治疗，一般预后良好。

少部分患者可因静脉血栓脱落后引起肺栓塞。或因治疗不及时等形成下肢深静脉血栓形成后综合征。

六、预防调护

（一）预防

（1）术后（特别是小腹、盆腔和下肢手术）或长期卧床的患者，应在床上做下肢活动，促进下肢血液回流。

（2）在进行下腹、盆腔及下肢手术时，注意保护手术部位的血管，避免血管内膜的损伤。尽早下床活动是预防下肢深静脉血栓形成的最有效措施。

（3）下肢静脉插管不宜过久，且避免经周围静脉输入刺激性较强的液体。

（4）需长期输液或经静脉给药者，避免在同一部位、同一静脉处反复穿刺，尤其是使用刺激性药物更要谨慎。

（5）发病后可使用弹力袜，或弹力绷带，促进下肢静脉回流。

（二）调护

（1）舒畅情志，保持良好的精神状态。

（2）饮食宜清淡，忌辛辣刺激、肥腻之品，多食纤维素丰富食物，保持大便通畅，减少用力排便而致腹压增高，影响下肢静脉回流。

（3）勿使用过紧衣物，避免血液瘀滞。

（4）高危患者应适当服用活血化瘀中药或抗凝药物。

（5）由于烟中尼古丁刺激血管收缩，影响静脉回流，故应告知患者及时戒烟。

（三）食疗

（1）燕麦粥　燕麦50g，新鲜水果去皮切丁适量，枸杞5g，冰糖少许放进锅子里煮，待煮滚之后转小火焖煮20分钟即可。不喜甜味者可随个人喜好添加芋头、胡萝卜、胡瓜等青菜做成咸味什锦燕麦粥。燕麦味甘性平，可疗体虚。经常食用燕麦能预防和治疗由高脂血症引起的心脑血管疾病。

（2）山楂黄精粥　山楂15g，黄精15g，粳米100g。山楂、黄精煎取浓汁后去渣，入粳米煮粥，粥成时入少许砂糖调味即可，可健脾祛瘀，降血脂。

（3）昆布海藻汤　昆布、海藻各30g，黄豆150g，上述三物泡好洗净；加水煮汤，待豆熟时调味即可。有消痰利水，健脾宽中功效。

七、专方选要

身痛逐瘀汤（《医林改错》）：秦艽3g，川芎6g，桃仁9g，红花9g，甘草6g，羌活3g，没药6g，当归9g，五灵脂6g（炒），香附3g，牛膝9g，地龙6g（去土）。

用法：水煎服。

功用：活血祛瘀，祛风除湿，通痹止痛。

主治：瘀血挟风湿，经络痹阻。

八、研究进展

（一）辨证思路

我国古代医家已初步认识到的有关现今深静脉血栓形成病因病机。公元601年，隋代巢元方在他的《诸病源候论》中谈及近似现今深静脉血栓病时讲道："皆由血气虚弱，风邪伤之，经络痞涩而成也"。

奚九一认为，此病是因为热壅络脉致瘀，肾虚为本，瘀阻血脉为标。肾阳虚则温煦乏力，肾阴虚则阴液不足，均可导致瘀血阻脉。总之，瘀血与湿热是本病的主要致病因素。

各学者根据本病湿、热、瘀、虚的病理特点，从不同角度进行辨证分型。多数将本病分为湿热、瘀阻、气虚（或脾虚、阳虚）三型，各型名称大同小异。根据病期分型，提出本病早期（急性期）多属湿热瘀阻型，中、后期（慢性期）多属气虚瘀滞，或脾虚血瘀，或寒湿瘀结型，后遗症期则以脾虚湿阻型最为常见。

（二）治法探讨

根据股肿病病程及临床表现，可分为急性期、迁延期和慢性期，侯玉芬认为急性期和迁延期患者多"瘀""湿""热"三者互结为患。慢性期患者多是虚实夹杂，临床需权衡湿、热、瘀、虚的主次轻重缓急，分别予以利湿、清热、活血、益气、养阴等，辨证用药。同时辅以熏洗、涂敷疗法，内外兼治。

尚德俊先生总结股肿的证型为：湿热下注、血瘀湿重及脾肾阳虚。认为股肿为血瘀疾病，活血化瘀应贯穿于整个治疗过程中。并于1990年出版专著《中西医结合治疗周围血管疾病》，对中西医结合治疗股肿作了详细的论述和总结。

（三）分型证治

陈淑长将股肿的临床证型分为湿热下注证、脉络瘀阻证、脾虚湿阻证。认为股肿的病机关键是脉络湿阻。急性期患者，治以清热利湿，活血通络，恢复期患者，治以健脾益气。

秦学贤将股肿的临床证型分为湿热下注证、血脉瘀阻证、气虚湿阻证，认为股肿的病机关键是血脉湿阻，脉络不通。急性期治以清热利湿，凉血活血；恢复期则治以健脾益气，活血化瘀。

（四）中药研究

1. 单药研究

三七：甘、微苦，温。归肝、胃经。功效：散瘀止血，消肿定痛。主治：用于咯血、吐血、衄血、便血、崩漏、外伤出血、胸腹刺痛、跌仆肿痛。

药理作用：三七影响免疫功能的主要成分是三七总皂苷（PNS）和三七多糖。三七对糖代谢有双向调节作用。三七皂苷C1能降低四氧嘧啶血糖，作用呈量效关系，并能拮抗胰高血糖素的升血糖作用，而PNS则有协同胰高血糖素的升血糖作用。三七散瘀止血、消肿定痛功效相关的药理作用十分广泛，包括止血、抗血栓、促进造血、扩血管、降血压、抗心肌缺血、抗脑缺血、抗心律失常、抗动脉粥样硬化、抗炎、保肝、抗肿瘤、镇痛等作用，主要有效成分是PNS、三七二醇苷（PDS）、三七人参三醇苷（PTS）以及三七氨酸。

2.复方研究

四妙勇安汤：主要有抗炎，镇痛，抑菌及解毒，扩张血管，抑制血小板聚集及抗血栓形成等作用。方中的金银花、当归对金黄色葡萄球菌、铜绿假单胞菌等致病菌均有抑制作用，甘草有解毒作用。当归、玄参可使血管扩张，降低血管阻力，增加循环血流量。当归及其有效成分阿魏酸钠有明显的抗血栓形成和抑制血小板聚集作用。

（五）外治疗法

（1）清热利湿，消肿止痛　消栓通脉散（芒硝、冰片、丹参、红花等）外敷患处，每日1次，直至肿胀消退为止。

（2）活血止痛　将活血止痛散（透骨草、延胡索、当归、川椒、海桐皮、威灵仙、乳香、没药、苏木、五加皮、土茯苓各10g）用纱布包好，放入熏洗桶中加热后，趁热熏洗，每日1次，每次30分钟。此法适用于下肢深静脉血栓形成炎症消退期或者迁延期。

（3）软坚散结　下肢深静脉血栓形成后综合征，遗留慢性炎症硬块，色暗，质较硬，给予其冲和膏等外敷，以软坚散结。

（六）评价及展望

下肢深静脉血栓形成是周围血管病科的常见病、多发病，随着我国经济的繁荣昌盛，生活水平的不断提高，使得疾病谱发生了改变，近些年股肿的发病率不断上升，严重影响了人们的生活。努力降低本病的发病率，提高治愈率，探究新的治疗方案，是大势所趋。

主要参考文献

[1]唐汉钧.中医外科常见病辨证思路与方法[M].北京：人民卫生出版社，2007：558-559.

第二节　下肢静脉曲张

下肢浅静脉曲张多为大隐静脉及其属支病变，是周围血管疾病中最常见的疾病，是发生于静脉的一种退行性疾病，主要表现是：患肢浅静脉迂曲扩张、隆起成团等，站立时曲张静脉更明显等。多有家族史，多见于长期从事站立工作、重体力劳动及妊娠等。患病率随年龄增长而升高，女性多于男性。

中医学对此病有"筋瘤""筋疙瘩"等称谓，并发小腿溃疡者则有"臁疮""老烂腿""裙边疮"等称谓。明代《外科正宗》云："筋瘤者，坚而色紫，累累青筋，盘曲甚者，结若蚯蚓。"筋瘤好发于下肢，相当于西医下肢静脉曲张。其特点是：筋脉色紫，盘曲突起如蚯蚓状，形成团块，伴有患肢酸胀不适，病久可伴发湿疮、臁疮。

一、病因病机

（一）西医学认识

下肢静脉曲张是由于静脉壁薄弱、静脉瓣膜缺陷及静脉内压力持续升高所引起。

1. 静脉壁薄弱

正常大隐静脉管壁厚度一致，主要有血管平滑肌细胞、血管内皮细胞和细胞外基质组成，三者共同维持血管壁的功能。而曲张的静脉管壁厚薄不一，三种管壁成分均发生了不同程度的病理改变，使静脉壁变得薄弱，易发生静脉曲张。

2. 静脉瓣膜缺陷

静脉瓣膜结构和功能的病变是下肢静脉曲张的主要病理环节之一。①瓣膜结构的改变：除先天性瓣膜发育不良或缺如是一种常染色体显性遗传病外，瓣膜本身常常发生增厚、变短、变长、松弛、下垂以及瓣膜数目减少、瓣窦消失等造成血液向远端逆流；②静脉瓣膜功能的改变：静脉瓣膜结构和静脉壁结构的改变最终导致瓣膜功能的改变。

3. 静脉内压力持续升高

正常大隐静脉近远端管腔内的压力由近至远是逐渐升高的。正常大隐静脉壁由近端向远端相应地逐渐增厚，平滑肌增多，皱褶加深加大，中膜平滑肌由纵变环，从而在结构上适应静脉腔内压力由近端向远端的逐步升高。同一肢体不同部位的大隐静脉管壁病理比较，下肢静脉由于重力的关系，部位越低承受的压力越大，静脉高压通过影响细胞外基质的代谢导致血管重塑。

（二）中医学认识

由于长期从事站立负重工作，劳倦伤气，或多次妊娠，气滞血瘀，筋脉纵横，血壅于下，结成筋瘤；或骤受风寒或涉水淋雨，寒湿侵袭，凝结筋脉，筋挛血瘀，成块成瘤；或因外伤筋脉，瘀血凝滞，阻滞筋脉络道而成。

本病早期可见患肢酸胀不适和疼痛，站立时明显，行走或平卧时消失。患肢逐渐静脉怒张，尤其是小腿部静脉盘曲成团，

如蚯蚓集结，表面呈青蓝色，瘤体质地柔软，抬高患肢或向远心方向挤压，可缩小，但患肢下垂或放手顷刻充盈回复。病程长久者，患肢皮肤血运营养障碍，可发生皮肤萎缩、脱屑、瘙痒、色素沉着，皮肤和皮下组织硬结，甚至发生湿疮和形成溃疡。

二、临床诊断

（一）辨病诊断

1. 诊断标准

根据《临床诊疗指南外科学分册》（中华医学会编著，人民卫生出版社出版）进行临床诊断。

（1）明显的临床症状：肢体沉重感、乏力、胀痛、瘙痒等。

（2）典型体征：静脉迂曲扩张、色素沉着、血栓性浅静脉炎、皮肤硬化、溃疡等。

（3）排除下肢深静脉功能不全及下肢深静脉血栓病史。

（4）血管彩色多普勒超声检查或下肢静脉造影检查明确。

2. 相关检查

（1）大隐静脉瓣功能试验（Brodie-Trendelenburg test） 患者取平卧位，抬高下肢使静脉排空，在大腿根部扎上止血带，压迫阻断大隐静脉，然后让患者站立，10秒内解除止血带，如患肢自上而下的浅静脉逆向充盈，则提示隐股静脉瓣膜功能不全。同样原理，在腘窝部扎止血带可以检测小隐静脉瓣膜的功能。如在未解开止血带前，止血带下方的静脉在30秒内已充盈，则表示有交通静脉瓣膜关闭功能不全。正常人扎止血带30秒以上，才会使已排空的浅静脉重新充盈。

（2）深静脉通畅试验（Perthes test） 在大腿扎止血带，压迫阻断大腿部的大隐静脉主干，嘱患者用力踢腿或下蹲运

动 10 余次，或行走数分钟。此时由于小腿活动后肌肉的收缩作用，迫使静脉血液向深静脉回流，而使曲张静脉排空。如在活动时浅静脉曲张更为明显，张力增高，甚至有胀痛，则表明深静脉不通畅。

（3）交通静脉瓣膜功能试验（Pratt test）　患者仰卧，抬高患肢，在大腿根部扎止血带。之后从足趾向上至腘窝缚缠第一根弹力绷带，再沿着止血带处向下缠第二根弹力绷带。之后让患者站立，一边向下解开第一根弹力绷带，一边继续向下缚缠第二根弹力绷带，如果在两根弹力绷带之间的间隙内出现曲张静脉，即意味着该处有功能不全的交通静脉。

大隐静脉瓣功能试验主要用于检测隐股静脉瓣膜的功能，还可以观察交通静脉瓣膜的功能。但是大隐静脉瓣功能试验并不能判断隐股静脉瓣和交通静脉瓣功能不全，是否继发于深静脉病变，也不能鉴别深静脉功能不全的类型。深静脉通畅试验用以检测下肢浅静脉曲张患肢的深静脉主干是否通畅，可以判断有无大隐静脉剥脱术的适应证。

3. 下肢静脉曲张的 CEAP 分级

0 级：无可见或触及的静脉疾病体征。

1 级：有毛细血管扩张、网状静脉、踝部潮红。

2 级：有静脉曲张。

3 级：有水肿，但无静脉疾病引起的皮肤改变，如色素沉着、湿疹和皮肤硬化等。

4 级：有静脉疾病引起的皮肤改变。

5 级：有静脉疾病引起的皮肤改变和已愈合的溃疡。

6 级：有静脉疾病引起的皮肤改变和正发作的溃疡。

4. 辅助检查

（1）实验室检查　本病早期一般血液成分无明显改变，但伴有血栓性浅静脉、瘀滞性皮炎及下肢溃疡时，常有白细胞总数、中性粒细胞增高；血液流变学改变，如血清纤维蛋白原升高，红细胞变形性降低和聚集性增加等。

（2）双功能彩超　对诊断单纯性大隐静脉曲张和鉴别是否同时存在深静脉病变，都有较高的准确率。

（3）彩色血流成像（CDFI）　表现为静脉腔内被向心的血流所充满，其颜色和亮度取决于血流的速度和方向。判断大隐静脉有无倒流时，可做血流增加试验，如屏气试验（Valsalva）、人工挤压试验、气囊加压和释放试验等。血流增加试验时，若多普勒出现反向血流频谱，并且其时间大于 0.5 秒，则可判断为瓣膜关闭不全引起的血液倒流性病变。另外，还可从 CDFI 加以判别，即做血流增加试验时，反向彩色血流持续的时间大于 0.5 秒，也表示受检的大隐静脉有血液倒流。

（4）下肢深静脉顺行造影　此为诊断下肢浅、深和交通静脉系统病变的"金标准"。但是对单纯性大隐静脉曲张而言，无创性检查已能基本确诊本症并排除深静脉病变，为治疗方法的选择提供可靠的依据时，不需做下肢静脉顺行造影。

（二）辨证诊断

望：或青筋迂曲、扭曲成团状，或皮下硬结或索状硬条，小腿溃疡、糜烂渗液，周围皮肤红肿热痛，或并发丹毒，皮肤色素沉着；小腿溃疡经久不愈，肉芽淡红或苍白，脓水清稀；或舌紫暗或有瘀斑、瘀点，或暗红，或淡红；舌苔薄白，或黄腻。

闻：或神疲懒言，或声音低微，或无异常；或发热口渴、便秘溲赤。

问：或下肢酸胀疼痛；有沉重感，活动后加重。

切：或皮下硬结或索状硬条处压痛；小腿溃疡周围触痛明显；脉弦或涩，或滑数，沉细弱。

（1）气滞血瘀型 多属早期，或并发瘀滞性皮炎及血栓性浅静脉炎恢复阶段。患肢青筋迂曲、扭曲成团状，酸胀疼痛；有沉重感，活动后加重；足靴区皮肤色素沉着，皮下硬结或索状硬条，压痛，或皮肤纤维化；舌紫暗或有瘀斑、瘀点，舌苔薄白，脉弦或涩。

辨证要点：患肢青筋迂曲，皮下硬结或索状硬条，压痛，舌紫暗或有瘀斑、瘀点，舌苔薄白，脉弦或涩。

（2）湿热下注型 多属静脉曲张并血栓性浅静脉炎急性期，或小腿溃疡继发感染者。患肢青筋隆起，局部红肿疼痛；有条索状硬结，压痛；小腿溃疡、糜烂渗液，周围皮肤红肿热痛，或并发丹毒等；伴发热口渴、便秘溲赤；舌暗红、苔黄腻，脉滑数。

辨证要点：患肢青筋隆起，局部红肿疼痛；压痛；小腿溃疡、糜烂渗液，舌暗红、苔黄腻，脉滑数。

（3）气血两虚型 多属静脉曲张后期并发小腿溃疡者。身体疲乏无力，下肢沉重；下肢青筋迂曲，小腿轻度肿胀，皮肤色素沉着；小腿溃疡经久不愈，肉芽淡红或苍白，脓水清稀；舌淡红、苔薄白，脉沉细弱。

辨证要点：下肢青筋迂曲，小腿溃疡经久不愈，肉芽淡红或苍白，脓水清稀；舌淡红、苔薄白，脉沉细弱。

三、鉴别诊断

（一）西医学鉴别诊断

（1）下肢静脉血栓形成后综合征 多有突发性下肢粗肿、肿胀病史。在深静脉血栓形成后期出现下肢浅静脉曲张，以小腿分支静脉及小静脉曲张为主。患肢肿胀明显，伴有肢体沉重、胀痛不适，活动、站立后诸症加重，卧床休息后不能完全缓解，胫前、足踝部呈凹陷性水肿，皮肤营养障碍较明显。多普勒超声检查，提示深静脉血液回流不畅，同时存在血液倒流。下肢静脉造影显示：深静脉管壁毛糙，静脉管腔呈不规则狭窄，部分静脉显示扩张。交通支静脉功能不全和浅静脉曲张。

（2）布－加综合征 指肝静脉和（或）肝段下腔静脉部分或完全阻塞，导致静脉血液回流障碍所引起的脏器组织瘀血受损的临床证候群。主要临床表现为脾脏肿大，大量而顽固性腹水，食管静脉曲张常合并出血，胸腔壁静脉曲张，双下肢水肿及静脉曲张，皮肤色素沉着、溃疡等。B超检查显示：肝体积和尾状叶增大，肝脏形态失常，肝静脉狭窄和闭塞。临床工作中根据患者的病史，仔细进行体格检查以及B超检查，必要时进行腔静脉插管造影，可以进行明确诊断。

（3）静脉畸形骨肥大综合征 本病为一种少见的先天性血管畸形。多于出生后或幼儿行走时出现，并随年龄增长而加重，都具有典型的三联征表现：①多发性血管痣（瘤），常见为下肢外侧皮肤有广泛葡萄酒色血管痣或血管瘤变化；②患肢较健侧增粗、增长；③浅静脉曲张，但不一定全部同时出现。部分患者可伴有多趾、巨趾、并趾畸形及淋巴系统异常。Servelle分析768例静脉畸形骨肥大综合征患者的病因后指出，患肢主干静脉狭窄或闭塞的原因主要是受到纤维束带、异常肌肉或静脉周围鞘膜组织的压迫所致，认为只有切除松解这些异常组织，才能有效缓解患肢慢性静脉高压状态。

（4）原发性下肢深静脉瓣膜功能不全 原发性下肢深静脉瓣膜功能不全可继发浅静脉曲张，但症状相对严重，做下肢活动静脉测压试验时，站立活动后压力不能降至正常。最常用的方法是多普勒超声检查，最可靠的检查方法是下肢静脉造影，能够观察到深静脉瓣膜关闭不全的特殊征象。

（5）动静脉瘘　多为先天性或外伤性。由动、静脉瘘继发的浅静脉曲张，局部曲张显著，有的为怒张；肢体局部可扪及震颤和闻及连续性血管杂音；肢体增粗、皮温增高、易出汗，静脉血的含氧量增高，远端肢体可有发凉缺血表现，浅静脉压力高，抬高肢体静脉不易排空。静脉造影时不规则的末梢迂曲静脉及主干静脉早期显影是诊断依据。在先天性动静脉瘘，患肢常比健肢长且增粗。

（6）其他　下腔静脉阻塞可引起双下肢肿胀及浅静脉曲张（可有下腹壁、臀部、腰背部甚至下胸壁浅静脉曲张），因此在双侧下肢静脉曲张患者，必须检查上述部位，以免误诊。

（二）中医学鉴别诊断

血瘤：常在出生后即被发现，随年龄增长而长大。瘤体小如豆粒，大如拳头，正常皮色，或呈暗红或紫蓝色，形成瘤体的血管一般为丛状的血管或毛细血管。而筋瘤则由管径较粗的静脉曲张而形成，瘤体沿主干静脉走向而迂曲，状如蚯蚓。

四、临床治疗

（一）提高临床疗效的要素

本病临床辨证当分寒热虚实，凡患肢青筋隆起，局部红肿疼痛，有条索状硬结，压痛，脉滑数者属实证；凡小腿轻度肿胀，皮肤色素沉着，小腿溃疡经久不愈，肉芽淡红或苍白，脓水清稀，脉沉细弱者为虚证。

（二）辨病治疗

下肢浅静脉曲张的治疗包括保守治疗、硬化剂注射和手术治疗。

1. 保守治疗

保守治疗主要是穿着弹力绷带或弹力袜，以压迫下肢（主要是小腿）曲张的浅静脉，促使深静脉血液回流，以减轻下肢肿胀、胀痛或沉重感。目前以循序减压弹力袜（GEC）的效果最好，分为短筒、长筒和连裤袜三种，可根据病情的需要而选用。此种方法适用于曲张的浅静脉范围较小、程度轻、无明显症状者；妊娠期妇女；全身整体情况不佳，不耐受手术的患者；年龄大，不愿选择手术者。弹力袜或弹力绷带在踝部给予的压力最大，之后越向近侧压力逐步降低，促进血液回流。此种治疗可延缓浅静脉曲张的病变进程，减轻临床症状和体征，但不能根治浅静脉曲张性病变。

2. 硬化剂治疗

硬化剂治疗的目的是使曲张浅静脉的管壁相互粘连而愈合，机化并形成条束状纤维化结构，使管腔闭塞，不会因形成血栓再通而复发。常用的硬化剂有：5% 鱼肝油酸钠和酚甘油溶液（2% 酚溶于 25%~30% 甘油液中）。此外，还有 50% 葡萄糖溶液、20% 或 30% 氯化钠溶液、5% 单乙醇胺油酸盐、1%~3% 十四烷硫酸钠溶液等。

3. 手术治疗

手术是最根本的治疗方法，确诊为单纯性大隐静脉曲张的患者，凡是有较明显的临床症状和体征者，只要患者能耐受手术，都应施行手术治疗。

（1）大隐静脉高位结扎加主干剥脱术　传统的手术方法是大隐静脉高位结扎加主干剥脱术，并切除蜿蜒、扩张的属支。若局部有皮炎、广泛纤维化硬结，特别是有溃疡形成等营养障碍性病变，则需做筋膜下交通静脉结扎术。综合文献报道，一些学者如 Bergan 等至今仍认为，传统的手术方法疗效最佳。

（2）腔内技术　射频消融是一种腔内

进行的干型静脉曲张的关闭治疗方法。其方法是通过一个发生器产生射频能量，通过导管导入静脉腔内，直接通过电极在导管头端向静脉管内释放，目的在于闭塞静脉终端病理性再循环环路，从而治疗下肢静脉曲张。

（3）大隐静脉的腔内激光治疗　腔内激光治疗的作用也是通过热效应对静脉壁造成损害而达到闭合静脉的目的。腔内激光治疗时，激光的可弯曲光导纤维通过导管鞘系统导入静脉腔内，根据血红蛋白对特定波长光波的吸收特性，激光能量被转化为热能。组织受热后，细胞被破坏发生凝固变形。

4. 术后用药

（1）抗生素应用　一般预防性应用1~3天。

（2）消肿药物　改善微循环，减轻肢体肿胀：迈之灵、地奥司明，或静脉滴注七叶皂苷钠针。

（3）中药应用　促进患肢肿胀消退，防止深静脉血栓形成。如血塞通针、血栓通针、红花针等。

5. 并发症

下肢浅静脉曲张一般在发病较长时间以后，才可能发生一些并发症，主要包括血栓性浅静脉炎、湿疹和溃疡形成、出血等。

（1）血栓性浅静脉炎　由于下肢静脉曲张，静脉壁变形，血流相对缓慢，轻微外伤后就可能会激发血栓形成，形成血栓性浅静脉炎。此时可穿弹力袜，维持日常活动，局部热敷，以缓解症状，若发现血栓扩散，可行手术治疗。

（2）湿疹和溃疡形成　下肢静脉血液瘀滞、血液含氧量降低，使皮肤发生退行性变化；毛细血管破裂而有色素沉着；局部抵抗力较弱，容易继发慢性硬结性蜂窝织炎，常有瘙痒和湿疹，如果交通静脉瓣膜也遭受破坏，深静脉缺氧，血液可直接倒流，病情迅速进展。踝上足靴区离心脏较远而承受的压力较大，又有恒定的交通静脉，所以是湿疹和溃疡的好发部位。处理方法：①局部换药（可选用中药换药治疗）；②控制感染；③弹力绷带或穿弹力袜加压，卧床休息，抬高肢体，略高于心脏平面，促使静脉血回流；④及时解决静脉曲张和交通静脉瓣膜功能不全等。

（3）出血　足靴区皮肤萎缩，其下有怒张小静脉承受着高压或者在溃疡底面几乎都有交通静脉瓣膜功能不全，如果在站立时不能耐受静脉高压，或者遭受了哪怕是极为轻微的损伤，也会穿破而并发出血。出血是相当危险的并发症，因为压力较高，相当于心脏与踝之间距离的流体静压，加上静脉管壁又无弹性，很难自行停止，必须紧急处理。应抬高患肢和加压包扎止血，如有明显破裂的静脉清晰可见，可予缝扎止血，以后再做根治性手术治疗。

（三）辨证治疗

1. 辨证论治

（1）气滞血瘀型　多属早期，或并发瘀滞性皮炎及血栓性浅静脉炎恢复阶段。

[治法] 行气活血、祛瘀散结。

[方药] 活血通脉饮加减。丹参30g，金银花30g，赤芍30g，土茯苓30g，当归15g，川芎15g。

或血府逐瘀汤加减。当归15g，生地15g，桃仁15g，红花15g，赤芍15g，牛膝15g，柴胡10g，枳壳10g，桔梗10g，川芎10g，甘草5g。

（2）湿热下注型　多属静脉曲张并血栓性浅静脉炎急性期，或小腿溃疡继发感染者。

[治法] 清热利湿、活血化瘀。

[方药] 四妙勇安汤加味。金银花30g，玄参30g，当归15g，赤芍15g，川牛膝

15g，黄柏 10g，黄芩 10g，山栀 10g，连翘 10g，苍术 10g，紫草 10g，红花 6g，甘草 10g。

或四妙散加味。黄芪 30g，茯苓 30g，猪苓 30g，苍术 15g，黄柏 15g，牛膝 15g，丹参 15g，王不留行 15g，当归 15g，延胡索 15g，陈皮 12g，白茅根 15g，丝瓜络 15g，连翘 15g，栀子 15g，金银花 15g。

（3）气血两虚型　多属静脉曲张后期并发小腿溃疡者。

［治法］益气养血、活血利湿。

［方药］顾步汤加减。黄芪 30g，党参 30g，鸡血藤 30g，石斛 30g，当归 15g，丹参 15g，赤芍 15g，牛膝 15g，白术 15g，甘草 10g。

或十全大补汤加减。党参 10g，白术 10g，当归 10g，黄芪 10g，熟地 12g，白芍 12g，茯苓 12g，川芎 5g，甘草 5g，肉桂 3g。

2. 外治疗法

（1）熏洗疗法　下肢瘀血、肿胀、疼痛者，用活血消肿洗药、活血止痛散熏洗患肢，以活血化瘀，消肿止痛；并发瘀滞性皮炎、渗液糜烂、瘙痒者，用燥湿洗药、止痒洗药熏洗，以燥湿止痒；并发血栓性浅静脉炎或瘀滞性皮炎者，用四黄洗药熏洗，洗后外涂黄马酊、丹参酊等，清热解毒，消炎止痛；并发小腿溃疡者，应用溃疡洗药、归甘洗药等熏洗患处，洗后创面常规换药。

（2）外敷疗法　并发血栓性浅静脉炎、丹毒等，局部红肿、热痛者，可用大青膏、芙蓉膏、金黄膏外敷患处，每日或隔日换药 1 次；继发感染和小腿溃疡，溃疡脓腐较多，周围红肿者，可用拔毒生肌膏外敷溃疡。

（3）创面处理　溃疡脓性分泌物较多或局部红肿疼痛者，可用解毒洗药或四黄洗药煎汤趁热浸洗患处，洗后外盖大黄油纱布换药。

溃疡脓性分泌物较少者，可用溃疡洗药浸洗后换药，创面玉红膏油纱布外敷，每日或隔日换药一次。

溃疡经久不愈，创面肉芽暗红不鲜者，艾黄洗药浸洗，外敷生肌膏或长皮膏，隔日换药一次。

3. 成药应用

（1）丹参注射液　10~20ml，加入 0.9% 氯化钠注射液 250ml 或 5% 葡萄糖注射液 250ml 中静脉滴注，每日 1 次，15 天为 1 个疗程，休息 5~7 天，开始下一个疗程。

（2）血塞通注射液　0.4g，加入 0.9% 氯化钠液 250ml 或 5% 葡萄糖注射液 250ml 中静脉滴注，每日 1 次，15 天为 1 个疗程，休息 5~7 天，开始下一个疗程。

（3）川芎嗪注射液　80mg，加入 10% 葡萄糖注射液 250ml 中静脉滴注，每日 1 次，15 天为 1 个疗程，休息 5~7 天，开始下一个疗程，视病情可连续使用 2~3 个疗程。

（4）丹七片　每日 2 次，每次 3~5 片，饭后服用。

（5）大活络丸　每日 2 次，每次 1 丸，饭后服用。

（6）迈之灵片　每日 2 次，每次 1~2 片。

4. 单方验方

白鲜皮 30g，马齿苋 30g，苦参 30g，苍术 15g，黄柏 15g。将上药用纱布包扎好，加水煎煮后，过滤去渣，趁热熏洗患处，每日 1~2 次，每次 30~40 分钟。如有创口，熏洗后再常规换药。用于治疗静脉曲张并发湿疹样皮炎等。

（四）新疗法选粹

手术结合泡沫硬化剂疗法

本方法主要适用于大隐静脉功能不全和其属支功能不全的病例，如曲张范围广、管径扩张明显，或合并有重度的深静脉瓣膜功能不全者。

术前常规行患肢深静脉血管彩超检查，明确深静脉回流正常。术前对小腿曲张静脉进行体表标记。在硬膜外麻醉下行大隐静脉高位结扎，剥脱股部大隐静脉主干。将聚桂醇 2ml 与空气按 1：3 的比例充分混合制成泡沫硬化剂，抬高患肢 60°，持续 3 分钟，以期排空浅静脉内血液，放平肢体，对小腿标记处进行点式注射，每点注射 1~2ml，总量不超过 15ml。注射完毕后，外覆敷料，以弹力绷带自趾根缠至膝关节以上，妥善固定，以免滑脱。对有条件者可以应用医用弹力袜。

泡沫硬化剂是液体硬化剂与气体混合而形成的新型泡沫状物质，注入病变血管后，可将相当于本身容量（气体＋液体硬化剂）的血液从血管腔内驱赶出去，且不易被血液稀释和被血流冲走，与血管内皮的接触面积增大且接触时间延长，提高了疗效并减少了硬化剂的用量从而减低了不良反应。另外泡沫硬化剂可迅速诱发血管痉挛，进一步增强了硬化效力，从而最大程度上克服了液体硬化剂的局限性。

治疗后着医用压缩长筒袜，压力宜在20~30mmHg，至少着 7~10 天（最好是 4~6周）。穿弹力袜能使水肿、皮肤变色和疼痛的风险降至最低，不宜选择常用的长筒袜，因为它们不能给腿部提供足够的压力。治疗期间所用的绷带和棉垫必须在患者回家后 48 小时方可去除。应鼓励患者步行、骑自行车，或是参加其他活动量少的运动（例如：瑜伽和太极），以防止下肢深静脉血栓形成，应避免久坐或久站，以及运动量大的活动，如慢跑。

（五）医家诊疗经验

李培生认为，本病为气血运行不畅，瘀血凝滞，阻滞筋脉络道所致。因湿性趋下，故以下肢多见。拟方以清热化湿的四妙散为主，配以木瓜化湿通络，丹参、当归活血化瘀，陈皮、橘络行气化瘀等。诸药合用，效果颇佳。

五、预后转归

（1）经过治疗，患者症状大部可缓解，预后良好。

（2）病程长且不积极治疗的患者，可并发皮肤瘙痒、湿疹、臁疮等。

（3）经手术治疗的患者，静脉曲张可消除，但亦有别处再发的可能。

六、预防调护

（1）穿着弹力袜是预防静脉曲张最有效的方法。穿着合适的弹力袜，给予下肢浅静脉适当的压迫，使下肢浅静脉没有异常扩张的空间。建议：高危人群和妊娠妇女及长期站立工作者，最好能穿着弹力袜。

（2）避免站立不动和长时间静坐。踏步或是任何形式的下肢（尤其是小腿）肌肉反复收缩再放松（例如活动脚趾），都可促进肌肉运动，促进血液回流。坐时两腿交叠（跷二郎腿）会更进一步阻碍静脉的回流，宜避免。

（3）多走动。下肢运动能促进血液循环及代谢废物的排泄。

（4）避免高温。由于高温易使血管扩张，造成回流不畅，应避免高温。

（5）治疗疾病。治疗引起腹内压升高的疾病，如便秘、慢性肺病等。

（6）控制体重。控制体重，避免过度肥胖，也是预防静脉曲张的重要方面。

（7）低盐低脂清淡易消化饮食，慎食生冷、辛辣油腻食物，忌烟酒，多食新鲜蔬菜水果、豆制品。

七、专方选要

吴振成、徐秀云采用桂枝汤加减方治疗下肢静脉曲张。桂枝汤：桂枝、生姜各

10g，赤白芍各 60g，甘草 30g，乳香、没药各 3g，川牛膝 6g，大枣 3 枚。上药煎服，每日 1 剂，早晚饭后服，14 天为 1 个疗程。桂枝汤调和营卫，在此基础上本方加入了活血化瘀、理气通阳、祛痰散结之品。筋瘤在不同程度上伴有血瘀、痰阻、气滞、阳气不通等症状，故效果更佳。

八、研究进展

（一）治法探讨

奚九一依据临床经验，总结出因邪致瘀、祛邪为先的学术观点。认为无因不成瘀，邪盛激新瘀，致病势急性进展；邪去则渐为旧瘀，病势可好转。

（二）分型证治

赵明芬将筋瘤分为湿热瘀阻证、气虚血瘀证，认为筋瘤多由于气血运行不畅而阻滞于下肢脉道所致，"瘀"贯穿于疾病始终。辨证用清热解毒、活血化瘀之法或益气活血、消瘀散结之法。常用四妙勇安汤及补阳还五汤加减，临证疗效显著。

肖廷刚将筋瘤分为气虚血瘀证、阳虚血瘀证、湿热瘀阻证，认为内虚是筋瘤发病的关键因素，内虚为本、虚实夹杂、阳虚是筋瘤的主要病机，从而提出筋瘤"内虚致瘀"的病因学说。强调避免繁杂的证型，注重局部辨证与整体辨证的有机结合。

（三）中药研究

1. 单药研究

当归：味甘、辛，性温。有补血和血，调经止痛，润燥滑肠等功效，为临床使用频率较高的中药，素有"十方九归"之称。国内外许多学者对当归的药理作用以及临床应用均进行了较为详细研究。当归具有较强的抗凝血和抗血栓作用。研究发现，当归多糖及其硫酸酯可显著延长凝血

时间，缩短出血时间；显著延长凝血酶时间和活化部分凝血活酶时间，其抗凝血作用主要是影响内源性凝血系统，同时发现其具有双向性调节作用，能升高低切全血黏度，增强红细胞的聚集性，促进血小板的聚集等。

地龙性寒，味咸。功能：清热、平肝、止喘、通络。归肝、胃、肺、膀胱经。功能清热平肝、熄风止痉、通络除痹。干品多用于通络或舒筋活络，通经就是舒筋活络，使关节拘挛、屈伸不利缓解。活络，疏通脉络或经络。配伍补气养血、活血化瘀的中药如黄芪、红花、川芎平喘。地龙长于通行经络，用于多种原因引起的经络阻滞，血脉不畅，肢节不利之证。

2. 复方研究

白颖、徐涛用自拟益气活血汤（地龙 50g，苏木 50g，红花 50g，桃仁 50g，蜈蚣 4 条，威灵仙 30g，黄芪 50g）中药熏蒸治疗下肢静脉曲张，将中药饮片加水煎制 30 分钟，取药液 3000ml，用纱布过滤，加入熏蒸仪内，熏蒸患处，达到熏蒸的效果及舒适感，整个治疗约 30 分钟，每日 1 次，10 天 1 个疗程。此法以局部治疗促全身机能好转，以中药熏蒸结合中药口服进行治疗，达到从脏腑治本。取得了一定的疗效。

苏汝学用自拟筋瘤方：桃仁 15g，红花、白术、羌活、菊花、僵蚕、女贞子、菟丝子各 10g，赤芍 15g，生甘草、川芎、当归、生地、熟地各 10g，丹参 15g，王不留行、益母草、延胡索、茯苓、泽泻各 10g。有溃疡者，加金银花 15g，连翘、土茯苓各 10g。以活血化瘀，理气散结，通脉复络。治疗下肢静脉曲张 76 例，总有效率为 84.2%。

（四）外治疗法

（1）熏洗疗法　下肢瘀血、肿胀、疼痛者，用活血消肿洗药、活血止痛散熏洗

患肢，以活血化瘀，消肿止痛。

（2）加压缠缚法 给予其弹力绷带或弹力袜，缓解症状，延缓病情的发展的速度。

（五）评价及展望

下肢静脉曲张是外科常见病之一。多见于长期从事站立工作及重体力劳动者，以青壮年多见。手术治疗是国内目前治疗下肢静脉曲张的主要方法，而微创治疗正在被越来越多的业内人员及患者所了解和接受。中医药亦可在筋瘤预防、术后护理等方面发挥其特色。

主要参考文献

［1］李静. 李培生教授医案二则［J］. 国医论坛，2006，21（3）：10.
［2］吴振成，徐秀云. 桂枝汤治疗下肢静脉曲张 224 例疗效观察［J］. 山东医药，2009，49（47）：3.

第三节 血栓性浅静脉炎

血栓性浅静脉炎是下肢静脉曲张常见的并发症，由于浅静脉内血液滞留，血液在静脉血管内发生异常凝固，使静脉阻塞，静脉血液回流出现障碍。早期静脉出现疼痛、发红、肿胀、灼热等症状，常可触及硬结节或硬性索状物，有明显的压痛，可伴有患肢肿胀、全身发热等全身症状。后期遗留静脉功能不全的血管疾病。

血栓性浅静脉炎属于中医学的"恶脉""赤脉""黄鳅痛""青蛇毒"等范畴，一般认为本病的发生多由湿热蕴结、寒温凝滞、外伤经脉等因素导致气血逆行不畅、血滞脉中。本病是一种多发病、常见病，与季节无关，男女均可罹患。

一、病因病机

（一）西医学认识

（1）发生在四肢的血栓性浅静脉炎，一部分患者是由于静脉内膜受到损伤，静脉壁受激惹而发生炎症反应并形成血栓，例如反复的静脉穿刺、在浅静脉内留置静脉导管，使静脉壁遭受直接损伤；或输入刺激性药液，在静脉内膜造成化学损伤，以及其他化学性或物理性、生物性内膜损害，导致炎症反应发生并形成血栓；另一部分病因则是由于下肢静脉曲张、静脉壁严重变性，致使静脉血液瘀滞，局部皮肤因营养障碍而引发炎症，导致血栓性静脉炎的发生。该病严重者会累及周围组织并发生炎性渗出。

（2）胸腹壁血栓性浅静脉炎的病因尚不清楚。根据某些患者剧烈活动或外伤后发病的特点，考虑可能与前壁和上腹壁静脉损伤有关。有些患者发病于胸腹部手术后，考虑与原发病灶感染有关。另有一些无明显诱因患者考虑与变态反应有关。

（3）游走性血栓性浅静脉炎发病原因目前仍不明确，有报道称其是内脏癌症的早期表现，也有报道称其与血栓闭塞性脉管炎关系密切，也可认为是系统性红斑狼疮的一种表现，也有人认为游走性血栓性浅静脉炎是白塞病血管病变之一。

（二）中医学认识

血栓性浅静脉炎属中医学"恶脉""赤脉""青蛇毒"等范畴，认为其由湿热之邪外侵，或寒湿凝滞，蕴久化热以致气血瘀滞、脉络滞塞不通所致。湿热与瘀血是主要致病因素，清热利湿、活血化瘀为其治疗大法。《肘后备急方》云："恶脉者，身中忽有赤络脉起如蚓状。"《诸病源候论》："春冬受恶风入络脉中，其血瘀结所生。"《医宗金鉴·外科心法要诀》在谈及"青蛇毒"成因时认为"由肾经素虚，湿热下注而成"。总之，本病外因湿邪为患，与热蕴结，与寒而凝滞，与内湿相合困脾而生痰，为病之标；经脉受损、气血不畅、络道瘀阻，为病之本。

二、临床诊断

（一）辨病诊断

1. 临床表现

（1）肢体血栓性浅静脉炎

①近期有静脉输液史，或有静脉损伤病史，或有静脉曲张病史。

②沿四肢浅静脉走向，局部突然出现红肿、疼痛的索条状物。

③或伴有低热。

（2）胸腹壁血栓性浅静脉炎

①多发于20~40岁，左侧多于右侧，部分患者有外伤史和（或）手术史。

②胸腹壁有自发性疼痛，活动患侧上肢或过多挺胸伸腰时，有牵扯性疼痛的纵行硬索条状物或伴有分支，可有不同程度的触痛，皮肤无红肿，且无全身症状。

③用手指拉紧索条状物或嘱患者过度挺胸伸腰时，沿条索状物走行部位的皮肤可出现凹陷性浅沟及蜡状隆起，并呈弓弦状。

（3）游走性血栓性浅静脉炎

①大多为青壮年男性。

②沿肢体浅静脉行程出现硬性结节、斑块或索条状物，皮肤微红、灼热、疼痛，有压痛。

③间歇性、游走性反复发作。

2. 相关检查

（1）血常规检查一般正常，少数可有血白细胞计数增高，部分患者可出现血沉加快。如鉴别诊断困难时，可做活体组织病理检查。

（2）下肢病变采用多普勒血管检查：肢体浅静脉瓣膜功能不全或伴有静脉回流障碍。

（二）辨证诊断

望：筋脉红肿、上下游走、肢体活动受限、皮色褐黑、胫踝水肿，舌红、苔黄或舌质暗红或有瘀斑。

闻：口气臭秽。

问：病变筋脉疼痛、身热、口苦。

切：病变筋脉如硬索，粘连不移，或呈多个硬结，脉数或沉涩。

（1）血热瘀结　相当于急性期，病变筋脉红肿热痛，上下游走，肢体活动不利，可有身热，伴有口苦、口臭，舌红、苔黄，脉数。

辨证要点：病变筋脉红肿热痛、上下游走、身热，舌红、苔黄，脉数。

（2）瘀阻脉络　相当于慢性期，病变筋脉肿如硬索，粘连不移，牵扯不适，或呈多个硬性结节，皮色褐黑，胫踝水肿。轻者舌脉无变化，重者舌质暗红或有瘀斑，脉多沉涩。

辨证要点：病变筋脉肿如硬索，粘连不移，皮色褐黑，舌质暗红或有瘀斑，脉多沉涩。

三、鉴别诊断

（一）西医学鉴别诊断

（1）结节性红斑　多发于青年女性，与风湿疾病有关，以春秋季节常见。多发于小腿伸侧，大小不一，直径1~5cm，可有数个或数十个，色鲜红，由鲜红渐变暗红，疼痛，不破溃，呈圆形、片状或斑块状。结节消退后不留痕迹，易反复发作。发病前有畏寒、发热、头痛、咽痛等呼吸道症状，血沉可加快。

（2）结节性多动脉炎　皮损为多形性结节，多发生于小腿，沿动脉排列，如黄豆大小，伴有疼痛或压痛，可推动或与皮肤粘连，呈正常皮色或玫瑰红色。本病结节可以坏死，形成溃疡。少数患者只累及皮肤，预后良好，多数为系统性病变，累及多个器官，以肾脏为主，伴有发热、多汗和关节酸痛等，最后因肾功能衰竭而死亡。

（3）下肢丹毒　发病部位以小腿伸侧面多见，初起有恶寒、高热、头痛、纳呆等全身症状，继则出现皮肤红斑、灼热、疼痛，色如涂丹，压之褪色。红斑的边缘稍凸起，与正常皮肤有明显分界，在红斑向周围扩散的同时，中央部分可逐渐痊愈而褪为暗红或棕黄色。另外，丹毒近端的淋巴结还可发生肿痛。

（二）中医学鉴别诊断

（1）瓜藤缠　多见于女性，皮肤结节多发生于小腿，呈圆形、片状或斑块状，一般不溃烂；可有疼痛、发热、乏力、肢体疼痛。

（2）丹毒　为大片鲜红斑，边界清楚，略高出皮肤表面，压之皮肤红色减退，放手后立即恢复。若因热毒炽盛而显现紫斑时，则压之不褪色。病情严重者，红肿处可伴发紫癜、瘀点、瘀斑、水疱或血疱，偶有化脓或皮肤坏死。

（3）发　局部红肿，但中间明显隆起而色深，四周肿势较轻而色较淡，边界不清，胀痛呈持续性，化脓时跳痛，大多发生坏死、化脓、溃烂，一般不会反复发作。

四、临床治疗

（一）提高临床疗效的要素

1. 早期诊断，早期治疗

血栓性浅静脉炎虽系一良性、自限性疾病，但常复发并持续存在，且早期症状不易引起患者重视。若血栓向深静脉蔓延，严重时可能出现肺栓塞，危及生命。故早期诊断、早期规范治疗非常重要。若血栓蔓延到股部大隐静脉时，应及时行大隐静脉剥脱或隐股静脉结合点结扎，并剥脱病变浅静脉，能加快缓解症状。这也是最有效的防止肺栓塞的手段。

2. 中西医结合，内外兼治

血栓性浅静脉炎治疗应本着病症结合，病变分期与证型合参，宏观与微观统一，内服与外敷并重的思维体系。

3. 减少诱因

静脉输液时尽量选择上肢静脉进行穿刺或避开静脉曲张的下肢，严格执行无菌操作技术等，以减少血栓性静脉炎的发生。

（二）辨病治疗

（1）急性期肢体红肿疼痛严重者，或并发感染者静脉滴注广谱抗生素5~7天，若合并真菌感染者，可加用抗真菌药。

（2）急性期血栓性浅静脉炎明显血栓形成者，或继发深静脉血栓形成，或出现交通支静脉血栓，应用尿激酶20万U，1次/日，连用1周。同时应用低分子量肝素钙5000U，每隔12小时1次皮下注射，连用1周。

（3）疼痛较重者，可配合应用消炎、镇痛类药物口服，如阿司匹林、吲哚美辛、双氯芬酸钠等。

（4）如经治疗炎症消退3个月以后，硬性索状物不消退，仍有疼痛，妨碍活动者，可施行手术切除硬性索状物。如果血栓性浅静脉炎发展，延伸迅速，有侵犯深静脉趋势者，应及时施行手术，高位结扎所受累静脉，予以切除或者剥脱。

（5）患者急性炎症期必要时采用激素疗法，如口服泼尼松。病程超过一个月者，可应用糖皮质激素局部封闭。或氢化可的松外敷再加直流电离子导入加超短波理疗，可避免口服激素所引起的不良反应。

（三）辨证治疗

1. 辨证论治

（1）血热瘀结（急性期）

［治法］清热化瘀、散结止痛。

［方药］四妙勇安汤合桃红四物汤加减。当归10g，金银花30g，玄参15g，生地15g，石斛10g，赤芍10g，丹皮10g，泽兰10g，川芎10g，鸡血藤30g，牛膝10g，虎杖10g。

红肿热痛重者，加蒲公英30g、紫花地丁15g、延胡索15g；肿胀明显者，加猪苓15g；发于上肢加桑枝15g、姜黄10g；发于下肢加木瓜10g、独活15g；发于胸腹壁加柴胡10g、桔梗6g。

（2）瘀阻脉络（慢性期）

［治法］活血通脉、化瘀散结。

［方药］方用桃红四物汤加减。桃仁10g，红花10g，当归10g，川芎10g，地黄10g，赤芍10g，水蛭6g，地龙6g，牛膝15g，延胡索30g，陈皮6g，穿山甲15g（用其他药代替），浙贝母10g。

患处索状物久不消者，加莪术10g、皂角刺10g、三棱10g。

2. 外治疗法

（1）中药冷敷疗法　将黄柏300g，浸泡在1500ml温水中，30分钟后用武火浓煎。取汁500ml过滤装瓶、冷藏备用。使用时将少量药液倒入清洁容器中，用纱布蘸取药液，以不滴水为度，直接敷于炎症局部，每次冷敷30分钟，每日早晚各1次，连用1周。

（2）中药熏洗治疗　将金银花15g、艾叶15g、花椒15g放入盆中，加开水3000ml，先用热熏蒸，待温度降至适宜后，不断用小毛巾蘸药液擦洗患肢，直至将患肢浸泡入药液中，每剂药可重复使用2天，每天熏洗2次，每次15~30分钟。

3. 成药应用

（1）通塞脉片　当归、牛膝、黄芪、党参、石斛、玄参、金银花、甘草。用法用量：口服，1次5~6片，1日3次。

（2）新癀片　肿节风、三七、人工牛黄、猪胆汁膏、肖梵天花、珍珠层粉、水牛角浓缩粉、红曲等。用法用量：口服，1次2~4片，1日3次，小儿酌减。外用，用冷开水调化，敷患处。

（3）大黄䗪虫丸　熟大黄、土鳖虫（炒）、水蛭（制）、虻虫（去翅足，炒）、蛴螬（炒）、干漆（煅）、桃仁、苦杏仁（炒）、黄芩、地黄、白芍、甘草。用法用量：大蜜丸：每丸重3g，每次1~2丸，日1~3次口服；小蜜丸：每次3~6g；水蜜丸：每次3g。

（4）脉络舒通丸　黄芪、金银花、黄柏、苍术、薏苡仁、玄参、当归、白芍、甘草、水蛭、蜈蚣、全蝎。用法用量：1次6g，1日3次，口服。

（5）活血通脉片　鸡血藤、桃仁、丹参、赤芍、红花、降香、郁金、三七、川芎、陈皮、木香、石菖蒲、枸杞子、黄精（酒炙）、人参、麦冬、冰片。用法用量：口服，1次5片，1日3~4次。

（6）丹红注射液　肌内注射，1次2~4ml，1日1~2次；静脉注射，1次4ml，加入50%葡萄糖注射液20ml稀释后缓慢注射，1日1~2次；静脉滴注，1次10~60ml，加入5%葡萄糖注射液100~500ml稀释后缓慢滴注，1日1~2次；或遵医嘱。

（7）红花注射液　用法用量：肌内注射，1次2.5~5ml，1日1~2次。

（8）血塞通注射液　用法用量：肌内注射：1次100mg，1日1~2次；静脉滴注：1次200~400mg，以5%~10%葡萄糖注射液250~500ml稀释后缓缓滴注，1日1次。

（9）血脉通胶囊　由水蛭、地龙、金银花、连翘、牛膝、赤芍等药物组成。用法用量：口服，0.3g/粒，8粒/次，3次/日。

4. 单方验方

（1）消炎液 马钱子、黄连、生山栀、干蟾皮，浸泡于75%乙醇内，7天后过滤备用。功能清热解毒、消炎止痛。用于血栓性浅静脉炎急性期肿痛较轻者。

（2）消炎膏 芙蓉叶、生南星、明矾、生大黄、黄连、黄柏。上药共研细粉，用凡士林调配成软膏备用。功用消炎止痛、活血通络。用于血栓性浅静脉炎急性炎症期局部肿硬痛重者。

（3）消结膏 芙蓉叶、赤芍、大黄、黄芩、黄柏、山慈菇、生南星、生川乌、生半夏、姜黄、浙贝母、穿山甲（用其他药代替）。上药共研细粉，用凡士林配制成软膏备用。功用活血通络、软坚散结。用于血栓性浅静脉炎后期遗留慢性炎块不消者。

（4）双柏散 侧柏叶60g、大黄60g、黄柏30g、薄荷30g、泽兰30g、姜黄60g、白芷60g、忍冬藤30g、丝瓜络30g、赤芍30g、乳香30g、没药30g、红藤30g、三棱30g、莪术30g、冰片20g，研末备用。外以纱布覆盖，塑料薄膜包扎（既防药渣又可保持局部湿润）。每日1次，每次约3小时。

（5）清热化瘀汤 金银花、赤芍、连翘各15g，玄参18g，血竭、蒲公英、桃仁、炮山甲（用其他药代替）各12g，红花、川芎、桂枝各6g，苏木、当归、川牛膝各10g，薏米30g，每日1剂，水煎2次分服，药渣加水煎汤熏洗患肢。

（6）内外兼治 内服方基本方药：天葵子15g、露蜂房10g、当归20g、赤芍10g、丹皮10g、丹参20g、桃仁10g、红花10g、乳香15g、没药15g、丝瓜络20g、地龙10g，可随证加减化裁。上方诸药混匀后，用清水浸泡15分钟，文火煎煮2次，取汁300ml，每次150ml，每日2次口服。7天为1个疗程，未愈者可继续第二疗程。

外洗方基本方药：桃仁10g、红花10g、苏木10g、大黄15g、金银花20g、连翘20g、土茯苓20g、乳香10g、没药10g、白芷10g。上方诸药加水2500ml煎煮，取汁后加入芒硝适量冲洗患肢，每日2次，每次不低于30分钟。

（四）新疗法选粹

1. 复方紫草酊

处方组成：紫草900g、金银花450g、白芷300g、红花300g、川芎300g、乳香200g、没药200g、冰片100g。制备方法：按处方量称取净制切碎的紫草，净制的金银花、红花，净制粉碎的白芷、川芎粗粉，净制打碎的乳香没药粗颗粒，置于20000ml的广口玻璃瓶中，加75%的乙醇10000ml，每天振摇1次，浸泡1周，过滤，收集滤液于10000ml的广口玻璃瓶中。按处方量称取置研钵中研细的冰片，加入以上滤液中，搅拌使溶解；添加75%的乙醇至10000ml分装，即得。

功能与主治：清热解毒，活血散瘀，消肿止痛。用于因长期静脉注射或长期静脉点滴引起的血栓性浅静脉炎及局部红肿疼痛等。

用法与用量：外敷，1日2次；外涂，1日3~4次。

2. 安普贴

患者用碘伏消毒患处，再用生理盐水清洗，用无菌干棉签轻擦干，根据皮肤面积和大小裁剪安普贴，解除背衬，贴于患处，安普贴边缘要超过患处2~3cm，轻轻抚平安普贴薄膜，然后稍用力按边缘，如粘贴在易擦部位，可用纸胶带加强固定。

3. 花栀通脉片

药物组成：金银花、马齿苋、当归、赤芍、生地、板蓝根、山栀、黄柏等，每次10片，每天3次，饭后半小时口服。20天为1个疗程。

4. 红外线照射

适用于静脉炎Ⅰ度，每日2次，每次20~3分钟的红外线照射进行物理治疗，不但可降低神经末梢的兴奋性，起止痛作用，还可扩张毛细血管及小动脉，增强免疫力，促进炎症产物及代谢产物的吸收和消散，减轻静脉损伤。

（五）医家诊疗经验

崔公让认为，该病多为湿热蕴结肝脾二经所致。脾主运化，脾气主升，脾气健旺则运化水液功能发挥正常，水精四布，而无痰饮水湿停聚之患。若脾气虚衰，运化水液功能障碍，导致痰饮水湿内生、停聚，继而困遏脾气，致使脾气不得上升，脾阳不振，水湿困脾。患者多因饮食不节，恣食膏粱厚味、辛辣刺激之品，脾胃功能受损，水湿失运，火毒内生，湿热积毒下注脉中。肝主疏泄，肝气疏通、畅达全身气机。脾胃运化功能的正常发挥，有赖于脾胃之气升降相因、平衡协调，这与肝气的疏泄功能有着密切的联系。肝主疏泄、调畅气机，有助于脾胃之气的升降，从而促进脾胃的运化功能。若情志抑郁，肝失条达，疏泄不利，则必影响脾胃的运化功能，促使湿自内生，日久化热，湿热蕴结下肢而致病。崔公让认为，本病急性期乃湿热之邪侵入经脉而发病，通过清热解毒、健脾利湿之法，使气血得行，经脉得通，血脉流畅，则炎症得以消除，病患处皮肤仅留少许色素沉着，临床疗效甚好。

裴正学认为，该病为外感湿热或饮食辛辣厚味，湿热内生，瘀而化热，蕴结筋脉，或因情志郁结，气机不畅，气滞血瘀，瘀毒内结。故湿热蕴结，气血瘀滞，痹阻脉络是本病之主要病机，以此为立法依据，进行遣方用药。临床可见筋脉红肿热痛，上下游走，肢体活动不利，可沿筋脉触及条索状物，舌质红、苔黄腻，脉滑数。治以清热除湿，活血化瘀，方用自拟"当川留灵合剂"加减，方选当归、川芎、王不留行、威灵仙、丹参、郁金、赤芍、玄参、夏枯草、茯苓、甘草等。下肢溃疡感染疼痛者加四妙勇安汤；下肢拘急疼痛属阳虚寒凝者加当归四逆汤、阳和汤；形体肥胖，下肢肿胀疼痛属痰湿凝聚者加指迷茯苓丸；下肢静脉硬结疼痛乏力属气血两虚者加托里透脓散。

曹烨民遵从名中医奚九一"因邪致瘀，祛邪为先"的原则，认为此病的发病规律为邪气（湿热）→致瘀（血栓）→损伤（红肿热痛），急性期多因湿热之邪外侵，合以脾胃功能受损，水湿失运，湿久内蕴，热毒内生入络，湿性下趋，载血热毒盛下注脉中而急发，故急性期以湿热为主，治以祛湿除热，湿热既除，新瘀不生，则病情可得到有效缓解和控制。慢性期多因正邪相争，湿热之邪不盛，正气亦亏损，病机以正虚邪未去为主，脾胃受损，为肝木相乘，气郁不畅，血运困阻，瘀血停积，此时邪消正虚，余毒未尽，正气已伤，用药当补益祛邪并重，清补并用。稳定期患者以正气不足，肝肾亏虚，气血损伤为主，选方多为补益之品。

五、预后转归

血栓性浅静脉炎是周围血管疾病中较常见的疾病。由静脉曲张引发的血栓性浅静脉炎易于发生在下肢，可见于大、小隐静脉及其属支，也可见于上肢。部分病例的下肢浅静脉血栓蔓延扩展达隐、股静脉交汇处，有累及深静脉或并发肺栓塞的可能；而一些病例因血栓性浅静脉炎反复发作，患肢出现皮肤色素沉着和纤维性硬化；部分患肢可因静脉瘀血和皮肤营养障碍而合并丹毒等肢体感染以及淋巴管阻塞继发淋巴性水肿。所以对本病的积极有效治疗具有很重要的临床价值。

六、预防调护

患者急性期应卧床休息，制动，抬高患肢30°；合理膳食，给予高蛋白、高热量、高维生素的清淡饮食，禁忌辛辣、油腻油炸、荤腥等，建议戒烟；注意肢体清洁，避免搔抓，防止皮肤破溃；注重心理护理，及时告知本病知识及注意事项，帮助患者消除焦虑、紧张心理。

七、专方选要

（1）溶栓丸3号 壁虎、黄连、金银花、制乳香、制没药、土茯苓、水蛭、地龙、䗪虫、丹参、三七、蜈蚣、僵蚕、乌梢蛇、延胡索等。根据病情和体质，每服7.5~15g，每日2次，2~3个月为1个疗程。治疗118例，痊愈78例，占66.1%，显效23例，占19.4%，有效16例，占13.6%，总有效率99.1%。

（2）脉痹汤 生薏苡仁30g，茵陈24g，赤小豆18g，泽泻、地龙、苦参各12g，苍术、黄柏、佩兰、滑石各10g，水煎服，每日1剂。治疗55例，治愈31例，显效1例，有效7例，总有效率98.1%。治愈时间最短为7天，最长为60天，单侧肢体发病和初次发病治疗效果显著，胸腹壁发病者次之。

（3）活血通络汤 鸡血藤30g，当归尾、赤芍、丹参、透骨草、丝瓜络各15g，桃仁12g，土鳖虫、穿山甲（以其他药代替）各9g，水煎服，配合外用药（泽泻、川乌、何首乌各30g，红花、薄荷各20g，朴硝10g）熏洗并热敷治疗80例，治愈51例，好转26例，总有效率96.25%。

（4）加味桂苓汤 桂枝15g、茯苓15g、赤芍10g、丹皮12g、连翘15g、桃仁12g、五灵脂10g、鳖甲15g、龟甲15g、大黄6g，每日1剂，加水煎汤内服，每日2~3次。偏湿热，发于上肢加桑枝20g，下肢加牛膝10g；偏血瘀加鸡血藤15g、桃仁5g、忍冬藤15g；偏肝郁发于胸腹加柴胡10g、香附5g等。治疗64例患者，2个疗程结束后进行疗效判定，其中治愈51例，占79.68%，好转11例，占17.18%；未愈2例，占3.12%，总有效率为96.86%。

八、研究进展

（一）病因病机

血栓性浅静脉炎属中医学"恶脉、青蛇毒、筋痹"等范畴。《肘后备急方》载："恶脉病，身中忽有赤络脉起如蚓状"。本病多因湿热蕴结经络，气血失畅，致湿热瘀血交结，痹阻脉络，溢于下肢为肿为痛。若治之失时，或用药不当，瘀血结聚，滞留经脉而呈现硬结、条索状的征候，演成慢性。刘政等认为本病多因湿热蕴结、瘀血留滞络脉所致。侯玉芬等指出静脉注射刺激性药物对脉道内部的直接刺激也可引发。姜福连认为手术、静脉输液、久行久立、过劳、工作环境潮湿、较重的静脉曲张、血液病、癌肿等均可导致本病的发生。王化英等认为本病因肝、脾二经湿热凝结、瘀血留滞络脉而成。王景春等则认为脉中血流滞缓，外感风寒湿邪或外伤瘀血流注脉络，毒邪结聚不散，瘀血停留致使脉络不通，瘀于肌肤脉络而导致本病发作。王泽明等认为痰瘀互结是重要病机。房芝萱认为，该病的病机因发病阶段不同而改变，急性期为湿热凝滞，慢性期为气虚血瘀。

（二）辨证思路

1.湿热、血瘀为主

周凤军等将血栓性浅静脉炎分为湿热蕴结、血瘀阻滞、肝郁气滞3型。湿热蕴结型治宜清热利湿、活血解毒；血瘀阻滞型治宜活血化瘀、行气散结；肝郁气滞型治宜疏肝解郁、活血止痛。李晓绿将血栓性浅静脉炎按中医理论分成湿热型和瘀滞型进行辨证论治取得满意疗效。

2. 与血液流变学的相关性

毋中明等认为，血栓性浅静脉炎存在血液流变学方面的异常，中医证型的变化与血液流变学具有相关性。具体表现在瘀血阻络型与湿热蕴结型、肝气郁结型比较，全血黏度（高切、中切、低切）和纤维蛋白原水平均明显增高，红细胞变形指数和红细胞电泳指数都明显下降；而在红细胞沉降率方面，湿热蕴结型与瘀血阻络型、肝气郁结型相比明显升高。因此临床上血液流变学的检查可以作为指导血栓性浅静脉炎的中医辨证分型及治疗效果评定的一项有效指标。

（三）分型论治

王化英等根据本病的临床表现将其辨证分为3型：湿热型、热毒型、瘀结型，分别选用消炎液、消炎膏、消结膏治疗113例，总有效率达96.4%。张益民将本病分为湿热凝滞、血瘀络阻型与气虚血瘀、脉络凝结型，治疗68例，治愈52例，显效12例，有效4例，治愈率为76.5%。韩书明将本病分为急性期和慢性期进行治疗；急性期局部红肿疼痛外用自制清热解毒的芙蓉膏；慢性期条索硬结明显者外用自制的活血化瘀、软坚消肿止痛的紫色消肿膏，治疗146例，其中治愈135例，好转10例，死亡1例，总有效率99.3%。

（四）中药研究

1. 单药研究

（1）血竭 血竭有利于受创组织修复并有抗菌、抗炎作用，可使烫伤部位之炎症消失，伤口明显缩小，呈结痂状，并促进伤口愈合，可使血流通畅，防止血栓形成。

（2）芒硝 芒硝外敷可加快淋巴生成，有消肿止痛作用。秦晔用芒硝外敷治疗血栓性浅静脉炎36例，有效率为86.11%。

（3）三七 有文献报道三七能缩短家兔的血凝时间，抑制血小板聚集，降低血黏度。

（4）冰片 冰片局部应用对感觉神经有轻微刺激作用，有一定的止痛和温和的防腐作用。

2. 复方研究

（1）侯玉芬等以穿王消炎片为对照观察花栀通脉片对血栓性浅静脉炎的疗效，结果：治疗组的临床有效率为87.9%，对照组则为77.2%，治疗组疗效明显优于对照组。

（2）周涛治疗湿热型血栓性浅静脉炎54例，以清热利湿活血为法，三妙散加味（苍术15g、黄柏15g、牛膝15g、茯苓30g、薏苡仁30g、当归15g、丹参30g、赤芍15g、延胡索15g、水蛭6g、陈皮9g、茵陈30g、栀子15g、紫花地丁15g、紫草15g），每日1剂，同时静脉滴注丹参注射液。4周后，治愈23例，显效15例，有效10例，无效6例，总有效率88.9%。

（3）淳于文敏治疗血络瘀滞、湿热蕴结于下者40例，以行瘀通络、清热利湿为法，予以血府逐瘀汤合萆薢渗湿汤加减化裁。患处红热痛重者为湿热瘀毒，加蒲公英30g、紫花地丁15g；肿胀明显者为湿瘀偏重，加泽兰10g、猪苓15g；后期患处红肿热痛逐渐减退而索状物不消者为血络瘀滞较甚，酌减利湿药，加地龙10g、莪术10g。结果临床总有效率达97.5%。

（4）李尚珠用痹祺胶囊治疗血栓性浅静脉炎34例，临床痊愈率23.5%，显效率35.3%，有效率35.3%，无效率5.9%，总有效率为94.1%。

（5）王群洋等用自制活血补肾药酒（枸杞子15g、生地15g、山茱萸15g、当归15g、田三七20g、怀牛膝12g、杜仲12g、地龙12g、丹参12g、川芎12g、桂枝10g、放入容器内加 52%~67% 白酒 2500ml，密封放置于避光处浸泡 30 天）治疗血栓性浅静脉炎 72 例，总有效率 97.2%，完全治愈 58 例占 80.6%。

（6）张建强内治用清络化瘀汤［金银花 30g，玄参、薏苡仁、水牛角粉各 30g，白僵蚕 12g，蝉蜕 10g，赤芍药、牡丹皮、黄柏各 15g，川牛膝 12g，全蝎、炮穿山甲（以其他药物代替）各 4g，甘草 6g］每日 1 剂，分 2 次口服。同时将桑枝、芒硝各 50g，苦参、苏术各 20g，一枝黄花 30g，马齿苋 60g，制乳没各 15g，加水 2000ml，煮沸 15 分钟，热熏温洗。每剂药用 2 天，每日 2 次，每次 15 分钟。洗后用自制冰红酊或丹参注射液调金黄散外敷并用塑料薄膜外盖，保持药物湿润。结果总有效率 97.8%，治愈率 86.7%。

（五）外治疗法

（1）中药外敷　刘爱芹用大黄、芒硝各 250g，研磨后用醋调成糊状，敷于患处，共治疗 58 例，治愈 36 例，治愈率为 62.07%。表明中药贴敷具有活血化瘀、降低血液黏度，促进毛细血管开放的作用。

（2）中药熏洗治疗　司呈泉用活血止痛散（透骨草、延胡索、当归尾、姜黄、川椒、海桐皮、威灵仙、川牛膝、乳没、白芷、苏木、五加皮、红花、土茯苓各 10g）水煎熏洗，治疗 38 例，治愈 29 例，好转 5 例，有效 3 例，总有效率为 92.2%，认为中药熏洗可直接改善局部血液循环，促进血栓的机化吸收。

（3）针灸治疗　齐姣姣等取穴阳陵泉、阴陵泉、足三里、冲阳、内庭、足临泣、太冲等穴，针后疼痛缓解，能下地缓慢行走。王霆用刺血拔罐治疗，局部症状改善明显。

（六）评价展望

中医药治疗血栓性浅静脉炎有悠久的历史，历代医家都积累了丰富的经验，在中医理论的指导下，不但强调局部的辨证论治，而且非常重视整体上的调护，治疗方法多、简便易行、疗效可靠，具有广阔的前景。但是目前仍有许多问题需要我们去解决，从文献报道观察，均为个人治疗经验总结，缺少系统的研究性文章和统一的诊断标准及疗效标准，且对中药的微观作用机制尚缺乏一个准确客观的认识，因此，今后应进一步加强本病的系统研究并进行中药剂型改革，以便取得更好的临床疗效，为患者服务。

主要参考文献

［1］吴建萍，崔炎. 崔公让教授芍药甘草汤加味治疗急性期血栓性浅静脉炎［J］. 中医研究，2009，22（6）：57-58.

［2］展文国. 裴正学教授自拟当川留灵合剂治疗血栓性浅静脉炎［J］. 中国实用医药，2012，7（26）：226.

［3］杜伟鹏. 曹烨民教授治疗下肢血栓性浅静脉炎经验［J］. 西部中医药，2012，25（5）：36-37.

［4］苏鸿杉. 溶栓丸 3 号治疗血栓性静脉炎 118 例［J］. 甘肃中医学院学报，1993，10（1）：11.

［5］张霞. 脉痹汤治疗血栓性静脉炎 102 例［J］. 山东中医杂志，2000，19（5）：283.

［6］许佩玲. 应用活血通络汤治疗血栓性浅静脉炎［J］. 福建中医药，2000，31（2）：37-38.

［7］蔡文墨. 加味桂苓汤治疗血栓性浅静脉炎 64 例［J］. 中医药通报，2010，9（6）：52-53.

第四节　髂总静脉受压综合征

髂总静脉受压综合征（iliac compression syndrome，ICS）为髂总静脉受髂动脉的骑跨压迫，或受盆腔脏器原发或转移性肿瘤，或纤维粘连索带的压迫而导致的髂总静脉腔狭窄和闭塞，而出现髂总静脉和下肢静脉回流障碍的一组临床证候群。1965年Cockett和Thomas首先报告本病，故又称Cockett综合征（Cockett syndrome）。May和Thurner对ICS贡献较大，所以又称为May–Thurner综合征。

髂总静脉受压综合征按照不同的临床表现应该属于中医学的"肿胀""筋瘤""臁疮""股肿""溃疡"等范畴。

一、病因病机

（一）西医学认识

1. 解剖学因素

左髂总静脉在前方受到右髂总动脉的压迫，在后方又受到前凸的腰骶部的推挤而处于前压后挤的解剖位置。这一解剖特点，对髂静脉血液回流形成一个重要的潜在的不利因素，可影响髂静脉和下肢静脉的回流，形成先天性髂静脉受压综合征。该综合征最常见的是左髂总静脉受压。

2. 髂静脉腔内粘连结构

左髂总静脉处于受压位置，这不是构成髂总静脉受压综合征发生的唯一原因，当静脉产生挤压损伤和前后壁粘连或纤维性条索形成，从而导致管腔狭窄或阻塞后，才是髂总静脉受压综合征发生的关键。

3. 盆腔其他原因

由盆腔占位疾病而引起，例如淋巴瘤、转移癌、粘连癌、黏液囊肿瘤、脂肪增多症，以及外伤性血肿、乙状结肠憩室引起的腰大肌脓肿、膀胱尿潴留和髂静脉平滑肌瘤等。有一些盆腔手术和炎症后形成的瘢痕性条索，也可引发继发性髂总静脉受压综合征的可能。

（二）中医学认识

中医认为，气血瘀滞则痛，脉道阻塞则肿，久瘀而生热；清代唐容川《血证论》："瘀血流注，亦发肿胀者，乃血变成水之证"，又说"有瘀血肿痛者，宜消瘀血……瘀血消散则痛肿自除"。股肿是由久卧、久坐、产后伤气、盆腔手术、外伤等使气血运行不畅，以致瘀血阻于阴脉，痹着不通，营血运行受阻，水津外溢，导致以下肢肿胀、疼痛、皮肤温度升高和浅静脉扩张等局部症状为特征的疾病。本病是血瘀证疾病，通常以活血化瘀为治疗大法。但是，由于疾病发展过程中的不同阶段有其不同的变化和特殊性，因此，必须具体情况具体分析，进行辨证论治。

二、临床诊断

（一）辨病诊断

1. 临床表现

髂总静脉受压综合征并没有特异性临床表现，以下肢肿胀及浅静脉曲张为主要临床表现，后者以臀部和下腹部为最明显。继发性髂总静脉受压综合征，还可在下腹部或髂窝部可触及质硬肿块。可发现盆腔脏器恶性肿瘤等病变，以及盆腔、腹膜后手术、放疗史。

髂总静脉受压综合征的临床表现，主要取决于下肢静脉回流障碍的程度。根据血流动力学变化的轻重，将临床表现分为3期。

初期：下肢肿胀和乏力为最常见的早期症状。患肢仅有轻度的浮肿，尤其长期站立和久坐时出现。女性腰骶生理性前突明显，左侧下肢会出现经期类似"青春性淋巴水肿"。女性患者可有月经期延长和月经量增多，以及因月经期盆腔内脏充血、静脉内压升高而使下肢肿胀等症状加重。

中期：随着静脉回流障碍加重和静脉压持续升高，就会导致深静脉瓣膜关闭不全。一旦波及小腿和交通支静脉瓣膜，就会出现与原发性深静脉瓣膜关闭不全的相似症状。表现为下肢静脉曲张、下肢水肿、色素沉着、精索静脉曲张等。

晚期：出现重症深静脉瓣膜关闭不全的症状，诸如小腿溃疡等，或髂股静脉继发血栓形成。国内外报告的病例，绝大多数都是在治疗血栓形成时被发现的，对于非血栓性静脉阻塞现象和症状性静脉阻塞的患者尤应注意。由于髂静脉严重狭窄和阻塞病变局限，而且侧支静脉较好，所以出现相似但又不同于静脉血栓的临床表现。另外由于髂总静脉的原有狭窄，下肢深静脉的血栓并不容易发生脱落而发生肺栓塞。

2.诊断方法

（1）二维超声　原发性髂总静脉受压综合征的超声表现：①左髂总静脉前方受到右髂总动脉压迫，后方受到脊柱向前推挤，使局部血管变细，特点是前后径变扁，左右径增宽，可达4cm左右。②左髂总静脉受压远端前后径逐渐增宽，形成"喇叭口"状改变。横径变窄小于2cm。③该综合征常常伴有左侧髂静脉内血栓形成，栓塞后引起该侧下肢深静脉血管内径增宽，病程较长者会形成同侧下肢深静脉血栓，并形成大量侧支循环。

继发性髂总静脉受压综合征超声表现：①髂静脉局限性受压变窄，常有不同程度的移位，受压静脉有较长段的狭窄，其周围可见实质性肿块回声。②髂静脉狭窄的程度与肿瘤压迫的程度有关，严重者可完全闭塞中段，同侧下肢深部静脉及浅静脉均有扩张征象。③有时也可探及腹股沟肿

大的转移淋巴结。

（2）彩色多普勒　原发性髂总静脉受压综合征的彩色多普勒表现：受压处狭窄区域呈"五彩镶嵌"持续性高速血流。受压完全闭塞时彩色血流中断，彩色血流中断处恰好与右髂总动脉骑跨压迫的部位一致。应用彩色多普勒对该症检查很有帮助，容易识别髂总动脉与髂总静脉的关系，比二维超声检查方便。侧支循环最常见于左髂总静脉。大多通过盆腔内丰富的吻合支逐渐扩张，并起代偿作用，盆腔内有多个圆形及带状液性暗区，其内可显示高速血流。由于侧支循环代偿血流加速，彩色血流明亮，而髂外静脉侧支静脉形成甚少。

继发性髂总静脉受压综合征的彩色多普勒表现：①在受压处髂静脉呈局限彩色血流变细，色彩明亮，边缘不整齐。②完全闭塞者无彩色血流显示，一般情况下髂动脉不易变扁，其彩色血流可穿过实质性肿块。③下肢静脉有血液回流障碍征象。

（3）脉冲多普勒　原发性髂总静脉受压综合征的脉冲多普勒表现：受压处可测到高速持续性血流频谱，闭塞时，局部无血流信号，远端静脉血流速度减慢。在做Valsalva试验时，静脉血流速度变化不明显。

继发性髂总静脉受压综合征的脉冲多普勒表现：在受压处狭窄的髂静脉可测到高速连续血流频谱，完全闭塞者不能测到血流信号。

（4）静止和运动性变应容积描记图　该法可提供下肢静脉回流障碍的资料，但缺乏特异性。

（5）磁共振和螺旋CT静脉造影　这两种方法应可提供有价值的资料，但尚未见报道。

（6）下肢顺行和股静脉插管造影　这是目前唯一特异性诊断方法，被称为髂总

静脉受压综合征诊断的金标准。影像所见有受压静脉横径增宽，上粗下细喇叭状形态；局限性充盈残缺，纤维条索和粘连结构阴影；不同程度的狭窄，如髂外静脉受压则有嵌压阴影，静脉闭塞或受压移位等影像。出现不同程度的盆腔侧支静脉。髂静脉内粘连结构是髂总静脉受压综合征的主要原因之一，其形态各异，对此还缺乏影像学报告。

（7）其他 动态性静脉测压等会有所提示（在股静脉插管造影时进行狭窄段近、远侧静脉测压，如压差0.20kPa就有诊断意义），但缺乏特异性。

（二）辨证诊断

望：患肢肿胀、下肢皮肤色素沉着、溃疡经久不愈；舌质暗红，或有瘀斑、瘀点，或淡胖；舌苔薄白，或黄腻。

闻：气短乏力，脓液清稀无臭味。

问：患肢疼痛、灼热、发热、口渴不欲饮，或纳少不渴，腰酸畏寒。

切：患肢凹陷性水肿、肤温高、触痛明显，脉沉细涩，或脉滑数，或脉沉细。

（1）血瘀湿重型 患肢肿胀、乏力，女子则月经期加重，经后减轻，下肢皮肤色素沉着。舌质暗红，或有瘀斑、瘀点，舌苔薄白，脉沉细涩。此型常见于初中期患者。

辨证要点：患肢肿胀，下肢皮肤色素沉着，舌质暗红，或有瘀斑、瘀点，舌苔薄白，脉沉细涩。

（2）湿热下注型 患肢肿胀、疼痛，灼热，压痛明显，伴发热，口渴不欲饮。舌质红、苔黄腻，脉滑数。多见于并发下肢深静脉血栓形成者的急性期。

辨证要点：患肢肿胀、疼痛，灼热，伴发热，舌质红、苔黄腻，脉滑数。

（3）脾肾阳虚型 患肢肿胀、沉重，朝轻暮重，伴腰酸畏寒，倦怠，气短乏力，纳少不渴或皮色暗褐，溃疡经久不愈，肉芽灰白，脓水清稀。舌质淡胖、苔薄白，脉沉细。

辨证要点：患肢肿胀、沉重，伴腰酸畏寒，舌质淡胖、苔薄白，脉沉细。

三、鉴别诊断

（一）西医学鉴别诊断

（1）原发性深静脉瓣膜关闭不全 通过满意的髂静脉造影，可排除髂静脉狭窄。

（2）原发性深静脉血栓形成 往往发病突然，不像髂总静脉受压综合征有长期下肢静脉回流障碍病史，后期才发生下肢深静脉血栓形成，由于后者髂静脉狭窄和阻塞病变局限，而且侧支静脉较好，所以出现相似但不同于静脉血栓的临床表现。另外，由于髂总静脉的原有狭窄，下肢深静脉的血栓并不容易脱落而发生肺栓塞。实际上仅从临床上对两者进行鉴别是相当困难的，只有满意的髂静脉造影，才可确定有无髂静脉狭窄或阻塞。

（二）中医学鉴别诊断

（1）淋巴水肿 均有下肢肿胀，但本病相当于西医的下肢淋巴水肿，肿胀并非凹陷性水肿，状似橡胶海绵，肿胀分布范围多自足背开始，逐渐向近心侧蔓延；皮肤和皮下组织增生变厚，粗糙呈苔藓状，严重时甚至出现色素沉着和溃疡形成。

（2）脱疽 均有患肢疼痛、肿胀，本病相当于西医的急性动脉栓塞，发病急骤，肢体剧痛、苍白、发冷、麻木，患肢动脉搏动消失，最后发生患肢缺血坏死。

四、临床治疗

（一）提高临床疗效的要素

1.早期诊断，及时治疗

ICS临床表现无特异性，主要决定于下

肢静脉回流障碍的程度，有下肢肿胀、瘀滞性皮炎和溃疡等下肢其他静脉疾病所共有的临床表现，误诊率较高。故早期诊断、及时治疗是非常重要的，能有效提高预后及生存质量。

2. 降低误诊率、漏诊率

髂总静脉受压综合征的发生多出现于左侧，因为左髂总静脉的走行要经过骶骨岬的最前凸部位，其前方有右髂总动脉越过，因而使之受压，在动、静脉之间形成纤维束带，或在静脉血管内形成隔膜或粘连，因而不同程度地影响了静脉血回流。导致受压处远心端血管腔容量性负荷加重及代偿性扩张。久之管腔内血栓形成，严重者则出现静脉血倒流。引发盆腔瘀血、小腹胀痛、月经量增多、子宫增大、下肢出现肿胀、酸胀不适感等临床表现。如果对该综合征没有足够的认识或重视不足，很容易被误诊为症状与之大致相同的功能性子宫出血、盆腔炎、下腔静脉综合征、静脉炎等疾病。而上述疾病与髂总静脉受压综合征的最主要鉴别点是静脉管没有受压现象。非创静脉检测方法如多普勒超声、静止和运动性变应容积描记，以及动态性静脉测压法等会有所提示，但都缺乏特异性。下肢顺行和股静脉插管造影是特异性诊断方法，且被称为 Cockett 征诊断的金标准。

3. 中西医结合治疗

虽然中医与西医学是两种不同的诊疗体系，但各有所长，应取长补短。故应用西医学理论及研究成果，尤其应用介入微创手术，再有机结合传统中医药的治疗经验，使 ICS 疗效更上一层楼。

（二）辨病治疗

1. 一般治疗

如抬高患肢、穿循序减压弹力袜以缓解症状。

2. 药物静脉滴注疗法

适用于仅有静脉性水肿的早期患者，没有手术指征的和不接受手术治疗的中晚期患者。

七叶皂苷钠注射液　10mg 加入 0.9% 生理盐水 250ml 中，静脉滴注，每 15 天为 1 个疗程。

还可配合口服马栗种子提取物、地奥司明片、柑橘黄酮片等药物。发生下肢深静脉血栓形成者，可行溶栓或抗凝治疗。

3. 手术治疗

髂总静脉受压综合征是静脉机械性阻塞性疾病，所以应用静脉腔内外手术来改善其血流，是髂总静脉受压综合征最主要的治疗方法。

（1）解压术（髂动脉移位术）　1964 年 Calnon 等将髂动脉切断和移位于髂静脉后再吻合。虽可解除髂静脉受压，但技术复杂。

（2）筋膜悬吊术　用缝线、筋膜或人造血管将髂总动脉移位固定（悬吊）到腰大肌，借以保护左髂总静脉，免受压迫。

（3）髂静脉松解和衬垫减压术　在髂动、静脉间嵌入衬垫物（人造血管等）以防静脉再次受压，简易可行。

（4）静脉成形术　切除血管外纤维束带的压迫和血管内粘连或内膜蹼，以自体静脉补片移植术来扩大狭窄静脉的管腔，再于动、静脉之间放个桥式垫，防止静脉再度受压。此法适用于静脉的受压后管腔肥厚、管腔狭窄和腔内粘连结构切除后有狭窄可能的患者。

（5）静脉转流术　适用于髂静脉完全阻塞的患者。一种是髂腔静脉人造血管搭桥术；另一种是较为简单的耻骨上皮下隧道，股股或大隐静脉与股静脉转流术（Palma-Dale 术）。

（6）静脉支架（stent）植入术　适用于静脉狭窄的患者，操作简单，效果良好。

在确定狭窄位置后先用球囊扩张（PTA），然后植入选定的支架。对于继发血栓形成患者，在溶栓或手术取栓术后再植入支架。也可做动静脉瘘来预防血栓复发，3个月后结扎瘘管。

（7）其他静脉重建术　还可施行静脉狭窄扩张术、髂静脉闭塞段切除间植人造血管术、髂腔静脉吻合术等。

（三）辨证治疗

1. 辨证论治

髂总静脉受压综合征总的病机为气血运行滞缓，脉络闭阻，治疗以活血化瘀为主。

（1）血瘀湿重型

［治法］活血化瘀、通络散结。

［方药］内服活血通脉饮加减、舒脉汤，同时兼服四虫片、活血通脉片、舒脉康等。丹参10g，金银花30g，土茯苓30g，川芎10g，鸡血藤30g，赤芍10g，当归10g，地龙10g，炙甘草10g，赤芍10g，怀牛膝15g。

肢体疼痛甚者加延胡索10g；便秘加火麻仁30g；发凉怕冷较甚加桂枝10g、细辛3g。

（2）湿热下注型

［治法］清热利湿、活血化瘀。

［方药］内服四妙勇安汤加味或茵陈赤小豆汤。玄参20g，当归15g，金银花40g，甘草10g，川牛膝15g，黄柏15g，地龙10g，苍术10g，蜈蚣1条，白花蛇舌草15g，桂枝10g，延胡索15g。

热毒炽盛加生地、蒲公英、地丁、黄连；口渴欲饮加天花粉、知母、粳米、石膏；湿重加土茯苓、泽泻、赤小豆；大便秘结加大黄、枳壳。

（3）脾肾阳虚型

［治法］补肾健脾、活血通络。

［方药］补肾活血汤加减。熟地10g，桑寄生30g，川续断10g，当归10g，鸡血藤30g，丹参15g，怀牛膝15g，红花10g，茯苓15g，白术10g，赤芍10g，川芎10g，淫羊藿30g，狗脊10g，陈皮6g。

肢端不温，冷痛明显，加细辛3g、桂枝10g、木瓜10g；气虚明显，重用黄芪并加太子参30g；血瘀明显加桃仁10g、水蛭6g。

2. 外治疗法

（1）熏洗疗法　可促进患肢侧支循环的建立和减轻下肢瘀血症状。可应用活血止痛散或活血消肿洗药，煎汤趁热熏洗患肢。发生小腿溃疡者，可按静脉性溃疡予以换药处理，应用溃疡洗药熏洗患处。

（2）空气波压力治疗仪　空气波压力治疗仪由12腔空气压力波压力产生器、12腔下肢套筒加宽带构成。具有8种（模式A~H）治疗模式，每腔压力0~200mmHg可调，最长治疗时间99分钟，治疗时可同时连接2个套筒。治疗仪由医务人员操作。治疗前先测量患肢肢围，定点位于髌骨上缘上20cm，胫骨结节下15cm处。治疗时令患者舒适而放松地平卧，这样有利于肢体抬举。将患肢放于治疗套筒内，将套筒拉链拉好，手术伤口部位的压力应设置为0，以免引起伤口渗血及疼痛。其余部位压力由30mmHg逐渐增加至200mmHg，以患者感到舒适为宜。治疗时间为每次30分钟，1次/日，10天为1个疗程，共治疗两个疗程。治疗结束后再测量肢围，比较治疗效果。

（3）缠缚法　缠缚法即是利用外用药物敷贴于患处，外加阔绷带绑缚患肢（或穿着弹力裤袜），以达到增加血流通畅，加速疮口愈合的一种外治疗法。用阔绷带缠缚患处和整个小腿，缠缚时必须从疮口下端绷至小腿部，踝部缚至近膝，夜间睡眠时也不得拆除，最后用弹力绷带缠缚固定。

3. 单方验方

（1）中药溻渍治疗　处方：艾叶30g，

赤芍 20g，大黄 15g，丹参 30g，桂枝 20g，红花 10g，鸡血藤 30g，芒硝 50g，伸筋草 30g，透骨草 30g，威灵仙 30g，乳香 30g，没药 30g。每剂加水 2000~3000ml，浸泡 30 分钟，加热煮沸 30 分钟。将药渣及少量药液装入事先准备好的布袋，扎紧，待温度适宜敷于患处。溻渍时间约 30 分钟，每日溻渍 2 次。

适应证：用于髂总静脉受压综合征血瘀湿重者。

注意事项：控制好水温及溻渍时间，防止烫伤。若有溃疡，请慎用。[范雪艳. 中药溻渍治疗股肿 39 例护理. 中国民间疗法，2013，21（6）：74]

（2）股肿洗剂 处方：当归 20g、川芎 20g、乳香 20g、没药 20g、伸筋草 20g、透骨草 30g、延胡索 20g、牛膝 20g、姜黄 20g、桂枝 20g、芒硝 20g、冰片 20g。药物煎煮后去渣取药液 400ml，将消毒布巾于药液中浸透后热敷患肢，每日 2 次，每次 30m 分钟，疗程 14 天。

适应证：用于髂总静脉受压综合征气虚血瘀为甚者。

注意事项：控制好水温及热敷时间，防止烫伤。若有溃疡，请慎用。[申东峰等. 股肿洗剂治疗下肢深静脉血栓形成的临床疗效研究. 中国药物与临床，2019，19（27）：4296-4297]

（四）新疗法选粹

1. 热敏灸

艾条热敏灸，按下述步骤分别进行回旋、雀啄、往返、温和灸施灸操作：先行回旋灸 1 分钟，温热局部气血，继以雀啄灸 1 分钟加强热敏化，循经往返灸 1 分钟激发经气，再施以温和灸发动感传、开通经络。此时在穴位处出现的透热、扩热、传热、局部不热（或微热）远部热、表面不热（或微热）深部热，或其他非热感（如酸、胀、压、重等）等感传时，即是腧穴热敏化了，施灸至感传消失、皮肤灼热为度，每次施灸不少于 30 分钟，每日 1 次，7 次为 1 个疗程，疗程间休息 1 天，连续治疗 3 个疗程。

2. 消肿袋外敷

（1）处方 冰片 20g，芒硝 2000g，大黄粉 100g，生黄柏粉 50g。

（2）操作方法 将冰片 20g、芒硝 2000g 研成粉末，与生大黄粉 100g，生黄柏粉 50g 混合均匀，放置在 30cm×20cm 棉布袋内，布袋中间做成均匀的间隔，以防止药物集中在一侧，每次外敷 2~4 小时，每日 1 次。

（3）适应证 髂总静脉受压综合征患者患肢水肿明显者。

（4）注意事项 对上述药物过敏者禁用。

3. 火针治疗

患者取坐位或卧位常规消毒后，点燃酒精灯。左手持灯靠近针刺部位，右手握笔式持针，将针尖、针体伸入火外焰烧红，对准迂曲之血管垂直快速进针，随即出针（约 1/10 秒），令其出血，有时可有血液随针孔向外射出，不必慌张，以自尽为度。再以消毒干棉球按压针孔。轻者每周 1 次，重者每周 2 次。

（五）医家诊疗经验

汪自源（解放军第四一一医院）认为，下肢肿胀疼痛一般都具有瘀热和水湿壅滞的瘀水互结的临床特点，下肢肿胀的诊治更强调瘀水同治法。清代唐容川《血证论》谓：瘀血化水，亦发为肿。认为"失血家，其血既病，则亦累及于水"，指出："血家所以多肿胀者，亦是水分血分之病也，此与杂证水肿有别"，并进而指出"瘀血流注，四肢疼痛肿胀者，宜化去瘀血，消利肿胀"，"斯水与血源流俱治矣"，医者须审别阴阳，随加寒热之品。汪自源认为，在运用瘀水同治法的具体治疗中，依据瘀水互患的病情、病机、疾病的新久以及患者的体质差异，有针对性地结合运用清热凉血药、清热解毒药、清热利水药、清热攻下药等药物对于提高疗效是十分必要的，如丹皮、水牛角、半枝莲、黄柏、牛膝、炙地龙、生大黄等。

张学颖（山东省临沂市中医医院）认为，通常治疗股肿以活血化瘀、利湿消肿为原则。对于痰瘀股肿除应遵循这一原则外，还应着眼于"痰挟瘀血，遂成窠囊"的特点。先贤有"见痰休治痰"，"见瘀休治瘀"的见解，这并非说置痰和瘀血于不顾，而是告诫要明确痰和瘀血既是病理产物，又是致病因素，它们与正气相对而言属标。根据"治病必求于本"的原则，必须重视脏腑功能和正气盛衰之本，视病邪和正气间的虚实所偏，治以扶正为主兼以祛邪，或祛邪为主兼以扶正，或扶正祛邪并进，方可获效。在着眼祛邪时又当视痰结和瘀血之间孰轻孰重，分别权衡轻重治之。若痰结较重者，当以祛痰为主；若血瘀较重，当以活血祛瘀为主；若痰结和瘀血并重，则当以化痰祛瘀兼施，使痰瘀分消。

五、预后转归

髂总静脉受压综合征可造成下肢静脉曲张及深静脉瓣膜功能不全，甚至是深静脉血栓形成，主要表现为下肢水肿、浅静脉曲张和皮肤营养代谢障碍等。本病起病缓慢，受压迫静脉周围可逐渐形成侧支循环从而代偿其部分功能。临床上主要表现为患肢的轻度凹陷性水肿，并进行性加重，久之可致下肢静脉曲张、皮肤色素沉着和慢性淤血性溃疡等。在临床上要注意左下肢单纯性静脉曲张与原发性左下肢深静脉功能不全鉴别。因为两者可以单独存在，也可以是左髂总静脉压迫综合征的并发症。

另外，髂总静脉压迫综合征还可引起左下肢水肿、精索静脉曲张、阴囊水肿、静脉性跛行等。当髂静脉狭窄时容易形成静脉血栓，严重影响患者生活质量甚至丧失肢体和生命。所以，及时有效治疗髂总静脉受压综合征非常重要。

六、预防调护

（1）改善饮食　经常吃富含黄酮类和维生素E的食品，有利于改善微血管的血液循环。富含黄酮类的食品主要有柑橘、山楂、洋葱、茄子、红豆等；富含维生素E的食品为新鲜坚果、谷胚油、燕麦、豆类等。

（2）活动下肢　由于疾病或产后长期卧床也会出现下肢肿胀，肢体疼痛。有上述情况的都应早期活动下肢，促进血液循环，避免静脉瓣的损伤。

（3）患肢康复的养护

①长期站立工作的患者要做工间操和多走动，多做患肢的伸屈运动。

②经常抬高患肢，每日4次，每次20分钟，抬高患肢应当高于心脏。

③换药后劝说患者养成穿医疗压力治疗袜或包扎弹力绷带的习惯，加强血液循环，促进伤口愈合。但是创面感染严重，或合并严重动脉硬化、糖尿病严重血管病变的患者禁用医疗压力治疗袜。

④疮面结痂不宜过早去除，要继续治疗直至结痂自行脱落；

⑤避免患肢受外伤。

七、专方选要

解毒活血汤：金银花20g，当归20g，黄柏20g，川芎20g，丹参30g，虎杖30g，泽泻20g，蒲公英30g，防己10g，三棱10g，莪术10g，丝瓜络10g，忍冬藤30g，川牛膝15g，萆薢15g。煎汤趁热熏洗患处，每日2次，每次30分钟。甘黄膏：熏洗后，溃疡敷以甘黄膏，每日换药1~2次。适应证：用于髂总静脉受压综合征湿热下注型。治疗时间15~80天，平均为47.5天。共收治患者35例，其中治愈25例，好转8例，无效2例，总有效率94.2%。[段保亮.自拟解毒活血汤治疗下肢静脉曲张35例.光明中医，2010，25（9）：1650]

八、研究进展

（一）病因病机

张学颖认为，在临床中，痰凝和瘀血胶着互结能导致股肿是客观存在的。其一，因痰而致血瘀，痰瘀互结，痰在整个疾病发生和发展过程中占据主导地位。因痰的产生和脏腑功能失调有密切关系，痰生成之后，"随气升降，无处不到"。《杂病源流犀烛》论痰："其为物则流动不测，故其为害，上至巅顶，下至涌泉，随气升降，周身内外皆到，五脏六腑俱有。"痰邪滞于下肢阴脉，使血液运行障碍而致瘀血形成，痰瘀互结，阻滞脉道，营血运行受阻，水液外溢而出现下肢肿胀。其二，因瘀致痰，痰瘀互结，瘀占主导地位。外伤、分娩、手术等使脉络受伤，瘀血阻于下肢阴脉，营血运行受阻，水津外溢，聚而为湿，湿聚为痰，痰瘀互结，阻于脉道，更碍于气血运行，而致股肿。由此可见，痰与瘀血互为因果，日久终致痰瘀凝结，虚实夹杂之复杂局面。

（二）辨证思路

ICS早期出现的下肢水肿、乏力等症状属于气滞血瘀，血瘀湿重；月经不调属血瘀，血不循经；静脉曲张、色素沉着均属血瘀；若发生深静脉血栓形成则属湿热下注，血瘀湿重；后期小腿发生溃疡属湿热蕴结。病久，耗气伤血，均可出现虚象，如腿肿色白，腰腿酸痛，朝轻暮重或月经

期加重，创面肉芽苍白，脓液清稀等。

（三）治法探讨

汤坤标认为，股肿早期以瘀血兼湿热者为多，故清热利湿活血法用之较多；中期瘀热内蕴、热毒炽盛者，活血化瘀常与清热解毒、通下热结法合用；瘀肿疼痛难消者，常需活血破瘀、攻坚散结；疾病后期瘀血常与气血亏虚并见，又当活血祛瘀配合补气养血、温肾助阳。又因气血关系密切，投活血药每与行气药同用以增强疗效。另外，据临床观察和药理研究，活血化瘀药物的治疗作用与其用量大小有一定关系。如苏木一般用量是活血药，若增加到15g以上就有破血作用；红花用10g常作破血药，小剂量应用则只有活血作用，用治股肿时用到20g则效果显著，无不良反应。因此，用活血化瘀法治疗本病，应从整体观念出发，严格辨证论治，合理、准确选用药物和剂量，以提高治疗效果。

（四）中药研究

1. 单药研究

石玲单用马齿苋治疗臁疮，取鲜马齿苋25g左右，加水500~1000ml煮沸溻洗，并清除坏死组织，继以神灯照射30分钟，再施马齿苋200g左右洗净放臼中捣烂，摊于无菌纱布上，敷于患处。一般1个月左右溃疡愈合。

2. 复方研究

（1）楼朝飞用龙血竭胶囊粉末外敷，治疗36例久治不愈的臁疮患者，辅以微波治疗仪照射，治愈34例，占94.4%。

（2）邓中伟等运用西瓜霜、甲硝唑外敷配合凤凰衣胶布缠缚法治疗臁疮89例，痊愈28例，显效53例，有效8例。

（五）外治疗法

（1）中药熏洗配合高压氧治疗　张宝

丽等用中药熏洗配合高压氧治疗臁疮86例。先用熏洗方（苦参30g，黄柏10g，丹参30g，苍术15g，艾叶10g，重楼25g，花椒12g，大黄10g）药液熏于患处，然后行高压氧治疗。结果86例中痊愈42例，总有效率86.1%。

（2）艾灸　孟达理等认为，臁疮的病机为气血不足，寒湿凝结，经络不通，肌肤失养。治疗当重视温通经络，祛寒除湿。故其采用艾灸为主治疗下肢慢性溃疡31例，其有效率为96.8%，治愈率为93.5%。

（3）刺血疗法　魏如清认为，湿阻、气滞、血瘀内停，实为臁疮溃疡经久不愈的主要病理，根据"血实者宜决之""菀陈则除之"的治疗原则，用刺血疗法治疗臁疮。疮面常规消毒，去除疮口边缘似橡皮圈灰白色的厚坚皮。取三棱针沿疮周围瘀斑处快速垂直点刺（由密至疏，由深至浅，针距2~3mm，拔针见血如珠为度），每周刺血2次，连续数周，待疮周暗紫色瘀血转至红色为止。结果治疗组14例，有效者13例，占93%。

（4）中药外敷

①康煜冬等用愈疮散（黄连、麝香、冰片、珍珠粉、白及、血竭等）治疗臁疮30例，治愈率为50%，总有效率为93.3%。

②蔡卫红等用疮疡灵（珍珠、葛根、冰片等）外敷治疗臁疮176例，治愈130例，治愈率74.7%。

③赵东瑞对89例臁疮患者外敷大青散（生石膏、朱砂、硼砂、冰片等），对照组18例外敷凡士林纱条，1个疗程3周。结果治疗组痊愈及显效例数明显高于对照组。

（5）豹文刺结合解毒化瘀丸治疗　刘辉等采用豹文刺结合解毒化瘀丸，每袋15g，1次7.5g，2次/日。4周为1个疗程，治疗2个疗程。治愈198例，好转10例，无效0例。

（六）评价与展望

在诊疗过程中一旦确诊为髂总静脉受压综合征，应及时规范治疗。主要以外科手术及介入治疗为主。开放手术包括Palma-Dale手术、髂静脉切开成形术、衬垫减压术、右髂总动脉移位术、人工血管旁路移植术等，由于创伤大、并发症多及远期效果不确切，目前已较少应用。其原因在于病变段髂静脉既存在动脉和腰骶椎的压迫，又存在由腔内的异常纤维结构所产生的管腔狭窄，因此单纯解除压迫或纠正管腔狭窄的手术往往难以获得良好的远期疗效，而右髂总动脉移位术及静脉旁路转流虽能解决压迫和狭窄问题，但其并发症及长期通畅率的问题仍一直备受关注。1995年，Berger等采用了介入手段，即球囊扩张和支架植入的方法，它直接作用于病变段，既支持了静脉腔，以避免被动脉和腰骶椎压扁，又同时通过扩张管腔解除了腔内异常结构所引起的狭窄。随着血管腔内治疗器械的改善和技术的提高，腔内PTA和支架置入愈加显示出良好的应用前景，但仍存在一定的问题，如支架移位、支架内再堵塞等，或对于髂总静脉完全闭塞导丝未能通过者，目前仍无较有效的解决办法。中医药治疗在改善症状、防止支架内再堵塞等方面有一定疗效，但仍存在诸多不足之处，如：缺乏统一的分型标准以及统一的疗效标准；中西医结合研究较少等等。如果将中医辨证论治与西医辨病相结合，充分发挥中西医结合治疗优势，使ICS达到最佳的预后。但如何建立标准的中西医辨病辨证诊疗体系、规范中医病因病机及辨证分型、探讨疗效机制等都是我们需要思考和解决的问题。

主要参考文献

[1]尚德俊，王嘉桔，张柏根.中西医结合周

围血管疾病学［M］. 北京: 人民卫生出版社, 2004.

［2］张培华, 蒋米尔. 临床血管外科学 – 第2版［M］. 北京: 科学出版社, 2007.

［3］李日庆, 何清湖. 中医外科学［M］. 北京: 中国中医药出版社, 2012.

［4］谢建兴. 中西医结合外科学［M］. 北京: 人民卫生出版社, 2012.

［5］汪自源, 徐重明. 瘀水同治法治疗下肢肿胀疼痛症举隅［J］. 四川中医, 2001, 19（12）: 63-63.

［6］张学颖. 略论痰瘀股肿证治［J］. 中国中医药信息杂志, 2003, 10（001）: 38-39.

［7］段保亮. 自拟解毒活血汤治疗下肢静脉曲张35例［J］. 光明中医, 2010.

［8］范雪燕. 中药溻渍治疗股肿39例护理［J］. 中国民间疗法, 2013, 21（6）: 74-74.

［9］申东峰, 李培永, 李鹏, 等. 股肿洗剂治疗下肢深静脉血栓形成的临床疗效研究［J］. 中国药物与临床, 2019, 19（27）: 4296-4297.

第五节　巴德 – 基亚里综合征

巴德 – 基亚里综合征（Budd–Chiari syndrome, B–CS）是指肝静脉和（或）肝后段下腔静脉血流受阻而引起的, 以伴有下腔静脉高压为特点的一种肝后性门脉高压症。主要临床表现为: 肝上型门脉高压症、肝脾肿大, 大量顽固性腹水, 食管静脉曲张及上消化道出血; 下肢静脉高压, 双下肢水肿及静脉曲张、色素沉着, 甚至溃烂; 胸腹壁浅静脉曲张。可发生于任何年龄组, 多数病例病程较长, 在疾病早期几乎无异常表现, 更无特征性表现, 常被漏诊误治。

巴德 – 基亚里综合征根据不同的临床表现属中医"积聚""鼓胀""臁疮""血证""黄疸"等范畴。因肝藏血, 脾统血,

其病与肝脾二脏关系最为密切。多为肝脾受损, 疏泄失常, 气血交阻而导致水气停滞, 气滞、血瘀、水淫互结于腹中, 多为本虚标实。

一、病因病机

（一）西医学认识

巴德 – 基亚里综合征的确切病因尚未完全明确, 目前认为与以下因素有关。

1. 先天性发育不良

在出生前发育过程中, 下腔静脉由5段融合而成, 即肾后段、肾静脉段、肾前段、肝段和肝上段, 分别与心脏、肝总静脉、肝窦、右下主静脉的上段和右上主静脉的下段有关。如果在发育过程中各段间发生异常融合或静脉导管退化不全, 可形成下腔静脉内隔膜样阻塞, 或引起下腔静脉、肝静脉各支开口部的纤维性狭窄, 以后因纤维化过程的扩展或继发血栓形成使管腔闭塞, 引起肝静脉及下腔静脉回流障碍。

2. 血液凝固机制异常或血栓蔓延

众多原因可致血液高凝状态, 此时易发生血栓, 如真性红细胞增多症、阵发性夜间血红蛋白尿、原发性血小板增多症、白血病、结缔组织病, 长期服用女性避孕药等。远侧静脉血栓形成, 向近侧蔓延可累及下腔静脉。

3. 邻近脏器病变

包括炎症、创伤、肝脏占位性病变、下腔静脉肝段邻近组织肿瘤等压迫或牵拉使肝静脉或下腔静脉变窄甚至阻塞等。由于横膈活动和肝脏牵拉, 使下腔静脉遭受反复损伤, 加之该段下腔静脉被肝实质包围, 管壁僵硬, 使血流缓慢且有漩涡, 易发生血栓形成。

（二）中医学认识

巴德 – 基亚里综合征属中医"积聚""鼓

胀"等范畴。积聚之证，多与气血有关。因肝藏血，脾统血，其病与肝脾二脏关系最为密切。因饮食不节，或情志内伤，或血吸虫感染及其他疾病传变等，损伤脾胃，以致脾运化不健，不能输布水谷精微，湿浊凝聚成痰，痰阻气滞，久则血行不畅，脉络壅阻，痰浊与气血相结，日渐增大乃成积聚。脾胃受损，运化失司，水湿停留，乃成鼓胀。

二、临床诊断

（一）辨病诊断

1.临床表现

巴德－基亚里综合征以青壮年多见，男女发病率几乎相等，男性略多于女性。由肝静脉血栓栓塞引起的巴德－基亚里综合征，起病急骤，进展迅速。主要临床表现为上腹痛、腹胀、肝大、腹水、黄疸。最终因肝功能损害迅速恶化可导致肝昏迷而死亡。但急性肝静脉血栓栓塞的病例十分罕见，大多数病例为慢性进展性，病程从数月至数十年，临床表现主要有以下几个方面。

（1）门静脉高压　因下腔静脉狭窄或阻塞导致肝静脉回流障碍，引起肝上型门脉高压症。出现上腹胀满不适，腹胀，腹壁静脉曲张，肝脾肿大，进行性顽固性腹水，黄疸，食管静脉曲张和上消化道出血等临床征象。常伴有食欲减退、恶心、呕吐等消化道瘀血症状。

（2）下腔静脉高压　因下腔静脉回流障碍，出现下腔静脉高压的临床表现，症状体征以两侧对称和同时发生为特征。常见临床表现为胸腹壁浅静脉曲张，血流方向呈典型的自下而上；双下肢水肿，下肢静脉曲张，小腿色素沉着及溃疡；因盆腔静脉瘀血，女性患者可有经期延长、经血量大，婚后多年不孕等症状；男性可出现阳痿、性欲减退。

（3）心、肝功能异常　因下腔静脉阻塞，回心血量不足以及大量腹水、腹内压增高、横膈抬高，活动时可出现心悸、气短及胸闷等症。

2.病理分型

（1）下腔静脉局限狭窄或阻塞型　此型最为常见，病变主要在下腔静脉的近心端。其中包括：①单纯下腔静脉隔膜型，此型临床多见，隔膜为先天性原因，隔膜可呈完全闭塞状或隔膜呈孔状、筛状。此型大多肝静脉无阻塞。应用介入性治疗，破膜扩张，疗效满意。②下腔静脉局限性狭窄，病变局限于右心房处的近心端下腔静脉，以短段狭窄为特征。病因大多系血栓形成所致，同时可伴肝静脉阻塞。③下腔静脉局限阻塞型。短段下腔静脉近心端完全的阻塞，大多系静脉血栓的形成，可导致下腔静脉和门静脉高压。

（2）下腔静脉弥漫性狭窄或阻塞型　大多由于广泛血栓形成造成。①膈段下腔静脉长段狭窄或阻塞伴肝静脉阻塞；②下腔静脉长段狭窄或阻塞，但肝静脉血流仍可汇入阻塞段以远的下腔静脉内，也就是说肝静脉本身无阻塞。

（3）肝静脉狭窄或阻塞型　此型病变仅限于肝静脉，下腔静脉通畅。根据病变的位置和程度，又分为：①肝静脉开口狭窄或阻塞型；②肝静脉长段狭窄或阻塞型。

3.辅助检查

（1）B超及彩色超声　B超及彩色超声可显示肝、脾肿大，下腔静脉和肝静脉狭窄及阻塞程度、静脉内有无血栓和隔膜、门静脉有无阻塞及有无腹水等情况。为无创检查的主要手段。

（2）血管造影术　拟行介入治疗或手术治疗时应做静脉造影，是确定诊断的主要依据。术前3天停用抗凝药物。术前备皮，碘过敏试验和术前6小时禁食水。采用 Seldinger 股静脉穿刺法，下腔静脉置导管，高压注射造影剂连续拍片。最好行上下腔静脉对端造影术，即静脉穿刺置管至下腔静脉阻塞远端；上肢浅静脉穿刺或切开（头静脉）置管，经上腔静脉、右房到下腔静脉阻塞近端。两端造影导管同时注射造影剂，可以清楚显示下腔静脉阻塞长度和侧支循环的分布情况等。如为下腔静脉狭窄或单纯肝静脉狭窄或闭塞，可只行经股静脉穿刺下腔静脉造影术。穿刺置管成功后，应先行下腔静脉测压，测压时，必须了解近心端（或右心房）和远心端两端的压力数据。下腔静脉病理性高压数据是诊断和指导治疗的重要依据。

（3）经皮经肝穿刺肝静脉造影　在其他手段不能确定肝静脉是否通畅时，可行此项检查。可同时行肝静脉测压和肝脏活检。此项检查有一定的危险性，技术要求高，需严格遵守其适应证，应谨慎进行。

（4）食管钡餐造影　可确诊有无食管胃底静脉曲张，从而判断是否有门脉高压及其程度。

（5）磁共振静脉成像（MRV）或 CT 静脉成像（CTV）　可以作为下腔静脉、肝静脉和门静脉系统影像学检查的手段，由于患者的侧支循环丰富，成像效果多不满意。

（二）辨证论治

望：肝脾肿大，腹壁浅静脉怒张，或身黄，或尿黄，或目黄，伴扑翼震颤，或抽搐，神志不清，或昏迷，舌质暗或有瘀斑，舌苔黄燥或无苔少津。

闻：口气臭秽，或口中血腥味。

问：胸胁疼痛，腹胀，或腹泻，纳呆、恶心，鼻衄或呕血、便血。

切：肝脾肿大，胁下可触及痞块，脉弦缓或沉弦，或沉涩，或沉细，或弦数。

（1）肝滞血瘀型　肝脾肿大，胁下可触及痞块，胸胁疼痛，无腹水，食欲正常，二便调和，舌质暗或有瘀斑，脉弦缓或沉弦。

辨证要点：胸胁疼痛，舌质暗或有瘀斑，脉弦缓或沉弦。

（2）肝瘀脾虚型　肝脾肿大，胁下可触及痞块，纳呆、恶心，伴有不同程度的腹水，腹胀，或身黄，或尿黄，或目黄，或有腹泻，口气臭秽，舌淡暗或有瘀斑，脉缓或沉涩。

辨证要点：腹水、腹胀、纳呆，或有腹泻，舌淡暗或有瘀斑，脉缓或沉涩。

（3）肝瘀衄血型　肝脾肿大，胁下可触及痞块，腹壁浅静脉怒张，或有腹水，鼻衄或呕血、便血，或口中血腥味，血色紫暗，舌质淡、苔薄白有瘀斑，脉弦涩或沉细。

辨证要点：腹水，鼻衄或呕血、便血，舌质淡、苔薄白有瘀斑，脉弦涩或沉细。

（4）肝瘀风动型　巴德—基亚里综合征兼有肝性脑病，胁下可触及痞块，患者反应迟钝，伴扑翼样震颤，或抽搐，神志不清，或昏迷，舌红暗或有瘀斑点、苔黄燥或无苔少津，脉弦数。

辨证要点：扑翼样震颤，或抽搐，神志不清，或昏迷，舌红暗或有瘀斑点、苔黄燥或无苔少津，脉弦数。

以上各型兼有小腿溃疡者，多为气虚血瘀肌肤失养。治以益气化瘀生肌敛疮，可在治疗各型基础上加生黄芪 30g、党参 15g、丹参 10g、蒲公英 30g、白及 10g、白蔹 10g 等（肝瘀风动型、肝瘀化热衄血型除外），兼有肝功异常或有黄疸者，可在治疗各型基础方上加茵陈、板蓝根、黄柏、山栀子等以保肝退黄。

三、鉴别诊断

（一）西医学鉴别诊断

由于 B-CS 的发病原因、病变部位和

范围不同，所以临床表现复杂，诊断困难。B-CS 应与下列疾病鉴别。

（1）肝硬化腹水　本病患者主要表现为上腹部不适、纳差和腹胀，腹水征较为突出，尤其肝静脉闭塞后期出现脾大、食管胃底静脉曲张及肝功能异常，A/G 倒置，全血细胞减少，常易误诊为肝硬化。肝硬化患者多有肝炎病史，肝脏缩小，腹水出现晚但易控制，无侧腹壁和背部静脉曲张。B-CS 表现为进行性肝大，腹水量大，积聚迅速，而使用利尿剂效果差，脾肿大但脾功能亢进不明显。合并下腔静脉阻塞时，胸腹壁及腰背部静脉曲张，血流方向由下而上，同时有双下肢静脉曲张并水肿等特点。

（2）缩窄性心包炎　本病表现为上腹痛、肝大、腹水等。但呼吸困难、口唇发绀、颈静脉怒张、心动过速、心音遥远、肝颈静脉回流征阳性是 B-CS 所不具备的。有可疑时可行心电图、超声心动图及 B 超检查鉴别，必要时行下腔静脉造影。

（3）右心衰竭　皆可表现为肝大触痛、腹水、脾肿大及黄疸等。但多有心脏病史，反复发作，全心扩大，肝颈静脉回流征阳性。心衰控制后症状减轻，尤其肝脏缩小，腹水减少或消失是其特征。B-CS 仅用一般药物肝大不会缩小，腹水难以减少或消失。心电图、B 超可资鉴别。

（4）下肢静脉曲张　B-CS 时下腔静脉阻塞，可表现为下肢静脉曲张，但多为两下肢同时出现，易误诊为单纯性下肢静脉曲张而行手术。因此对双下肢静脉曲张者，应常规行 B 超、下肢深静脉造影检查，必要时行下腔静脉造影，以明确诊断。

（二）中医学鉴别诊断

（1）水肿　水肿主要为肺、脾、肾功能失调，水湿泛溢肌肤。其浮肿多从眼睑开始，继之延及头面及肢体；或下肢先肿，后及全身，每见面色㿠白、腰酸倦怠等，水肿较甚者亦可见腹胀满。鼓胀主要为肝、脾、肾受损，气血水互结于腹中。以腹部胀大为主，四肢浮肿不甚明显；晚期方伴肢体浮肿，每兼见面色苍黄或晦暗，面颈部有血痣赤缕，胁下癥积坚硬，腹皮青筋显露等。

（2）肠覃　肠覃为下腹部的肿块，早期肿块局限于下腹部，大如鸡卵，以后逐渐增大，可如怀胎之状，按之坚硬，推之可移，无水液波动感。鼓胀初起，腹部尚柔软，叩之如鼓，晚期腹部坚满，振动有水声。

四、临床治疗

（一）提高临床疗效的要素

1. 提高疾病的知晓率

自首例 B-CS 的报道至今已 100 多年，其发病率逐年增高，随着医学的发展和诊疗技术的提高，认识到 B-CS 并非少见病。当前应快速普及 B-CS 的早期诊断知识和方式，各地区可举办有关专题学习班，培养临床医师、影像学医师等有关人才，提高 B-CS 的早期正确诊断率。同时，面对老百姓，应普及相应的 B-CS 的基础知识，让患者早期就能认识到自己的疾病，并尽早就诊。

2. 降低误诊、漏诊率

B-CS 临床表现复杂多变而无特征性，容易误诊为慢性胃炎、慢性肝炎、胆囊炎、肝结核及结核性腹膜炎、肾脏疾患、心包积液、右心耳肿瘤、三尖瓣关闭不全及门静脉血栓形成等。因此，必要时应采用相关检查协助诊断。

3. 精选治疗方案

内科保守治疗不能阻止 B-CS 病情发展，既往主要采用外科手术治疗，但由于术后并发症高，手术难度大、创伤大，术后解剖部位发生改变，再手术治疗可能性减少。故宜行介入放射治疗，这已成为B-CS治疗的重要手段。单纯PTA扩张有可能因弹性回缩或病变本身未能充分扩张所致再狭窄，因而可能加重栓塞，使食管静脉曲张加重诱发出血，提示术前应注意患者门脉高压食管静脉曲张情况，选择治疗方案提高成功率。加强前瞻性研究和已治疗患者的随访总结工作，尽快找出适合我国国情的简易、经济、有效疗法，严格掌握各种治疗的适应证，规范治疗原则和治疗方法，以提高疗效、缩短疗程和减少治疗费用。根据病变性质、部位、范围、辅助检查和患者全身情况而正确选择术式，是提高外科疗效，改善预后的重要方法。

4. 中西医结合治疗

中西医对 B-CS 的认识不同，治疗方法不同，但目的一致，那就是早期抓住治疗时机，中期控制病情发展，晚期改善后遗症。西医具备治疗重点突出，见效快，症状改善明显等优点，虽然不良反应多、手术风险大，但仍为患者的重要及首选治疗方式。中医注重整体观念和辨证论治，可以从多途径、多环节、多层次对人体起到调节和治疗作用，且在不同阶段给予不同的治疗方法。因此将西医与中医的优势结合起来，便会收到更加满意的治疗效果。

（二）辨病治疗

巴德－基亚里综合征（B-CS）的治疗原则：能同时缓解门静脉和下腔静脉高压的方法是最佳方法；不能兼顾二者时，应首先治疗门静脉高压及其引起的并发症。目前国内已经形成共识，B-CS 的治疗方法以介入治疗为首选，其次为外科手术治疗。

1. 外科手术

（1）根治术　目前主要有五种术式，合理的术式选择及掌握好术中的几个要点是取得良好远期疗效的关键。

①单纯隔膜切除术：适用于介入治疗失败或隔膜下有大块血栓的患者，操作相对简单。

②隔膜切除或下腔静脉病变段切开、心包片或人工血管片扩大成形术：适用于伴有下腔静脉明显狭窄的隔膜型或短段狭窄病变型。

③下腔静脉病变段切除人工血管原位移植术：适用于下腔静脉短段闭塞型。

④肝静脉主干闭塞段切除肝静脉流出道成形术：适用于下腔静脉长段闭塞伴肝静脉短段闭塞型。

⑤经腹根治术：通过经腹游离显露肝静脉开口以上的下腔静脉，实施下腔静脉隔膜切除术、人工血管补片扩大成形术或病变段切除人工血管原位移植术取得了良好的效果。因不进胸，创伤较小，胸腔及肺部并发症少，患者恢复较快。

（2）转流术

①肠房转流术：肠房转流手术治疗因长段下腔静脉狭窄或闭塞所致的肝静脉流出道严重受阻而引起的肝后性门静脉高压症是十分可行且切实有效的。肠房转流可以明显降低门静脉压力，对减少腹水、预防和治疗上消化道出血有显著的效果，从而有效地治疗重型 B-CS。但因肠房转流术后，门静脉血液未经过肝脏代谢直接进入体循环，故很容易并发术后肝昏迷等严重并发症。所以，在术后应积极保肝，严密观察以防肝昏迷发生。单纯的肠房人工血管转流术，因静脉系统血流压力低、流速慢，故与动脉比较更易形成血栓，其人工血管的 5 年通畅率仅为 50%~70% 左右。早期开展的手术多采用直径为 14~16mm 人工血管，管径大、流速慢，血栓形成的发生率高；我们通过总结随访发现 8~10mm 的人工血管远期通畅率相对较高。

②腔房转流术：适用于膈上段下腔静脉梗阻而肝静脉出口处和同水平的下腔静

脉通畅者。腔房转流可有效缓解下腔静脉及部分门静脉高压症状，对无根治条件者可行此术式。

③联合腔肠房人工血管转流术：单纯的肠房或腔房人工血管转流术，其人工血管的远期通畅率低，联合腔肠房人工血管转流术的血流既来自门静脉系统，又来自下半身，可明显提高人工血管内的血流量，不仅可以缓解下腔静脉及部分门静脉高压症状，而且可能提高人工血管的远期通畅率。对下腔静脉变同时伴肝静脉病变的无根治条件者可行此术式。

④原位肝移植术：对于肝静脉弥漫性病变患者及 B-CS 合并肝功能衰竭、肝昏迷发作或严重继发肝硬化病例，原位肝移植术可能为唯一有效的治疗方法。

2. 介入手术

①下腔静脉破膜、扩张、内置支架：适用于隔膜型、短段或长段狭窄型及短段闭塞型。对于隔膜有孔，直接扩张；如隔膜无孔，先用硬导丝穿破隔膜或闭塞段。节段性闭塞型的开通一直是 B-CS 介入治疗的难点和成功与否的前提，国内报道大多借用导丝硬端或 Rups-100 等器材进行大胆尝试，但因随意性和盲目性较大，成功率较低，严重并发症的发生率也较高。在正位观时下腔静脉是直入右心房，但在侧位观时肝后下腔静脉却呈现自后下向前上的弯曲状走行。常规穿刺失败后，改行右颈内静脉穿刺置管造影明确病变长短，并将猪尾管送至下腔静脉闭塞段的近心端（闭塞段上方），作为自下而上的穿刺目标，在正侧位双向透视引导和监视下，再用硬导丝由下而上穿刺开通。若还不成功可改行经右颈内静脉鞘管置入硬导丝由上向下破膜。下列情况破膜成功的机会较低：隔膜厚度 3mm，此时多伴有严重纤维化或隔膜的钙化；隔膜呈刀削状、较厚，而且隔膜上下的下腔静脉错位在管径的 3/4 以上；短

段闭塞型，血管呈条索状，腔内阻塞物硬度远比管壁的硬度大，易穿通壁。

②对于合并下腔静脉血栓的 B-CS 的介入治疗：下腔静脉远端合并血栓以前被认为是介入治疗的禁忌证，最近有部分学者主张先用支架压住血栓再破膜扩张。对此高涌等有不同的看法，当有大块血栓时，支架将血栓压扁与下腔静脉贴附面积增大使原来未阻塞的肝静脉阻塞，如原来开口已有血栓阻塞，支架压迫将会使肝静脉的阻塞加重。他们认为对于下腔静脉病变远端有血栓形成，若为新鲜血栓（彩超显示低回声光团）且量小时可尝试经股静脉置管于下腔静脉，用吸引器吸出新鲜血栓，再行破膜、扩张、内置支架，但对此要严格掌握适应证，且要行多体位造影证实下腔静脉无血栓后再行破膜扩张放置支架。若为陈旧性血栓（彩超显示高回声光团）可破膜用小球囊扩张（直径 6~7mm），1 个月后再行造影，若血栓无变化，可行大球囊（直径 15~20mm）扩张，必要时可加用临时性下腔静脉滤器。

③肝静脉破膜扩张术：适用于肝静脉开口闭塞的患者。肝静脉膜性闭塞在下腔静脉造影时常常发现肝静脉开口"膨出征"，这就为经股静脉、经右颈内静脉途径肝静脉破膜扩张术创造了条件。术前应行彩超、CT 或 MRV 检查，了解肝静脉是否闭锁、扩张程度以及肝静脉之间交通支的开放程度。

经右颈内静脉途径肝静脉破膜扩张术适应证：肝静脉开口处膜性闭塞或狭窄。操作方法：将猪尾管经右颈内静脉插至下腔静脉肝后段下端，首先行下腔静脉造影，了解、判断肝右静脉和肝左静脉开口位置，然后将引导导管经右颈内静脉通过上腔静脉、右心房进入下腔静脉肝内段，经引导导管插入破膜穿刺针，透视下对肝右静脉开口处进行试探性穿刺。破膜成功后，行

选择性肝静脉造影并测量肝静脉压力，随后插入扩张管和球囊导管，球囊扩张后再次测压和造影复查，根据造影情况决定是否放置支架。

经股静脉途径肝静脉破膜扩张术：适应证和具体操作同经右颈内静脉途径肝静脉破膜扩张术，但因角度过大，操作较右颈内静脉途径稍困难。

经皮、经肝和经颈静脉行肝静脉扩张术：适用于肝静脉开口处膜性闭塞或狭窄，采用经右颈静脉途径穿刺破膜未成功者。具体操作：平卧，右腋中线第8肋间用19G肝穿针穿刺肝静脉并造影了解阻塞部位、程度和交通支的情况。交换导丝，用硬导丝穿破闭塞部，造影证实导丝进入下腔静脉，交换导丝软头进入右心房内；经右颈静脉导管鞘置入"鹅颈"抓捕器至右心房，捕捉导丝软头，将肝静脉内导丝经右颈内静脉导管鞘拉出，再经右颈内静脉行肝静脉球囊扩张成形术，根据扩张情况决定是否置入肝静脉支架。操作结束向肝穿针道注入血凝块，导管退出肝脏前，证实针道无出血即完成。

肝静脉弥漫性闭塞的患者可伴有副肝静脉代偿扩张，副肝静脉代偿扩张和开通可为缓解肝硬化发挥一定的作用，但副肝静脉同样可以发生膜性狭窄或闭塞。副肝静脉扩张成形术的操作与肝静脉扩张成形术类似。

尽管B-CS的治疗较以前已取得了较大进步，但每种方法均存在一些不足，如介入治疗可出现再狭窄闭塞、心包填塞、损伤大血管、支架移位脱落等并发症；各种分转流手术可出现分流道（人工血管）血栓形成、肝性脑病等并发症；肝移植由于诸多原因而无法普及。只有从各个方面加深对B-CS的研究，对现有的治疗技术加以改进，将并发症概率降至最低，并创建新的合适的治疗方法（如趋于微创化、个体化等），才能在B-CS的治疗上才能不断获得新的进展。

3. 内科治疗

急性血栓形成的病例和大部分术前患者，均应当较系统地先行内科溶栓治疗。溶栓治疗一般应用有效的溶栓药物，如尿激酶等。对于急性发作患者能取得较好的治疗效果。对慢性病例内科治疗的原则是：对症病因治疗，纠正慢性的心、肝、肾等脏器的功能损害，尽可能地改善患者的一般情况，为外科治疗做准备。经积极内科治疗病情好转后，应考虑介入治疗或外科手术治疗。根据患者的具体病情，采用各种内科方法，一般均须行保肝、强心、利尿、纠正水、电解质平衡失调、纠正低蛋白血症，定期防腹水以减轻心肺负担，预防上消化道出血，治疗肝昏迷，支持治疗等，改善全身状况。

（三）辨证治疗

1. 辨证论治

（1）肝滞血瘀型

[治法] 理肝破瘀攻积，软坚散结。

[方药] 复元活血汤加减。柴胡15g，瓜蒌根9g，当归9g，红花6g，甘草6g，大黄（酒浸）30g，桃仁（酒浸，去皮尖，研如泥）50个。

若加强活血破瘀消坚作用，方中可加水蛭、土鳖虫、泽兰、三棱、莪术等。

（2）肝瘀脾虚型

[治法] 疏肝破瘀、健脾利水消肿。

[方药] 复元活血汤合五皮饮加减。柴胡15g，瓜蒌根9g，当归9g，红花6g，甘草6g，大黄（酒浸）30g，桃仁（酒浸，去皮尖，研如泥）50个，桑白皮10g，陈皮6g，生姜皮9g，大腹皮10g，茯苓皮10g。

若加强利尿作用，方中可加大戟、甘遂、芫花（三药不能与甘草同用，用量要小于9g，研面冲服用量小于3g），也可加商陆、黑大豆、牵牛子、冬瓜皮等。腹胀、腹水者加鳖甲、海藻、赤小豆、豆蔻、厚朴；黄疸者加茵陈、佩兰、藿香、大黄、泽泻。

（3）肝瘀衄血型

［治法］益气化瘀止血。

［方药］黄土汤加减。灶心黄土30g，白术9g，附子6g，生地黄9g，阿胶9g，黄芩6g，甘草6g。

若出血伴有舌红、苔黄者，治以清热化瘀，凉血止血，方用十灰散加减。

（4）肝瘀风动型

［治法］化瘀清热，平肝熄风。

［方药］安宫牛黄丸或羚羊钩藤汤加减。羚羊角30g，桑叶10g，川贝15g，生地10g，钩藤15g，菊花10g，白芍15g，生甘草6g，竹茹10g，茯神10g。

以上各型兼有小腿溃疡者，多为气虚血瘀肌肤失养。治以益气化瘀、生肌敛疮，可在治疗各型基础上加生黄芪30g、党参15g、丹参10g、蒲公英30g、白及10g、白蔹10g等（肝瘀风动型、肝瘀化热衄血型除外），兼有肝功异常或有黄疸者，可在治疗各型基础方上加茵陈、板蓝根、黄柏、山栀子等以保肝退黄。

2．外治疗法

（1）针刺　气滞湿阻者，取穴章门、肝俞、脾俞、胃俞；寒湿困脾者，取穴天枢、气海、足三里、公孙、脾俞、胃俞；湿热蕴结者，取穴脾俞、胃俞、胆俞、中脘、阴陵泉；脾肾阳虚者，取穴脾俞、三阴交、肾俞、膀胱俞、阴陵泉；肝肾阴虚者，取穴肝俞、行间、肾俞、涌泉。实证用泻法，虚证用补法或平补平泻法。

（2）脐疗　①用麝香0.1g，白胡椒粉0.1g，拌匀，水调呈稠糊状，敷脐上，用纱布覆盖，胶布固定，2天更换1次，有温中散寒、理气消胀之功。适用于寒湿困脾证。②大蒜、田螺、车前子各等份，熬膏，贴于脐上，2日1次。可利水消胀。③阿魏、硼砂各30g，共为细末，用白酒适量调匀，敷于患者脐上，外用布带束住，数日一换。有软坚散结之效。

3．单方验方

（1）蒋士生自拟方　党参15g，茯苓15g，白术15g，山药15g，陈皮10g，枳壳15g，黄芪30g，桃仁10g，当归10g，丹参15g，赤芍15g，三七粉4g，鳖甲15g，蒲公英30g，败酱草20g，金银花20g，石斛10g，鸡内金10g，甘草3g。适用于气虚血瘀、脉络瘀阻型巴德-基亚里综合征，每日1剂，水煎服。［魏冬琴，王红梅，蒋士生．蒋士生治疗布加综合征验案1则．湖南中医杂志，2020，36（6）：80-81］

（2）苓桂浮萍汤加减　茯苓20g，泽泻30g，浮萍20g，陈皮12g，法半夏10g，大腹皮20g，杏仁10g，桂枝6g，甘草6g，适用于水湿壅滞、胃失和降者，每日1剂，水煎服。［郭亚楠，牛学恩．牛学恩临证诊疗鼓胀病经验．中国中医药现代远程教育，2018，16（18）：64-65］

（四）新疗法选粹

1．灸法

袁卫华等以隔姜重灸肝俞（双）、脾俞（双），每穴以中等大小艾炷，所用姜片厚1元硬币，四枚叠加，灸以18壮，约1.5小时，每日1次，绝不移位，患者灼痛，嘱其坚忍，次日复诊，若施术处有四大水疱，遂破水疱，排尽液体，施术如前。证属鼓胀之湿热蕴结，以疏肝健脾，化湿利水为法。

2．贴脐疗法联合艾灸

（1）处方　木香6g，沉香3g，小茴香6g，吴茱萸6g，甘遂3g，牵牛子6g，三棱10g，刘寄奴10g。

（2）操作方法　共研细末，每次3g，用葱白捣泥调为糊状，制成贴脐膏。先将配好的贴脐膏放在神阙穴（脐）中，再用单孔艾灸盒透过贴脐膏艾灸神阙穴 10~20 分钟，灸毕观察皮肤情况，用一次性圆形透明敷贴在神阙穴上固定药膏。每贴贴敷 8~12 小时，1 天 1 次，7 天为 1 个疗程。

（3）适应证　适用于寒湿困脾证。

（4）注意事项　不要烫伤患者。

（五）医家诊疗经验

崔公让（河南中医药大学）认为，本病多为本虚标实，肝脾肾失调而致气滞、血瘀、水淫互结于腹中。本病多累及肝脏，常有气滞而引起血瘀，因此常在活血化瘀的基础上加用疏肝理气药物"木香""香附"之类。肝病日久及脾，脾虚湿盛，水淫内生，湿浊凝聚，痰阻气滞而见不思饮食、下肢浮肿、腹胀如鼓、乏力、胁下肿块等表现。脾气亏虚又加重血瘀的表现，如腹部青筋暴露、便血或吐血等。崔公让善于应用膈下逐瘀汤、鳖甲煎丸、香砂六君子汤加减治疗，并主张本病以通为贵，注重"瘀"和"脉"的调理。

杨本雷（云南省楚雄州中医医院）认为，鼓胀之病，病机在于"气、水、瘀、虚"，病位在肝、脾、肾，病性以本虚标实为主。在临床治疗中，强调病情的缓急与病邪的相互关系，并以此来决定攻伐与补养的关系。在用药方面，强调重症需要峻猛之品才可以去除沉疴之疾，所以在遣方化裁中形成以大、小陷胸汤为中心的治疗方法，以行气逐水为治疗根本，善于用甘遂以泄水逐饮，临床应用中单独用药或随方化裁。

刘铁军（长春中医药大学附属医院）在临床上治疗鼓胀多从湿热蕴结、脾气亏虚着手，药选猪苓、芦根、白茅根、泽泻、土茯苓、白术、枳实、厚朴等以清热利湿、健脾行气。

五、预后转归

本病的预后与病理类型和病情轻重有直接关系，其中隔膜型效果最好，肝内型效果较差。B-CS 早期若不及时、规范治疗，就可能出现肝肾综合征、肝性脑病、消化性溃疡、肝硬化，甚至食管胃底静脉出血等严重并发症而危及生命。目前 B-CS 最佳的治疗方式首选介入治疗，但是术后仍有可能发生再狭窄、心包出血、肺栓塞等严重并发症。介入治疗成功后，临床症状多在 1 周内缓解，2 个月后即明显改善。影响其远期疗效的因素主要是再狭窄，2 年再狭窄率为 20%，生物可降解性支架和肝素膜支架等的应用有望减少其发生。94% 的再狭窄患者可行再次介入处理。B-CS 的介入治疗不成功者，才可考虑手术成形或分流术。如手术成形和分流术后再出现狭窄或分流道狭窄，引起症状者，亦可行介入处理，如扩张术、EMS 置入术和 TIPSS 术。对暴发性肝衰、终末期肝衰和介入术后肝衰的 B-CS 患者以及上述介入和手术方法均失败者，条件许可时应及时行肝脏移植治疗。

六、预防调护

本病病程相对较长，除了药物治疗以外，精神及饮食调养、生活起居、休息营养等对本病有着重要的辅助治疗意义。具体内容包括：调整情绪，树立与疾病做斗争的信心，避免精神刺激。宜低盐饮食，腹水明显而小便少者宜忌盐；寒湿证应忌生冷；湿热证可多吃西瓜；瘀血证可食鲜藕汁；阳虚证可予腹部热敷、葱熨法。一般应吃少渣易消化、富于营养的食物及水果，饮食有节，进食不宜过快、过饱。禁食辛辣、过硬、过热之物。早期防治病毒性肝炎，并及时治疗胁痛、黄疸、积聚。避免接触疫水、血吸虫，避免感冒。

七、专方选要

（1）膈下逐瘀汤加味 当归、丹参、白术、海藻各15g，川芎、桃仁、赤芍、丹皮、五灵脂、乌药、延胡索、红花、甘草、香附、枳壳、鳖甲、大腹皮、茯苓皮各10g。适用于脾虚湿盛，肝脾血瘀证，每日1剂，水煎服。[李香果，初洪菊，田方.膈下逐瘀汤加味治疗布加氏综合征1例. 实用中医药杂志，2006，22（1）：55]

（2）疏肝散瘀汤 以疏肝散瘀、利水消肿为法，处方：柴胡10g，赤白芍各20g，川芎15g，猪苓、茯苓各15g，丹参20g，生黄芪15g，三棱12g，莪术15g，水蛭粉6g，车前子15g，丹皮12g，泽兰、泽泻各15g，生甘草10g。纳差、恶心、反酸重时加焦楂曲各20g、砂仁、蔻仁各6g；腹胀明显时加佛手15g、木香8g；尿少、水肿明显时加通草10g、防己12g、滑石15g。适用于气滞血瘀者，每日1剂，水煎服。[李树年，丁建华."疏肝散瘀汤"治疗布加氏综合征1例. 江苏中医药，2012，44（18）：47]

八、研究进展

（一）病因病机

高振中认为，本病根据临床表现应归于中医学"鼓胀"的范畴。彩超、血管造影示下腔静脉及肝静脉狭窄或堵塞，中医辨证属血瘀无疑，血瘀形成后，影响水液代谢，水液内停，进而水瘀互结，日久气阴两伤。郭子伦则认为，本病主要由于酒食不节，情志不舒，劳欲过度等因素，导致肝、脾、肾三脏功能障碍，终致气、血、水积聚腹内而成。李香果等认为巴德－基亚里综合征属中医"积聚""鼓胀"等范畴。多与气血有关。因肝藏血，脾统血，其病与肝脾二脏关系最为密切。脾运化不健，

不能输布水谷之精微，湿浊凝聚成痰，痰阻气滞，久则血行不畅，脉络壅阻，痰浊与气血相结，日渐增大乃成积聚。脾胃受损，运化失司，水湿停留，乃成鼓胀。

（二）辨证思路

1. 分清疾病的病变过程及病机

本病初起以气胀为主，患者虽感腹胀，但按之尚柔软，叩之如鼓，仅在转侧时有振水声，此为鼓胀病的过渡阶段，也是较好治疗的阶段；病至后期则腹水显著增多，腹部胀大绷急，按之坚满，并可出现脐心突出，青筋暴露，脉络瘀阻症状，此为鼓胀的最典型的表现。鼓胀的临床辨证，根据病程和正邪关系，一般发病初期多属肝脾失调，气滞湿阻；病程日久，或素体虚弱，病机可出现脾肾阳虚或肝肾阴虚。翟建等认为B-CS中医早期诊断多是肝脾同病，气虚湿阻气机，升降失司，浊气冲塞，治疗时要注意一个"气"字。中期多为气滞导致血瘀，出现气血同病阶段，此期治疗应注意一个"瘀"字。若失治迁延，转至晚期，不仅气滞血瘀加重，同时有水湿内蕴，又有虚象。

2. 气滞血瘀为主

李树年等认为，本病主要为气滞血瘀。李香果等认为多为痰浊与气血相结，瘀血内生，水湿停聚而成。

（三）治法探讨

翟建等将本病分为早、中、晚期。早期病程短，正气受损，治疗时应采用益气健脾燥湿，疏肝理气。用活血化瘀药有扩张肝脏血管，增强肝脏血液循环和肝脏血流量，从而改善病变部位缺血，改善营养及氧气的供应，以防止肝细胞的坏死，加速病灶的吸收和修复，使白蛋白升高，球蛋白下降，提高细胞免疫作用。常选用党参、黄芪、柴胡、香附、陈皮、枳壳、茯

苓、白扁豆、薏苡仁、山药、郁金、丁香、沉香、三棱、莪术等药物。中期是治疗的关键时期，若治疗及时得当，病情很快转机。常选用活血行气、散结消癥的药物。如川芎、当归、白芍、郁金、乳香、没药、延胡索、五灵脂、三棱、莪术、桃仁、红花、丹参、土鳖虫等。晚期治疗应祛瘀消癥、行气利水、补羸，常选用土鳖虫、川大黄、川芎、白芍、生地黄、当归、丹参、鳖甲、水蛭、虻虫、泽兰、益母草、郁金等，若腹水严重，可加黄芪、桑白皮、葶苈子、大腹皮、汉防己等。

郭子伦将本病分为初期、过渡阶段、后期。他认为一般发病初期多属肝脾失调，气滞湿阻。应根据病机，分清气滞、血瘀、湿热和水湿的偏盛，分别采用理气祛湿、行气活血、健脾利水等法，必要时亦可暂用峻剂逐水。病程日久，或素体虚弱，病机可出现脾肾阳虚或肝肾阴虚，治宜健脾温肾和滋养肝肾以治本为主，兼顾于标。

（四）分型论治

1. 诊疗指南

中华中医药学会《鼓胀诊疗指南》认为，鼓胀初起属肝脾失调，以邪气盛为主，病程相对较短；久病肝脾肾损伤，以正虚为主。邪盛标实者须辨气、血、水之偏盛。本虚者当分阴阳之不同。标实者，用行气、活血、利水或攻逐等法；本虚者，用温补脾肾或滋养肝肾法；本虚标实，错杂并见者，当攻补兼施。

（1）气滞湿阻证　腹胀按之不坚，胁下胀满或疼痛，饮食减少，食后胀甚，得嗳气、矢气稍减，小便短少，舌苔薄白腻，脉弦。

［治法］疏肝理气，运脾利湿。

［方药］柴胡疏肝散加减。柴胡10g，枳壳15g，香附10g，大腹皮15g，厚朴10g，郁金10g，川芎10g，车前子（包煎）15g，白术15g，白芍15g。

胸脘痞闷、腹胀、嗳气为快，属气滞偏甚，加佛手10g、沉香（后下）1.5g、木香6g以调畅气机；尿少，腹胀，舌苔腻，加砂仁（后下）6g、泽泻15g以加强运脾利湿作用；神倦，便溏，舌质淡，宜酌加党参15g、干姜6g、蜀椒1g以温阳益气，健脾化湿；如兼胁下刺痛、舌紫、脉涩者，可加延胡索15g、莪术10g、丹参15g以活血化瘀。

（2）寒湿困脾证　腹大胀满，按之如囊裹水，颜面微浮，下肢浮肿，脘腹痞胀，得热则舒，精神困倦，畏寒懒动，小便少，大便溏，舌苔白腻，脉缓。

［治法］温中健脾，行气利水。

［方药］实脾饮加减。白术15g，附子（先煎）9g，干姜6g，桂枝9g，甘草6g，木瓜15g，大腹皮15g，茯苓15g，泽泻15g，厚朴6g，木香6g，草果15g。

浮肿较甚，小便短少者，可加肉桂6g、猪苓15g、车前子（包煎）15g以温阳化气，利水消肿；如兼胸闷咳喘者，可加葶苈子（包煎）12g、紫苏子15g、半夏6g以泻肺行水，止咳平喘；如胁腹痛胀者，可加郁金15g、香附12g、青皮9g、砂仁（后下）6g以理气和络。

（3）湿热蕴结证　腹大坚满，脘腹胀急，烦热口苦，渴不欲饮，或有面目皮肤发黄，小便赤涩，大便秘结或溏垢，舌边尖红、苔黄腻或兼灰黑，脉象弦数。

［治法］清热利湿，攻下逐水。

［方药］中满分消丸合茵陈汤加减。茵陈（后下）15g，栀子9g，大黄9g，黄芩15g，黄连6g，知母9g，猪苓15g，茯苓15g，泽泻15g，厚朴9g，枳壳12g，半夏6g，陈皮6g，白茅根15g，通草12g。

小便赤涩不利者，加葫芦15g、蟋蟀粉（冲服）2g以行水利窍。腹部胀急较甚，大便干结者，可用舟车丸行气逐水，但其作用峻烈，不可过用或久用。

（4）肝脾血瘀证　腹大坚满，青筋显露，胁下疼痛如针刺，面色晦暗黧黑，或见赤丝血缕，面颈胸臂出现血痣，口干不欲饮水，或见大便色黑，舌质紫暗，或有紫斑，脉细涩或芤。

[治法] 活血化瘀，行气利水。

[方药] 调营饮加减。当归15g，王不留行15g，丹参15g，大黄6g，葶苈子（包煎）12g，茯苓15g，槟榔15g，通草15g，延胡索15g。

胁下痞积肿大明显者，可选加䗪虫6g、牡蛎（先煎）15g，或配合鳖甲煎丸内服，以化瘀消痞；如病久体虚，气血不足，或攻逐之后，正气受损，宜用八珍汤或人参养荣丸等补养气血；如大便色黑者，可加三七粉（冲服）3g、茜草15g、侧柏叶5g以化瘀止血。

（5）脾肾阳虚证　腹大胀满，形似蛙腹，朝宽暮急，面色苍黄或㿠白，脘闷纳呆，神倦畏寒，肢冷浮肿小便短少不利，舌紫胖、苔白，脉沉细无力。

[治法] 温补脾肾，化气利水。

[方药] 附子理中丸合五苓散加减。党参15g，白术15g，干姜9g，甘草6g，肉桂6g，附子（先煎）6g，猪苓15g，茯苓15g，泽泻15g。

偏于脾阳虚弱者，症见神疲乏力、少气懒言、纳少、便溏，加黄芪30g、山药15g、薏苡仁15g、炒白扁豆15g以益气健脾；偏于肾阳虚衰者，症见面色苍白、畏寒肢冷、腰膝酸冷疼痛，加仙茅15g、淫羊藿15g以温补肾阳。

（6）阴虚证　腹大胀满，或见青筋暴露，面色晦滞，唇紫，口干燥，心烦失眠，时或鼻衄，牙龈出血，小便短少，舌红绛少津、苔少或光剥，脉弦细数。

[治法] 滋肾柔肝，养阴利水。

[方药] 六味地黄丸合一贯煎加减。沙参15g，麦冬15g，生地黄15g，山萸肉9g，枸杞子15g，楮实子9g，猪苓15g，茯苓15g，泽泻15g，玉米须15g。

津伤口干明显者，加石斛15g、玄参15g、芦根15g以养阴生津；腹部青筋显露、唇舌紫暗、小便短少加丹参15g、益母草10g、泽兰15g、马鞭草15g以化瘀利水；齿鼻衄血者，加白茅根15g、藕节15g、仙鹤草15g以凉血止血；阴虚阳浮，症见耳鸣、颧红，宜加龟甲（先煎）30g、鳖甲（先煎）30g、牡蛎（先煎）30g以滋阴潜阳。

2. 杨本雷论治鼓胀

杨本雷认为，本病的辨证主要辨脏腑、辨病机、辨轻重缓急，主要分型论治如下。

（1）气滞湿阻证　腹胀按之不坚，胁下胀满或疼痛，饮食减少，食后作胀，嗳气不适，小便短少，舌质淡红、苔白腻，脉弦。

[治法] 疏肝理气，行气导滞。

[方药] 小陷胸汤合柴胡疏肝散。黄连15g，法半夏25g，瓜蒌壳15g，柴胡20g，枳壳15g，赤芍10g，甘草10g，川芎15g。

急证加甘遂10g研细末分次兑药服。

（2）水湿内停证　腹大胀满，按之如囊裹水，甚则下肢浮肿，颜面浮肿，脘腹痞胀，或腹大坚满，脘腹撑，口苦烦，小便少，大便或溏或干结，舌苔白腻或黄腻厚，脉弦滑。

[治法] 攻遂利水，寒者温肾，热者泻热。

[方药] 大陷胸汤，寒者合真武汤，热者合五苓散。甘遂10g（研细末分次兑药服），大黄10g，芒硝15g。

寒者加白附片20g、茯苓25g、白芍15g、生姜10g、白术10g。热者加猪苓25g、茯苓25g、泽泻20g、白术10g、桂枝5g。

（3）兼夹证　夹肝脾血瘀证，上述各

症兼见脉络怒张，胁腹刺痛，面色黧黑，面、胸、臂有血痣，呈丝纹状，手掌赤痕，口干渴，饮水不能下，大便色黑，舌紫红或有紫斑，脉涩。治以活血化瘀、调肝理脾，方药大、小陷胸汤配血府逐瘀汤加减。兼阴阳虚证，上症兼见肌肉滑脱，面色苍黄或苍白，食谷不下，精神萎靡，全身浮肿，气短乏力，舌质淡红或干红，脉细弱。治以滋养肝肾、健脾利水。方药大、小陷胸汤配一贯煎或肾气丸加减。

（五）中药研究

1. 单药研究

（1）丹参　研究证明，丹参能抑制和减轻急慢性肝损伤时肝细胞变性、坏死以及炎症反应，加速纤维组织重吸收，具有抗肝纤维化、改善肝脏血液循环、防止肝硬化的作用。

（2）川芎　川芎中的川芎嗪能降低血清转氨酶，维持和提高肝组织中 SOD 活性；清除氧自由基，减少其毒性，具有良好的抗脂质过氧化损伤作用，且显示有抗肝纤维化作用。

（3）三七　实验表明，三七长期小剂量给药，可以改善肝脏微循环，有促进肝组织修复、再生和抗肝纤维化的作用。

（4）黄芪　黄芪有抗氧化及稳定肝细胞膜作用，能促进胆红素代谢，减少肝细胞坏死，促进肝细胞再生。

（5）桃仁　桃仁提取物有增强肝脏血流量、促进纤维化肝内胶原分解、降低肝组织胶原含量、抗肝纤维化作用。桃仁煎剂对早期肝纤维化能有效地促进其吸收和分解，有效防止肝硬化发生。

（6）姜黄　姜黄中的姜黄素能够有效地抑制 P450s 和谷胱甘肽转移酶（GSTs）的活性，又能抑制胶原合成和肝星状细胞活性，具有抗肝纤维化的作用。

（7）五味子　五味子有效成分对肝脏病理损害有减轻作用，对肝脏合成蛋白质及糖原生成均有促进作用，还能提高肝细胞微粒体细胞色素 P-450 的含量，从而增强肝脏的解毒功能。

（8）防己　防己中的粉防己碱能抑制肝细胞内 DNA 及胶原合成，防止肝损伤后肝细胞变性坏死，抑制成纤维细胞增生，减少细胞外基质（ECM）合成，起到抗肝纤维化作用。

2. 复方研究

（1）陈强等以温阳化气、利水渗湿、活血化瘀、温补脾肾为治则，用五苓散和肾气丸治疗本病 49 例，其中显效 24 例，有效 18 例，无效 7 例，总有效率达 85.71%。

（2）王垒等运用加味胃苓散治疗鼓胀患者 60 多例，在消退腹水、改善症状方面取得了较好疗效。

（3）吴建萍等对 12 例巴德 - 基亚里综合征患者行介入手术，术后均常规服用中成药大黄䗪虫丸、血府逐瘀丸，12 例患者均介入成功，术后 4 个月 ~2 年随访，2 例复发，1 例并发肝癌死亡，余无复发，预后良好。

（六）外治疗法

（1）针灸治疗　陈小莉等将 67 例病例随机分成对照组 28 例，观察组 39 例，对照组采用限钠、限水、护肝等常规治疗，观察组在常规治疗的基础上加用中药和温针灸。温针灸处方：取穴中脘、天枢、气海。连续治疗 6 天后隔 1 天，4 周为 1 个疗程。结果：观察组总有效率 94.88%，对照组总有效率 85.71%，观察组总有效率优于对照组，且治疗后第 2、3、4 周改善腹胀、乏力等临床症状明显优于对照组。

（2）敷脐法联合结肠透析　翟芬芬等将 120 例患者随机分成两组各 60 例，对照组采用保肝、利尿及白蛋白等支持治疗，观察组在对照组基础上加用麝黄膏外敷神阙穴（田螺肉 30g，麝香、人工牛黄各 1g，葱白、甘遂各 10g，田螺去壳，烘干，研粉，诸药研成粉末，制成巴布贴），1 次 / 日，及结肠透析：大黄、槐米、金银花、蒲公英、煅牡蛎各 30g，保留灌肠，30 天为 1 个疗程。结果：观察组总有效率 71.67%；对照组总有效率 18.33%，观察组优于对照组（$P < 0.05$）。并且在改善腹胀、尿少、双下肢水肿等症状、体征方面明显优于对照组。

（3）保留灌肠法　洪侠选择 32 例鼓胀顽固性腹水患者，给予中药内服加灌肠治疗，灌肠方：大黄 30g，马鞭草 15g，蒲公英 15g，泽泻 15g，泽兰 30g，茯苓 20g，煎水取汁 100ml，每日晨起保留灌肠 1 次，20 次为 1 个疗程。结果：痊愈 21 例，显效 6 例，好转 4 例，无效 1 例。总有效率 96.8%。

（七）评价与展望

巴德 - 基亚里综合征目前病因不明，多数学者认为本病多由于血栓形成、隔膜形成、机械损伤、血管局部炎症等引起，各种机制尚需进一步研究和探讨。有研究表明，本病与地域、环境、体力劳动、饮食习惯、营养状况等密切相关。治疗 B-CS 的关键是改善静脉血管的阻塞或狭窄状况，简单的内科保守治疗不能完全阻止本病的病情发展，目前介入治疗具有手术简便、安全、有效，术后恢复快等特点，因此已成为 B-CS 治疗的首选。但介入手术仍有一定的危险性和相关的并发症出现，如：血栓脱落导致的肺栓塞、心包填塞等；同时也面临新技术尚待解决的问题，比如肝（副）静脉成形术后再狭窄的发生，静脉支架置入指征的把握和术后远期观察，以及肝内分流术支架材质和内径的选择等等，需要更深入的临床研究才能解决。尽管置入支架后可迅速降低下腔静脉远端压力，

疗效确切，但多数学者认为应持谨慎态度。主要考虑以下因素：①金属支架应用时间较短，对人体的长期不良影响难以估计；②内支架置入后再狭窄，再次手术难度较大；③置入后，内支架跨越的肝静脉、肾静脉有可能受阻塞，加重病情；④肝静脉开通后，肝瘀血减轻，增大的肝脏回缩，下腔静脉外压狭窄缓解，下腔静脉支架可能脱落移位。外科治疗的开放手术对于某些不适宜介入治疗的疑难病例或者复杂病例仍是很重要的治疗手段，因此无论外科手术或者介入治疗都应该严格掌握适应证，这样才能提高 B-CS 的治疗效果和治疗水平，同时手术后的药物治疗对于提高手术的成功率和降低复发率，改善患者肝功能也是很重要的。

中医药治疗巴德 - 基亚里综合征患者，能够明显降低患者的临床不适症状，降低术后复发率，提高患者的生活质量。中医药辨证论治对于 B-CS 患者的治疗具有重要的意义，但同时，目前本病还缺乏严谨、科学设计大型的临床研究，以个人报道及经验总结为多，缺乏统一的辨证分型和疗效判定标准，故还需进一步研究、总结，形成一整套关于 B-CS 病因病机、辨证分型、治疗方法等系统诊疗体系，为患者提供更加规范、疗效确切的治疗方案，希望随着医学的进步和研究的深入，中医药治疗 B-CS 可以取得更好的成果。

主要参考文献

［1］刘欣华，张原. 布加氏综合征介入术后的中医药治疗［J］. 河南中医，2013，33（9）：1517-1518.

［2］李树年，丁建华. "疏肝散瘀汤"治疗布加氏综合征 1 例［J］. 江苏中医药，2012，44（8）：47-47.

［3］杨勤运. 杨本雷主任医师治疗鼓胀临床经验总结［J］. 云南中医中药杂志，2011，32

（1）：5-6.

［4］张为民. 刘铁军教授运用清热利湿、健脾
　　　行气法治疗鼓胀 1 例［J］. 按摩与康复医学
　　　（上旬刊），2011，2（4）：47-48.

［5］李香果，初洪菊，田方. 膈下逐淤汤加味
　　　治疗布加氏综合征 1 例［J］. 实用中医药杂
　　　志，2006，22（1）：55-55.

［6］郭亚楠，牛学恩. 牛学恩临证诊疗鼓胀
　　　病经验［J］. 中国中医药现代远程教育，
　　　2018，16（18）：64-35.

［7］魏冬琴，王红梅，蒋士生. 蒋士生治疗布
　　　加综合征验案 1 则［J］. 湖南中医杂志，
　　　2020，36（6）：80-81.

［8］薛挥，李伟之，马富权，等. 布加综合征
　　　诊治现状［J］. 临床外科杂志，2020，28
　　　（6）：593-595.

第六节　肺栓塞

肺栓塞（PE）是指来自全身静脉系统
或右心的内源性或外源性栓子阻塞肺动脉
或其分支，引起肺循环和呼吸功能障碍的
临床和病理生理综合征。PE 的栓子种类
包括血栓、脂肪、羊水、空气、瘤栓和感
染性栓子等，其中 99% 是血栓性质的，也
称为肺血栓栓塞症（PTE），其中 PTE 是
PE 最常见的类型。PTE 与深静脉血栓形成
（DVT）是同一种疾病病程中两个不同阶段
的不同临床表现，合称为静脉血栓栓塞症
（VTE）。据估计，静脉血栓栓塞是仅次于
冠心病和卒中的第三大最常见的血管疾病。
因此提高临床医师对 VTE 认识，规范 VTE
的预防、诊断和治疗是极为迫切的任务。

肺栓塞在中医学中并无明确的概念，
多属于胸痹、厥证、喘证、痰饮、血证、
咳嗽等范畴，对其如何辨证论治临床报
道很少，尚未见纯中药治疗肺栓塞的临床
报道。

一、病因病机

（一）西医学认识

肺栓塞发生的危险因素主要有两个方
面。一是先天性危险因素，存在种族差异，
在西方以 FV Leiden 引起的活化蛋白 C 抵抗、
PTG 20210A 等为主，而在东方，北京协和
医院以及其他单位研究结果表明，以抗凝
蛋白缺陷为主，其中尤以蛋白 S 缺乏为最
高。二是获得性危险因素，主要为骨折和
外科手术后下肢静脉血栓形成、长时间制
动、凝血异常和一些全身性疾病等。

1. 病因

绝大多数的肺栓塞患者都有疾病的易
发因素，常见的因素有以下几种。

（1）年龄与性别　据资料统计，肺栓
塞的发病率随年龄的增加而升高，儿童患
病率约为 3%，60 岁以上者可达 20%。肺
栓塞以 50~65 岁年龄组最多见，90% 致死
性肺栓塞发生在 50 岁以上。性别与肺栓塞
的发生无明显差别，但 20~39 岁年龄组女
性深静脉血栓形成的发生率比同龄男性高
10 倍。

（2）血栓性静脉炎及深静脉血栓形
成　据资料报道美国每年约有 2000 万人
患深静脉血栓形成，其中发生肺栓塞者
占 20%~30% 左右。也有报道显示，肺
动脉造影和放射性核素肺灌注扫描显示，
51%~71% 下肢深静脉血栓形成患者可能合
并肺栓塞。有报道称约有 82% 的 PE 患者被
发现存在下肢深静脉血栓。文献也证实下
肢 DVT 居 PE 患者高危因素的首位。血栓
性浅静脉炎当血栓蔓延到深静脉时，也可
能引起肺栓塞。栓子的 90% 左右来自下肢
深静脉，如腓静脉、腘静脉、股静脉和髂
静脉，其他来自盆腔静脉、下腔静脉、肾
静脉、上肢静脉或右心房等。中国急性肺
血栓栓塞症诊断治疗专家组发现，PE 患者

合并下肢深静脉血栓的发生率为 46%，而下肢深静脉血栓患者合并 PE 的发生率为 67%，所以对血栓性静脉炎及深静脉血栓形成的预防显得尤为重要。

（3）心肺疾病　25%~35% 的肺栓塞患者同时有心肺疾患，其中心房纤颤、心力衰竭和亚急性细菌性心内膜炎、内膜下心肌梗死后形成的附壁血栓等的脱落可能造成肺栓塞。Sawyer 等在对 407 例房颤患者 8 年的随访研究中发现有 12.3% 的患者发生了 PE。叶晓芳等报道，对 129 例住院 PE 患者与基础疾病相关性的分析结果中显示房颤在 PE 的基础病因中所占比例为 10.85%。另外，肺心病、心肌病和先天性心脏病术后，也可能发生肺栓塞。

（4）凝血机制异常

① 创伤：创伤、手术都可增加发生 DVT 及 PE 的风险，其发生机制主要原因：A. 创伤及手术破坏了凝血平衡机制导致血液呈高凝状态；B. 创伤及手术患者，因制动或麻醉致使静脉血液流速减低，血液瘀滞，回心血量减少，以致血管内皮细胞缺氧和营养缺乏而损伤血管内皮。手术中驱血带会造成血栓的移动，手术时的挤压刺激也是血栓脱落的重要原因；C. 在创伤及手术患者中，蛋白 C 和蛋白 S 均减少，而蛋白 C 和蛋白 S 的遗传缺陷已证实与静脉血栓的形成密切相关。研究表明，通过对 4 千例有过手术史和 4 千例无手术史首次发作深静脉血栓的患者对照研究发现，有手术史患者发生深静脉血栓的概率是无手术史者的 4 倍。下述手术致下肢 DVT 的发生率可为术者提高预防 PE 的意识，尽可能避免损失性操作。在手术后下肢 DVT 的比例中，骨科手术占 43.3%，妇科手术占 25%，泌尿及胃肠手术各占 8.7%，下肢软组织损伤占 6.7%，神经外科占 4.8%，心胸、介入及血管外科各占 0.9%。创伤患者约 15% 并发肺栓塞，如胫骨骨折 45%~60%、骨盆骨折 27%、股骨颈骨折 20%、脊柱骨折 14% 患者发生肺栓塞。

② 肿瘤：恶性肿瘤与 PE 之间存在着生物学关系，可能与恶性肿瘤组织中含有的致凝因子引起的血液高凝状态有关，肿瘤患者 PE 发生率比非肿瘤患者高 6 倍，肿瘤术后比一般术后 PE 发生率高 2~3 倍。有文献报道临床易导致发生 PE 的肿瘤最普遍的类型：男性为结肠癌、肺癌、前列腺癌；女性为乳腺癌、肺癌、卵巢癌。Khorana 等对 100 万多例肿瘤患者资料回顾性研究分析，发现发生深静脉血栓患者占总肿瘤人数的 3.4%，而发生肺栓塞占总人数的 1.1%，即 33.5% 的深静脉血栓患者发生了肺栓塞。

③ 妊娠和避孕药：孕妇血栓栓塞病的发生率比同龄未孕妇女多 7 倍，易发生于妊娠的头 3 个月和围生期，围产期的静脉血栓形成与凝血因子和纤维蛋白溶解改变有关。高龄产妇、妊娠糖尿病或妊娠高血压、多产妇及剖宫产手术后不活动危险性均很高。PE 是孕产妇的重要死亡原因之一，若不及时诊断治疗，大约 20%~30% 的患者可立即死亡。口服避孕药的妇女静脉血栓形成的发生率比不服药者高 4~7 倍，已证明避孕药能引起凝血因子、血小板、纤维蛋白溶酶系统活化，增加血液黏度，容易发生血栓病。

④ 某些血液病（如镰状细胞病、真性红细胞增多症和嗜酸性粒细胞增多症等）以及代谢性疾病（如糖尿病、肾上腺皮质功能亢进等）也易发生血栓病。

⑤ 不活动：下肢骨折、偏瘫、手术后、重症心肺疾病及某些健康人不适当的长期卧床或长途乘车（或船、飞机），肢体长时间不活动，使静脉血流的驱动力降低，血流速度减慢，血液瘀滞，易发生深静脉血栓形成，从而导致肺栓塞。据临床报道，若连续卧床 7 天，血流速度减慢到最低点，

深静脉血栓形成的发生率与卧床时间具有相关性。

2. 发病机制

肺栓塞根据肺动脉血管阻塞部位、面积、肺循环原有储备力和肺血管痉挛程度不同，分为急性肺栓塞和慢性肺栓塞。

（1）急性肺栓塞 由于大块的血栓突然阻塞到肺总动脉处或阻塞在左右肺动脉分叉处，有时阻塞在右心腔和肺动脉瓣处，还有多数栓子阻塞在左右肺动脉主干，总阻塞面积＞50%，肺循环阻力明显增加，肺动脉压急剧增高，右心室扩大充盈，左心室缺血，导致心律失常、休克、猝死。急性肺栓塞发病急骤，病程短，肺脏内少有梗死灶，在心内膜下心肌常有多发性坏死灶。若患者经过抢救度过休克以后，可能又引起右心室扩张和急性右心衰竭，因此，急性肺栓塞常为致死性肺栓塞。

（2）慢性肺栓塞 是多发的、较小的血栓分别阻塞在左右肺动脉分支或部分双侧分支动脉，逐渐出现肺动脉高压，造成右心室肥厚和右心功能衰竭。慢性肺栓塞病情较轻，发展较慢，常为非致命性肺栓塞。

（二）中医学认识

中医学中没有肺栓塞的病名。根据临床表现应归属于胸痹、厥证、喘证、痰饮、血证、咳嗽等范畴。临床大量研究显示，肺栓塞常继发于创伤、术后、长期卧床等诱因引起深静脉血栓形成。中医认为久卧伤气，金刃损伤耗气伤血，气虚则血瘀，瘀血阻络，气血津液运行不畅，留津为痰为饮，痰浊瘀血随经而行，闭阻心肺，心不主血脉，肺治节失调，气血运行不畅而发为本病，故气虚、血瘀、痰浊为肺栓塞主要病机。

二、临床诊断

（一）辨病诊断

1. 临床表现

肺栓塞的临床表现主要决定于血管堵塞的多少，发生的速度和心肺的基础状态。有4个临床证候群：

（1）急性肺心病 突然呼吸困难，濒死感，口唇发绀，右心衰竭，低血压，肢端湿冷，见于突然栓塞2个肺叶以上的患者。

（2）肺梗死 突然呼吸困难，胸痛、咯血、出现胸膜摩擦音或胸腔积液。

（3）呼吸困难 不明原因的轻微呼吸困难，往往是小面积肺栓塞的唯一症状。

（4）慢性反复性肺栓塞 起病缓慢，发现较晚，主要表现为重症肺动脉高压和右心功能不全。

2. 体征

急性肺栓塞常见的体征一般有呼吸困难、咯血、胸痛、发热、呼吸增快、心动过速、肺部听诊可闻及干湿啰音、三尖瓣区杂音、P2亢进、嘴唇爪甲发绀等，甚至血压下降、休克、意识丧失。最有意义的体征是反应右心负荷增加的颈静脉充盈、搏动及下肢深静脉血栓形成所致的下肢肿胀、压痛、活动受限和浅静脉怒张等。而出现PE"三联征"，即呼吸困难、咯血、胸痛，不到30%，所以单纯依靠"三联征"作为鉴别诊断标准会造成很大一部分患者漏诊。另外，对于出现晕厥的患者，不要只考虑到心源性或脑部疾病所致，尤其对存在危险因素患者应注意PE的可能。

3. 分型

从不同角度有多种分类方法，在国内、外尚无统一的标准。

（1）按临床诊断范围分类可分为临床隐匿性和临床显性肺栓塞。

（2）按血栓大小分类，可分为大块血栓和微小血栓肺栓塞。

（3）按临床表现分为猝死型、急性心源性休克型、急性肺心病型、肺梗死型和不可解释的呼吸困难型。

（4）按时间分类分为急性和慢性肺栓塞。

（5）目前国内、外最多采用对临床诊治有意义的分类是：急性小块肺栓塞（呼吸困难伴或不伴胸膜痛或咯血），急性大块肺栓塞（血流动力学不稳定），亚急性大块肺栓塞（假性心衰或无痛性肺炎），慢性血栓栓塞性肺动脉高压（慢性进行性呼吸困难）（见表6-1）。

表6-1　Maxwell分型法

分型	症状	肺动脉栓塞面积（%）	肺动脉压（mmHg）
Ⅰ	无症状	< 20	正常
Ⅱ	焦虑、过度换气	20~30	< 20
Ⅲ	虚脱、呼吸困难	30~50	> 20
Ⅳ	休克、呼吸困难	> 50	> 25~30
Ⅴ	晕厥、呼吸困难	> 50	> 40

4.现代辅助检查

（1）动脉血气分析　肺血管床堵塞15%~20%，即可出现氧分压下降，常表现为低氧血症、低碳酸血症、肺泡-血氧分压差增大，但这些改变在其他心肺疾病中亦可见到。10%~15%的PE患者这些指标可正常，故动脉血气改变对PE的诊断仅具参考价值。

（2）血浆D-二聚体测定　D-二聚体是交联纤维蛋白在纤溶系统作用下产生的降解产物，是特异纤溶过程标记物。D-二聚体对PTE诊断敏感性达92%~100%，特异性仅为40%~43%。值得注意的是，D-二聚体检测结果受检测方法、血栓形成时间、PE发生后诊断时间、患者自身纤溶情况等因素的影响，提示临床医师：一是在解释D-二聚体结果时应充分了解检测方法及试剂敏感性，对阴性预测值进行科学判定，酶联免疫吸附法（ELISA）是较为可靠的检测方法，建议采用。二是对于临床高度可疑者，即使D-二聚体阴性，也需要进一步检查来明确。

（3）心电图　心电图对PE的诊断既不特异也不敏感。大约25%的急性患者心电图无异常改变。多数患者心电图可见异常改变，常见的有窦性心动过速、胸前导联T波倒置，完全或不完全右束支传导阻滞、肺型P波、电轴右偏、顺钟向转位等。

（4）胸部X线片　多数患者有异常表现，但缺乏特异性，在提供疑似PTE线索和排除其他疾病方面有重要作用。最常见的征象为肺纹理稀疏、纤细，透过度增加和肺血分布不匀，有少至中量胸腔渗液；当有肺动脉高压或右心扩大或心衰时，上腔静脉影增宽，肺动脉段突出或瘤样扩张，右下肺动脉干增宽或伴截断征，右心室扩大。

（5）超声心动图（UCG）　床旁UCG是对疑诊高危PTE或围手术期疑诊PTE患者的首选检查，对PTE危险分层、排除疑似急性PTE的急性心肌梗死、主动脉夹层等其他心脏危重症及指导治疗有重要意义，在患者就诊2小时内完成。若发现右心室壁局部运动幅度降低，右心室和（或）右心房扩大，三尖瓣反流速度增快以及室间隔左移运动异常，肺动脉干增宽等，可提示或高度怀疑 PTE。若右心房或右心室或肺动脉近端发现血栓，同时有 PTE 临床表现，即可做出诊断。若发现右心室壁增厚可提示慢性血栓栓塞性肺动脉高压（CTEPH）。

（6）螺旋 CT 肺动脉造影（HCTPA）随着 CT 技术发展，特别是多层螺旋 CT 的应用，在诊断 PE 上显示出快速、方便、准确性高的特点，同时也大大增加了亚段及亚段以下的 PE 检出率，并逐渐取代核素通气灌注显像和肺动脉造影，成为首选影像学检查。PE 直接征象为肺动脉内充盈缺损、管腔梗阻、轨道征及马鞍征，间接征象包括肺内线状影或实变影、肺缺血征等。HCTPA 不仅能证实患者存在肺栓塞，而且还能观察到受累肺动脉内栓子的大小、具体部位、分布、与管壁的关系，以及右心房、右心室内有无血栓、心功能状态、肺组织灌流情况、肺梗死病灶及胸腔积液等。另外螺旋 CT 肺动脉造影也有可能识别肺血管堵塞或是血管梗死引起的充盈缺失。虽然 HCTPA 在 PE 诊断优势明显，但不足之处应引起注意，包括辐射剂量偏大、造影剂过敏及其肾毒性等，而且对于疑似 PE 的儿童及孕妇，尚不推荐本项检查。

（7）肺通气灌注（V/Q）显像 它是诊断 PE 的一线检查之一。与 CTPA 相比，V/Q 显像基本无过敏现象，辐射剂量低，对脏器功能无损害。但 V/Q 显像不适合病情不稳定、基础肺病严重的患者。肺 V/Q 结果分三类：①高度可能：如临床高度怀疑，则可诊断 PE。②正常或接近正常：可排除 PE。③非诊断性异常：征象介于高度可能与正常之间，需借助其他检查明确诊断。由于 V/Q 检查是根据肺动脉栓塞后继发肺实质血流灌注缺损来间接诊断的，因此任何影响肺血流灌注的心肺疾病都可能出现灌注缺损。此外，当栓子不完全阻塞血管时，肺灌注可能显示其累及范围仍存在血流，出现假阴性结果。因此，用 V/Q 显像

诊断 PE 应当注意选择胸部 X 线正常者做此项检查，尽量避免未行胸 X 线检查而直接行此项检查。

（8）磁共振肺动脉造影（MRPA） 与 CT 相比，磁共振扫描时间长，重症患者不易耐受，仅作为 PE 的二线检查方法，可用于肾功能严重受损或碘造影剂过敏患者。

（9）肺动脉造影（PAA） PAA 是诊断 PE 的"金标准"，其直接征象有肺动脉内造影剂充盈缺损，伴或不伴"轨道征"的血流阻断；间接征象有肺动脉造影剂流动缓慢，局部低灌注，静脉回流延迟等。但由于是有创性检查、技术条件要求高、风险高，故仅用于其他无创检查不能确诊的 PE 及与复杂心肺血管病的鉴别诊断。

（10）下肢深静脉检查 据具体情况可选择下肢深静脉多普勒超声、下肢深静脉核素显像、CT 静脉造影、磁共振静脉造影等检查以明确有无 DVT 的存在。

（二）辨证诊断

由于肺栓塞的临床表现复杂而凶险，急性者往往表现为胸痛、咯血、发热、呼吸困难，严重时甚至出现休克，故急性期多属于中医"胸痹""厥证""脱证""血证"；慢性者多表现为咳嗽、胸闷、心悸、发绀，慢性期多属于"咳嗽""喘证""心悸"等证。

望诊：面色苍白或青紫、冷汗淋漓、烦躁不安、唇指发绀，或神志不清，或气短乏力、倦怠、面浮肢肿，或颧红，舌淡、苔薄白或苔白腻，或舌红少津，或舌红有瘀斑。

闻诊：气促、咳嗽或咯血。

问诊：胸闷、胸痛、心悸、喘促不能平卧，或五心烦热、口干、纳呆。

切诊：四肢厥冷，或脉微欲绝，或脉细数，或脉沉弦或弦数，或脉结代。

（1）阳气欲脱型 面色苍白或青紫，四肢厥冷，冷汗淋漓，或神志不清，心悸

气短，胸痛气促，烦躁不安，唇指发绀，舌淡、苔薄白，脉微欲绝。此型为肺栓塞急性期。

辨证要点：面色苍白或青紫，四肢厥冷，神志不清，唇指发绀，舌淡、苔薄白，脉微欲绝。

（2）虚热内炽型　胸痛，咳嗽痰少或咳痰带血，心悸气短，五心烦热，口干颧红，舌红少津，脉细数。此型多为亚急性肺栓塞或肺梗死。

辨证要点：胸痛，咳嗽痰少，或痰中带血，五心烦热，口干颧红，舌红少津，脉细数。

（3）脾虚痰阻型　口中黏腻，肢体困重，喘促不能平卧，咳嗽有痰，心悸气促，乏力，脘腹胀满，纳呆，甚则面浮足肿，大便溏泄，舌质淡、苔白腻，脉沉弦或弦数，此型可见于肺栓塞并心功能衰竭者。

辨证要点：口中黏腻，肢体困重，喘促不能平卧，脘腹胀满，甚则面浮足肿，大便溏泄，舌质淡、苔白腻，脉沉弦或弦数。

（4）气滞血瘀型　胸胁胀满，或胸中闷痛，痛如针刺，夜间为甚，伴有心悸、气短乏力，舌质略红，或有瘀斑、瘀点，脉结代，此型多见于较小的肺血栓栓塞症。

辨证要点：胸闷胸痛，痛如针刺，舌质略红，或有瘀斑、瘀点，脉结代。

三、鉴别诊断

（一）西医学鉴别诊断

急性肺栓塞须与下列疾病相鉴别。

（1）急性心肌梗死　本病的特征为胸痛、心力衰竭、休克，症状与肺栓塞相似。详细询问病史，并结合心电图动态观察、心肌酶谱等检查，可鉴别。

（2）肺炎、胸膜炎、气胸　皆有胸痛。但肺炎可见明显发热、咳嗽、咯铁锈色痰，

查血常规提示血白细胞明显增高，胸部 X 线可见肺部炎症浸润阴影。胸膜炎多有夜间盗汗、低热、胸腔积液、胸膜粘连、结核菌素试验阳性。气胸的 X 线可见肺脏被压缩阴影，患侧呼吸音减弱等体征。

（3）主动脉夹层动脉瘤　胸主动脉夹层动脉瘤可有胸痛，也可突然发生，但患者常有原发性高血压病史或外伤史。X 线可见到上纵隔阴影增宽，主动脉变宽延长，常由于高血压而心电图表现为左室高电压及左室劳损，偶见继发性 ST-T 改变。超声心动图检查或主动脉造影有助于鉴别。

（二）中医学鉴别诊断

肺栓塞属于中医"喘证""脱证""厥证""咳嗽""血证"等范畴，应与以下病症相鉴别。

（1）肺痨　两者均有咯血、胸痛等症，肺痨具有传染性，是以咳嗽、咯血、潮热、盗汗为特征，是一种慢性传染性疾患。

（2）肺痈　是急性发病，以突发性寒战、高热、咳嗽、胸痛、咯吐大量腥臭浊痰为特征。

（3）哮病　指声响而言，必见喉中哮鸣有声，有时亦伴有呼吸困难。喘证指气息而言，表现为呼吸气促困难，甚则张口抬肩，摇身撷肚。

四、临床治疗

（一）提高临床疗效的要素

1.尽量避免漏诊、误诊

肺栓塞是一种发病凶险的致死性疾病。近年来在肺栓塞领域，我国与其他国家一样，对肺栓塞、肺动脉高压的研究取得了迅速发展。肺栓塞从少见病被认识到是多发常见病。在短短的十几年间，肺栓塞的诊断呈十几倍增长，主要是与医师对肺栓塞的诊断意识和技术水平的提高有关。虽

然肺栓塞的诊断治疗工作成绩显著，但应当看到该领域仍有尚未解决的问题，我国的误诊漏诊率仍居高不下，尽管有国内外的"指南"和"专家共识"，但在实际治疗上仍然不规范，需要有更加严谨的治学态度和深入研究。

2. 早期治疗降低死亡率

急性肺栓塞早期治疗可降低死亡率，尽早采取溶栓与抗凝治疗可缓解患者高凝症状，防止血栓发展与再生，促进机体发挥自身纤溶功能，降低肺动脉压，进而改善患者心肌功能，减少肺栓塞复发率。

3. 重视中西医结合

辨证治疗是一个整体思辨的过程，必须在恒动的变化过程中进行整体思辨才能应对疾病的瞬息变化。不论是整体观念的调理或是祛病的调养，都需要根据患者的不同病症与体质加以综合分析，制定出相应的治疗策略，治疗肺栓塞并预防复发。防脱防厥是减少病死的重要措施，应于厥脱之先，投以防治厥脱的药物，以阻止病情进一步恶化，否则必然被动，预后欠佳，此时，可予溶栓等中西医结合治疗。

4. 重视预防调护

顺四时而适寒暑，节饮食而畅情志，则可"正气存内、邪不可干"，处于"精神内守"，"阴平阳秘"，"病安从来"状态。

（二）辨病治疗

急性肺栓塞如不能得到有效治疗，可因休克、组织缺氧和急性右心衰竭而死亡。慢性肺栓塞虽为亚急性或慢性过程，但如治疗不彻底则常因反复再栓塞引起栓塞性肺动脉高压，导致慢性右心功能不全。急性肺栓塞的治疗目的是使患者度过危险期，解除栓塞和防止再发。对大块肺栓塞或急性肺心病患者的治疗包括及时吸氧、缓解肺血管痉挛、抗休克、抗心律失常、溶栓、抗凝及外科手术取栓等治疗。对慢性栓塞性肺动脉高压和慢性肺心病患者，治疗主要包括阻断栓子来源，防止再栓塞，降低肺动脉压和改善心功能等方面。

1. 对症支持治疗

对高度可疑或确诊 PE 患者，特别是高危及中危患者，最好收入 ICU 病房观察及治疗，应密切观察患者精神状态、颈静脉充盈情况、尿量、动脉血气及监测生命体征变化。为防止栓子再次脱落，患者要绝对卧床休息，保持大便通畅，避免用力。由于急性 PTE 患者 80% 的死亡发生在发病后 2 小时内，因此对高危的 PTE 患者，医院应开辟绿色通道，一旦确诊应就地溶栓，减少转运，为抢救生命赢得时间。对于焦虑和惊恐的患者，应给予心理安慰及适当镇静治疗。如有胸痛、发热、咳嗽等症状，可给予止痛及对症治疗。对低氧血症患者，可采用鼻导管或面罩吸氧纠正，必要时气管插管行机械通气，使血氧饱和度在 90% 以上。如合并严重呼吸衰竭，可根据具体情况选择无创或有创机械通气治疗。如出现右心功能不全，可给予扩张肺血管、强心利尿等治疗。如出现血压下降，甚至休克，应进行中心静脉压监测，在监测下补液，注意避免诱发肺水肿；如补液可给予血管升压药，如间羟胺、肾上腺素等。对于呼吸、心搏骤停者，应立即进行心肺复苏。心脏、呼吸骤停多见于巨大肺栓塞，是右心室排血量锐减，心肌缺血以及神经反射等因素所致，常伴有缓慢心律和电机械分离，应在辅助呼吸以及胸外心脏按压的同时经验性给予抗心律失常药，并给予抗休克治疗。同时进行溶栓、抗凝等治疗可以提高肺栓塞患者的生存率。

2. 溶栓治疗

在保证生命体征平稳的同时，积极溶栓治疗可以迅速溶解部分或全部血栓，恢复组织再灌注，减小肺动脉阻力，降低肺动脉压，改善右心室功能，减少严重肺动脉栓塞患者的死亡率和复发率。溶栓治疗的时间窗为14天之内。临床研究表明，症状发生14天之内溶栓，其治疗效果好于14天以上者，而且溶栓开始时间越早治疗效果越好。溶栓治疗的最大并发症是出血，为了避免并发症的出现，应该严格掌握绝对禁忌证和相对禁忌证。绝对禁忌证包括：活动性内出血和近2个月内自发性颅内出血、颅内或脊柱创伤或外科手术。相对禁忌证为：①10~14天内做大手术、分娩、器官活检或不能以压迫止血部位的血管穿刺；②2个月之内的缺血性脑卒中；③10天内的胃肠道出血；④15天内的严重创伤；⑤1个月内的神经外科或眼科手术；⑥难以控制的重度高血压（收缩压>180mmHg，舒张压>110mmHg）；⑦近期曾进行心肺复苏；⑧血小板计数$<100 \times 10^9$/L；⑨妊娠、细菌性心内膜炎；⑩严重的肝肾功能不全、糖尿病出血性视网膜病变、出血性疾病、动脉瘤、左心房血栓等。对于大面积PE，因其对生命的威胁极大，上述绝对禁忌证应视为相对禁忌证。

目前常用的溶栓药物有尿激酶（UK）、链激酶（SK）、重组组织型纤溶酶原激活物（rt-PA）。在这3种药物中rt-PA效果最好。

3. 抗凝治疗

低危PE可行抗凝治疗，2019年欧洲心脏病学会（ESC）在指南中指出：推荐服用新型口服抗凝药物（NOACs）作为抗凝治疗的首要选择方案，对有高危因素长期存在者，可适当延长抗凝治疗；中危PE建议抗凝治疗，不推荐常规溶栓。低分子量肝素及磺达肝癸钠在治疗疗效及出血风险方面均优于普通肝素，且发生大出血和肝素诱导血小板减少症等不良事件的概率也较普通肝素低。口服抗凝药物：①华法林：维生素K拮抗剂，通过抑制依赖维生素K凝血因子Ⅱ、Ⅶ、Ⅸ、Ⅹ的合成达到抗凝目的。②直接口服抗凝剂（DOACs）：新型抗凝药，非维生素K拮抗剂。DOACs较维生素K具有不良反应小、起效快、半衰期短、药物间相互作用少、不受食物及药物的干扰及无须监测凝血功能和调整剂量等优点，已成为PE治疗的首选。抗凝治疗的疗程一般在3~6个月，对于存在PE风险因素的患者，适当延长抗凝疗程，能够提高预后的生活质量。

4. 动脉血栓消融（ATD）

通过介入的方法，将导管置至肺动脉栓塞部位，导管远端为圆形，内置叶片，该叶片在外界动力系统作用下，在导管前段产生反复循环的负压涡流，快速持续地将血栓浸软溶解成$<15 \mu m$的微粒，从而达到治疗效果。该种方法对不能进行溶栓的患者非常有效。

5. 手术治疗

急性肺动脉血栓栓塞者病情危重，如有条件可以考虑手术治疗。

（1）肺动脉血栓摘除术 在体外循环下，行肺动脉切开取栓。此种方法临床应用较少。手术适应证：①诊断明确有危及生命者，血流动力学不稳定，如右心衰竭、休克等。②大面积PE者，肺动脉主干或主要分支全部堵塞。③有溶栓禁忌证，或者溶栓及其他治疗方法疗效不满意者。④右心房、左心房或心室内有大量血栓，血栓有脱落危险者。该手术死亡率差异较大，在11%~55%之间。而手术存活者中大约80%保持正常的肺动脉压和活动耐量。术中肺动脉造影可恢复正常。

（2）经导管肺动脉血栓切除术 将导管经右心插入肺动脉，吸出肺动脉内的血栓，以改善肺循环血流动力学。适用于新鲜的大块肺栓塞，或发病5天以内，或出现血流动力学障碍48小时以内，肺动脉平均压小于6.7kPa的患者。其即刻疗效可达60%左右。

（三）辨证治疗

1.辨证论治

（1）阳气欲脱型

［治法］温经散寒、回阳救逆。

［方药］参附汤。黄芪20g，太子参（或红参）15g，当归15g，熟附片（先煎），干姜10g，炙甘草10g。

若神志不清，加丹参10g、远志10g、石菖蒲10g安神祛痰开窍，或用参附汤送服黑锡丹，配合蛤蚧粉；冷汗淋漓，汗出如珠，加龙骨30g、牡蛎30g敛汗固脱。

（2）虚热内炽型

［治法］养阴清热、凉血活血。

［方药］百合固金汤加减。百合20g，北沙参15g，黄芩15g，生地15g，麦冬12g，黄芪12g，当归12g，赤芍12g，熟地12g，栀子12g，桑白皮10g，地骨皮10g，桔梗10g，仙鹤草10g，白及10g。

反复及咳血量多者，加阿胶10g、三七粉3g养血止血；潮热、颧红者，加青蒿10g、鳖甲15g、白薇10g等退虚热；盗汗加糯稻根15g、浮小麦30g、五味子10g、牡蛎30g等收敛固涩。

（3）脾虚痰阻型

［治法］健脾化痰、宣肺平喘。

［方药］定喘汤加减。太子参15g，紫菀15g，炒白术12g，苏子12g，杏仁12g，陈皮12g，胆南星12g，前胡12g，款冬花12g，半夏10g，茯苓10g，麻黄6g。

痰多胸闷，加白前、莱菔子各10g化痰降气；神疲乏力，加党参15g、白术15g、炙甘草6g。

（4）气滞血瘀型

［治法］益气通阳、活血化瘀。

［方药］通阳宣痹汤加减。黄芪15~20g，瓜蒌15~20g，川芎15g，赤芍15g，当归15g，延胡索12g，薤白12g，半夏12g，桃仁10g，红花10g。

失眠心悸加酸枣仁10g、茯神10g；乏力、胸闷者加党参、黄芪各15g；胸痛，配郁金10g、丝瓜络12g理气和络；若疼痛明显者可加延胡索15g，或乳香、没药各6g。

2.外治疗法

（1）针刺疗法

［取穴］主穴：取风门、肺俞、天泉、膏肓、中府、尺泽、膻中。配穴：列缺、内关、足三里。

［治法］补泻兼施，每日1次，每次留针30分钟。

（2）推拿疗法

［取穴］风池、大椎、肩井、命门、曲池、合谷等。

［治法］采用擦、拿、抹、摇、拍击等手法。

（3）拔罐法

［取穴］大椎、风门、肺俞、膻中、胸椎两侧各穴及胸骨上面诸穴等。

［治法］用1.5cm口径的火罐，第一次拔大椎、风门、肺俞、膻中等穴。第2次拔1~7胸椎两旁各穴及胸骨部位诸穴，隔日一次。严重者可在脊椎两侧拔走火罐，3~5天拔一次，5次为1个疗程。

（4）敷脐法

［处方］鱼腥草15g，青黛、蛤壳各10g，葱白3根，冰片0.3g。

［操作方法］将前3味药研碎为末，取葱白、冰片与药末捣烂如糊状，先用75%的乙醇消毒脐部，然后取药糊涂布于脐孔中，以纱布覆盖，胶布固定之。每天换药1次，10次为1个疗程。

［适应证］适用于咳嗽、咳痰、胸闷较甚者。

［注意事项］对上述药物过敏者禁用。

（5）热熨法

［处方］鲜荆芥250g，鲜曼陀罗花20g，地龙20条。

［操作方法］将上述3种药物共捣烂，

然后平铺于第 1~7 胸椎上，以热水袋热敷30 分钟，每天敷熨 2~3 次。

[适应证] 适用于咳嗽、咳痰、胸闷较甚者。

[注意事项] 对上述药物过敏者禁用。

3. 单方验方

（1）豁痰祛瘀方　陈皮 10g，白酒 20g，全瓜蒌 20g，半夏 10g，薤白 10g，延胡索10g，桃仁 10g，枳壳 10g，红花 10g，丹参15g，益母草 3g，每日 1 剂，水煎服，适用于急性肺栓塞属血瘀痰阻者。[林浩、杨润华. 豁痰祛瘀方联合大剂量 rt-PA 溶栓治疗急性肺栓塞临床研究. 中医学报，2017，32（10）：1870-1874]

（2）活血散结方　党参 20g，附子 10g，茯苓 20g，瓜蒌 30g，白芍 10g，枳实 10g，薤白 10g，桂枝 10g，黄芪 30g，厚朴 12g，杏仁 12g，桔梗 12g。并根据中医辨证，随证加减，如水肿严重者，加泽泻；咳嗽明显者，加紫菀、前胡；大便干结者，加大黄、芒硝；喘促气急者，加苏子、葶苈子。用法用量：以上诸方加入 1000ml 水煎服，煎煮至 200ml，每日 1 剂，分 2 次温服，100ml/ 次，连续治疗 3 个月后观察疗效。适用于本虚标实型急性肺栓塞患者。[刘雪莲，刘艳洁，白洁，等. 活血散结方结合常规溶栓抗凝治疗急性肺栓塞的效果分析. 中华中医药学刊，2019，37（8）：2021-2024]

（3）补肺化瘀通络汤　三七 5g，党参、沙参、麦冬、陈皮、半夏、川贝母、当归、白术、浙贝母、紫菀、百部、桔梗、炙甘草各 10g，半枝莲、茯苓各 15g，黄芪、白花蛇舌草、薏苡仁各 30g，每日 1 剂，水煎服，适用于气虚血瘀型肺栓塞。[冯奕超，李惠玲，侯从岭. 补肺化瘀通络汤联合阿替普酶治疗慢性肺栓塞临床研究. 新中医，2021，53（10）：48-51]

（四）新疗法选粹

1. 介入治疗

随着介入技术的不断发展，介入治疗对肺栓塞的患者实施的安全性增高，能够取得良好的近期疗效，在临床上越来越多地开展。适应证：急性重症伴有循环衰竭、休克或昏迷，溶栓禁忌证或无效，高龄者。常用的介入方法有：导管内溶栓、导管血栓吸取术、高压血管球囊成形术、局部碎栓和局部溶栓联合应用、导丝导管碎栓术、下腔静脉滤器置入术等。

（1）经导管肺动脉内溶栓　经导管肺动脉内溶栓是将溶栓药物通过导管直接注入血栓处加速血栓溶解。研究证实，导管嵌入血栓后溶栓效果明显优于血栓近端溶栓。但将导管嵌入血栓内给予溶栓药物的有效性及安全性需要大规模的临床试验证实，因此美国心脏协会 2011 年《大面积肺栓塞、深静脉血栓形成及慢性血栓栓塞性肺动脉高压的治疗指南》不推荐单纯经导管肺动脉内局部溶栓。

（2）超声加速溶栓　血管内超声联合药物溶栓治疗肺栓塞是近年研究热点。血管内装置发射的超声波，可达纤维蛋白原结合位点，有利于溶栓剂深入血栓内部，因此可明显提高溶栓成功率，是一种很有前途的方法。

（3）经导管肺动脉吸栓术　可利用 Greenfield 去栓导管或 PTCA 导引导管抽吸血栓，并且已经取得了良好的效果，血流动力学可明显改善。Tajima 和我国学者高航等分别报道了利用 PTCA 导管人工抽吸血栓成功治疗急性大面积肺栓塞患者，都取得了较好的效果，无任何严重并发症。

（4）经导管肺动脉碎栓术　应用肺动脉造影导管将中心肺动脉内血栓栓子捣碎，可迅速改善血流动力学状态，但该法可导致远端肺小动脉栓塞，因此远期效果不理想。早期 Fava 等报道了该法的疗效，但近期常同时采用导管碎栓与溶栓，使并发症明显减少。

（5）经皮肺动脉球囊扩张及支架置入术　若大面积肺栓塞患者对溶栓或导管消栓治疗无反应，传统血管内治疗方案失败，可考虑球囊肺动脉成形术和肺动脉内支架置入术。支架置入可有效缓解肺动脉阻塞所致低氧血症和低血压，但其远期影响还需大样本病例的随访结果证实。

（6）安装下腔静脉滤器　下腔静脉滤器主要用于已证实栓子来源于下肢或盆腔者，用以防止肺栓塞的复发。置入永久型滤器后能减少肺栓塞的发生，但并发症发生率较高。有报道称用可回收滤器预防溶栓过程栓子脱落导致的肺栓塞再发，效果较好，并发症也较少。临床研究表明，可回收滤器能有效预防肺栓塞再发。

2. 外科治疗

（1）机械性消栓装置　先进的机械消栓近期已用于临床，其目的是快速软化并去除血栓。机械消栓装置可分为旋转再循环装置和高压水流再循环装置等。体内及体外研究均证实这些技术的可行性，但其效果需要大样本的临床试验证实。

（2）右室辅助装置　右室辅助是指将右心的血流引入泵体内，泵体驱动血流流入肺动脉，从而完全或部分代替右心功能，达到辅助循环支持的一种措施。大面积肺血栓栓塞常导致右心功能不全，此时右室辅助装置可发挥积极作用。

3. 中药治疗

姜黄素治疗：有文献报道，姜黄素具有抗炎、抗氧化及抗癌作用，对心、脑、肾、肝及肺损伤具有良好的保护作用，且姜黄素来源于植物姜黄、郁金、莪术等中草药，这类中草药均可种植，易得，价格低廉，不良反应小，故姜黄素用于疾病的治疗具有良好的应用前景。姜黄素能够改善 PTE 大鼠的低氧血症，缓解血管痉挛，改善肺血流量。

（五）医家诊疗经验

陈乔林（云南省中医院）：运用中医辨证辨病，配合西医药的方法治疗慢性肺栓塞。陈乔林认为，"肺栓塞"的重点应该是"血栓"，治疗主要应针对"瘀血"，应该重用活血化瘀药，但辨证论治时要注重"补肺气"。肺气充沛，气机调畅，则血运正常，肺气虚弱，不能助心行血，导致血脉运行不畅，甚至血脉瘀滞。在"肺气虚"的情况下单纯的"化瘀"是没用的。之所以注重补肺气，是要强调肺气的推动作用，使之运行顺畅，再加上适当的活血化瘀，才能起到较好的作用。同时要注重肺的"宣""润""运"，以"运肺"为主，适当宽胸宣痹、养阴润肺。瘀血时间越长，则坚固难拔，必须用虫类药搜剔通瘀散结，而桃仁、红花、川芎之辈虽能行气活血，但破血逐瘀、消瘕散积的功效却不能与之相提并论。虫类药物药性峻猛，走而不守，水蛭、虻虫、地龙之辈方剂中仅一两味即可，却能起到画龙点睛之效。气阴两虚、血瘀胸痹证，拟补肺气、养肺阴、活血通瘀、宽胸宣痹为治法，方药：黄芪100g，党参60g，麦冬15g，五味子10g，玉竹15g，桃仁10g，水蛭10g，瓜蒌子15g，瓜蒌皮15g，红花10g，炒枳壳30g，苏木20g，桔梗10g。

谭涛（贵阳中医学院第二附属医院）：中医学传统观点认为，肺栓塞当属于中医肺系疾病"咳嗽""喘证""肺胀"等范畴，而"痰"和"瘀"是其主要的病理产物及致病因素，由于肺脏自病或他脏病发，心肺气血瘀阻、肝肾升降痰阻、脾肺阳虚痰凝、肺肾阴阳不足均可导致肺气痹阻，其主宣降和主治节的功能也进一步削弱，影响到肺的通调布津和治节行血，从而出现津停成痰，血滞为瘀，造成了痰瘀相互为患。而痰和瘀交融、混合，使气道阻塞进一步加重，反过来不但使痰增加，而且使瘀血也进一步加重。临床中灵活运用血府逐瘀汤、膈下逐瘀汤、通窍活血汤等治疗瘀血见症的病症。阳气亏虚，痰瘀阻络证，治宜补气活血，化痰通络。方用大补元煎合血府逐瘀汤合葶苈大枣泻肺汤加减：黄芪60g，山药15g，熟地15g，杜仲15g，当归15g，山茱萸15g，桔梗15g，柴胡10g，牛膝15g，赤芍10g，川芎10g，地龙10g，红花10g，桃仁10g，全瓜蒌15g，法夏10g，枳壳10g，葶苈子10g，大枣10g，水蛭3g，甘草6g。每日1剂，水煎三服。以中西医结合治疗，临床观察疗效更佳，并明显减少单纯西医治疗出现的诸多不良反应。

五、预后转归

急性肺栓塞（PE）治疗后，大约3.8%的患者2年后发展成为慢性血栓栓塞性肺动脉高压（CTEPH）。CTEPH如不治疗，5年生存率只有30%，因而PE是一种严重威胁人类健康的疾病。虽然，随着VTE领域研究的迅猛发展，我国在PE预防及诊断治疗方面取得了长足的进步，住院病死率从1997年的25%下降到2008年的8.7%，但是实际上各级医院、各个学科之间在PE的临床诊治方面仍存在较大差异，继续加强以呼吸科、急诊科和心内科为主体的医师培训工作，必将进一步减少PE的漏诊和误诊，改善预后。

六、预防调护

1. 未病先防

肺栓塞是一种继发性疾病，原因多数为下肢深静脉血栓形成后脱落，这一观点已达成共识。因此预防肺栓塞是完全可能和非常重要的。预防方法分为两种：一为主动预防，是指预防下肢深静脉血栓形成。二为被动预防，是指对已形成的肢体静脉血栓已导致或可能导致肺栓塞的病例，进行下腔静脉栓子脱落拦截。

对血栓形成风险较低者，可采用非药物的预防方法，包括：①积极治疗原发病，如心肺功能不全、创伤、脑梗死后遗症、骨折等，以尽早缓解病情，尽快恢复肢体活动。长时间乘坐飞机、车、船者，应在旅途中尽量增加下肢活动，如走动、活动下肢关节等。②适当增加饮水量，避免血液浓缩。③使用特殊装置，如气囊间断加压装置，其原理是气囊充气后压迫下肢肌肉促进血液回流。④穿梯度弹力袜，其原理是减少静脉扩张，促进血液回流。

在原发病病情加重，血栓形成风险较大的患者，如严重的心衰、呼衰、感染、大手术后、严重外伤后等，应给予抗血栓药物，如短期使用肝素、低分子量肝素、磺达肝癸钠、利伐沙班等。需较长时间使用抗栓药物以预防血栓形成或再复发者，应使用抗凝药物华法林、利伐沙班等。

若患者的下肢静脉内已有血栓形成，则重在防止其脱落后发生肺栓塞。根据病情需要可使用溶栓药、抗凝药，如上述药物效果差，或患者不适宜使用抗栓药，则可在患者的下腔静脉内放置滤过装置，以阻止随血液上行的血栓。

2. 食疗

中医食疗药膳在预防肺栓塞、活血化瘀等方面有一定疗效，病情轻者或有高危诱因的患者可以选用以下药膳。

（1）木耳苹果汤

①用温水将黑木耳泡好，苹果冲洗干净切片。

②用泡好的黑木耳和苹果煮成汤。佐餐食用，每日1剂，常吃。

黑木耳含有丰富的吡嗪，可使血小板凝集率显著下降，同时能降低血黏度、三酰甘油，改善肺循环。苹果含有果胶，能降低血中的胆固醇，防止脂质凝集；苹果中的维生素C、果糖和镁与果胶形成新的化合物能增强降血脂的功效。降低血脂及血液黏稠度，就可以在一定意义上防止肺栓塞的发生。

（2）麻油西红柿汤

①将西红柿洗净，连籽切成片。

②锅中加水1碗煮沸后下西红柿片，加芝麻油即起锅。

③吃西红柿，喝汤，每日2剂，佐餐食用。

西红柿即番茄，英国有关学者发现番茄里含有一种番茄因子有溶解血栓的作用。番茄因子在番茄籽周围的黄色胶状物里。实验和临床观察证实番茄因子可防止血小板凝集。4个番茄中的番茄因子就可使血小板活性降低72%，番茄是天然的血栓溶解剂。芝麻油中的天然维生素E也有溶解血栓的作用。番茄含有的番茄红素能抗氧化、抗动脉硬化，也有利于防治肺栓塞。

（3）瓜蒌薤白桃仁汤

①取瓜蒌洗净后去瓤留壳和籽，薤白、桃仁、制半夏洗净。

②将瓜蒌壳、籽与薤白、桃仁、制半夏一起入砂锅，加水500ml，煮沸后小火煎25分钟后，留取药汁200ml。

③再加水300ml入砂锅，煎煮如前法，去渣，留取药汁160ml，与第一次药汁混合，调入蜂蜜10g即成。空腹饮用，每次100ml，每日3次。

肺栓塞出现胸闷、咳喘、气急，舌苔白腻，舌质淡紫或有蓝黑色瘀斑、瘀点，唇甲发绀等，中医辨证属于痰浊瘀血阻滞胸膈，故需要瓜蒌、薤白、半夏豁痰涤浊，加之桃仁活血化瘀。

（4）洋参三七茶

①将西洋参切成薄片，三七捣成碎末。

②将西洋参片、三七末、冰糖放入茶杯，冲入白开水，加盖闷泡15分钟开始饮用。代茶频饮。

气阴两虚夹瘀血的肺栓塞患者表现为胸闷气短、咽干口燥、精神疲乏、呼吸困难、口唇发绀等症状。本方西洋参益气养阴，三七活血化瘀，正是对症之方。西洋参可抗缺氧、抗疲劳；三七能降血黏度，抗血小板凝集，促进血栓溶解。

（5）甜瓜蜜汁

①将甜瓜洗净后，榨取瓜汁。

②将蜂蜜与瓜汁调匀即成。当饮料饮用。

甜瓜是近年来风靡欧美的时兴保健水果，俗称香瓜，原为葫芦科植物热带瓜果。现在我国华北、西北也有栽培，为夏季优良果品。近来科学家发现甜瓜含有一种抗凝作用的"腺苷"，可防止血小板凝聚，抗血栓形成，还有溶解血栓的功效，是肺栓塞患者夏季首选的水果。若无甜瓜，可选菠萝、草莓，这些同样有抗血凝的作用，但溶解血栓之力不如甜瓜。

（6）水蛭龙眼

①干水蛭，研成细末。

②将水蛭末喷白酒捏成6颗小丸，填入龙眼（去核）内，置冰箱保存。早、晚各吃1颗水蛭龙眼，连吃3个月以上。

水蛭也叫马蟥，含水蛭素，能溶解血栓。深静脉血栓与肺栓塞是一对"孪生姐妹"，能治愈深静脉血栓必然也能治好肺栓塞。但因水蛭抗凝血的作用很大，故有全身性出血症状、血小板减少者禁用。

七、专方选要

（1）活血祛邪定喘合剂　桃仁、红花、当归、丹参、柴胡、玄参、半夏、桑白皮、黄芩、桔梗、款冬花、甘草等，适用于急性肺栓塞属湿热瘀阻证，本方活血化瘀，清热利湿，宣肺降气，祛邪复元。总有效率93.6%，总肺动脉段再灌注率为61.3%。[蔡忠生，宫海英，田春燕，等. 活血祛

邪定喘合剂联合小剂量尿激酶治疗老年急性肺栓塞疗效分析. 山东医药, 2011, 51（13）: 88-89.]

（2）补阳还五汤加减 黄芪30g、红花10g、当归20g、赤芍10g、地龙10g、川芎15g、桃仁12g，适用于肺栓塞属气虚血瘀证，每日1剂，水煎服。同时，0.9%氯化钠注射液250ml加银杏达莫30ml静脉滴注，1次/日，连用15天。收治肺栓塞患者53例，其中男43例，女10例；年龄19~62岁，平均（45±4）岁。治疗后痊愈38例，显效14例，无效1例，总有效率98.1%。[安丽英，咸英波. 中西医结合治疗肺栓塞分析. 医学综述, 2012, 18（4）: 625-626]

（3）血府逐瘀汤 红花、桃仁、当归、川芎、生地黄、赤芍药、牛膝、桔梗各10g，柴胡、枳壳、甘草各6g。适用于肺栓塞属气滞血瘀者。血瘀胸腑型，胸痛剧烈加乳香10g、没药10g；痰瘀互结型加法半夏10g、陈皮10g、茯苓10g；水饮凌心型加泽泻10g、茯苓10g、桂枝10g、党参10g、白术10g、泽兰10g；阳气暴脱急用参附汤（用参附注射液替代），若见气阴两亏，宜用生脉散（生脉注射液）。每日1剂，水煎取汁300ml，分早晚2次口服。收治肺栓塞患者30例，治愈16例，好转10例，无效2例，死亡2例。总有效率86.7%。[张秋梅，李君玲，蔡立侠，等. 血府逐瘀汤加减治疗肺栓塞30例. 河北中医, 2011, 33（6）: 850]

（4）豁痰祛瘀方 全瓜蒌20g、薤白10g、半夏10g、白酒20g、枳壳10g、陈皮10g、桃仁10g、红花10g、延胡索10g、益母草3g、丹参15g，在西医溶栓抗凝的治疗上加用本方，适用于急性肺栓塞属血瘀痰阻者，本方具有通阳散结、祛痰活血、行气止痛之功效，每日1剂，水煎取汁200ml，分早晚2次口服，连续服用2周。治疗后，TXB_2、HCY、BNP 及 TNF-α 水平与治疗前比较有显著性差异，说明豁痰祛瘀方对急性大面积肺栓塞患者有一定保护作用。[姬玉昆，宋淑清，王文颖，等. 豁痰祛瘀法用于急性大面积肺栓塞患者临床研究. 现代中西医结合杂志, 2013, 22（25）: 2759-2760]

八、研究进展

（一）病因病机

现代大部分医家认为，肺栓塞病位在肺、心、肾，常因气虚血瘀、气滞痰瘀互阻、气闭阳脱而发病。急性肺栓塞以瘀、毒、痰互阻为主要病机。慢性肺栓塞则因气血瘀滞，阳气亏虚，久病入络，而病情缠绵难愈。

（二）辨证思路

1. 肺栓塞中医证型与西医分类间具有相关性

韩文忠认为，尽管中西医对肺栓塞的认识角度不同，但对其本质的认识存在共性。肺栓塞西医分类实质上是根据血管床栓塞的范围、程度及病程急缓，反映病情危、急、重程度。中医不同证型反映肺栓塞病情变化，阳气暴脱型常提示肺栓塞面积大或伴明显的神经内分泌激活，病情危重，多见于急性广泛型肺栓塞；痰浊阻肺型提示急性肺栓塞面积相对小，病情相对轻，多见于急性亚广泛型肺栓塞；气虚血瘀型多为肺栓塞经久不愈或反复发生小血管栓塞的结果，多见于慢性肺栓塞，提示肺栓塞中医证型与西医分类间有一定的相关性。

2. 血瘀为主，虚实夹杂

张秋梅认为，肺栓塞发生多与先天禀赋不足、瘀血阻络、饮食不当、情志不畅、癌毒、创伤及年老体衰等因素有关。其总病机为血瘀阻络，可分为虚实两方面：实为血瘀，痰阻，气滞，痹阻胸脉，阻滞心脉，肺失宣降；虚为心、肝、脾、肺、肾亏虚，心脉失养，水饮凌心。但临床表现多虚实夹杂，或以实证为主，或以虚证为主。

3. 瘀毒为其主要病理产物

常晓认为，肺栓塞多因久卧伤气，或伤血耗气，而致气虚血瘀，阻于经络，津液不补，留而为痰毒，闭阻于心肺而发病。瘀毒为其主要病理产物，且在病情发展中有关键作用，故对其治疗多以活血祛瘀生新为主。

（三）治法探讨

谭涛等认为，"痰"和"瘀"是肺栓塞主要的病理产物及致病因素，并总结了痰证的治疗原则：痰因虚起者，宜扶正祛痰；痰因火动者，宜治火为先；痰因寒生者，宜温中为主；风痰宜散之，非辛温不可；湿痰宜燥之，非渗利不除；郁痰有虚有实，郁兼怒者宜抑肝，郁兼忧者宜培肝肺。若痰阻气滞，血行不畅，痰瘀交阻，则出现血瘀、痰饮、气虚、阳衰，甚至闭脱等严重危证变证。对于痰病的治疗，《景岳全书·痰饮》中以健脾、益肾为主，总结出20首方剂，例如"大补元煎""两仪膏""左归丸""右归丸""大营煎""六味回阳饮""五福饮""补阴益气煎"。经后世整理归纳，以理气祛痰、清火燥湿、健脾温肾为张景岳治疗痰证的基本方法，意在使气机条达，水津四布，达到痰浊消散。"气行则血行，气虚则血瘀"，指出了致病原因无非是气血失调，临床上常见有因肺气虚、肺气滞而导致的血瘀证或血瘀证兼气虚、气滞者，证候与西医肺栓塞类同，故重在用补气消瘀法，但应辨明主次，如益气行血之补阳还五汤，行气活血之血府逐瘀汤、膈下逐瘀汤，通络逐瘀之通窍活血汤等，临床中灵活运用以上诸方治疗瘀血见症的

病症，均收到较好的疗效。

（四）分型论治

1. 王付论治肺栓塞

河南中医学院的王付认为，肺栓塞具体辨证可分为以下几种类型。

（1）肺虚气郁证　咳嗽，咯血，胸痛，胸闷，胸满，或急躁易怒，或胸中憋气，或头晕目眩，或动则气喘，情绪异常，气短乏力，舌质淡、苔薄，脉弦或虚。治则与选方：补益肺气，行气解郁。可选用四君子汤与四逆散合方。

（2）气郁血瘀证　咳嗽，咯血，胸痛，胸闷，胸胁胀满，或胸中闷痛，或胸痛夜间加重，或喘不得平卧，或面色晦暗，痛如针刺，情绪低落，舌质紫暗或瘀斑、苔薄或腻，脉涩或弦。治则与选方：行气解郁，活血化瘀。可选用柴胡疏肝散与活血效灵丹合方。

（3）痰瘀热闭证　咳嗽，咯血，焦虑不安，胸痛，胸闷，痛如针刺，痰黏色黄，咳痰不爽，或痰阻咽喉，或心悸，或憋气，或胸痛夜间加重，或呼吸困难，或面色晦暗，舌质紫暗或瘀斑、苔黄腻，脉涩或滑。治则与选方：清肺化痰，活血化瘀。可选用麻杏石甘汤、桔梗汤、小半夏汤与活血效灵丹合方。

（4）肺痰肾虚证　咳嗽，或咳痰，呼吸困难，或胸闷，咳痰黏稠，吸气困难，动则喘甚，咳痰不爽，或下肢水肿，或腰酸膝软，或胸中胀闷，或喉中痰鸣，或小便短少，舌淡、苔白厚腻，脉沉或弱。治则与选方：温肺化痰，补肾纳气。可选用鹿仁麻蛤汤。

（5）肺胃痰湿证　咳嗽，咳痰，恶心呕吐，或胸闷，口中黏腻，肢体困重，胸中闷塞，或脘腹胀满，或不思饮食，或气喘，或大便溏泄，或胸中闷痛，舌质淡或肥胖、苔腻或厚，脉沉或滑。治则与选方：

温肺化痰，和胃降逆。可选用苓甘五味姜辛汤与香砂六君子合方。

（6）心肺阴虚证　咳嗽，胸痛，心悸，或心烦，五心烦热，口干咽燥，头晕目眩，或盗汗，或失眠，痰少而黏，或胸闷，或痰中带血，或大便干结，舌红少苔，脉细或数。治则与选方：滋补心肺，化痰止咳。可选用百合固金汤与酸枣仁汤合方。

（7）虚阳欲脱证　咳嗽，面色苍白，胸痛，或胸闷，神志昏厥，或四肢厥冷，心悸，或神志不清，或大汗淋漓，或气短乏力，或气喘，或烦躁，或呼吸困难，或面色青紫，舌淡、苔薄白，脉微弱。治则与选方：温补阳气，回阳救逆。可选用茯苓四逆汤与桂枝甘草龙骨牡蛎汤合方。

2. 刘建博论治肺栓塞

刘建博认为，肺栓塞均有血瘀证候，具体辨证大致可分为3型。

（1）阳气暴脱兼血瘀型　大汗淋漓，胸痛剧烈，胸闷气短，甚者晕厥，口唇面色青紫，咳吐血痰甚至咳血，舌质淡暗或瘀紫，脉微细涩。治以参附汤（以参附注射液替代）。

（2）血瘀胸腑型　胸痛为主，兼有心悸胸闷，或有发热，咳嗽咳痰，痰中带血丝，唇紫目黑，舌质暗红、瘀点，脉弦涩或紧。治以血府逐瘀汤加减（红花、桃仁、当归、川芎、生地黄、赤芍、牛膝、桔梗、柴胡、枳壳、甘草）。

（3）痰瘀互结型　咳嗽、黄痰量多，发热，或有胸痛、痰中带血，舌质暗红，舌苔黄厚腻，脉滑数。治以千金苇茎汤合桃红四物汤加减（苇茎、桃仁、生薏苡仁、冬瓜仁、海蛤壳、红花、川芎、白芍、当归、熟地黄）。

（五）中药研究

1. 单药研究

（1）百部　味甘、苦，性微温，归肺经，润肺下气，止咳、杀虫。可用于治疗新旧咳嗽、肺痨嗽、百日咳等症。单味百部治喘咳，古医籍早有记载。现代药理研究表明，百部有镇咳作用，能降低呼吸中枢的兴奋性，对多种致病菌如结核分枝杆菌、白喉棒状杆菌、葡萄球菌、肺炎球菌、铜绿假单胞菌等均有不同程度的抑制作用，从百部里提取的组胺对于气管平滑肌痉挛有松弛作用。百部既有镇咳平喘缓解症状的作用，又有抗菌消炎的作用。

（2）麻黄　性温，味辛、微苦，有发汗解表、宣肺平喘、利水消肿之功效。麻黄的主要化学成分包括生物碱类、黄酮类、挥发油类、糖类、有机酸类等。麻黄的平喘作用已沿用千年，一般认为麻黄碱是平喘的有效成分。但姚琳等发现，麻黄总碱和麻黄碱均具有镇咳平喘作用，起效时间相同，但总生物碱药效维持时间较麻黄碱长，可能是各单体生物碱综合作用的结果。

（3）黄芪　性温，味甘，归脾、肺经，有补气升阳、益卫固表、利水消肿等功效，是补益药物中应用最广泛的中药品种之一，也是许多中药复方中的主药。多糖类、皂苷类、生物碱类等是黄芪的主要化学成分。黄芪多糖是黄芪主要有效成分之一，可以降低模型小鼠的气道高反应性，降低肺泡灌洗液中炎性细胞总数及嗜酸性粒细胞和中性粒细胞比例，改善支气管周围炎性细胞浸润、减轻气道重塑。宋泽庆等研究发现，黄芪多糖能使炎症细胞浸润程度减轻，支气管肺泡灌洗液中白细胞总数及嗜酸性粒细胞数减少，血清 IFN-γ 水平上升，白介素-4（IL-4）水平下降。提示黄芪多糖有上调 Th1 细胞功能和下调 Th2 细胞功能的作用，从而调节 Th1/Th2 的失衡。

（4）川芎　性温，味辛、微苦，归于肝、胆，属于活血祛瘀药，具有活血行气、祛风止痛之功效。川芎的化学成分以苯酞衍生物、生物碱、酚酸类化合物为主，其中以酰胺类生物碱、川芎嗪的药理作用及临床应用研究较为丰富。川芎嗪能够明显降低大鼠 p-ERK1/2 蛋白表达水平，阻碍 ERK1/2 磷酸化水平，降低 ERK1/2 活化，从而发挥抑制气道平滑肌增殖作用。

（5）桔梗　苦辛平，归肺经。有宣肺、利咽、祛痰、排脓之功效。临床上常用于咳嗽痰多，胸闷不畅，咽痛音哑等疾病的治疗。桔梗的主要有效成分包括皂苷类、甾体类、多聚糖类、氨基酸等。研究表明桔梗皂苷能显著降低慢性支气管炎小鼠肺泡灌洗液（BALF）中白细胞总数及中性粒细胞含量，提高淋巴细胞含量及巨噬细胞比例；通过实验发现桔梗能够显著延长小鼠咳嗽潜伏期、减少咳嗽次数、促进气管排泌，说明桔梗皂苷对支气管哮喘具有一定的治疗和预防作用。

（6）注射用丹参多酚酸盐　左蕾等在常规抗凝的基础上加用注射用丹参多酚酸盐治疗血流动力学稳定的肺栓塞患者 45 例，结果提示试验组脑钠肽、D- 二聚体、肺动脉压治疗前、后差值较对照组高（$P < 0.05$），治疗后肺动脉完全再通率较对照组高（$P < 0.05$），说明注射用丹参多酚酸盐可提高血流动力学稳定的中危急性肺栓塞患者的疗效，而且安全，值得在临床推广。丹参多酚酸盐是从单味中药丹参中提取的以丹乙酸镁为主要成分的丹参多酚酸盐类化合物，具有活血、化瘀、通脉作用和良好的临床耐受性，与传统中药丹参相比，具有有效成分明确、质量容易监控、不良反应小、疗效稳定等优点。丹参多酚酸盐的主要活性成分为丹酚酸 B 镁（或称丹参乙酸镁）。董衍军报道丹酚酸 B 镁有抗氧化、清除自由基、抑制内皮素的合成和释放、抑制血小板聚集和 5-HT 的释放、抑制低密度脂蛋白的氧化、促进血管生成、增加内皮细胞 NO 的释放和促进血管内皮细胞的迁移的作用。

2. 复方研究

（1）脑心通胶囊　李彦斌等在华法林口服抗凝的基础上联合应用脑心通胶囊，其主要成分为地龙、三七、血竭、赤芍、葛根等，4 粒 / 次，3 次 / 日。结果表明随访中观察组肺栓塞发生率明显低于对照组，同期比较血浆 D- 二聚体水平均较对照组水平明显降低（$P < 0.05$），具有统计学意义。说明单纯应用华法林预防肺栓塞可以起到一定效果，但不及联合脑心通胶囊治疗。王岩等应用脑心通胶囊治疗老年急性肺栓塞 48 例，对照组 46 例（华法林、低分子右旋糖酐等），结果显示，脑心通胶囊治疗组降低 D- 二聚体幅度比对照组高（$P < 0.05$），显示其可改善急性肺栓塞患者的预后，脑心通胶囊具有调节抗凝、促凝机制的作用，其对于凝血机能亢进患者可抑制凝血酶水解纤维蛋白和纤维蛋白原，且对凝血酶激活因子 V、VIII 以及凝血酶诱导的血小板聚集均有阻抑作用。脑心通胶囊还具有良好的抗血栓作用，对多种实验性血栓模型均有抑制作用，可阻抑大鼠血管内膜损伤及旁路循环的动脉血栓形成，其与普通肝素比较具有不影响血浆中 AT III 水平、不被血小板因子或其他蛋白质失活、对血小板功能无影响、不引起外周血液中血小板减少、抗栓作用持久等特点，且临床应用安全性较高。

（2）疏血通注射液　田志等在口服华法林抗凝的基础上联合应用疏血通注射液（主要成分：水蛭、地龙）6ml，加入 100ml 0.9% 氯化钠注射液中静脉滴注，每日 1 次，共 10 天。结果表明，治疗组治疗后的血氧分压较常规组更高（$P < 0.01$），说明疏血通注射液能更好地改善肺栓塞患者的肺换气功能，安全有效。疏血通注射液主要成分是水蛭素样物质和蚓激酶样物质，主要作用是通经活血，具有抗栓、抗凝作用。水蛭素能与凝血酶结合成稳定复合物，高

效且特异性地抑制凝血酶的活性，达到抗凝和抗血小板作用。蚓激酶是中药地龙提取物，有直接溶解血栓及纤维蛋白的活性，还有纤溶酶原激活作用。肺栓塞患者在常规治疗的基础上，使用该中药注射液治疗后血氧分压较常规组进一步改善，说明该中药注射液更好地改善了肺栓塞患者的微循环，进一步改善患者的肺换气功能。而且出血并发症没有明显增加。

（3）血必净注射液　常晓等在西药抗凝治疗基础上加用血必净注射液（主要成分：丹参、川芎、红花、当归、赤芍等）50ml，加入100ml生理盐水中快速静脉滴注，2次/日，连用14天。两组患者出院后均要求持续服用华法林，以INR的检测值调整华法林用量。观察指标：治疗2周后行相关检查了解PaO_2、$PaCO_2$、肺缺损降幅，治疗结束后记录住院时间、住院花费。观察两组治疗期间相关并发症评估安全性。结果显示：观察组显效率高于对照组，PaO_2、$PaCO_2$、再灌注率、住院时间、住院时间等观察指标均优于对照组，差异均有统计学意义（$P < 0.05$）。说明血必净联合抗凝治疗次大面积肺栓塞疗效肯定。血必净可抗血小板聚集、黏附，改善血液流变性，改善微循环，减少急性炎症渗出并促进吸收，局限病灶，加快血肿吸收，降低组织损伤，加快损伤受损组织恢复。在抗凝的基础上使用血必净，可以明显地改善氧合，提高再灌注，减轻患者的经济负担。

（六）外治疗法

（1）艾灸　高丙南用艾灸肺俞穴进行辅助治疗喘证，取得满意效果。方法：在两侧肺俞穴用生姜片反复搓擦数次，直至皮肤潮红，然后在肺俞穴上艾灸，每日1次。肺俞穴为肺气输注于背部的重要位置，在此行隔姜灸，可补肺壮皮毛，能激发人体正气，增强抗病能力，能改善肺功能。

灸法能双向调节机体免疫功能，对循环系统也有影响——能减轻血管周围渗出，降低毛细血管通透性，减少和消除炎症，故以本法治疗能够使肺部炎症较快吸收，使肺部的有效呼吸量明显增加，喘证得以解除。

刘梦琳用中药熏灸背部膀胱经穴治疗喘证效果明显。方法：在灸器里点燃艾条，对准膀胱经部位进行熏灸，以皮肤潮红、患者感到舒适、无灼痛感为度。15分钟/次，2次/日，7天为1个疗程。

（2）穴位按压治疗厥脱　廖晓华采用穴位按压同时配合其他急救措施治疗厥脱。方法：将患者置于头低足高位，注意保暖，保持呼吸道通畅，操作者用大拇指指尖按压人中穴，以每分钟掐压20~40次，每次连续0.5~1.0秒为佳，给予节律性刺激，即用力0.5~1.0秒后松力，然后再用力再松力，如此反复每分钟20~40次，同时配合按压合谷、足三里、内关等穴，直至患者恢复即可。厥脱患者病情严重，在采用穴位按压的同时积极进行其他抢救措施，如保持气道通畅，给予氧气吸入，迅速建立有效的静脉通道，给予参麦针静脉滴注以益气养阴，或给予参附注射液、醒脑静针静脉滴注以回阳救逆，醒脑开窍。

（3）针刺治疗厥证　王旭东用针刺治疗厥证，疗效迅捷。方法：取水沟、内关为主穴以醒脑开窍、醒神宁心，加大陵、合谷、行间、太冲行气醒神，配中冲穴放血；若为痰厥，加印堂、丰隆、膻中、巨阙豁痰开窍，加哑门、上廉泉、通里穴增强语言功能，加下关增强开阖功能。

（4）中药穴位贴敷结合红外线照射辅助治疗　付良等用中药穴位贴敷结合红外线照射治疗喘证。方法：穴位贴敷：药用白芥子2份，苏子2份，细辛1份，肉桂2份，麻黄1份共研细末，用姜汁调敷于大椎（第7颈椎脊突下）、定喘（大椎穴旁开0.5

寸）、肺俞（背部第3胸椎脊突下旁开1.5寸）、厥阴俞（第4胸椎脊突下旁开1.5寸），外以胶布固定即可，视年龄、体质敷30分钟至4小时局部皮肤出现潮红疼痛时去除，若局部出现起疱，一般不用处理，严重者可用消毒针挑破水疱，常规消毒后纱布固定即可，不会影响疗效。每日1次，7天为1个疗程。若寒喘（风寒束肺、痰湿蕴肺、水气凌心），加干姜；热喘（风热犯肺、痰热郁肺），减肉桂，加黄芩、桑白皮；喘证有肾虚、肺虚之虚喘，但在急性发作之时则以标实为主，即外邪引动伏痰，故基本方不变。红外线照射时直接辐射患者背部，距离30~40cm，温度以患者舒适为限，每日1~2次，每次30分钟。

（七）评价及展望

现代西医临床急性大面积肺栓塞的处理，如果出现循环衰竭或低血压应给予溶栓治疗，但溶栓治疗仍存在禁忌证及极大的风险。目前已经有充分证据支持对肺栓塞患者某些亚群进行溶栓治疗，但仍有争议性。应充分考虑并分析溶栓治疗的风险及疗效。抗凝治疗主要选择肝素、华法林等药物，疗效易受年龄、个体差异、药物相互作用、日常饮食、自身疾病状况及依从性等诸多因素影响，因而用药剂量不易掌握，易引起出血或治疗不达标，临床上通常需要通过定期监测国际标准化比值（INR）等来判断治疗是否达标和指导剂量调整。中医历代医家都很重视活血、化痰等中药及中医外治法在肺系疾病中的运用，理论上与纯西医治疗相比较，中西医结合治疗肺栓塞效果更为理想，不良反应或副作用更少。中医治疗对于西医现代疾病肺栓塞来说，需审证求因，实求其本，才能

使中医理论传统精粹在现代医学发展之中得以焕发新生并发扬光大。但中医对该病的研究十分局限，缺乏疗效确切的方药，缺乏大样本、多中心的临床试验。

主要参考文献

［1］李云华，王志祥，罗庆文．陈乔林教授慢性肺栓塞治验［J］．云南中医学院学报，2012，35（1）：36-37.

［2］蔡忠生，宫海英，田春燕，等．活血祛邪定喘合剂联合小剂量尿激酶治疗老年急性肺栓塞疗效分析［J］．山东医药，2011，51（13）：88-89.

［3］安丽英，戚英波．中西医结合治疗肺栓塞分析［J］．医学综述，2012，18（4）：625-625.

［4］张秋梅，李君玲，蔡立侠，等．血府逐瘀汤加减治疗肺栓塞30例［J］．河北中医，2011，33（6）：850-850.

［5］姬玉昆，宋淑清，王文颖，等．豁痰祛瘀法用于急性大面积肺栓塞患者临床研究［J］．现代中西医结合杂志，2013，22（25）：2759-2759.

［6］林浩，杨润华．豁痰祛瘀方联合大剂量rt-PA溶栓治疗急性肺栓塞临床研究［J］．中医学报，2017，32（10）：1870-1874.

［7］刘雪莲，刘艳洁，白洁．活血散结方结合常规溶栓抗凝治疗急性肺栓塞的效果分析［J］．中华中医药学刊，2019，37（8）：2021-2024.

［8］冯奕超，李惠玲，侯从岭．补肺化瘀通络汤联合阿替普酶治疗慢性肺栓塞临床研究［J］．新中医，2021，53（10）：48-51.

［9］陈梦芝，王先勇，黄大元．肺栓塞的诊断与治疗研究进展［J］．中国实用医药，2021，16（35）：204-206.

第七章 淋巴系统疾病

第一节 急性淋巴管炎

急性淋巴管炎是由化脓性球菌从皮肤破损处侵入，引起淋巴管急性炎症，或由其他感染灶蔓延至附近淋巴管引起。

中医称之为"红丝疔"，发于四肢，皮肤呈红丝显露，迅速向上走窜的急性感染性疾病。可伴恶寒发热等全身症状，邪毒重者可内攻脏腑，发生走黄。

一、病因病机

（一）西医学认识

发病机制：溶血性链球菌或金黄色葡萄球菌，经皮肤、手术切口或化脓性感染灶——疖、手足部感染及足癣等，进入淋巴管引起发病。血丝虫病流行地区多由血丝虫引起。病理生理：受累淋巴管及其周围组织出现出血、组织渗液等炎症反应，脱落的内皮细胞、白细胞以及凝固的淋巴液充满淋巴管腔，严重时淋巴管可被阻塞。

（二）中医学认识

中医学认为，此病为外因手足部生疔，或足癣糜烂，或有皮肤破损感染毒邪，内有火毒凝聚，以致毒流经脉，向上走窜而继发。

二、临床诊断

（一）辨病诊断

1.临床表现

多发生于四肢。常可在手足部见到皮肤破损或化脓性感染灶。起病较急，在肢体皮肤上突然出现1条，有时2~3条红线，从病灶开始向肢体近端迅速蔓延，上肢可至肘、腋部；下肢可至腘窝、腹股沟等处，引起该部淋巴结肿大、疼痛。发炎的淋巴管质地变硬、灼热、疼痛和压痛。当出现深部淋巴管炎时，无明显的红线可见，但患肢肿胀，或有硬索状物，压痛。血丝虫病引起的急性淋巴管炎，红线由被累及淋巴结开始向肢体远端延伸，形成"逆行性淋巴管炎"。一般全身症状轻微，若感染严重时，可以出现发热、畏寒、头痛、不适、食欲不振等全身症状。

2.相关检查

实验室检查：血常规示白细胞总数及中性粒细胞可增高。

（二）辨证诊断

望：患处皮肤颜色发红，可见红丝。

闻：或口气秽臭，或咳痰黄稠味腥，或大便酸臭难闻，小便黄赤浑浊。

问：口干喜饮，身困乏力，胸脘痞满，恶心、厌油、纳差、便溏。

切：患处皮肤温度增高，质地较硬，有压痛，脉濡数或洪数。

（1）火毒入络证　患肢红丝较细，红肿疼痛；全身症状较轻；苔薄黄，脉濡数。

辨证要点：较细红丝，舌质红，舌苔薄黄，脉濡数。

（2）火毒入营证　患肢红丝粗，红肿明显，迅速向近端蔓延；并伴臖核肿大作痛，全身寒战高热，头痛，口渴，舌苔黄腻，脉洪数。

辨证要点：红丝较粗，红肿疼痛明显，伴有全身症状，舌质红，舌苔黄腻，脉洪数。

三、鉴别诊断

（一）西医学鉴别诊断

（1）接触性皮炎　有接触史。局部红肿，边界清楚，瘙痒。皮疹有丘疹、水疱、大疱、糜烂、渗液、结痂等。白细胞计数不增高等。

（2）蜂窝织炎　发病部位较深，是皮下组织发炎。患处有触痛并略微红肿。边界不明显，炎症迅速扩展和加重，以中央炎症明显。有显著的指压性水肿，以后变软，溃破化脓，排出脓汁及坏死组织。

（二）中医学鉴别诊断

丹毒：无红丝出现，为大片鲜红斑，边界清楚，略高出皮肤表面，压之褪色，松手即复。若因热度炽盛而显现紫斑时，则压之不褪色。病情严重者，红肿处可伴发紫癜、瘀点、瘀斑、水疱或血疱，偶有化脓或皮肤坏死。

四、临床治疗

（一）提高临床疗效的要素

（1）重视一般治疗，抬高患肢，全身症状明显时，应适当卧床休息。清淡饮食，禁食辛辣刺激性食物。

（2）积极处理原发感染病灶。

（二）辨病治疗

抗生素疗法：疾病初起，可选用广谱抗生素，例如青霉素治疗，用药时间在一周以上。

（三）辨证治疗

1.内治疗法

（1）火毒入络证

［治法］清热解毒。

［方药］五味消毒饮加减。金银花 30g，野菊花 15g，蒲公英 12g，紫花地丁 10g，紫背天葵 10g，丹皮 10g，生地黄 10g。

若大便秘结者，加生大黄 10g；口干口苦者加天花粉 10g、黄芩 10g。

（2）火毒入营证

［治法］凉血清营，解毒散结。

［方药］犀角地黄汤、黄连解毒汤、五味消毒饮加减。水牛角 30g，生地黄 30g，芍药 20g，丹皮 20g，黄连 10g，黄芩 10g，金银花 30g，野菊花 15g，蒲公英 12g，紫花地丁 10g。

大便溏泄者加白术 10g、茯苓 30g；小便黄赤者加车前子（包煎）15g。

2.外治疗法

（1）若红丝细的宜用砭镰法，局部皮肤消毒后，以刀针沿红丝方向，寸寸挑断，并用拇指和食指轻捏针孔周围皮肤，微令出血，或在红丝尽头挑断，挑破处均敷太乙膏掺红灵丹。

（2）初期可外敷金黄膏、玉露散，若结块成脓，则宜切开排脓，外敷红油膏；脓尽改用生肌散、白玉膏收口。

（3）赞刺治疗：用三棱针、圆利针或毫针，常规消毒针刺部位，在病变远端至近端每隔约 1cm 进行垂直点刺，避免伤及肌肉，并轻捏针孔四周使其出血，目的是活血化瘀、宣散壅滞、祛火除毒，从而达到祛瘀止痛、清热解毒之功。每日 1 次，5 次为 1 个疗程。［刘凯，李春宇. 赞刺治疗急性淋巴管炎 27 例. 中国针灸，2004,（9）：38］

3.成药应用

（1）栀子金花丸　适用于火毒入络证，每次 6g，每日 2~3 次，口服。

（2）龙胆泻肝丸　适用于火毒入营证，每次 6g，每日 2 次，口服。

（3）二妙丸　适用于火毒入营证，每次 6g，每日 2 次，口服。

（4）清血解毒丸　适用于火毒入络证，

每次 6g，每日 2 次，口服。

4.单方验方

（1）黄花蒿 60g，牡荆叶 60g，威灵仙 15g。水煎服，每日 1 剂。此方用于小腿部丹毒，火毒入营证。（何清湖，周慎，贺菊乔，等．中西医临床用药手册：外科分册．长沙：湖南科学技术出版社，2010）

（2）雪上草根 21g，马兰根 9g，青木香 4.5g，丝瓜络 9g，薄荷 2.4g。水煎服，每日 1 剂。此方用于流火，火毒入营证之小腿部红肿灼热、腹股沟淋巴结肿、身发寒热。（何清湖，周慎，贺菊乔，等．中西医临床用药手册：外科分册．长沙：湖南科学技术出版社，2010）

（3）蛇根草 15g，珍珠菜 15g。水煎服，每日 1 剂。此方用于流火，火毒入营证。（何清湖，周慎，贺菊乔，等．中西医临床用药手册：外科分册．长沙：湖南科学技术出版社，2010）

（4）鲜芦根汁：鲜芦根 2000g，洗净，榨汁，分次饮，每次 100ml，每日 3~5 次。清热解毒利湿。此方用于丹毒初起，火毒入营证。（何清湖，周慎，贺菊乔，等．中西医临床用药手册：外科分册．长沙：湖南科学技术出版社，2010）

（5）马齿苋菊花粥：鲜马齿苋 60g，菊花 15g，粳米 100g。鲜马齿苋洗净切碎，粳米淘洗干净一同入锅加水 1000ml，文火煮成粥；取霜降前菊花烘干研成粉。粥将成时调成菊花末，稍煮即成，每日 3 次，连服数天。清热解毒，泻肝利湿。此方用于丹毒急性期，火毒入络证，病变部位较局限者。（何清湖，周慎，贺菊乔，等．中西医临床用药手册：外科分册．长沙：湖南科学技术出版社，2010）

（6）赤小豆薏仁汤：赤小豆 100g，薏苡仁 100g，浸泡半天，加水 500ml，文火煮烂，分次服用，每日 3 次。功效利水消肿。此方用于丹毒，火毒入营证，下肢肿胀明显，或伴水疱。[金喻，刁娟娟，王媛媛，等．赤小豆方外敷治疗急性淋巴结炎．现代中医药，2013，33（1）：39-40]

（7）茯苓红花粥：茯苓 30，薏苡仁 30g，红花 5g。茯苓、红花熬汁取渣，加入薏苡仁、大米若干，用文火煮成粥，每日早、晚服用。功效健脾利水，活血化瘀。此方用于慢性丹毒，火毒入营证，皮疹色暗红、舌紫苔薄者。（何清湖，周慎，贺菊乔，等．中西医临床用药手册：外科分册．长沙：湖南科学技术出版社，2010）

（8）丝瓜银花饮：老丝瓜 500g，金银花藤 500g。上药洗净，加水 1000ml，熬汁去渣代茶饮，每次 200ml，每日 3~5 次。功效活血通络。此方用于慢性丹毒，火毒入络证。（何清湖，周慎，贺菊乔，等．中西医临床用药手册：外科分册．长沙：湖南科学技术出版社，2010）

（四）医家诊疗经验

赵炳南：主张清热解毒，凉血护阴，主方用：金银花 30g，连翘 15g，蒲公英 30g，地丁 30g，黄芩 15g，天花粉 30g，生地黄 30g，赤芍 10g，白茅根 30g，人工牛黄散（分 2 次冲服）1.5g。外用芙蓉膏敷贴局部。如经治疗，局部皮肤稍硬，可加鸡血藤、姜黄。

黄振鸣：主张清热解毒，消肿止痛，主方用：了哥王 30g，蒲公英 30g，金银花 18g，野菊花 15g，白头翁 30g，板蓝根 30g，蜈蚣 2 条。疮口撒牛黄散：牛黄 10g，冰片 3g，青黛 6g。共研细末，备用。再用回春膏外敷。经上治疗后，疮面红晕未退者，改用方：白头翁 18g，金银花 15g，紫花地丁 18g，野菊花 15g，蜈蚣 2 条，老桑枝 18g，青皮 5g，了哥王 18g。

王瑞麟：主张清热解毒，利水消肿，主方用：金银花 30g，连翘 30g，蒲公英 30g，地丁 15g，黄柏 15g，玉米须 30g，白茅根 30g，泽泻 10g，黄连 10g，牛膝 10g，荆芥 10g。外用金黄膏敷之。

五、预后转归

一般预后良好，个别会出现走黄，需重视。

六、预防调护

（1）有全身症状者，宜静卧休息，并减少患部活动。

（2）忌内服发散药，忌灸法，忌早期切开及针挑，忌挤脓，以免走散入血。

（3）平素不要过食膏粱厚味，患病后忌食辛辣鱼腥发物。

七、专方选要

加味金芙膏：清热解毒、行气止痛、软坚散结。其组成为：金黄散 65%（天花粉 50g，大黄 25g，姜黄 25g，黄柏 25g，白芷 25g，南星 10g，厚朴 10g，陈皮 10g，甘草 10g，苍术 10g），芙蓉叶 15%，七味内消膏 20%（官桂 12g，公丁香 12g，生南星 12g，樟脑 12g，山柰 12g，牙皂 6g，白胡椒 3g）。具体治疗方法：加味金芙膏加蜜或醋调成糊，加热后软化，涂布外敷，每日 1次，7 天为 1 个疗程。[王轶，朱传娣，赵璟. 加味金芙膏外敷配合微波照射治疗肛周脓肿 49 例临床观察. 云南中医中药杂志，2009，30（12）：35][贡献宇. 加味金芙膏治疗急性淋巴管炎经验. 实用中西医结合临床，2012，12（3）：78-79]

主要参考文献

[1] 何清湖，周慎，贺菊乔，等. 中西医临床用药手册：外科分册 [M]. 长沙：湖南科技出版社，2010.

[2] 刘凯，李春宇. 赞刺治疗急性淋巴管炎 27例 [J]. 中国针灸，2004（9）：38.

[3] 贡献宇. 加味金芙膏治疗急性淋巴管炎经验 [J]. 实用中西医结合临床，2012，12（3）：78-79.

[4] 张年文，朱永康. 青敷膏治疗急性淋巴管炎疗效观察 [J]. 陕西中医，2014，35（4）：427-428.

[5] 徐福宁，柏立群，霍敏. 当代资深名老中医秘验单方精选 [M]. 北京：中国中医药出版社，2011.

[6] 金喻，刁娟娟，王媛媛，等. 赤小豆方外敷治疗急性淋巴结炎 [J]. 现代中医药，2013，33（1）：39-40.

[7] 北京中医院. 赵炳南临证验案选登 [J]. 中国临床医生，2013，41（1）：58-59.

[8] 姚继霞. 急性淋巴管炎的治疗 [J]. 开卷有益（求医问药），2003（12）：14.

[9] 李科，刘宁飞，章一新. 远红外线治疗下肢慢性淋巴水肿伴发淋巴管炎效果分析 [J]. 上海交通大学学报（医学版），2018，38（9）：1060-1065.

[10] 尹逊媛. 加味五味消毒饮治疗下肢网状淋巴管炎 54 例的疗效观察 [J]. 中西医结合心血管病电子杂志，2017，5（26）：110.

第二节　急性淋巴结炎

急性淋巴结炎是临床上常见的一种疾病，多由附近化脓性感染病灶继发感染而引起。本病属于中医学"痈"的范围。发生于颈部的称"颈痈"，腋窝部的称"腋痈"，腹股沟部的称"胯腹痈"。

一、病因病机

（一）西医学认识

1. 病因与发病机制

多为继发性感染，主要致病菌为链球菌及葡萄球菌。颈部之急性化脓性淋巴结炎，常发生于 2~5 岁的儿童，可引起颈部蜂窝织炎及败血症等严重并发症，应引起重视。

2.病理生理

病变淋巴结肿大，质地柔软，切面呈粉红色并有灰白色结节状突起。镜下见淋巴组织水肿，形成散在灶性坏死及小脓肿。网状细胞肿胀、增生，甚有吞噬现象出现。周围组织也可出现淋巴细胞及炎性渗液的浸润。

（二）中医学认识

外感六淫邪毒，或皮肤受外来伤害感染毒邪，或过食膏粱厚味，聚湿生浊，邪毒湿浊留阻肌肤，郁结不散，可使营卫不和，气血凝滞，经络壅遏，化成火毒而成痈肿。

二、临床诊断

（一）辨病诊断

1.临床表现

局部淋巴结突然肿大、疼痛，继之周围组织充血、肿胀、压痛，呈蜂窝织炎样改变。患者可出现食欲不振，恶寒发热、精神倦怠等全身症状。婴幼儿可发生惊厥甚至昏迷等全身重度中毒症状。严重者可造成呼吸困难或窒息，必须及时辨明，进行紧急处理。发炎的淋巴结可持续肿硬或出现波动，甚至破溃。

2.实验室检查

白细胞计数增高，中性多核细胞比例增加，有核左移现象。必要时行穿刺检查以明确是否已化脓，并了解脓液的性状，为细菌学检查和药敏实验抽取样本。

（二）辨证诊断

望：初起结块形如鸡卵，皮色不变，继而皮色渐红，肿势高突。舌红、苔黄腻。

闻：口气臭秽，咳痰黄稠味腥。

问：伴有恶寒发热、头痛、项强、口干、便秘、溲赤等症状。

切：一般活动度不大，欲成脓时有波动感。

分部位分期辨证论治：

1.分部辨证

部位主要有：颈部、腋窝、腹股沟、腘窝等部位。

（1）发于颈部的称为颈痈：多见于儿童，冬春易发，初起时局部肿胀、灼热、疼痛而皮色不变，结块边界清楚，具有明显的风温外感症状。

（2）发于腋窝的称为腋痈：腋下暴肿、灼热、疼痛而皮色不变，发热恶寒，上肢活动不利，约2周成脓，溃后容易形成袋脓。

（3）发于腹股沟部者称胯腹痈。

（4）发于腘窝部者称委中毒：初起木硬疼痛，皮色不红，小腿屈伸不利，愈后可有短期屈曲难伸。

2.辨证分期

分期主要有：初期、成脓期、溃后期。

（1）初期：初起在患处皮肉之间突然肿胀，光软无头，迅速结块，表皮掀红，少数病例初起皮色不变，到酿脓时才转为红色，灼热疼痛。轻者无全身症状；重者可伴恶寒发热、头痛、泛恶、口渴、舌苔黄腻、脉弦滑或洪数等。

（2）成脓期：约在发病后7天左右，即使体质较差，气血虚弱不易托毒外出成脓者，亦不超过2周。局部肿势逐渐高突，疼痛加剧，痛如鸡啄。如按之软有波动感者，为脓已成熟，多伴有发热持续不退等全身症状。

（3）溃后期：脓出多稠厚、色黄白；若为外伤血肿化脓，则可夹杂赤紫色血块；若创口过小或袋脓，可致脓流不畅，影响愈合；若气血虚者，则脓水稀薄，创面新肉难生，不易收口。

三、鉴别诊断

（一）西医学鉴别诊断

（1）慢性淋巴结肿　常有慢性的原发病灶可查。局部结块小，不红不热，推之活动，很少化脓。一般多无全身症状。

（2）流行性腮腺炎　发病前，常有接触病史。多发生于面腮部的一侧或双侧，色白漫肿，咀嚼时局部酸痛，不化脓，约一周左右能消退。多见于冬春季节。

（二）中医学鉴别诊断

丹毒：一般无局部淋巴结突然肿大，为大片鲜红斑，边界清楚，略高出皮肤表面，压之皮肤红色减退，放手后立即恢复。若因热毒炽盛而显现紫斑时，则压之不褪色。病情严重者，红肿处可伴发紫癜、瘀点、瘀斑、水疱或血疱，偶有化脓或皮肤坏死。

四、临床治疗

（一）提高临床疗效的要素

（1）重视一般治疗，密切观察患者病情变化。出现高热纳呆时，适当休息，多饮开水，严重者给予全身支持疗法，包括液体及热量补充，纠正酸碱及电解质平衡紊乱。

（2）积极处理原发感染病灶，未病先防，既病防变。

（二）辨病治疗

未形成脓肿时，积极治疗原发感染灶。若已形成脓肿，除应用抗菌药物外，还需切开引流。先试行穿刺吸脓，了解脓肿表面组织厚度；然后在局部麻醉下切开引流，注意防止损伤邻近的血管。

（三）辨证论治

1. 内治疗法

（1）初期　以消散为目的，部位不同分别应用。

①颈部

[治法] 散风清热，化痰消肿。

[方药] 牛蒡解肌汤。牛蒡子20g，薄荷（后下）15g，荆芥10g，连翘30g，山栀子10g，丹皮15g，石斛30g，玄参25g，夏枯草10g。

恶寒发热者加白芷10g，咳嗽痰黏稠者加川贝10g。

②腋窝部

[治法] 疏肝清热，解毒消肿。

[方药] 柴胡清肝汤。柴胡15g，黄芩10g，山栀10g，天花粉15g，生地黄30g，当归20g，赤芍15g，连翘30g，蒲公英12g。

两胁部疼痛者加延胡索10g、川楝子10g；胃灼热、反酸者加乌贼骨30g。

③腹股沟、腘窝部

[治法] 清热利湿，和营消肿。

[方药] 五神汤合活血散瘀汤。金银花30g，紫花地丁15g，当归20g，赤芍15g，两头尖10g，陈皮12g，泽泻30g，甘草6g。

疼痛者加制乳香10g、制没药10g；高热、口渴者加麦冬15g、知母10g；神昏谵语者加紫雪丹3g、安宫牛黄丸3g；肿块较硬者，加浙贝母10g、瓜蒌仁10g。

（2）成脓期　透托法，在原方基础上加皂角刺15g、白芷10g。补托法适用于体虚者，在原方基础上加生黄芪15g、党参10g。

（3）溃后期　调补气血，兼清余毒，四妙汤加味：苍术10g，黄柏15g，川牛膝10g，薏苡仁30g，茯苓30g，党参20g。

2. 外治疗法

（1）初期　外敷金黄膏、太乙膏，清

热解毒、消肿散结。

（2）成脓期　及时切开排脓。

（3）溃后期　先用九一丹祛腐，腐尽，生肌散、生肌玉红膏换药。

3.成药应用

（1）牛黄解毒丸　功效：清热解毒，口服，1丸/次，2~3次/日。组成：牛黄、雄黄、石膏、大黄、黄芩、桔梗、冰片、甘草。

（2）如意金黄散　功效：解毒消肿、活血止痛，外用，用醋或葱酒调敷，亦可用蜂蜜或植物油调敷，1次/日。组成：姜黄、大黄、黄柏、苍术、厚朴、陈皮、甘草、生天南星、白芷、天花粉。

（3）活血解毒丸　功效：解毒活血、消肿止痛，口服，3克/次，2~3次/日。组成：醋乳香、醋没药、蜈蚣、蒸黄米、石菖蒲浸膏、雄黄粉。

（4）二妙丸　功效：燥湿清热，口服，6~9克/次，2次/日。组成：黄柏、苍术。

4.单方验方

（1）蒲公英颗粒　功效：清热消肿，开水冲服，4克/次，3次/日。组成：蒲公英。［任兵，任献青.中医治疗急性颈部淋巴结炎体会.中国中西医结合儿科学，2014，6（6）：515-516］

（2）复方夏枯草膏　功效：清火、解毒、散结、消肿，口服，9克/次，3次/日。组成：夏枯草。［何洪兵.中西医结合治疗急性淋巴结炎的临床疗效观察.中西医结合实用临床急救，1999（6）：30-31］

（四）医家诊疗经验

房芝萱：主张清热解毒，活血祛湿。主方用：金银花15g，连翘15g，苍术15g，黄柏15g，当归尾9g，赤芍9g，猪苓9g，茵陈20g。毒热重者，加地丁、野菊花、大黄、土茯苓、黄芩、栀子；湿盛者，加生薏苡仁、六一散、云茯苓、白术、苦参、

防己；肿痛明显者，加川楝子、乳香、没药、红花。

赵炳南：主张泻火解毒，散瘀消肿，凉血和营。方选消痈汤加减：赤芍15g，金银花30g，天花粉10g，白芷10g，贝母10g，连翘15g，蒲公英30g，重楼15g，龙葵15g，鲜生地黄30g。

顾伯华：主张清热活血解毒。主方用：金银花9g，赤芍g，丹皮6g，连翘15，地丁15g，生栀子9g，制大黄9g，生甘草4.5g，川牛膝9g。

宋兆友：主张分热度炽盛型、气血两虚型。

热毒炽盛型，方选仙方活命饮加减：金银花30g，蒲公英30g，连翘15g，赤芍、当归尾、贝母、天花粉、白芷、陈皮、乳香、没药各10g。

气血两虚型，方选托里消毒散加减：黄芪、连翘各12g，党参、茯苓、白术各10g，当归、白芍、皂角刺、玄参各10g，川芎、白芷各6g，金银花15g，生石膏30g，甘草3g。

五、预后转归

一般预后良好。

六、预防调护

（1）积极治疗龋齿、扁桃体炎等慢性疾病，避免引发感染。

（2）患有足癣、湿疹的应重视处理，不要搔抓。

（3）有手足部感染的，应及时进行治疗。

七、专方选要

顾伯华（上海中医药大学附属龙华医院教授）经验方。

处方：人工牛黄3g，雄黄15g，公丁香30g，生乳香100g，生没药100g，活化蟾酥

3g，麝香酮 0.5g。

功效：清热解毒，消肿止痛。

用法：上药制成微粒丸。成人每次服3g，儿童每次服 1g，用温开水送服。还可用温开水或陈酒烊化后外涂患处。

说明：本方适用于治疗急性淋巴结炎。对急性乳腺炎、丹毒、痈等急性感染性疾病也有较好的疗效。共治疗化脓性淋巴结炎 101 例，总有效率 91.1%。

八、诊疗参考

（一）诊断标准

参照《临床疾病诊断依据治愈好转标准》。

（1）继发于其他感染病灶。

（2）受累淋巴结肿大、疼痛，可伴有皮肤潮红、局部温度高，可形成脓肿。

（3）重者可有发热、食欲缺乏等全身症状；血白细胞及中性粒细胞增多。

（二）治疗常规

未形成脓肿时，如有原发感染如疖、痈、急性蜂窝织炎、丹毒等，应治疗原发感染灶，淋巴结炎暂不做局部处理。若已形成脓肿，除应用抗菌药物外，还需切开引流。

（三）疗效判定标准

疗效判定参照《临床疾病诊断依据治愈好转标准》。

治愈：局部及全身症状消失。

显效：全身症状消失，局部肿块缩小一半、疼痛减轻。

有效：全身症状消失，局部症状有所改善但不明显。

未愈：局部及全身症状无明显改变。

主要参考文献

［1］汤明胜，雷华涛. 中西医结合治疗急性淋巴结炎［J］. 湖北中医杂志，2006（9）：26.

［2］高金辉，钮晓红. 中药熏蒸疗法治疗急性淋巴结炎 40 例临床观察［J］. 北京中医药，2013，32（10）：780-781.

［3］金喻，刁娟娟，王媛媛，等. 赤小豆方外敷治疗急性淋巴结炎［J］. 现代中医药，2013，33（1）：39-40.

［4］赵琴兰. 仙方活命饮治疗急性淋巴结炎 32例［J］. 光明中医，2013，28（4）：729-730.

［5］何洪兵. 中西医结合治疗急性淋巴结炎的临床疗效观察［J］. 中西医结合实用临床急救，1999（6）：30-31.

［6］任兵，任献青. 中医治疗急性颈部淋巴结炎体会［J］. 中国中西医结合儿科学，2014，6（6）：515-516.

［7］沈蕾，张林，董宁，等. 金黄膏改善派罗欣致红肿硬结的研究进展［J］. 护理实践与研究，2015，12（10）：23-24.

［8］北京中医院. 赵炳南临证验案选登［J］. 中国临床医生，2013，41（1）：58-59.

［9］何清湖，周慎，贺菊乔，等. 中西医临床用药手册：外科分册［J］. 2010.

第三节　丹　毒

丹毒是由乙型溶血性链球菌（丹毒链球菌）侵入皮肤或黏膜内的网状淋巴管所引起的一种急性感染性疾病，即急性网状淋巴管炎。足癣和鼻炎常是引起小腿丹毒及面部丹毒的主要诱因，其他如营养不良、酗酒、丙种球蛋白缺陷以及肾性水肿，皆为本病促发因素。炎症很少扩散到真皮层下，临床以局部皮肤忽然变赤，色如丹涂脂染，红、肿、热、痛为特点，蔓延很快，边界清楚，一般不化脓，很少发生组织坏死，好发于小腿及足面部。

本病中医亦称为"丹毒"。本病多由于火热毒邪外袭，内有湿热，或胎火蕴毒，致火毒炽盛，气血凝滞，血分蕴热发于肌肤而成。

一、病因病机

（一）西医学认识

1.病因与发病机制

病原菌为乙型溶血性链球菌，亦可由金黄色葡萄球菌引起。往往经足部轻微皮肤伤口侵入，在小腿部发病，或因口、鼻、眼结合膜等处急性化脓性感染病灶扩散，在面部发生丹毒。

2.病理生理

丹毒为累及皮肤及浅层疏松结缔组织的一种特殊类型的蜂窝织炎。淋巴管和毛细血管明显扩张，周围有水肿及以淋巴细胞、中性粒细胞为主的炎性浸润。浸润涉及真皮层，严重时可达皮下组织。一般没有明显的组织坏死。

（二）中医学认识

本病发无定处，根据其发病部位的不同又有不同的病名，如发于躯干部者，称内发丹毒；发于头面部者，称抱头火丹；发于小腿足部者称流火；新生儿多发于臀部，称赤游丹毒。素体血分有热，或在肌肤破损处（如鼻腔黏膜、耳道皮肤或头皮等皮肤破伤，脚湿气糜烂，毒虫咬伤，臁疮等）有湿热火毒之邪乘隙侵入，郁阻肌肤而发。

二、临床诊断

（一）辨病诊断

1.临床表现

患者多先有头痛、畏寒发热、全身不适等，经12~24小时后，体温突然升高，可达39~40℃。病变处皮肤呈现片状充血，其色鲜红，状如涂丹，与周围皮肤分界明显。有明显的灼热感，但疼痛多不太剧烈。用手指按压时，红色可消退，抬起手指后，红色又很快恢复。随病程进展，红色向四周扩延，其中央部分红色变浅，脱屑，呈棕黄色。有时可出现水疱，但极少化脓。附近淋巴结肿大与压痛。头皮发生丹毒时，因头皮组织致密，局部肿胀不甚明显，但疼痛剧烈。面部丹毒因多由口、鼻部感染扩散而致，故常以口、鼻为中心呈对称性蝴蝶状红斑。下肢丹毒多有复发倾向，反复发作后可造成淋巴管阻塞，形成肢体淋巴水肿。

2.实验室检查

血常规示白细胞总数及中性粒细胞比例明显增高。

（二）辨证诊断

望：局部皮肤见小片红斑，迅速蔓延成大片鲜红斑，边界清楚，略高出皮肤表面。或者患部皮肤肿胀，表面紧张光亮，舌质红、苔薄白或薄黄。

闻：偶可闻及患者声音嘶哑，咳嗽声。

问：伴有恶寒发热、头痛骨楚、胃纳不香、便秘溲赤等全身症状。

切：初起压之皮肤红色减退，放手后立即恢复。久则摸之灼手，触痛明显，脉洪数或滑数。

此病可按部位辨证论治。

（1）发于头面部者，多挟风热。皮肤焮红灼热，肿胀疼痛，甚则发生水疱，眼胞肿胀难睁；伴恶寒，发热，头痛；舌质红、苔薄黄，脉浮数。

辨证要点：位于头面部，皮肤焮红灼热，肿胀疼痛，伴恶寒发热头痛，舌红，脉浮数。

（2）发于胸腹腰胯部者，多挟肝脾郁火。皮肤红肿蔓延，摸之灼手，肿胀疼痛；伴口干且苦；舌红、苔黄腻，脉弦滑数。

辨证要点：位于胸腹腰胯部，皮肤红

肿蔓延,摸之灼手,肿胀疼痛,伴口干口苦,舌红,脉弦数。

（3）发于下肢者,多挟湿热。发于下肢,局部红赤肿胀、灼热疼痛,或见水疱、紫斑,甚至结毒化脓或皮肤坏死,或反复发作,可形成大脚风;伴发热、胃纳不适;舌红、苔黄腻,脉滑数。

辨证要点:位于下肢,红赤肿胀、灼热疼痛、多反复发作,伴胃纳不适,大便干结或黏滞,舌苔黄腻,脉濡数或滑数。

（4）发于新生儿者,多由胎热火毒所致。发生于新生儿,多见于臀部,局部红肿灼热,常呈游走性;或伴壮热烦躁,甚则神昏谵语、恶心呕吐。

辨证要点:多见于新生儿,常呈游走性。

三、鉴别诊断

（一）西医学鉴别诊断

（1）接触性皮炎　有接触史:皮损以红肿、水疱、丘疹为主,伴灼热、瘙痒,多无疼痛;一般无明显的全身症状。

（2）药物性皮炎　发病前有用药史,并有一定的潜伏期,常突然发病,皮损形态多样,颜色鲜艳,可泛发或仅限于局部。

（3）急性湿疹　病因常不明确,不固定,常对称发生,皮疹多形性,丘疹、水疱等边界弥漫不清,主要症状瘙痒剧烈,常有复发倾向。

（二）中医学鉴别诊断

（1）发　局部红肿,但中间明显隆起而色深,四周肿势较轻而色较淡,边界不清,胀痛呈持续性,化脓时跳痛,大多发生坏死化脓溃烂,一般不会反复发作。

（2）类丹毒　多发于手部,有猪骨或鱼虾之刺划破皮肤史,红斑范围小,症状轻,无明显全身症状。

四、临床治疗

（一）提高临床疗效的要素

（1）及时就医,辨病辨证准确。

（2）重视一般治疗,密切观察患者病情变化。出现高热纳呆时,适当休息,多饮开水,严重者给予全身支持疗法,包括液体及热量补充,纠正酸碱及电解质紊乱。

（3）患者应卧床休息,头面部丹毒宜采取高坡卧位,下肢丹毒时应抬高患肢。饮食宜清淡,富营养而易消化。由于丹毒的传染力很强,应严格执行隔离与消毒制度。

（4）积极处理原发感染病灶,未病先防,既病防变。

（二）辨病治疗

（1）丹参注射液　10~30ml,稀释后静脉滴注,每日1次,应用于急性丹毒或复发性丹毒,具有抗炎消肿、活血软坚作用。

（2）清开灵注射液　40ml,稀释后静脉滴注,每日1次,应用于急性丹毒伴全身炎症反应较重者。

（3）抗生素　①β内酰胺类药物:首选青霉素肌内注射。②大环内酯类:青霉素过敏者,可选用罗红霉素口服。

（4）磺胺类药物　可选用磺胺甲恶唑口服。

（5）其他药物　可选用50%硫酸镁溶液湿敷。

（三）辨证论治

1. 内治疗法

本病以凉血清热、解毒化瘀为基本治则。发于头面者,须兼散风清火;发于胸腹腰胯者,须兼清肝泻脾;发于下肢者,须兼利湿清热。

（1）风热毒蕴证

［治法］疏风清热解毒。

［方药］普济消毒饮加减。黄芩10g，黄连10g，玄参10g，桔梗10g，板蓝根30g，升麻10g，柴胡12g，马勃（包煎）15g，牛蒡子10g。

大便干结者，加生大黄10g、芒硝10g；咽痛者加生地15g、麦冬10g。

（2）肝脾湿火证

［治法］清肝泻火利湿。

［方药］柴胡清肝汤、龙胆泻肝汤或化斑解毒汤加减。柴胡15g，升麻10g，石膏20g，连翘10g，牛蒡子10g，龙胆草10g，黄芩10g，栀子10g，泽泻30g，车前子15g，当归20g，生地15g，白芍20g，川芎12g，甘草6g。

（3）湿热毒蕴证

［治法］利湿清热解毒。

［方药］五神汤合萆薢渗湿汤加减。茯苓30g，车前子15g，金银花30g，牛膝10g，紫花地丁10g，萆薢15g，薏苡仁30g，黄柏10g，丹皮10g，泽泻10g，滑石10g，通草10g。

肿胀甚者，或形成大脚风者，加防己10g、赤小豆30g、丝瓜络30g、鸡血藤30g。

（4）胎火蕴毒证

［治法］凉血清热解毒。

［方药］犀角地黄汤合黄连解毒汤加减。水牛角30g，生地黄15g，白芍10g，丹皮10g，黄连10g，黄芩10g，黄柏10g，栀子10g。

壮热烦躁，甚则神昏谵语者，加服安宫牛黄丸或紫雪丹；舌绛苔光者，加玄参、麦冬、石斛等。

2. 外治疗法

应用硝矾洗药湿热敷患处，外敷金黄膏、大青膏，或用鲜蒲公英100g，白矾、青黛各10g，捣烂敷贴患处，以促进炎症消退。

3. 成药应用

（1）连翘败毒丸、连花清瘟胶囊、羚翘解毒丸：适用于热毒内蕴证。

（2）大黄䗪虫丸：适用于瘀血内结证。

（3）参苓白术散、十全大补丸：适用于脾虚气弱等虚证。

4. 单方验方

急性丹毒可用如意金黄散30g、化毒散1.5g，混匀以凉茶水调敷。［卢珊珊，孔志凤. 中西医结合治疗丹毒100例. 光明中医，2019，34（3）：353-356］

（四）新疗法选粹

升降散治疗丹毒：升降散出自龚廷贤《万病回春》，后收录于清代名医杨栗山所著《伤寒瘟疫条辨》，其组方为僵蚕6~10g、蝉蜕3~10g、片姜黄5~9g、酒大黄4~9g。其透散邪热、升清降浊、行气祛瘀之功效，可运用于丹毒早期退热、局部肿痛；其寒热并用、升降相依之特点，可运用于丹毒治疗不彻底、易于复发之时。［彭淑月，谢沛霖. 基于透达郁热之法探讨升降散在丹毒治疗中的应用. 亚太传统医药，2022，10：162-164］

（五）医家诊疗经验

赵炳南：主张用解毒清热汤：紫花地丁15g，野菊花15g，蒲公英15g，大青叶15g，重楼15g，丹皮10g，赤芍10g，板蓝根10g。发于颜面者加牛蒡子、薄荷、菊花；发于下肢者，加黄柏、黄芩、萆薢、牛膝；伴有高热者加生石膏、知母、天花粉；缠绵不愈，反复发作，加路路通、鸡血藤、防己、黄柏；肿胀明显，加泽泻、猪苓、木瓜、乳香、没药。局部治疗，急性丹毒治法如上所述；慢性丹毒，局部肿胀，可用芙蓉膏；炎症消退、局部仍肿硬者用铁箍散膏外敷。

朱仁康：主张发于颜面的，用普济消

毒饮加减治疗。其中以板蓝根为主药，可用 15~30g，升麻、柴胡不可用，而加丹皮、赤芍等凉血药。火毒炽盛红肿未能控制，需大剂量清瘟败毒饮加减治疗；发于下肢，湿重于热者用龙胆泻肝汤加丹皮 15g、赤芍 15g，热重于湿者用消炎方（黄连、黄芩、丹皮、赤芍、重楼、金银花、连翘各 9g，甘草 6g）。外治法主张在急性发作期以玉露膏或用板蓝根、鲜马齿苋等鲜草药捣烂外敷。慢性丹毒，肿胀久不退者，外敷金黄膏。

顾伯华：主张以凉血清热，解毒利湿剂中加重凉血之品，如鲜生地黄用 30~60g，并加入丹皮、紫草等凉血清热之物。外治可用凉血清热退肿等外敷药物，如玉露膏等。

顾筱岩：主张初期红肿之际，以生地黄、丹皮、赤芍之类凉血活血；热退瘀肿胀痛时，以当归尾、泽兰、丹参、桃仁之类活血化瘀。患肢浮肿，凹陷如泥，以防己、车前子、冬瓜皮、薏苡仁等利水除湿退肿。

五、预后转归

丹毒一般不化脓，区域淋巴结可能会出现肿大，局部炎症消退，肿大的淋巴结亦可消散。邪热重者可出现全身邪热嚣张、便秘难解等腑实证候，当加重清热并通腑泄热，使邪有出路。经积极对症治疗后一般预后良好。发生于小腿部之丹毒，愈后易复发，反复发作易形成象皮腿。有些严重的丹毒患者可发生内脏病变及血栓形成，如肾炎、心肌炎及海绵窦血栓形成，甚至因支气管肺炎、败血症导致死亡。

六、预防调护

（1）患者应卧床休息，多饮水，床边隔离。

（2）流火患者应稍微抬高患肢。

（3）有肌肤破损者，应及时治疗，以免感染毒邪而发病。因脚湿气导致下肢复发性丹毒患者，应彻底治愈脚湿气，可减少复发。

（4）多走、多站及劳累后容易复发，应加以注意。

七、专方选要

（1）早期以清热凉血，利湿为主：田昭春等以二五汤加味（金银花 30g，紫花地丁 30g，蒲公英 30g，茯苓 2，车前子 15g，牛膝 15g，黄柏 15g，薏苡仁 15g，泽泻 15g，地龙 9g。）每日 1 剂，水煎早晚分服。其中紫花地丁、蒲公英配伍能清热解毒凉血；茯苓合泽泻利水渗湿泄热，车前子与薏苡仁性寒，能清热利水渗湿；牛膝重在引湿下泄，导热下行；加黄柏能专清下焦湿热。［田昭春，张云杰. 二五汤加味治疗下肢丹毒 30 例. 山东中医杂志，2010，29（7）：464］

（2）中期或中早期以凉血清营，活血化瘀为主：李明海等用丹毒康饮［紫花地丁 15g，野菊花 15g，丹皮 15g，紫草 15g，蒲公英 15g，苦参 15g，败酱草 15g，穿山甲（以其他药代替）15g，皂角刺 15g，瓜蒌 15g，贝母 15g，玄参 15g，桃仁 15g，乳香 15g，没药 15g，龙胆草 15g，金银花 20g，生地黄 20g，防风 10g，川牛膝 10g］水煎服。其中药用生地黄、丹皮、紫草、玄参以凉血清营；皂角刺、没药、乳香、贝母、牛膝等可活血化瘀，对疾病的愈合起到扶正祛邪，标本兼治的作用。［李明海. 丹毒康饮治疗难治性复发性丹毒 2 例. 人民军医，2009，52（1）：28］

（3）中后期依旧注重清热利湿，从而活血、解毒：王殿荣等前期以萆薢渗湿汤（萆薢 15g，薏苡仁 30g，丹皮、黄柏各 12g，茯苓 15g，泽泻、滑石、通草各 10g），煎汤服用，每日 400ml，分早晚 2 次，饭后半小时服；中后期酌情加减（防己、秦艽、当归、牛膝）。其治疗宗旨意在发病初期治以清热利湿法，故用萆薢渗湿汤；中后期，体温正常，红肿热痛渐退，皮色变紫黯，或由于反复发作，皮肤弹力减退者，加防己、秦艽、当归、牛膝等。[王殿荣．中药内服外敷治疗下肢丹毒120例．辽宁中医杂志，2006，33（7）：842]

（4）清热解毒，化瘀消斑：李灵巧等应用三妙散加减（苍术、黄柏、泽泻、萆薢、丹皮、赤芍、野菊花、连翘、蒲公英各10g，川牛膝、金银花各15g，生薏苡仁、白茅根、生地各30g，生甘草6g）水煎服，每日1剂，分2次饭后半小时服用。其中生地、丹皮、赤芍、白茅根皆可消斑。诸药合用共奏清热凉血、消斑解毒之功。[李灵巧．三妙散加减治疗下肢丹毒38例．湖北中医杂志，2002（5）：41]

（5）凉血利湿，祛邪通络：孙欣等应用萆薢渗湿汤（萆薢20g，薏苡仁15g，黄柏10g，赤茯苓12g，丹皮12g，泽泻10g，滑石10g，牛膝10g）合刺络拔罐（选取红、肿、热、硬较重及最早出现病变的部位，用2%碘酒消毒，75%的乙醇脱碘，用三棱针快速点刺，连续2~3针，刺后放出少量暗红色血液并于针孔处拔罐，留罐5分钟，拔出少量黑血或组织液，每次选1~2处）治疗下肢丹毒。[孙欣．萆薢渗湿汤合刺络拔罐法治疗下肢丹毒．白求恩军医学院学报，2007（4）：237]

八、诊疗参考

（一）诊断标准

诊断参照1994年国家中医药管理局制定的《中医病证诊断疗效标准》。

（1）多数发生于下肢，其次为头面部。

（2）局部红赤灼热，如涂丹之状，肿胀疼痛，红斑边缘微翘起，与正常皮肤有明显分界，红斑上可出现水疱、紫斑，偶有化脓或皮肤坏死。

（3）开始即有恶寒、发热、头痛，周身不适等症状。

（4）可有皮肤、黏膜破损或脚癣等病史。

（5）白细胞总数及中性粒细胞明显增高。

常规治疗：卧床休息，抬高患肢。局部可以50%硫酸镁液湿热敷。全身应用抗菌药物，如青霉素、头孢类抗生素，静脉滴注等。局部及全身症状消失后，继续用药3~5天，以防复发。

（二）疗效标准

治愈：全身及局部症状消失，血白细胞总数及分类计数正常。

显效：全身症状消失，局部红肿面积缩小60%~80%，血白细胞总数及分类计数正常。

有效：全身症状消失，局部红肿面积缩小30%左右，血白细胞总数及分类计数趋于正常。

无效：未达到"有效"标准，或病情加重。

主要参考文献

[1] 田昭春，张云杰．二五汤加味治疗下肢丹毒30例［J］．山东中医杂志，2010，29（7）：464.

[2] 李明海．丹毒康饮治疗难治性复发性丹毒2例［J］．人民军医，2009，52（1）：28.

[3] 王殿荣．中药内服外敷治疗下肢丹毒120例［J］．辽宁中医杂志，2006，33（7）：842.

[4] 李灵巧．三妙散加减治疗下肢丹毒38例［J］．湖北中医杂志，2002（5）：41.

[5] 孙欣．萆薢渗湿汤合刺络拔罐法治疗下肢丹毒［J］．白求恩军医学院学报，2007（4）：237.

[6] 赵炳南临证验案选登[J]. 中国临床医生, 2013, 41 (1): 58-59.

[7] 何清湖, 周慎, 贺菊乔, 等. 中西医临床用药手册: 外科分册[M]. 长沙: 湖南科学技术出版社, 2010.

[8] 鹿彬. 普济消毒饮治疗丹毒临床观察[J]. 中国中医药现代远程教育, 2020, 18 (4): 291-293.

[9] 叶春, 陈彬, 沈潜. 栀黄散外敷治疗下肢丹毒34例[J]. 浙江中医杂志, 2019, 54 (1): 35.

[10] 卢珊珊, 孔志凤. 中西医结合治疗丹毒100例[J]. 光明中医, 2019, 34 (3): 353-356.

[11] 彭淑月, 谢沛霖. 基于透达郁热之法探讨升降散在丹毒治疗中的应用[J]. 亚太传统医药, 2022, 10: 162-164.

[12] 徐慧, 吕宝琦. 中药塌渍治疗下肢丹毒临床观察[J]. 中医临床研究, 2019, 11 (35): 115-118.

[13] 王星艺. 解毒利湿汤治疗下肢阳证疮疡（丹毒）的临床研究[D]. 南京: 南京中医药大学, 2019.

第四节 淋巴水肿

淋巴水肿是淋巴液回流障碍导致淋巴液在皮下组织积聚，继而引起纤维增生脂肪硬化，后期肢体肿胀，而且皮肤增厚、粗糙，坚如象皮。可发生于外生殖器、上肢，而以下肢最多见。本病病因可分为两大类：原发性淋巴水肿，由淋巴管发育异常所致；继发性淋巴水肿，正常淋巴管后天原因而阻塞，常见的是丝虫感染和链球菌感染，其他还有肿瘤实行放射治疗和淋巴结清扫术后等。

本病属中医"象皮腿"的范畴，也属"大脚风"范畴。中医学认为，本病发病多因摄生不慎，风湿热邪入侵，留恋不去，经络阻塞不通，气血瘀滞不行所致。

一、病因病机

（一）西医学认识

1. 流行病学

据国际淋巴学会估计，全世界约1.4亿人患有各种类型的淋巴水肿，其中4500人患肢体淋巴水肿，2000万人为乳腺癌手术后引起的上肢淋巴水肿；全球共有1.2亿丝虫感染者，约4400万人有淋巴水肿表现。目前我国淋巴水肿人数估计在600万人以上。丝虫病引起的淋巴水肿和乳糜尿在我国已较少见。

2. 淋巴水肿分类

根据病因可将淋巴水肿分为原发性和继发性两类。

（1）原发性淋巴水肿 是一种淋巴结构先天性异常病变，主要因淋巴管发育不良或过度增生所致。在原发性淋巴水肿患者的X线造影片上可以见到下面3种形象：

①淋巴管缺如（aplasia）：在注射染料于趾蹼后，找不到蓝染的管道，占5%。

②淋巴管发育不良（hypoplasia）：显示淋巴管稀少，口径小，偶尔呈曲张状，占87%。

③淋巴管发育过度（hyperplasia）：可以看到很多的管道，呈扩张、迂曲，瓣膜失效，因而引起淋巴液逆流。

（2）继发性淋巴水肿 可由于外伤、炎症、肿瘤、丝虫病感染、淋巴结清扫术、放射治疗等，造成淋巴管缺损、狭窄及闭塞，使淋巴液回流受阻，淤积于皮肤下层组织间隙内，形成淋巴性水肿。在我国常见的是丝虫性肢体淋巴水肿及链球菌感染性淋巴水肿。因乳房、盆腔及腹股沟部肿瘤施行淋巴清扫和放射治疗后引起的上肢与下肢淋巴水肿亦不少见。

3.病理机制

初期，因淋巴液回流受阻，组织发生淋巴水肿。由于积聚在组织间的淋巴液含有丰富的蛋白质，为成纤维细胞的增生和细菌的感染提供了条件。皮内和皮下组织逐渐纤维化，患肢可继发丹毒。久之，皮肤肥厚、粗糙、坚硬，甚至出现裂纹和疣状增生物。皮下也因脂肪组织变性和纤维结缔组织增生而极度增厚，形成典型的象皮肿。

4.常见病因

手术引起、放射治疗引起、肿瘤引起、丝虫病引起、感染引起、创伤引起。

（二）中医学认识

肢体淋巴水肿在中医学中属于"水肿""䐴病""大脚风""象皮肿""脚气"等范畴，现结合中医古籍论述之。

《诸病源候论》云"䐴病者，自膝以下至踝及趾俱肿直是也，皆由气血虚弱，风邪伤之，经络痞涩而成也。"外因风、寒、湿、热、痰，侵袭皮、肉、经、脉，造成皮肤郁滞、营卫不和、经脉痹阻，肌腠开合失调，气血津液运行障碍，再加上内因脾肾阳虚，使肺心脾肾受累影响——肺之宣发、敷布、肃降，心之推动血液运行之周流不息，脾之运化、升降出入运动，肾之主水气化功能，最终使得水液代谢障碍，血运受阻而成象皮肿、水肿等。

二、临床诊断

（一）辨病诊断

1.临床表现

肢体淋巴水肿多发生在下肢，上肢较少。一般单侧发病，亦可双侧同时发病。起病时，可无诱因，亦可因感染、外伤或手术等而引起。水肿先从肢体远端部位开始，下肢在足、踝部，上肢在手背和腕部

比较明显，逐渐向上发展。先天性淋巴水肿90%发生在下肢，病变范围不超过膝关节；后天性淋巴水肿可蔓延至整个肢体。轻症患者可无任何自觉症状，较重者则有肢体胀感和走路时下肢沉重感觉。早期病变皮肤柔软，用手指按压时可呈现明显的凹陷性压窝，抬高患肢和卧床休息后肢体肿胀可以消失或减轻，日久随着病变进展，皮下组织发生纤维结缔组织增生，肢体变粗肿而硬，皮肤增厚，弹性消失，指压时凹陷性压窝不明显，休息和抬高患肢都不能使肿胀消减。

肢体淋巴水肿极易发生溶血性链球菌感染，经常有丹毒发作，局部皮肤呈鲜红、灼热，边界非常清楚，疼痛和压痛明显，伴有寒战、高热，白细胞增多等全身反应。经治疗后体温很快降至正常，但局部症状往往持续较长时间方能消退。有些患者呈慢性丹毒，全身症状不明显，而肢体经常潮红、灼热。由于反复发生丹毒感染，造成更多的淋巴管阻塞，淋巴液淤积日益加重，皮肤极度增生、肥厚、坚韧，发生慢性溃疡，久不愈合。

2.相关检查

（1）诊断性穿刺组织液分析 皮下水肿组织液的分析有助于疑难病例的鉴别诊断。淋巴水肿液蛋白含量通常很高，一般在1.0~5.5g/ml，而单纯静脉淤滞、心力衰竭或低蛋白血症的水肿组织液蛋白含量在0.1~0.9g/ml。

（2）淋巴管造影 这是一种通过淋巴管穿刺注射造影剂，再摄片显示淋巴系统形态的一种方法，是淋巴水肿的特异辅助检查。

（二）辨证诊断

望：起病初期肢体肿胀局限在远端，皮肤柔软；随病情进展向近端发展，皮肤及皮下组织纤维化和增生，皮肤日渐粗糙、

变厚甚则皲裂、溃烂。

闻：一般无异常症状。

问：症状时轻时重，肢体肿胀的程度常随体位改变而改变，长期站立、下垂肢体，傍晚、劳动后水肿可加重；休息、抬高患肢及早晨起床时明显减轻，消肿后皮肤出现皱纹。

切：早期皮肤柔软，有明显凹陷性压窝；后期变硬呈团块弹性消失，检查时凹陷性压窝亦随皮肤弹性减弱而不明显。

（1）寒湿阻络型　肢体肿胀，皮色不变，按之凹陷，走路时有沉重感觉，伴形寒肢冷，苔白腻，脉沉濡。

辨证要点：肢体肿胀、皮色不变、走路时有沉重感，舌淡红、苔白腻，脉沉濡。

（2）湿热下注型　患肢皮肤焮红灼热，边界清楚，疼痛和压痛，伴有寒战、发热，白细胞增多等全身症状，舌苔黄腻，脉滑数等。

辨证要点：皮肤焮红肿胀伴疼痛高热，舌质红、苔黄腻，脉滑数。

（3）痰凝血瘀型　肢体肿胀，皮肤厚硬，按之不凹陷，或发生慢性溃疡，久不愈合。

辨证要点：肢体肿胀，皮肤厚硬，甚则伴有慢性溃疡，舌质暗红、苔腻，脉滑涩。

三、鉴别诊断

（一）西医学鉴别诊断

临床上，应与淋巴水肿相鉴别的疾病有以下几种。

（1）下肢深静脉瓣膜功能不全　不论原发性还是继发性下肢深静脉瓣膜功能不全，由于静脉血液倒流，都可产生下肢水肿，晚期病例，皮肤亦发生纤维硬化，弹力减低。但水肿只限于小腿的下 1/3 部位，有明显下肢静脉曲张，时常并发色素沉着、湿疹样皮炎和顽固性溃疡等。

（2）静脉畸形骨肥大综合征　是一种少见的静脉先天性畸形，除肢体粗肿与淋巴水肿相仿外，有明显的静脉曲张，下肢骨骼增长，患肢皮肤有葡萄酒样红色血管瘤或斑痣，可供鉴别诊断。

（3）神经纤维瘤　下肢的巨大型神经纤维瘤，皮肤增厚、粗糙坚硬，有赘瘤形成等，应结合病史和其他检查予以鉴别。

（二）中医学鉴别诊断

（1）内科水肿　水肿先从眼睑或下肢开始，继及全身。轻者仅眼睑或足胫浮肿，重者全身皆肿；甚则腹大胀满，气喘不能平卧；更严重者可见尿闭或尿少，恶心呕吐，口有秽味，鼻衄牙宣，头痛，抽搐，神昏谵语等危象。

（2）股肿　绝大多数的股肿发生在下肢。多见于肢体外伤、长期卧床、产后和其他血管疾病及各种手术、血管内导管术后。发病较急，主要表现为单侧下肢突发性、广泛性粗肿、胀痛，行走不利，可伴低热。后期可出现浅静脉扩张、曲张，肢体轻度浮肿，小腿色素沉着以及皮炎臁疮等。

四、临床治疗

（一）提高临床疗效的要素

（1）重视一般治疗，穿弹力袜或绑扎弹性绷带。注意保护患肢，防止外伤和感染。如淋巴水肿肢体并发感染，则必须应用中西医结合方法有效地控制感染。下肢淋巴水肿时宜经常抬高患肢，以利于淋巴回流。可作肢体向心性按摩。或用特制的一种肢体肿胀治疗仪，将患肢伸入气囊套内，然后从肢体远端到近端定时有节律地施加压力，促使组织间积液的回流，起到消肿之效。

（2）积极对症治疗。

（二）辨病治疗

1. 适当使用利尿剂

利尿剂可以减少体内水分，对肢体淋巴水肿能起到一定消肿作用。肢体有感染或者丹毒发作时，需行抗生素治疗，可根据细菌培养及药敏试验结果选用有效的抗生素。

2. 手术治疗

随着肢体淋巴水肿发病机制的不断阐明，近一个世纪以来，外科治疗不断改变，但很多方法因为疗效不佳而被废弃。现将临床应用的几种方法介绍如下。

（1）淋巴管静脉吻合术 1977年O'Brien首先报告用淋巴管静脉吻合术治疗四肢淋巴水肿，效果良好。我国刘均墀、朱家恺等（1986年）报告，自1979年以来用淋巴管静脉吻合术治疗四肢阻塞性淋巴水肿及乳糜尿共100例，其中四肢淋巴水肿61例，继发性淋巴水肿44例，术后近期效果较好，有效率达91.8%，而远期效果不够理想，有效率为62.1%。对炎症发作的控制较好，在随访病例中，有26例伴有炎症发作的，术后无炎症发作或发作次数明显减少、炎症较轻的有21例，占80%。

淋巴管静脉吻合术主要是解决淋巴管阻塞问题，在患肢远段或阻塞部位以下做淋巴管静脉吻合术，更新建立淋巴液回流的通路，通过"短路"使潴留的淋巴液得以直接进入血液循环，消除水肿，达到治愈目的。但对由于长期淋巴水肿所引起的局部病理改变，如皮下纤维结缔组织增生、淋巴管扩张、瓣膜失效等，则难以解决。因此，这种手术只适用于轻度淋巴水肿伴有反复炎症发作的患者，或者中度淋巴水肿皮肤松软者。对严重象皮肿，皮肤增厚、硬化，皮下纤维结缔组织增生明显者不可应用。

（2）网膜移植术 1966年Goldsmith应用带蒂大网膜移植术治疗肢体淋巴水肿，使半数患者水肿情况改善。方法是开腹后由胃部一侧游离大网膜至胃的另一侧，形成带完整血运的长蒂，穿出腹腔，经腹股沟韧带后方与髂血管前方到达腿部。然后在大腿部作纵行斜切口，剥离切除水肿的结缔组织、脂肪及筋膜。将网膜展开覆盖于腿前面的肌肉之上，周围用可吸收的细线缝合固定。术后注意防止发生内疝、血栓、坏死及感染。

（3）病变组织切除植皮术 主要用于严重象皮肿病例，患肢明显增粗，周径超过健侧10cm以上，皮肤角化粗糙，甚至有疣状增生或团块状增生物，皮下纤维结缔组织增生明显、变硬，用其他疗法无效者。手术时，将患肢病变皮肤、皮下组织，连同深筋膜一起完全切除，创面彻底止血后，再取健康自体皮或从患肢切下的标本上取皮来覆盖创面。这种手术虽然创伤较大，术后留有广泛的植皮后瘢痕，但术后肢体明显变细，患者感到满意。对严重肢体淋巴水肿来说，仍不失为一种比较合乎理想的手术。

（4）皮肤成形术 1962年Thompson设计了这种手术，在患肢的一侧作纵行长切口，向切口的前、后潜行剥离，直达前后方的中线。将切口内的皮下组织与深筋膜一并切除，裸露正常肌肉组织。将皮肤修薄，沿切口后方皮瓣边缘，在宽3~5cm范围内，削除其表皮，并缝至肌肉间隙血管附近。然后剪除切口前方皮瓣多余部分，缝合伤口。创口内置放负压引流管。完全愈合几个月后，再行第2期手术。由于皮瓣埋入到深部肌肉间隙，打断了深筋膜的阻隔，促使深、浅淋巴交通，改善了淋巴引流，同时因行部分病变组织切除，肢体得以缩小，故疗效优于单纯切除术。

（三）辨证论治

1.内治疗法

（1）寒湿阻络型

［治法］温阳行水、活血通络。

［方药］真武汤加减。茯苓 30g，益母草 30g，白术 15g，白芍 15g，赤小豆 15g，制附子 10g，穿山甲 10g（以其他药代替），王不留行 10g，肉桂 5g，甘草 5g。

（2）湿热下注型

［治法］清热解毒、利湿消肿。

［方药］五味消毒饮加减。金银花 30g，野菊花 10g，紫花地丁 15g，蒲公英 12g，紫背天葵 10g。

高热者加板蓝根 30g，肢体胀痛者加当归 20g、川牛膝 15g。

（3）痰凝血瘀型

［主症］肢体肿胀，皮肤厚硬，按之不凹陷，或发生慢性溃疡，久不愈合。

［治法］活血化瘀、化痰软坚。丹参 30g，赤芍 30g，牡蛎 30g，桃仁 10g，红花 10g，泽兰 10g，车前子 10g，茯苓皮 10g，槟榔 15g，川牛膝 15g，防己 12g，木通 5g，甘草各 5g。

或内服舒脉汤，同时配合内服四虫片、活血通脉片、散结片。

2.外治疗法

烘绑疗法是中医学治疗象皮腿的传统疗法。1964 年，陈凤仪报道应用烘绑疗法结合内服中药治疗下肢象皮肿 50 例，基本治愈 40 例，显著进步 9 例，进步 1 例。山东省寄生虫防治所（1966 年）应用此方法治疗 83 例 100 条肢体，亦取得满意疗效。

3.成药应用

（1）参苓白术散　益气健脾，渗湿消肿。口服，1 次 6~9 克，1 日 2~3 次，温开水混悬后，分次送服。

（2）金匮肾气丸　温补肾阳，化气行水。口服，水蜜丸 1 次 4~5g（20~25 粒），大蜜丸 1 次 1 丸，1 日 2 次。

（3）十全大补丸　温补气血，扶正消肿。口服，小蜜丸 1 次 9 克，1 日 2~3 次。

4.单方验方

（1）花椒叶、香樟叶、松针、紫苏叶各适量。煎水熏洗患肢，1 次 / 日。［何清湖，周慎，贺菊乔，等. 中西医临床用药手册：外科分册. 长沙：湖南科学技术出版社，2010］

（2）取商陆、山柰、食盐各等份。将商陆、山柰研末，再加食盐共研匀。烧酒调成糊状，用鸭毛涂敷患处，1 次 / 日。［何清湖，周慎，贺菊乔，等. 中西医临床用药手册：外科分册. 长沙：湖南科学技术出版社，2010］

（四）医家诊疗经验

唐汉钧：主张利湿通络，益气健脾。主方用：萆薢 12g，泽泻 12g，薏苡仁 15g，防己 12g，牛膝 10g，黄芪 30g，丝瓜络 12g，忍冬藤 15g，地龙 12g，伸筋草 15g，鸡血藤 15g，生甘草 6g。

五、预后转归

本病积极治疗后一般预后良好。若出现红肿斑片由四肢或头面向胸腹蔓延者，属逆证。新生儿及年老体弱者，若火毒炽盛易导致毒邪内攻，出现壮热烦躁、神昏谵语、恶心呕吐等全身症状，甚则危及生命。

六、预防调护

早诊断，早期治疗，以预防病变的发展。局部可用弹力绷带包扎。预防继发感染对防止病变进一步发展是很重要的。

七、研究进展

（一）西医学的认识

1.肢体淋巴水肿的病因、发病机制

肢体淋巴水肿分原发性和继发性两类。原发性淋巴水肿有淋巴管先天发育不全或异常，它分为先天性、家族性米尔罗伊病，原发非家族性黄甲综合征。一些病例亦存在静脉曲张和瓣膜功能不全。继发性淋巴水肿是由恶性肿瘤浸润压迫、淋巴结切除、手术破坏、丝虫病和各种感染、组织纤维化等引起。肢体根部恶性肿瘤浸润压迫可引起淋巴水肿，常伴或不伴邻近大静脉血栓形成；淋巴结根治术后瘢痕可引起淋巴回流障碍；热带地区淋巴水肿较常见，丝虫病是原因之一，有时也找不出原因；链球菌和葡萄球菌感染引起淋巴阻塞的作用虽不肯定，但蜂窝织炎和丹毒的多次发作可损伤淋巴管和加速本病发展，其他感染有衣原体（猫抓）和结核；亦有提出对细菌或真菌感染的免疫反应而发生淋巴水肿；过量放射线照射、局限于腿和足部的黏液性水肿、病变广泛的各型脂膜炎、静脉郁积等都可引起组织纤维化，足以产生淋巴水肿；原发性或药物性（如 methysergide，二甲麦角新碱）后腹膜纤维化偶尔引起下肢淋巴管堵塞，导致淋巴水肿。在淋巴管阻塞远端皮肤和皮下组织内淋巴管扩张，富含蛋白质的淋巴液侵入组织，组织间隙扩大，并促发组织纤维化，产生非凹陷性水肿，组织纤维化又损伤淋巴管，形成恶性循环，加剧局部水肿。

2.肢体淋巴水肿的分子机制研究

20 世纪 90 年代，Ferrell 等和 Witte 等先后发表对遗传性淋巴水肿米尔罗伊病多代家系的研究结果，发现该疾病表现出外显率降低的常染色体显性遗传规律，具有遗传异质性，染色体连锁分析发现致病基因位于 5 号染色体长臂，即 5q34-35，血管内皮生长因子 C 受体（VEGFC-R 或 FLT4）的基因可通过基因定位图确定为位于该区域内，在对 FLT4 cDNA 部分序列分析后，预测患者体内成熟的 VEGFC-R 上 1126 号残基中的亮氨酸会被脯氨酸代替。他们首次从分子水平揭示了原发性淋巴水肿的致病原因。1999 年 2 月，Evans 等在研究了一个患有遗传性淋巴水肿（米尔罗伊病）的北美四代家系后得出了类似的结果，将致病基因定位于 5q35.3，可能的致病基因为 CANX、FGFR4、HK3 或 hnRNPH1。同年 4 月，Mowat 等对一名 6 个月的先天性淋巴水肿男孩行常规细胞遗传学分析后怀疑其 5q 染色体复制出现了问题，于是采用荧光探针原位杂交法复制该染色体，结果发现 5q34，35，31 处无复制。2000 年，Karkkainen 和 Irrthum 等重复上述实验，连锁遗传性淋巴水肿于 VEGFC-R3（FLT4）基因位点，编码对淋巴管特异的酪氨酸激酶受体，发现全部患者该等位基因都发生错义突变，阻止了下游基因的活性和该受体的自体磷酸化。结论认为：VEGFC-R3 对于维持淋巴管的正常功能至关重要，VEGFRC-R3 相关基因的突变是原发性淋巴水肿的一个致病原因，从而明确了 VEGFC-R3 与米尔罗伊病病的关系。

（二）评价及展望

1.评价

中医药治疗肢体淋巴水肿的方法、手段十分丰富，疗效显著，但是也存在一些问题。

（1）目前多数临床报道一方面病例较少，且缺乏临床对照组，另一方面仅仅单纯对疗效进行评定，未与现代医学的各项实验室检查及辅助检查相结合，从而无法

从现代临床试验研究角度探讨中医治疗本病的优越性。

（2）文献中证型未能明确反映肢体淋巴水肿在不同时期有严重程度的特异性、动态演变性。

（3）目前这些证型均为观察者根据临床经验而得出，主观倾向多，缺乏规范化，可重复性差，有必要通过科学方法研究来建立规范化的证候诊断标准。

2. 展望

在临床研究中，应首先统一制定肢体淋巴水肿的诊断标准、病情程度的判定标准、中医辨证分型标准及疗效判定的标准等，并进行规范化科学化的临床研究。在临床研究和药理实验的基础上，进一步筛选有效的方剂，辨证论治，开发疗效满意的中成药，进行大样本的临床研究，以满足本病迁延难愈并易反复的特点。

综上所述：肢体淋巴水肿的治疗目前仍然是一项临床难题。按摩、压力泵、微波等机械物理治疗对轻中度水肿有效，但易反复；药物治疗起效慢，效果不理想；重症患者考虑手术治疗，但创伤较大。肢体淋巴水肿的治疗，尽管现代疗法较多，但疗效难以持久，病情易反复，个体差异较大，尚未有一种非手术或手术治疗能完全恢复受累肢体，故难以从根本上解决问题。

目前，我国对肢体淋巴水肿的预防、评估、治疗等各方面的研究和欧美先进国家相比仍有一定的差距，仅存在少量治疗淋巴水肿的医院，缺乏专业人员；此外由于淋巴水肿的非致命性，往往被医务人员及患者所忽视。因此，大力加强我国在肢体淋巴水肿治疗领域的相关基础研究与临床实践，进一步改进现有的治疗方法，具有非常重要的现实意义。

八、诊疗参考

（一）诊断标准

1. 原发性淋巴水肿

（1）病史

①多发于 35 岁以前，女性为多。

②好发于腿、臂、生殖器和面部。一般都为小腿，可偶发于大腿。多侵犯一侧肢体。

③常有继发感染，发作时有恶寒、发热等全身症状。局部有红、肿、痛炎症表现。

④每次发作经 1~2 周，可反复发作。

（2）体征　开始时呈凹陷性水肿，抬高患肢后可完全消失，随发生纤维化而变硬，终至凹陷消失，表皮角化过度和疣状改变，且可有破裂及继发感染，显著者呈象皮病。

2. 继发性淋巴水肿

（1）病史

①多有丝虫病、丹毒、蜂窝织炎等病史。

②有急性炎症症状。

③多无自觉症状。

（2）体征　开始为急性炎症，局部淋巴结肿大，反复发作后，肿胀日趋加重，终呈非凹陷性水肿，皮色如常，或呈淡红、褐黄色，肥厚光亮或粗糙甚则呈疣状。

3 中医整体辨证分型标准

淋巴水肿的病机性质总属本虚标实，水湿内阻是本病病机的关键。发病初期多为水湿内阻之实证；病至后期，则脾气虚弱，气虚血瘀之虚实夹杂。故辨证在急性期多以利湿消肿、活血化瘀为主，在恢复期则重视健脾益气。

（1）急性淋巴水肿　多为湿热之邪侵袭脉络，脉络滞塞不通，水津外溢而发红肿胀痛，按之凹陷，不随手起，肤色柔软发红。

治以利湿消肿、活血化瘀之剂。方用四妙勇安汤加减。药如：金银花、当归、玄参、赤小豆、炒薏苡仁、苍术、泽兰、泽泻、川牛膝，佐以三棱、莪术、丹参等活血化瘀之品。

（2）慢性淋巴水肿　多为气滞或气虚血失统帅，瘀阻于内，久之患肢增粗坚硬，皮肤粗糙，按之不凹陷或发生慢性溃疡久不愈合。

治以活血化瘀、化痰软坚以及健脾之剂。方用桃红四物汤加减。药如：桃仁、红花、当归、三棱、莪术、水蛭、益母草、泽兰、川牛膝、赤芍，佐以茯苓、党参、白术、山药等健脾之药。

4. 分级标准

国际淋巴学会关于淋巴水肿的分级标准如下。

Ⅰ级：肿胀有凹陷，抬高肢体肿胀减轻；

Ⅱ级：质地较硬无凹陷，皮肤指（趾）甲改变，脱毛；

Ⅲ级：象腿症，皮肤厚，有巨大皱褶。

（二）总体疗效判断标准

1. 近期疗效（1个疗程为3周）

治愈：经1、2个疗程，症状全部消失，象皮肿面积缩小 1/5~1/3 者；

好转：经3个疗程，症状大部消失，象皮肿面积缩小 1/5 以下者；

无效：经3个疗程，症状无改善，象皮肿保持原来大小者。

2. 远期疗效

优：能坚持正常工作，包括体力劳动。

良：能坚持非体力劳动，劳动后肢体肿胀不受天气改变而变化。

差：肢体肿胀加重，患部反复发作。因肢体肿胀严重，有碍行走而截肢者。

主要参考文献

［1］何清湖，周慎，贺菊乔，等. 中西医临床用药手册：外科分册［M］. 长沙：湖南科学技术出版社，2010.

［2］吴建萍. 崔公让教授经验方治疗下肢淋巴水肿 60 例［J］. 光明中医，2014，29（2）：243-244.

［3］陈国栋，刘政，陈晓静，等. 从"去菀陈莝"论治下肢淋巴水肿［J］. 光明中医，2020，35（1）：17-19.

［4］宋奎全，孙庆，张恒龙，等. 活血洗剂熏洗治疗下肢淋巴水肿临床效果观察［J］. 中国医学创新，2019，16（18）：62-66.

［5］李杰，高子辰，宋奎全，等. 下肢淋巴水肿治疗的最新进展［J］. 中外医学研究，2018，16（24）：183-186.

［6］郑同莉. 芒硝、冰片外敷治疗早期下肢淋巴水肿的临床观察［J］. 中国民间疗法，2016，24（7）：41-42.

［7］杨宗保，战茹玉. 双下肢淋巴水肿案（英文）［J］. World Journal of Acupuncture-Moxibustion，2014，24（1）：65-67.

［8］李金. 萆薢消肿丸治疗肢体淋巴水肿（湿热阻滞型）的临床观察［D］. 哈尔滨：黑龙江中医药大学，2017.

［9］林晶，洪敏. 治疗下肢慢性淋巴水肿 20 例临床分析［J］. 福建医药杂志，2011，33（2）：69-70.

［10］梁云蕾. 中西医结合优化方案治疗肢体淋巴水肿的临床观察［D］. 哈尔滨：黑龙江中医药大学，2013.

第八章 血管和淋巴管肿瘤

第一节 血管良性肿瘤

血管瘤是一种良性血管内皮细胞增生性疾病，以血管内皮细胞阶段性增生形成致密的网格状肿块为特征。在增生期，由于新的滋养和引流血管不断形成，形态学上可能与高流速的血管畸形相似，但随后的退化和最终的消退现象是区别于血管畸形的主要特征。所以冠以"血管瘤"一词，意为良性肿瘤并且伴异常的细胞增生，这些病变在某些阶段有内皮细胞的分裂活性。

中医文献称之为"血瘤"。如《外科正宗·瘿瘤论》记载："血瘤者，微紫，微红，软硬兼杂，皮肤隐隐，缠若红丝，擦破血流，禁之不住。"又如《外科大成》瘿瘤记载："血瘤属心，皮肤缠隐红丝，软硬间杂。"

一、病因病机

（一）西医学认识

1. 病因

人体胚胎发育过程中，特别是在早期血管性组织分化阶段，由于其控制基因段出现小范围错构，而导致其特定部位组织分化异常，并发展成血管瘤。在胚胎早期（8~12月）胚胎组织遭受机械性损伤，局部组织出血造成部分造血干细胞分布到其他胚胎特性细胞中，其中一部分分化成为血管样组织，并最终形成血管瘤。

2. 病理基础

（1）增生期 血管瘤的组织病理学表现，以丰满的增生性内皮细胞构成明确的、无包膜的团块状小叶为特征，其中有外皮细胞参与；细胞团中央形成含红细胞的小腔隙；血管内皮性的管道由血管外皮细胞紧密包绕，有过碘酸希夫反应（PAS）阳性的基底膜；内皮细胞和外皮细胞有丰富的、有时为透明的胞质，较大的、深染的细胞核，正常的核分裂象不难见到，有时较多，甚至可见轻度的多形性；肿瘤团外可有增生的毛细血管形成的小的卫星结节；此期的血管腔隙常不明显，网状纤维染色显示网状纤维围绕内皮细胞团，说明血管的形成。

（2）退化期 早期血管瘤数量明显增加，扩张的毛细血管排列紧密，结缔组织减少；尽管血管内皮为扁平状，仍可见到分裂象；随着退化的进展，增生的血管数量减少，疏松的纤维性或纤维脂肪性组织在小叶内和小叶间开始分隔血管；由于结缔组织性替代持续进展，有内皮细胞增生和小管腔的小叶减少；虽然血管减少，整个退化期血管的密度还是较高；可根据其是否有残留的增生灶再分亚型；当分裂活性不明显时，病变相似于静脉和动静脉畸形。

（3）末期 整个病变均为纤维和（或）脂肪性背景，肥大细胞数量相似于正常皮肤；病变中见分散的少量类似于正常的毛细血管和静脉，一些毛细血管壁增厚，呈玻璃样变表现，提示先前存在的血管瘤，无内皮和外皮的分裂；局部破坏真皮乳头层者可伴反复溃疡的病变表现为真皮萎缩纤维性瘢痕组织形成，皮肤附件丧失，罕见情况下可见营养不良性钙化灶；退化不完全的病例存在增生的毛细血管岛。

3. 发生与消退机制

作为发病率高达 1% 以上的最常见儿童

期良性肿瘤，发生机制的研究将是和特异治疗相关的关键点。大多数血管瘤具有四个令人关注的特点，即生后短期快速增殖、女婴多见、自发溃疡、自行消退，他们均可能成为机制研究的突破口。新增的研究进展形成各种假说。

（1）血管瘤由停滞在血管分化早期发育阶段的胚胎全能成血管细胞，如在增生血管瘤中存在的内皮祖细胞（EPCs），在局部聚集并增生所致，CD14，CD83在增生期血管瘤细胞上共表达，提示其髓样细胞来源。

（2）利用组织学和基因芯片技术发现血管瘤和胎盘表达谱具有强相似性，如共表达GLUT-1、LewisY、CD32等胎盘标志物，提示血管瘤源于"意外"脱落后增殖的胎盘细胞。

（3）少数面部血管瘤存在的节段特征，以及血管瘤合并颅、动脉、心和眼部异常的PHACE综合征，骶部血管瘤伴发的泌尿生殖器的异常特殊病例，均提示其可能是发育区缺陷的表现。

（4）血管生成失衡学说引发大量促血管生成因子和抑制因子的表达水平研究，仍未获得期待中的核心调控因子。

（5）受血管瘤自发溃疡启发，缺氧诱导因子HIF-1α/VEGF通路活化可能起重要作用。

（6）与非内皮细胞，比如肥大细胞、树突状细胞、血管周细胞、髓样细胞等分泌细胞因子有关。

（7）增生期吲哚胺2，3-双加氧酶（IOD）表达上调，T细胞抑制，使得血管瘤细胞逃脱免疫监视而快速增生等。当然血管瘤消退机制研究相对较少，推测肥大细胞、线粒体cyt-b等增加内皮细胞凋亡。此外，大量存在于增生期的具有脂肪形成潜能的间充质干细胞至消退期分化成脂肪，参与了血管瘤的消退机制。这是至今被学者们认可的研究方向。

4. 分类

血管瘤分类主要有毛细血管性血管瘤、海绵状血管瘤、蔓状血管瘤。

（二）中医学认识

中医学认为，本病多由风气搏于皮肤，气血不和而成；亦由先天不足或肝气郁结化火，肝血瘀阻致气血凝滞于局部，脉络壅聚所致。

二、临床诊断

（一）辨病诊断

1. 临床表现

（1）病史　多无明显病史。

（2）症状　多无自觉症状，海绵状血管瘤较大时可伴沉重感或隐痛，若有血栓形成可引起疼痛。

（3）体征

鲜红斑痣：常在出生时出现，好发于颜面、颈、头皮等部位，多为单侧分布。皮损表现为一个或数个暗红色或青红色的斑片，形状不规则，边界清晰，不高出皮面，表面光滑，压之部分或完全可以褪色，可见毛细血管扩张，偶伴结节状皮损。

草莓状痣：通常在出生后1~3个月发生，好发于面部和头部及四肢，偶可累及黏膜，多为单侧分布，皮损表现为紫红色或鲜红色颗粒状或分叶状高起的结节，一至数个，质地柔软，酷似草莓，边界清楚，压之褪色，随着婴儿的成长而增大，特别是出生后第一年内增长明显，但数年后不但停止发展还常可以逐渐变小或消退。

海绵状血管瘤：常在出生时或出生后不久即发生，好发于头、颈、面部及口腔黏膜，多为单侧分布，皮损表现为皮肤及黏膜下的一个或数个黄豆大、豌豆大到草莓大的结节，紫红色或紫蓝色，质柔软，状如海绵，指压后体积可以缩小。

2.相关检查

（1）B超可以辅助诊断。

（2）组织病理学检查可以明确诊断。组织病理鲜红斑痣显示真皮上、中部毛细血管扩张，但内皮细胞不增生，且不止一层，呈实性条索状或团块状；海绵状血管瘤显示真皮下部和皮下有很多血窦，衬以单层内皮细胞，外围由疏松胶原纤维和少量平滑肌细胞组成的后壁包绕。

（二）辨证诊断

（1）经脉塞滞证　初起瘤色鲜红或紫红色，表面光滑，或肿胀皮损如草莓状突起，压之褪色，出生或生后不久即发，或有大便干结，舌质红、苔少，脉细数。

辨证要点：瘤色鲜红或紫红色，舌红红、苔少，脉细数。

（2）气血不和证　红斑范围较为局限，色泽鲜红，轮廓清楚，边缘不规整，压迫褪色，解除压力后复原；舌质淡红、苔少，脉细数。

辨证要点：色泽鲜红，轮廓清楚，边缘不规整，压迫褪色，舌质淡红、苔少，脉细数。

三、鉴别诊断

（一）西医学鉴别诊断

血管脂肪瘤：多见于青壮年男性，好发于前臂或腰部。多发，十几个或数十、上百个，杏仁到核桃大小的皮下结块。

（二）中医学鉴别诊断

肉瘿：本病大多发于20~30岁的青年，女子多于男子。在结喉正中附近有单个或多个肿块，肿块多半呈圆形，表面光滑，可以随吞咽动作而上下移动，按之不觉疼痛。一般并无任何全身症状，但亦可伴有性情急躁、容易出汗、胸闷、心悸、脉数、月经不调等症。如肿块增大，压迫气管，可引起呼吸困难；压迫血管，可引起颈部青筋盘曲。

四、临床治疗

（一）提高临床疗效的因素

重视中西医结合，早发现、早明确诊断及早治疗。

（二）辨病治疗

1.非手术疗法

关于草莓状毛细血管瘤的治疗，对于非身体外露部分的病变，如果面积不大，增长不快，一般应以非手术切除疗法为主，常见的治疗方法有：

（1）放射性核素敷贴法　核素敷贴器所用核素通常是 Sr 或 P。两者均发射纯 β 射线，作用于病变组织，使其发生病理生理、生物及组织形态学改变。血管瘤等病变组织对 β 射线比正常组织敏感，经 β 射线照射后，病变部微血管发生萎缩闭塞等退行性改变。β 射线的最大特点是电离能力大，射程短；随组织深度增加剂量也迅速减少。所以，β 射线对浅表组织病变起治疗作用，对深层及周围组织无任何影响，安全可靠，简便易行。适用于治疗毛细血管瘤、草莓状血管瘤、葡萄酒色斑。

治疗方法：$^{90}Sr-^{90}Y$ 敷贴器的形状有圆形、正方形和长方形，放射性核素面积 $1\sim4cm^2$ 均有。^{32}P 敷贴器制作方法简单，可根据血管瘤的形状需要设计，采用优质滤纸剪成患者病变区大小或常用的不同面积大小。然后将 $Na_2H^{32}PO_4$ 溶液由周边向中央均匀地滴在滤纸上，烤干或晾干，再用塑料薄膜套封而成。

剂量计算：按照国际制单位计算 β 射线平面源的剂量率公式比较复杂。各单位通常利用经验公式计算 ^{32}P 敷贴物表面剂量率 P。

$$P = A \cdot 1770 / S$$

式中：A 为 ^{32}P 总放射物治疗；S 为 ^{32}P 活性面积（cm^2）；1770 为 ^{32}P 电离常数。

治疗操作：皮肤及黏膜部病变的治疗，通常采用分次疗法。用 2~3mm 厚胶将皮肤病变周围的正常部位屏蔽保护后，以敷贴器的活性面紧贴病变处，治疗血管瘤每次 1~3Gy，每日或隔日 1 次，或每次 3~6Gy，每周 1~2 次，总剂量 15~30Gy 为 1 个疗程。治疗效果以单纯性血管瘤疗效最佳，治愈率达 98.8%，没有无效病例。葡萄酒色斑的有效率为 72.5%。混合型和海绵状血管瘤，表面红色经治疗可消失，但皮下部分多无效果。

（2）冷冻疗法　即采用二氧化碳雪或液氮冷冻方法治疗，临床常用液氮低温治疗机。此机常备有不同形状和大小的冷冻头，产生低温在 –170~–190℃ 之间，只需与毛细血管瘤接触 1~2 分钟。病变范围广泛者，可采用分期分片进行治疗。形状大而不规则病变可采用液氮冷冻疗法。此法治疗毛细血管瘤，常常留下显著瘢痕，采用时应注意。

（3）激光疗法　激光的生物效应是多方面的作用，可对病变组织进行凝结、气化和切割达到治疗目的。其作用原理是：通过热效应，使生物组织的局部温度高达 200~1000℃，而且 45~50℃ 左右的温度可持续约 1 分钟，此效应使蛋白质变性、坏死，生物组织被破坏，炭化或气化；通过压力效应，表面压强可高达 200g/cm²，可使生物组织破坏，蛋白质分解；光效应，由激光辐射生物组织可引起吸收、反射和传热，色素组织对激光有选择吸收作用，引起破坏也严重；电磁场效应，可使组织电离化并分解。实验研究证明 Nd：YAG 激光照射时间与组织损伤有密切关系。从组织病理变化，相似热烧伤浅 Ⅱ 度～Ⅲ 度。由于热效应使血管的收缩作用，故用于血管病变的治疗。Nd：YAG 激光具有对组织穿透能力强，以及对蓝、紫、红等颜色的组织有更多吸收的特点，故对血管瘤治疗有较好的疗效。根据白求恩医科大学第三临床学院的治疗经验，采用激光照射治疗血管瘤对于范围不超过 5cm 的表浅血管瘤效果良好。血管瘤经热凝固而变色消退，局部器官不发生解剖形态改变，损伤较小。激光治疗黏膜血管瘤比手术操作方便，出血少，效果好。但对范围广泛位于深部的血管瘤，不能单靠激光治疗，常要配合手术方法治疗。

治疗方法：采用局部注射利多卡因阻滞或浸润麻醉，或丁卡因喷雾，表面麻醉剂涂拭。草莓状毛细血管瘤应用焦点对准病变区照射方法，依次扫描照射至组织表面变白。浅表的海绵状血管瘤焦点外依次扫描照射，也可采用分点照射，点间相距 0.5~0.8cm，照至组织表面变白，肿瘤皱缩。混合型血管瘤在焦点外直接照射病区至发白或棕黄色为止。一般剂量较前两者稍大。治疗中注意：①保护眼睛：照射头面部时双眼用 6~8 层湿纱布覆盖。②工作人员戴具有防护作用的眼镜，不直视激光出口处。③治疗时不应佩戴金属用具及使用金属器械，以免光扩射。

治疗后可出现水疱、溃疡、水肿、结痂出血等反应。根据情况相应处理，预防感染直至愈合。

氩离子（Ar⁺）激光：是一种离子激光器。氩离子激光照射人体后，被血红素选择地吸收，并转化为热，使血管收缩变性而凝固。能穿透皮肤，周围组织可不受损伤。照射方法：激光总量平均每平方厘米治疗区域 400~600 次。根据情况可采用分区、分次照射法。每日治疗 4~5cm²。在每日连续治疗的基础上，直至血管瘤完全变白。总之氩离子激光治疗蜘蛛形痣、鲜红草莓血管瘤的效果较好。治疗静脉曲张、毛细血管扩张有效。活检结果显示皮下纤维化，小血管闭合，皮肤附件缺损，表皮萎缩，说明血管瘤已治愈。

（4）激素治疗 见海绵状血管瘤的治疗。

（5）硬化疗法

①鱼肝油酸钠：血管瘤腔内注射5%的鱼肝油酸钠1ml，可以使浅表的较小的血管瘤或海绵状血管瘤内血栓形成并闭合。此药注射后炎症反应较重，易引起硬结及瘢痕形成的危险。因而适用于头皮、舌、口腔以及其他不易看到的部位或手术困难的区域。

②尿素治疗：见海绵状血管瘤的治疗。

③放射性核素胶体疗法（核素组织间质注射）：核素组织间质注射治疗，用能放射出 β 射线的核素制成胶体均可应用。常用的有 ^{198}Au-胶体和 ^{32}P-胶体。^{188}Re 可能有开发前景，使用方便，但价格昂贵。^{198}Au 物理半衰期2.7天，为 β、γ 射线混合体。β 射线能量为0.99Mev（99%），β 射线平均能量0.32Mev，组织内最大射程3.8mm。^{32}P-胶体（化学名磷酸铬）物理半衰期14.3天，β 射线最大能量1.71Mev，平均能量0.69Mev，组织内射程2~4mm，最大射程8mm。

原理：局部间质内注射放射性胶体治疗血管瘤疗效是靠核素发射 β 射线的电离辐射作用来实现的。射线作用于血管内皮，使增生的毛细血管封闭、纤维化达到治疗目的。其他脏器及周围组织吸收量极少，不会导致辐射损伤。一旦入血主要分布于肝脾等器官，但其聚集量小于注射量的5%。

注射方法：局部消毒皮肤或黏膜，用配有4号针头的一次性注射器由瘤体四周进针，试抽无血后，将放射性胶体均匀地注入血管瘤间质。^{198}Au-胶体用量按 $1cm^3$ 瘤体注射37MBq计算；^{32}P-胶体用量为 ^{198}Au 的1/10。用药浓度用生理盐水稀释成 ^{198}Au 18.5~37MBq/ml。如一次注射治疗未愈，2个月后（^{198}Au-胶体）或3个月后（^{32}P-胶体）可再次注射治疗。适于头部舌、口腔、眼周围等部位。对于大且生长较快的草莓状血管瘤也可采用激素疗法，制止血管瘤继续增长。

2. 手术疗法

对于不重要部位血管瘤，可严密观察。不能消退者应手术切除。对于皮肤破溃、合并感染、生长迅速或表面上皮化会产生永久性瘢痕者，应早期手术切除。对颜面部血管瘤手术应精心设计，务必使切口瘢痕不显著，不影响眼睑及口角形态。对于女婴乳晕附近的血管瘤更应严密观察，有时为混合病变且生长较快，应及时手术，一定在乳晕外缘切口，保证乳头完整，皮肤不发生坏死，才不会影响乳腺的发育。

（三）辨证治疗

1. 内治疗法

（1）血热瘀滞证

[治法]活血化瘀，通经活络。

[方药]通窍活血汤加减。当归尾12g，炒丹皮10g，桃仁10g，红花10g，川芎10g，赤芍10g，白附子6g，白芷6g，黄酒50ml。

每日1剂，水煎取汁分服。

（2）气血不和证

[治法]理气和血，通络消斑。

[方药]血府逐瘀汤加减。鸡血藤15g，丹参15g，赤芍15g，当归10g，生地10g，红花10g，川芎10g，炒枳壳6g，柴胡6g，香附6g，桔梗6g，桃仁6g，羌活6g。

每日1剂，水煎取汁分次服。

2. 外治疗法

常用中成药五妙水仙膏。其主要机制就是药物通过皮肤表面渗入瘤体，使异常血管强烈收缩，产生炎症反应，使其发生缺血性坏死，脱落。五妙水仙膏对于治疗血管痣、毛细血管瘤收效较快，由于具有消炎解毒，去腐生新，消除组织增生等功效，故不留痕迹，对正常皮肤没有影响。五妙水仙膏具有多方面生物效应，对一些皮肤病、皮肤赘疣、局限性皮肤癌均有效果。其中以皮肤毛细血管瘤效果最好，对皮肤和皮下海绵状血管瘤，也有一定效果。

治疗方法：病变轻者连续外涂病变处3~5次，可以治愈。病变较重，范围稍大者可反复外涂局部，每天数次，连续用药5~7天。注意：①每次外涂后，不应立即擦掉，要保留2~3小时以上。②用生理盐水或50%~70%乙醇擦掉外涂药，进行下一次治疗。③操作过程中一定不要弄破皮肤，以免遗留疤痕。④外涂药物时要超过病变皮肤边缘达正常皮肤，以免留下残余的血管瘤病变，形成"红圈"。

3. 成药应用

（1）丹参片　活血化瘀，养血消斑，适用于气血瘀滞证，口服，每次3~4片，每日3次，用温开水适量送服。

（2）大黄䗪虫丸　活血破瘀，通经消痞，适用于气血不和证，口服，每次8~10粒，每日3次。

4. 单方验方

（1）五妙水仙膏，用消毒棉签蘸药点在血痣上。

（2）血痣触破漉血，用桃花散（白石灰240g，大黄45g，同炒至石灰变红色，去大黄，取石灰，过筛贮瓶备用。）掺之，血止用冰蛳散（冰片0.3g，大田螺5个，取肉晒干，白砒3g，共研细末贮瓶备用）点之，待痣枯落，以生肌散收口。

（3）花蕊石散，用于血痣触破流血（花蕊石15g，草乌、南星、白芷、厚朴、紫苏、羌活、没药、轻粉、煅龙骨、细辛、檀香、苏木、乳香、蛇含石、当归、降香各6g，麝香1g，共研细末贮罐备用），用时外撒患处。

（4）干漆30g，巴豆3枚，炭灰30g，雄黄、雌黄、白矾各30g，研极细末备用，用时以鸡蛋清调药涂血痣处。

（5）血竭适量研细末，用黄酒调后外敷。

（6）虻虫为末，姜醋调搽血痣处。

（四）新疗法选粹

改良泡沫硬化技术：手工、双注射器和三通阀制备技术。

制备方法：三通阀连接装有2ml聚桂醇注射液的5ml注射器和装有6ml空气或CO_2的10ml注射器各一支，快速交换推注注射器内的药液与气体混合约20次，在完成前10次交换后将三通阀尽可能关小，常用的液气的比例为：1：2~1：4。硬化剂注射到靶血管，迅速损伤血管内皮细胞，使作用部位的纤维蛋白、血小板、红细胞聚集、沉积，形成血栓，阻塞血管；同时由于药品的化学作用，使血管内膜及淋巴内皮细胞产生无菌性炎症，纤维细胞增生，管腔闭塞，引起靶血管损伤，血栓纤维化，使其逐渐吸收缩小至消失。

（五）医家诊疗经验

王三虎（广西柳州市中医医院）：血管瘤是由于血管组织的错构、畸形、瘤样增生而形成，绝大多数为良性肿瘤，临床可分为原发性和继发性两种。其中以原发性居多，这是由于人体胚胎时期血管网异常增生而形成，出生时就有；继发性多数在婴儿时期出现，病因尚不明确。目前，中医对血管瘤的辨治尚缺乏系统认识。现举治疗血管瘤验案3则，以期给读者以启发。

1. 犀角地黄汤治疗耳血管瘤

患者，女，16岁，2002年7月就诊。

患者 5 年前无明显诱因出现右耳皮肤红紫，且颜色逐步加深，多家医院诊断为"血管瘤"，并建议激光、手术等方法治疗，但患者因惧怕遗留疤痕而拒绝，故慕名前来试用中药治疗。刻诊：右耳皮肤色黯红，无肿胀、发热、疼痛等不适，喜冷饮，舌绛、苔薄黄，脉弦微数。证属血热血瘀。治以凉血活血。方用犀角地黄汤加味：水牛角 30g，生地黄 20g，赤芍 15g，牡丹皮 10g，紫草 12g，大青叶 20g，槐花 12g，茜草 10g，柴胡 12g，黄芩 12g。每日 1 剂，水煎服。用药 1 个月后复诊，患者右耳颜色变浅，舌红，脉弦。效不更方，嘱服原方。半年后来述，前后服药 150 余剂，右耳皮肤几如常色。

按：血行脉中，循环往复，全赖气血冲和。血热既能使脉道受损，又能煎熬津液而致血液黏稠瘀滞，终使血行受阻，横生枝蔓。医者抓住右耳皮肤色黯红和舌绛这两个主要证候，从血热血瘀立论，以犀角地黄汤为主方，加紫草、大青叶、槐花、茜草增强凉血活血之力，柴胡、黄芩引药入少阳经至耳。全方药证相符，使血热得清，血瘀得化，从而血行顺畅，脉络通利，疾患自消。

2. 归脾汤治疗颈部血管瘤

患儿，女，9 岁。患者右颈部包块 3 个月，经某医院穿刺活检为血性物质，B 超示"血管瘤"，建议手术治疗，家属要求保守治疗，于 2006 年 4 月 2 日前来就诊。刻诊：右颈部拳头大肿块，质软，皮色不变，触之不痛，面色萎黄，平日进食偏少，余无不适，舌淡、苔薄，脉细弱。细询其学习刻苦，结合面色和舌脉象，乃劳心思虑，损伤心脾，脾不统血，加之脾虚生湿，湿聚为痰，痰血互结，脉道迂曲，日久成团。治当健脾益气，引血归脾，兼化痰浊。予以归脾汤加减：党参 12g，炙黄芪 30g，白术 10g，当归 10g，炙甘草 6g，木香 6g，龙眼肉 6g，生姜 3g，大枣 10g，半夏 10g，白芥子 10g，川芎 10g。每日 1 剂，水煎服。2006 年 8 月 2 日其父来电话，诉服药 90 剂，肿块消失。

按：脾主统血，脾气虚则血失统摄，进而溢出脉外，往往引起多部位出血，临床上常用归脾汤收效。本案以面黄、食少、舌淡、脉弱以及学习刻苦为依据，用归脾汤健脾益气，引血归脾，加半夏、白芥子化痰，川芎引药上行，终获显效。

3. 一贯煎治疗肝血管瘤

患者，男，46 岁，2006 年体检时 B 超发现肝内有一 55mm×60mm 血管瘤，2007 年 6 月 9 日前来就诊。患者肝区时有胀痛，性情急躁，口苦，舌暗红、苔薄黄，脉弦。证属肝气郁滞，兼有瘀血。法当疏肝理气、活血化瘀。以丹栀逍遥散加减：当归 12g，赤芍 15g，白芍 15g，柴胡 12g，茯苓 15g，炒白术 12g，甘草 6g，牡丹皮 10g，栀子 10g，茜草 10g，丹参 30g，牛膝 10g。每日 1 剂，水煎服。2007 年 11 月 12 日第 10 诊，前后服药 40 余剂，B 超复查无明显变化。口苦消失，口干始现，胀痛好转，以隐痛为主，舌红、少苔，脉弦细。此乃肝阴受损之象，方改一贯煎加味：生地黄 15g，当归 12g，枸杞子 10g，川楝子 10g，北沙参 10g，麦冬 12g，玉竹 15g，山楂 10g，青皮 10g，炙甘草 6g。每日 1 剂，水煎服。1 周后患者来诊，极言药性平顺，症状消失，要求原方继用。2008 年 5 月 30 日第 26 诊，继服上方 50 余剂，无明显不适。复查肝脏彩超示：血管瘤缩小至 30mm×45mm。仍用上方如前。

按：随着 B 超的普及和对体检的日益重视，肝血管瘤成为临床多见的疾病。本病属中医"积聚"范畴，乃因气血运行不畅，血瘀凝滞，脉络阻结或气郁结聚致血管迂曲怒张而形成，但临床用理气活血方法的效果不尽如人意。辨证为肝阴受损，血脉凝涩不利，可能是形成肝血管瘤的主要病机。受本患者的启示，医者其后用一贯煎为主治疗肝血管瘤多例，均获满意疗效。

五、预后转归

血管瘤通常在出生时即有或出生后不久发生，大多数血管瘤病程经过增殖期、消退期和消退完成期。一般 1 岁以内为快速增殖期，之后缓慢增长过渡至消退期，5~7 岁时逐渐消退。当瘤体进入消退期时，每年以约 10% 的速度消退，部分病灶仍可残留毛细血管扩张、萎缩性斑块或纤维脂肪组织。血管瘤是以内皮细胞过度增生为特征的真性肿瘤，增殖期血管瘤常因瘤体迅速增大导致毁容、功能障碍甚至危及生命。

六、预防调护

（1）未治疗前保护好瘤体，防止碰伤出血。

（2）尽量避免患儿哭闹，防止瘤体充血扩大。

（3）禁用或慎用剧毒药或强腐蚀药，以防中毒和出血不止。

七、专方选要

（1）消痔灵注射液（含五倍子、明矾）：患处常规消毒，用 0.25% 利多卡因与消痔灵配成 1：1.25 的溶液，用 10ml 注射器 5 号针头刺入瘤体约 0.3cm 深，缓慢注入药液 3~5ml，待瘤体注射呈白色并发硬为止，再将针头刺入瘤体深 0.5cm 处，向瘤体四周分别再注入药液各 1ml 左右，纱布包扎，隔 7 日打开敷料，若瘤体未完全萎缩，可再用上法治疗。

（2）当归、生白芍、黄连、黄芩、生蒲黄、地骨皮、侧柏叶、知母各 10g，生黄芪、生地黄各 30g，川芎、红花各 5g。治

疗组与对照组各 30 例，均常规消毒，局麻（儿童基础麻醉）后，沿瘤体边缘将铜电极（直径 1~1.5mm，长 5~10cm），插入血窦中 3~5cm，每隔 1~2cm 1 根，2 根 1 对分别接正负电极，4~12V 直流电，用 10~30 分钟。用 1~15 对。通电 3~5 分钟后，正负极处分别见深绿色，浅乳白色泡沫冒出，瘤体逐渐缩小，颜色变灰，拔出电源，用乙醇纱布加压包扎。治疗组同时内服上药，每日 1 剂，水煎服，用 15 日。

八、诊疗参考

（一）诊断标准

（1）毛细血管瘤：色鲜红或紫红，高出皮肤，界限清楚，质地柔软。

（2）海绵状血管瘤：常为单个，不规则，界限不清，皮面暗红或浅紫色，稍隆起，有弹性，质地柔软，有压缩性。

（3）蔓状血管瘤：状如虫样蜿蜒，有动脉搏动，皮色紫红，局部温度稍高。听诊有时可闻及血管杂音。

（4）穿刺可抽出血液。

（5）表浅血管瘤累及深部组织或骨骼时，可行血管造影或 X 线摄片以明确诊断。

（二）疗效判断标准

复诊观察瘤的大小直径、突出皮肤程度变化，无继续发展视为干预治疗有效，3 个月随访无变化者无须再次治疗，如有发展可酌情追加 1~2 个疗程。

主要参考文献

[1] 何清湖，周慎，贺菊乔，等. 中西医临床用药手册：外科分册［M］. 长沙：湖南科学技术出版社，2010.

[2] 张绪生，刘毅，张斌. 头面颈部血管瘤的外科治疗 98 例分析［J］. 中国综合临床，2003（11）：65-66.

[3] 李平, 周水淼, 李兆基. 头颈部血管瘤的治疗研究进展 [J]. 西南国防医药, 2004 (3): 334-337.

[4] 杨建青, 吕新生, 杨连粤. 肝血管瘤的治疗 (附 47 例报告)[J]. 中国医师杂志, 2003 (3): 347-348.

[5] 叶云生, 徐文斐. 鳖甲煎丸为主治疗肝血管瘤 11 例 [J]. 中国中医药科技, 2005 (3): 199.

[6] 张莉, 林晓曦, 王炜. 血管瘤和血管畸形的鉴别诊断 [J]. 中华整形外科杂志, 2003 (2): 58-61.

[7] 郭付有, 郭会斌, 董长宪, 等. 四肢海绵状血管瘤 33 例诊断及治疗分析 [J]. 河南诊断与治疗杂志, 2003 (1): 59-60.

[8] 王薇. 头颈肿瘤细胞因子治疗现状与展望 [J]. 国外医学·耳鼻咽喉科学分册, 2000 (1): 20-23.

[9] 贺建平. 五妙水仙膏治疗色素痣、扁平疣 [J]. 江西中医药, 2005, 36 (12): 21-21.

第二节　血管瘤综合征

临床上, 一些血管瘤伴发身体其他部位的畸形或病变, 医学上将这些疾病称为血管瘤综合征。主要有 Maffuccis 综合征、蓝色橡皮疱痣综合征 (blue rubber bleb nevus syndrome)、卡萨巴赫 - 梅里特 (Kasabach-Merritt) 综合征、斯德奇 - 韦伯 (Sturge-Weber) 综合征和下肢静脉畸形 - 骨肥大综合征 (Klippel-Trenaunay syndrome, 简称 KTS)。

一、下肢静脉畸形 - 骨肥大综合征

下肢静脉畸形 - 骨肥大综合征 (KTS) 是一种先天性周围血管疾患。1900 年, 法国医师 Klippel 和 Trenaunay 首先报道, 命名为静脉畸形骨肥大血管痣, 描述了一个三联征。①皮肤血管病变通常为鲜红斑痣。②浅表静脉曲张。③患病部骨与软组织肥厚使整个肢体增长增粗。此后 Parker-Webber 又报告了具有上述三联征, 同时又有动静脉瘘的病例, 亦称血管骨肥大综合征 (Klippel-Trenaunay-Weber syndrome)。

(一) 病因病机

KTS 的病因目前仍未明确, 可能为胎儿中胚层发育畸形所致, 其临床表现复杂。

(1) 胚胎期肢芽的网状血管丛在发育过程中退化延迟使肢体静脉数量增多, 管径增大, 以及皮肤血流增加, 皮温升高, 从而促进骨骼的发育。出生后出现浅静脉扩张, 内膜增厚, 弹性纤维退行性改变。

(2) 由于中胚层发育畸形, 深静脉主干可闭塞, 静脉瓣膜缺如。

(3) 除骨、软组织、静脉的先天变异外, 还可伴有淋巴管的扩张和淋巴管瘤的形成。少数病例伴随手足畸形、脊柱裂、尿道下裂、内脏血管畸形等先天疾患。此血管病变是综合征的组成部分。

(二) 临床表现

本病的症状及体征主要在四肢, 其中尤以下肢多见, 约占 80% 以上, 男女发病率无明显差异。病变可累及 1 条肢体或多条肢体。部分患者病变累及同侧腰、背、臀、肩部。少数病例伴有肢体软组织海绵状血管瘤和内脏器官的血管瘤, 个别患者可并发动脉病变。本病为先天病变, 故发病时间早, 随年龄增长逐渐加重。

主要表现如下:

(1) 浅静脉曲张　表现为患肢外侧有走行异常的 1 条迂曲粗大静脉, 大隐静脉缺如, 部分曲张严重的浅静脉呈静脉瘤样改变。同时患者有深静脉发育异常, 瓣膜缺如或深静脉部分缺如。严重者肢体浮肿、色素沉着、溃疡等。

(2) 皮肤血管痣或血管瘤　绝大多数

患者有不同程度及范围的葡萄酒样斑，呈云片状或点片状；红色或暗红色，不高出皮肤，压之褪色，界限清楚。血管瘤表现为皮下和肌肉海绵状血管瘤，成团块状、柔软。

（3）肢体过度生长　表现为软组织和骨骼肥大、肢体增粗、增长，且有相当一部分患者患肢的皮温高于健侧。由于肢体血容量增多，引起病变程度有很大差异。轻者不易察觉，严重者肢体增粗、增长明显，甚至导致脊柱代偿性弯曲。

（4）动静脉瘘　极少数患者同时伴有动静脉瘘。此类患者患肢皮温明显增高，可触及震颤，并可闻及血管杂音，大多数患肢较对侧明显增粗、增长。个别患者可引起肢体远端缺血改变。

此外，有部分患者同时伴有血栓性静脉炎、皮炎、淋巴回流障碍等临床表现。

（三）临床诊断

根据上述主要临床表现，此病诊断并不难。如症状不典型诊断有困难时，可采用多普勒超声检查、血管造影及磁共振检查。

（1）彩色多普勒血流检查　此为无创检查，可清楚了解深、浅静脉的形态，有无血管畸形或深静脉缺如，以及深静脉瓣膜功能情况。

（2）静脉造影　一般行肢体顺行静脉造影，可确定浅静脉走行方向，了解病变程度，汇入深静脉的位置，同时了解深静脉通畅情况及形态。无法了解深静脉瓣膜功能时，可考虑施逆行静脉造影。

（3）动脉造影　可以确定有无肢体动脉畸形或动静脉瘘及其数量位置，以利手术。

（4）淋巴管造影　间接造影可显示下肢增粗的淋巴管，造影剂呈串珠状滞留、淤积，至大腿根部中断。

（5）磁共振血管成像检查　可见动脉期影像及静脉期影像，为手术治疗提供依据。

（四）临床治疗

目前无特效疗法，手术是主要治疗方法，只有尽早手术矫正畸形，才能缓解或逆转因肢体血液容量增多引起的病理生理变化。手术时机原则上是在5~7岁以后，但由于此病是一个良性疾病过程，大多数病例不伴有严重症状和后果，故主要是对症和减轻症状治疗。

1. 非手术疗法

对于主诉症状不明显，浅静脉曲张轻微，仅有局限的皮肤鲜红斑痣，表面血管痣，肢体长度差小于1cm的患者可不作处理。肢体长度差超过1.5cm者，采用垫高健侧鞋跟矫正，以免长期跛行导致脊柱畸形。此病一经确诊，无论病情轻重，凡伴有浅静脉曲张者，首先应以弹力织物绑扎患肢（即患肢穿弹力治疗袜或扎弹力绷带），要注意松紧适度。可以压迫曲张静脉，改善静脉瘀血和静脉高压，增强肌肉泵作用，有利于静脉回流。既可减轻症状、控制病情发展，又可预防血栓性静脉炎或淤血性溃疡的发生。此法主要适用于病变轻、年龄小、不宜手术、手术效果欠佳及手术失败者。

2. 手术治疗

手术疗法均为减轻症状性手术，并且只有部分患者可通过手术改善症状，务必慎重选择，严格掌握手术适应证。可以根据患者身体状况和病变程度决定手术。手术方式应根据肢体静脉造影所显示的病变类型和程度酌情选择。手术前常规备皮，标记病变之浅静脉及动静脉瘘位置。采用硬膜外麻醉或臂丛麻醉即可。

（1）局部曲张浅静脉剥脱术　曲张静脉剥脱必须严格掌握适应证。只有在深静脉通畅，或先期已施行深静脉重建术者方可施术。手术原则是高位结扎，尽量完全切除曲张静脉并结扎深浅静脉交通支。

（2）深静脉手术　包括深静脉松解术，适用于纤维条索静脉鞘增厚和其他原因挤压而导致的深静脉狭窄。自体静脉移植术，适用于深静脉缺如闭塞，或松解术困难而静脉严重狭窄的患者。深静脉瓣膜成形术，适用于深静脉瓣膜缺如或严重发育不全者。腘静脉肌袢代瓣术是常用的手术方式，具有操作简便、损伤小的优点。肢体静止时不发挥作用是其缺点。

（3）海绵状血管瘤切除术　局限性海绵状血管瘤可行局部切除。广泛分布的海绵状血管瘤与正常组织无明显界限，彻底切除困难大，并有大量出血的危险，应在血源充足、驱血条件下手术，必要时采用分期手术。合并有动静脉瘘的患者应按术前预案画好标记，手术中结扎切断瘘口。由于此类患者为动静脉多发畸形，在手术前可以采用栓塞治疗，应注意防止肺动脉栓塞及远端肢体缺血性坏死的发生。

二、Maffuccis 综合征

该病表现为海绵状血管瘤伴有软骨发育障碍，肢体严重畸形。约半数患者出现在学龄前。可伴有其他血管瘤存在，通常位于皮肤。表现为骨化不全，通常为手足长骨骨畸形，患者身材短小，软骨组织增长可导致腿长不等。脊柱侧弯，病理性骨折。软骨细胞增生，可发生恶变。

三、蓝色橡皮疱痣综合征

该病表现为体表的海绵状血管瘤伴有消化道黏膜下的同样病变，并伴有消化道出血及贫血。皮肤的血管瘤有3种表现：①巨大而毁容的毛细血管瘤。②小而可压缩的黑蓝色囊性血管瘤，表面呈乳头状。③斑状蓝色痣，有时含黑点。消化道血管瘤主要位于小肠。偶尔也发生在胃和结肠

的黏膜下层。向肠腔突出，经钡剂（餐）透视，内镜及血管造影可明确黏膜病变。该血管瘤不能自行萎缩。其数目由单一到数百个不等，患者常伴有缺铁性贫血，治疗可切除病变小肠。

四、卡萨巴赫 - 梅里特综合征

该病表现为海绵状血管瘤伴有血小板减少症、微血管内溶血性贫血，急性或慢性凝血因子消耗。一般为较大的血管瘤，常位于肢体、躯干上。好发于婴幼儿，儿童及成年人较少见。一般血管瘤很大，偶尔也有小的但生长很快的血管瘤。表现为瘤体内出血和全身性紫癜，血小板计数显著减少，被认为是血管瘤内广泛凝血造成大量血小板和其他凝血因子消耗所致，属于不同程度的弥漫性血管内凝血（DIC）。当血管瘤萎缩时症状消失，如不萎缩后果严重，病死率可达 20%~30%。当血管瘤伴有贫血或出血症状时，应当进行红细胞比容、血红蛋白定量、血小板计数、凝血酶原时间、纤维蛋白原含量、纤维蛋白裂解产物检查。贫血和血小板减少严重时可危及生命，本病对放射线治疗较敏感，瘤体缩小后血小板可迅速回升。血小板减少可输血小板纠正贫血，原发性血小板缺乏者可用补充血小板药物如增白素等，可收到一定效果。严重病例在放疗前先用肝素治疗，控制 DIC 发展，以纠正微循环障碍。

五、斯特奇 - 韦伯综合征

该病血管瘤多为面部鲜红斑痣，出生时即存在，分布于三叉神经分布区。在同侧颞叶和枕叶软脑膜亦有血管瘤。常伴有脑膜下方大脑皮质萎缩和钙化，病灶对侧半身瘫痪、视力缺陷、智力发育迟缓等。约1/3 的患者患有牛眼症或青光眼。X 线头颅摄片可见血管瘤所在部位有放射性浅淡

的阴影，乃血管瘤钙化所致。CT 检查可以发现脑萎缩沟回扩大。CT 造影增强后可以确定血管瘤病变范围。此综合征无根治疗法，智力发育不良终身存在。

主要参考文献

[1] 洪贵成，宋廷浩. Maffuccis 综合征 1 例 [J]. 贵阳医学院学报，1999（2）：112.

[2] 郭良耀，赵小亭，周建跃. Blue Rubber-bleb Nevus 综合征并难治性缺铁性贫血一例 [J]. 中华内科杂志，1993（6）：416.

[3] 雷红召. Kasabach-Merritt 综合征的临床和病理及其与相关生长因子关系的研究 [D]. 济南：山东大学，2019.

[4] 仲智勇，时保军，李索林，等. Kasabach-Merritt 综合征 3 例 [J]. 临床小儿外科杂志，2016，15（1）：102-104.

[5] 李军，杜龙庭，朱襄民，等. 脑颜面部血管瘤综合征的影像学诊断 [J]. 实用医学杂志，2007（17）：2719-2721.

[6] 韩彤. Sturge-Weber 综合征 [J]. 中国现代神经疾病杂志，2016，16（5）：316.

[7] E.H，E.R，E.G，et al. Síndrome de Sturge-Weber：revisión [J]. Elsevier Espana，S. L. U.，2016.

[8] 赵泽亮，郑家伟. Klippel-Trenaunay 综合征临床实践指南 [J]. 中国口腔颌面外科杂志，2018，16（2）：180-184.

[9] 乌日嘎，李丽，马琳. Klippel-Trenaunay 综合征 [J]. 中国皮肤性病学杂志，2018，32（9）：1084-1086.

第三节　恶性血管肿瘤

恶性血管肿瘤比较少见，属多学科疾病，术前多被误诊，影响治疗效果。大多数肿瘤为无痛性肿物，突然增长迅速。体表肿物常于无意中发现，而腔内肿瘤常有出血或阻塞症状时被发现。肿物溃破时可见菜花或鱼肉状，肢体肿瘤触感为实质性、稍硬韧，与脂肪肉瘤及纤维肉瘤相似。无海绵状血管瘤那样软如海绵的感觉，血管造影不显影。恶性血管肿瘤分类较多，通常有血管肉瘤（hemangiosarcoma）、血管内皮瘤（hemangioendothelioma）、卡波西肉瘤（Kaposi sarcoma）、血管外皮细胞瘤（hemangiopericytoma）4 种。

一、血管肉瘤

血管肉瘤相当罕见，是内皮细胞及成纤维细胞性组织增生形成恶性度极高的肿瘤，以青少年多见，无性别差异。好发于四肢，颈部亦多见，也可见于皮肤、鼻腔、乳房、肝、脾及骨等处。此肿瘤病因至今尚不明确，部分病例可能与损伤有关。早期肿瘤常为蓝褐色，以后隆起呈丘疹或圆形结节，直径从数毫米到十几厘米，平均 2~3cm，无包膜。肿瘤表面可有血疱和溃疡，有时可发生出血。有时病灶尚可在肿瘤周围形成小的卫星结节。发生于深部肌肉及乳腺者，体积较大，呈浸润性生长，生长迅速者可导致瘤体坏死。质地柔软，切面呈紫红色，有腔隙性结构。肿瘤可经血流向肺、骨骼等处转移。本病依据病理检查，治疗以根治性手术为主。失去手术时机可用分期放射治疗，但效果不佳，病死率很高。

（一）病因病机

内因：大约有 3% 的血管肉瘤为基因诱发，基因相关性疾病，如双侧视网膜母细胞瘤、雷克林豪森神经纤维瘤病、Ollier 氏病、Maffuci 氏病、着色干皮病以及家族综合征中静脉畸形骨肥大综合征与血管肉瘤有关。

外因：血管肉瘤的外在风险因素包括：①有毒物质：如氯乙烯、砷及长期服用合成类固醇或雌激素等。②病史：病态肥胖，慢性静脉溃疡、斯图尔特－特里夫斯综合征（Stewart-Treves syndrome）、癌症病史（如生殖细胞肿瘤、前庭神经鞘瘤、平滑肌瘤、神经鞘瘤）及肾移植。③异物：如血管移植材料、手术海绵、涤纶、塑料、钢铁等。④电离辐射：其直接的致瘤作用和细胞长期修复导致的缺血性变化可引起组织损伤。

（二）临床诊断

1.临床表现

血管肉瘤的临床表现常具有非特异性。肠血管肉瘤的常见症状包括腹部不适、恶心、呕吐和排便习惯改变。原发性心脏血管肉瘤最常见的症状是呼吸困难，86%的患者表现为心包疾病或充血性心力衰竭，其他常见的表现包括瓣膜功能不全、心律失常、心包积液、心包填塞和肺部或全身性栓塞。

2.相关检查

（1）影像诊断　经胸超声心动图常是原发性心脏血管肉瘤首选的诊断方式，经食管超声心动图敏感性达97%。超声心动图下血管肉瘤表现为边界不清的、大且不均匀回声团块。MRI显示，心脏肿瘤延迟增强图像成像明亮，其特征是T1加权图像为不均匀或等信号，而T2加权图像高信号。然而心脏MRI受心脏运动影响会产生伪影。

肝脏原发血管肉瘤在增强CT和MR上表现为肿瘤中心外围边缘强化。Whelan等人曾报道肝血管肉瘤的在血管造影时动脉相外周显影延迟的特点。多个病灶、大病灶内出血以及在动态对比增强图像上表现为渐进增强是肝血管肉瘤的典型特征，其平均弥散系数与其他肝恶性肿瘤相比略有提升。

内窥镜诊断肠血管肉瘤可实现直接可视化，结肠血管肉瘤在内窥镜下可为无明显肿块的变红结肠褶皱或溃烂脆性团块等多种表现。对于空肠和回肠肿瘤，一些作者主张使用胶囊内镜和钡餐造影，但成功案例有限。

（2）活组织学检查　活检组织学检查是目前明确诊断唯一的可靠方法。对于头颈部肉瘤，细针穿刺活检和空芯针穿刺活检都可用于确诊。且后者可用于准确的病理研究和分级，直径小于3cm的病灶可切除活检。心脏血管肉瘤可行超声引导下心内膜心肌活检和胸腔镜活检。大多数脾及肠血管肉瘤的诊断常需剖腹探查。

为明确诊断，免疫组化分析是必需的，CD31是最可靠的诊断标志。除了各种血管内皮标记（ECSCR，TIE1，CD34，CDH5，ESAM），血管肉瘤基因签名还包括ROS1。D2-40阳性可出现于血管肉瘤且80%血管肉瘤有同时表达D2-40和CD31的特异表现。放射后血管肉瘤的特点是浸润血管的内皮细胞的异型性和多层，着丝粒探针的附近有大量MYC复制。Curia等人发现Fli-1着色于大多数血管肉瘤且为显著的核染。因此，Fli-1似乎有助于血管肉瘤的诊断，尤其是与非典型纤维黄瘤的区分。

肠血管肉瘤表现为特征性内皮标记物（如CD31和CD34）阳性和上皮细胞标记物（如角蛋白）阴性。大多数骨上皮血管肉瘤免疫组化除表达血管内皮标记外还表达上皮标记（即角蛋白、细胞角蛋白、高分子量角蛋白和上皮膜抗原）和Ⅷ因子相关抗原。

（三）临床治疗

1.手术

完全切除的根治性手术是治疗的首选。扩大切除虽值得推荐，但因血管肉瘤的侵袭性、多发性且患者在手术时常已有转移往往难以实现。大多数头颈部血管肉瘤患者并不适合外科切除，颈部淋巴结转移率约为3%，只在有明显颈部淋巴结转移表现及淋巴结转移高危时才行颈部切开。心脏和大血管的血管肉瘤在没有转移证据的情况下可进行外科切除，完全切除可提高临床预后，接受心脏移植的患者的生存期与接受其他抗肿瘤治疗的患者类似。手术是治疗脾血管肉瘤局部病灶的最好方式。乳房的原发血管肉瘤十分罕见，全乳切除似乎是最合适和有益的治疗。手术切除对肝脏的孤立病灶已被证实有益。Nunes 等人报道联合使用介入栓塞和经皮射频消融术治疗肝脏原发血管肉瘤，治疗后患者临床及影像学痊愈。

2. 放疗

大范围切除后的辅助放疗是治疗局部病变的基本方式。辐射诱导的软组织肉瘤患者和单纯软组织肉瘤患者比起来有更大的局部和全身复发的可能，但预期类似，合适的再照射是安全且有效的。Linthorst 等人研究证实，再照射加上热疗可提高辐射诱导血管肉瘤的局部控制率。

根治性放疗对于无法进行化疗和手术的头颈部血管肉瘤患者有效，主要用于高级别肉瘤、切缘阳性、病变大于 5cm 和复发病灶。总照射剂量低级别肉瘤为 6000mGy，高级别肉瘤 6500mGy。切缘阳性患者可增加 500~1000mGy，但总剂量不超过 7500mGy。复发性肉瘤是新辅助放疗的唯一指征。由于颈部淋巴结转移的低发病率，并不采取颈部预防性照射。由于辐射诱导的血管肉瘤的存在，对头颈部肿瘤的放疗存在保留意见。

3. 化疗

一般认为辅助化疗可使患者有限获益，是转移性血管肉瘤的主要治疗方法。术前化疗可能会减少肿瘤体积便于手术，并可消除微转移。化疗可以提高放疗后无法进行扩大切除的头颈部肉瘤的局部控制率。化疗药物的选择：紫杉醇（每周或每 3 周）、阿霉素、多西他赛、脂质体阿霉素可能有益。Fujisawa 等人的研究结果表明，对没有

进行手术的患者，紫杉醇方案可以控制局部病变并预防转移，延长生存时间。另有研究证实，紫杉醇周疗在剂量为 80mg/m^2 时患者耐受良好且有临床获益。Penel 等人的回顾性分析表明，阿霉素为基础的方案和每周紫杉醇方案似乎有相同的疗效，而皮肤转移性血管肉瘤对紫杉醇有良好的反应。在 Merimsky 等人的 Ⅱ 期临床试验中显示吉西他滨可有效地维持病情稳定，甚至对标准化疗耐药的血管肉瘤也有一定的疗效。然而 Okuno 等人进行的吉西他滨治疗晚期肉瘤的 Ⅱ 期临床试验中患者并无明显获益。

4. 靶向治疗

Ray-Coquard 等人报道的 Ⅱ 期临床试验结果表明，索拉非尼只对预先接受过治疗的晚期血管肉瘤患者显示有限的抗肿瘤活性，且对肿瘤的控制是短期的。Maki 等人的 Ⅱ 期临床试验说明，索拉非尼单药可有效抑制血管肉瘤。PI3K/Akt 途径的靶向药物对软组织及骨血管肉瘤都有益，但干预 TGF-β 信号可能与骨的血管肉瘤关系密切。血管肉瘤的一种新治疗方法为抗分泌性卷曲相关蛋白 2，它可抑制内皮细胞及肿瘤细胞的 β 连环蛋白和核因子活化 T 细胞 c3 的活性。另外 Stiles 等使用体内肿瘤模型表明 β 阻滞剂可显著抑制血管肉瘤的生长，因而 β 阻滞剂未来有可能用于治疗血管肉瘤。

5. 免疫治疗

中国已有 Ⅰ 期及 Ⅱ 期双盲试验表明，云芝糖肽能够促进免疫细胞增殖，缓解化疗症状，提高树突状细胞和细胞毒性 T 淋巴细胞活性。另有试验表明高剂量的云芝糖肽可以显著延缓犬类血管肉瘤的转移并延长生存时间。这些数据表明，对于无法进行进一步治疗的患者，云芝糖肽可以作为单药使用，能显著降低发病率和死亡率。另外，沙利度胺、白介素 2 和皮下注射干扰素 α 曾被报道使用。

（四）预后

一般来说血管肉瘤预后不良，已被证明预后差，那些多发病灶，手术切缘阳性，肿瘤外部直径＞5cm，有丝分裂率＞3HPF，浸润度＞3mm，容易出现局部复发、蔓延和远处转移。体力状态、肿瘤数量、手术治疗和放射治疗为总生存期的独立预后因素，多方面治疗可有效提高患者的总生存期。

年轻患者有着更好的生存，50岁以下的患者比老年患者有更好的2年生存率，然而这一观点尚存争议。肿瘤发现的时间和淋巴结水肿病史是局部血管肉瘤的预后因素之一。低级别血管肉瘤比高级别生存期长。Deyrup等人曾报道皮肤上皮样血管肉瘤会有较差的预后。Gaumann等人的一项研究发现，骨桥蛋白的表达可能与转移相关，导致预后不良。此外，Bode-Lesniewska等人报道，细胞周期蛋白p53通路的失调和鼠双微基因2的表达可能参与发病机制。由此看来，进一步的基因分析研究可以用来预测血管肉瘤的预后。

二、血管内皮瘤

血管内皮瘤是由婴幼儿内皮细胞增生所致，可以发生在任何年龄及部位。症状因患病部位的不同而表现不同。软组织中的肿瘤开始为一孤立的、有疼痛的皮下肿物，位于较大血管的肿瘤可表现为血管阻塞症状，如间歇性跛行、末梢浮肿。位于肺部的肿瘤，X线胸片可显示非钙化的实质性小结。位于肝脏的肿瘤有腹痛及黄疸现象，也可有门静脉高压症状。有些肿瘤生长缓慢，较晚发生转移。另一些则生长迅速，很快侵犯周围组织，早期向远处转移，多经血流发生转移。小儿病例多为低度恶性；成年人恶性度极高。肿瘤大小和形态变异颇大，从小如豌豆到大似橘子均可见

到，颜色为深红，相当软滑。在主要病变周围可能有小的"卫星"式肿瘤。所占范围直径有1~2cm的区域。高度恶性的血管内皮瘤，含有丰富脆弱的血管组织，有自发出血倾向，如果肿瘤溃破常发生严重出血。这类肿瘤与良性肿瘤鉴别困难，其预后与恶性程度有关，发生转移预后不好，应早期手术，不能切除者采用放射治疗。诊断往往通过活检得到证实。光学显微镜下主要表现为毛细血管内皮细胞显著增生，形成小叶或不分叶。网织纤维染色见内皮细胞巢外有网织纤维包绕。

三、卡波西肉瘤

卡波西肉瘤又称Kaposi出血性肉瘤，较少见。多数学者认为，此种肿瘤来自多潜能血管细胞，也有可能来自施万细胞。其病因与机体免疫状态低下及某些病毒感染有关。卡波西肉瘤主要见于赤道非洲，其次为欧洲、美洲等地。欧洲、美洲患者多为犹太人和拉丁民族血统的人。免疫功能不全或长期接受免疫抑制剂的肾移植患者及艾滋病患者的患病率较高。该病在一些地区一定种族流行。

卡波西肉瘤在临床上有4种类型：①慢性地方性型：典型病例好发于老年男性。开始表现为四肢远端皮肤多发紫色结节，生长缓慢逐渐增大增多，相互融合成斑块，偶可发生溃疡。早期病变时隐时现，以后发展累及其他部位及内脏器官。②淋巴结病型：主要发生于非洲儿童，表现为全身或局部淋巴结肿大，主要累及颈、腹股沟和肺门淋巴结，偶可累及眼睑、唾腺组织，病情进展迅速。③AIDS相关型：约30%AIDS患者发生卡波西肉瘤，患者大多为中年人，有同性恋史，最初表现为扁平而小的粉红色斑，以后发展成紫色结节，几乎任何部位都可发生，约半数累及淋巴结，1/3累及胃肠道，出血可能是最常见的

致死原因。④移植相关型：约 0.4% 肾移植患者可发生卡波西肉瘤，这与应用免疫抑制药物有关，大多数发生于犹太人或地中海人，发病较急，常累及肺或胃肠道，停药后病变好转，甚至消失。卡波西肉瘤患者第二原发肿瘤的发病率较高，以淋巴瘤和白血病最多。

治疗：局限病变可手术切除，但大多以放疗并周期性治疗可取得一定效果，也可采用化疗。

四、血管外皮细胞瘤

血管外皮细胞瘤被认为起源于血管外皮细胞，是血管基膜外层的间叶细胞。肿瘤发生于任何年龄，以 50~60 岁者最多见，男多于女。可发生于身体任何部位，多发生于四肢和躯干体表组织中。发生于腹膜后、肺、颅、结肠者亦有报告。一般为无痛、生长缓慢、边界清楚的局限性孤立的肿物，呈实质性，表面光滑可有或无包膜，质软有弹性，呈灰白色至红褐色。瘤体一般不大，直径有数毫米至数厘米不等，超过 10 厘米者少见。肿瘤一般不发生坏死，但有时含有钙化点。切开后见血管腔扩张和囊性样变。Stout 描写先天性和后天性两种血管外皮细胞瘤，前者多为良性，但可演变为恶性。恶性血管外皮瘤约 50% 发生转移。X 线片及 CT 显示出不透 X 线的软组织团块，并向周围组织浸润。偶尔有钙化影。增强 CT 或血管造影能分辨出肿瘤的密度及界线。

治疗：可行局部肿块切除，最好在发生转移以前，能作根治性切除术。放疗和化疗效果不佳。对于血管外皮细胞瘤的性质，有学者认为体积小和表浅者多属良性，反之多属恶性。组织学检查是判定良性、交界和恶性的主要依据，但 Mcmaclen 等认为根据形态变化常难判定是良性或恶性。恶性血管外皮细胞瘤光学显微镜下显示如

下特点：①瘤内血管腔小，以致不做网织染色不易看清楚血管结构；②血管周围外皮细胞丰富有异型性，细胞较大、形状不规则；③胞核染色质呈颗粒状，核分裂多见；④瘤组织常有坏死。但到目前为止未能找到良性和恶性之间的截然区别，所以所有血管外皮细胞瘤都应考虑有潜在恶性，故应将所有血管外皮细胞瘤看作恶性为宜。

对于恶性血管肿瘤的诊治比较困难。因为该肿瘤比较少见，又属多学科疾病，易被临床医师所忽视。一些体表肿瘤常被当作良性肿瘤来手术，切除范围不够，从而构成了复发原因之一。此种肿瘤的临床表现和大体标本，常有肿瘤硬韧和鱼肉样变化。恶性血管肿瘤主要靠病理诊断，体表、腔内或肢体肿瘤如果生长迅速有复发转移，应考虑到有此种肿瘤的可能性。对怀疑恶性肿瘤者，可在术前作穿刺细胞学检查或术中快速病理检查，一旦确诊，就应适当扩大切除范围。手术是主要治疗手段，放射治疗对于预防复发有主要作用。放疗可作为切除不彻底或切除术后复发的首选治疗。术前放疗可使肿瘤缩小，将难以切除的病灶转为易于切除。尽管对放疗和化疗价值有不同看法，但对包括免疫、中药和基因在内的综合治疗应予以重视。凡是复发和预后不良的病例，多少与忽视上述原则有关。如果能注意上述诊断、手术和治疗意见就有可能减少复发，给患者带来生活的希望。

主要参考文献

［1］季青峰，姚刚 . 皮肤血管肉瘤诊治 8 例报道［J］. 南京医科大学学报（自然科学版），2018，38（5）：709-712.

［2］高远红，徐建华 . 血管肉瘤研究进展［J］. 临床肿瘤学杂志，2001（3）：283-286.

［3］孙宇楠，王思亮，吴荣 . 血管肉瘤的诊疗

进展［J］. 现代肿瘤医学, 2014, 22（11）: 2763-2767.

［4］朱娜, 葛晓雯, 姚家美, 等. 基于单中心的原发性心脏血管肉瘤临床病理特征分析［J］. 中国临床医学, 2018, 25（3）: 345-348.

［5］王耀彬, 刘烨, 温友信, 等. 原发性心脏血管肉瘤影像学诊断［J］. 武警医学, 2014, 25（8）: 847-848.

［6］黄亮, 高明, 张艳. 头颈部血管肉瘤21例临床分析［J］. 中国肿瘤临床, 2009, 36（23）: 1343-1345.

［7］白云花, 张建中. Kaposi肉瘤一例［J］. 中华皮肤科杂志, 2006（12）: 729.

［8］郝超宝. 8例颅内血管外皮细胞瘤的临床诊断与治疗体会［D］. 大连: 大连医科大学, 2016.

［9］张军霞, 王颖毅, 王敏, 等. 中枢神经系统血管外皮细胞瘤MRI表现与临床治疗［J］. 南京医科大学学报（自然科学版）, 2016, 36（12）: 1484-1486.

第四节　淋巴管肿瘤

淋巴管瘤（lymphangioma）比血管瘤少见。起源于淋巴管内皮的增殖, 构成形式多样的空隙, 内含淋巴液、淋巴细胞。临床表现与血管瘤往往十分相似, 但许多淋巴管瘤同时含有血管组织, 腔内混有血液, 是淋巴管血管混合瘤。按病理分型可分为良性肿瘤和恶性肿瘤; 淋巴管瘤绝大部分是良性, 但有不断生长浸润周围组织的特性, 在童年时期尤为显著。良性淋巴管瘤属于先天性, 可发生在身体的任何部位, 最常见的部位是面、颈、腋窝、肩部和腹股沟部。淋巴管肿瘤的分类见表8-4-1。

表 8-4-1　淋巴管肿瘤分类

良性淋巴管肿瘤	恶性淋巴管肿瘤
单纯性淋巴管瘤	
海绵状淋巴管瘤	淋巴管肉瘤
囊状淋巴管瘤（囊状水瘤）	
弥漫性淋巴管瘤	

一、病因病机

（一）西医学认识

1. 良性淋巴管瘤

（1）单纯性淋巴管瘤（lymphangioma simplex） 或称毛细淋巴管瘤（capillary lymphangioma）是一种比较少见的先天性肿瘤, 是出生前发育时期部分原始淋巴组织离开正常的发育过程, 形成团状孤立的淋巴组织, 这团块样淋巴组织继续生长增大, 形成了单纯性淋巴管瘤。多位于皮肤浅层或皮下组织内, 或在黏膜或浆膜。多数患者无家族史, 发病可能与环境的某些因素有关。多见于唇、口腔、舌, 也可发生在头皮、胸壁和外生殖器。皮肤表面呈小疣状颗粒, 透明或稍带红色。压迫时可溢出黏性的淋巴液。单纯性淋巴管瘤生长缓慢, 可产生复发性蜂窝织炎或淋巴管炎。手术切除是唯一有效的疗法。局限性病变, 可全部切除, 如范围广泛, 作部分切除和整形手术。

（2）海绵状淋巴管瘤（cavernous lymphangioma） 也称先天性弥漫性淋巴管瘤。它是一种常见的淋巴管瘤。由淋巴管内皮细胞异常增殖形成大小不等的淋巴腔隙汇集而成。内含淋巴或血液混合体, 腔隙壁衬有内皮细胞层, 周围有结缔组织为基质。海绵状淋巴管瘤也可混有血管性腔隙, 说明淋巴管瘤与血管瘤不能绝对区分, 故有时称为淋巴管血管瘤。

海绵状淋巴管瘤往往体积很大。发生

在面、舌、颈部，可使病儿容貌完全破坏，如生长于唇部可引起巨唇，位于肢体则呈畸形状态。发生在躯干、四肢软组织内者可见有肿块，通常柔软，需与脂肪瘤及纤维瘤鉴别。当中较硬的结缔组织酷似其中有淋巴结。海绵状淋巴管瘤由于扩张的皮肤淋巴管和小疱中含乳糜，容易发生感染。感染后，可与周围组织器官发生粘连。穿刺可抽出淋巴液。与血管瘤伴生者，皮肤表面可见红色斑染，瘤体穿刺可见血样液，样本长期不凝集。

（3）囊状淋巴管瘤（lymphangioma cysticum colli） 又称囊状水瘤（cystic hygroma）是一种管腔特别扩大的淋巴管瘤，呈圆形、椭圆形或分为叶状囊，囊内衬上皮层，壁光滑，薄而透明。囊状水瘤只是单房性结构的不多见，多有副囊，与主囊互相交通，有些多房结构的各囊之间并无交通。多房性囊状水瘤与海绵状淋巴瘤的区别在于，后者的每个囊腔的直径绝少超出几毫米，而前者每个囊腔的直径则多有数厘米或更大。囊内液体有稀薄而透明的特性，有时呈淡黄色。这类肿瘤多在新生儿时期即被发现。好发于面、颈部、腋窝，也可发生于腹股沟和腹膜后间隙，但一般位置比较表浅。初时颈部囊状水肿并不引起重要症状，体积变异很大，常见如橘子大小，但有的体积巨大，使患侧颈部的正常形态完全改变。表面多光滑，偶尔呈现分叶状。一般颇为柔软，有囊性感，有时有明显的波动，边缘多不清晰。由于位置表浅，肿块向外突出，因此很少影响颈部神经、血管、食管及气管功能，仅有极个别病例产生气管压迫症状。

囊状水瘤相当容易发生感染。当上呼吸道感染时，囊肿可突然增大。这显然是因为正常的淋巴管发生阻塞，淋巴液回流入囊内的缘故。如果囊腔化脓，容易扩散，感染颇难控制，预后相当严重。

（4）弥漫性淋巴管瘤 又称淋巴管瘤，是由胚胎早期的肢芽所生长。弥漫性淋巴瘤常累及整个肢体，从指端到肩部，或从足趾到腹股沟部，皮肤常有类似葡萄酒色毛细血管斑痣。肿瘤可侵犯包括皮肤、皮下组织、肌肉、骨膜甚至骨组织等。因此，该病常使肢体巨粗并发生畸形，患肢活动极为困难。

2. 恶性淋巴管肿瘤

淋巴管肉瘤（lymphangiosarcoma）是一种罕见的恶性肿瘤，是公认的慢性淋巴水肿并发症。患者多有长期明显的原发性或继发性淋巴水肿。发生率不到 1%，原发性者更为少见。在肿胀的皮肤上有红褐色、紫色小结节或高起的斑丘。这些结节生长快，有时出血或发生溃疡。可见于乳腺根治手术后引起的上肢慢性淋巴水肿，也可见于下肢。许多文献报告，长期持续性上、下肢淋巴水肿有并发淋巴肉瘤的危险，慢性淋巴水肿并发恶性淋巴管瘤的报告亦有之，也有多发性血管肉瘤的发生者。从临床经验和许多报告来看，这是一种恶性程度很高的肿瘤，可以很快转移到肺和身体其他较远的部位。放射疗法和外科手术切除可以减慢肿瘤的生长，但很少有治愈的希望，患者仍然很快死亡。

（二）中医学认识

1. 中医概述

中医学认为恶性淋巴管肿瘤多因脾肾虚弱，七情内伤，痰气互结或寒痰凝结而成，以无痛性淋巴结肿大为主要表现。中医无恶性淋巴管肿瘤病症名称，但根据本病具有淋巴结肿大的特征描述，中医常见病症名称有"瘰疬""失荣""石疽""恶核"等。其共有特点是皮色不变、不痛不痒，皆属中医"阴疽"范畴。中医药诊治"瘰疬""恶核"等疾病具有悠久的历史，中医药在惰性淋巴肿瘤的治疗，恶性淋巴管肿瘤综合治疗后缓解期的巩固治疗，与放、化疗结合减轻不良反应的治疗，以及晚期的扶正固本治疗等方面具有一定的优势，临床应用广泛的是与放疗、化疗的配合治疗。放化疗是淋巴肿瘤的常用治疗方法，但放化疗的不良反应常使患者难以耐受，如放疗中高能射线照射局部肿瘤所导致的不良反应中医称之为"火邪、热毒"。中医治疗初期宜清热养阴、解毒散结；后期宜滋肾养阴、健脾益气、清营凉血。化疗药物可导致消化、血液等多系统的不良反应。中医药（补气、养血、滋阴、补阳）与祛邪（化痰、祛瘀、解毒、散结）治疗可缓解症状，延长生存期。在疾病早中期以攻邪为主，抑制肿瘤的生长。在疾病的晚期以扶正为主，兼以祛邪。扶正与祛邪治疗有机结合，"扶正而不恋邪""祛邪而不伤正"，使患者实现较长的临床缓解期。中医药广泛应用于恶性淋巴管肿瘤的巩固治疗。

2. 中医病因病机

中医肿瘤学认为，凡淋巴结肿大者皆与"痰"有关，所谓"无痰不成核"，痰是水液停聚的一种病理表现。中医学将人体正常水液总称为津液，有滋养脏腑、润滑关节、濡养肌肤等作用。津液的生成与输布，主要与脾的运化、肺的通调、肾的气化功能有密切关系。津液病变一般可概括为津液不足和水液停聚两个方面。凡外感六淫、内伤七情、影响脏腑经脉输布和排泄水液功能，致水液停聚于体内的病证，即为水液停聚证。

（1）七情郁结　肝主疏泄，调畅气机与情志。若情志不舒、精神抑郁或怒伤肝气，则致肝气郁结，气机郁滞，气化失司，水液积聚，而郁久化热，灼津为痰，若与邪毒胶结则为恶核；"气为血之帅，血为气之母"，若气机阻滞，气滞则血瘀，血行不畅，脉络瘀阻，气血互结，日积月累，凝聚成块则肿核。

（2）饮食所伤　脾主运化，运化水谷与水湿。若饮食不节，伤及脾气，致使脾气虚弱，运化失职，水湿内停，湿郁于内，久成湿毒。湿毒不化，日久凝结为痰，痰毒互结，结于脉络，遂成痰核。

（3）正气亏虚　肾藏精，主水而司气化，与膀胱互为表里，共同主司水液代谢。若素体脾肾阳虚，水液气化失司，水液内停，寒湿内生，聚而成痰，日久寒痰凝结成核；或素体久病肺肾阴虚，虚火内动，灼津为痰，痰火凝结为肿核。

总之淋巴管肿瘤的形成是多因素、多层次、多阶段的复杂病理过程，内因为主要致病因素，外因是重要致病条件。正气亏虚、气血阴阳不足或功能失调，脏腑经络功能失衡，导致气机紊乱，水液代谢失调，血行瘀滞，生成痰浊瘀血等病理产物，则正气愈虚，邪气愈盛，日久结聚机体局部，而成"瘰疬""恶核""失荣"等。因此，淋巴管肿瘤是一种整体属虚，局部为实，虚实夹杂的全身性疾病。病位在经隧脉络，基本病因在于痰，与肺脾肾关系密切。

二、临床诊断

（一）辨病诊断

1. 诊断要点

（1）好发年龄：多起病于婴幼儿和儿童，男女均可发病。

（2）好发部位：毛细管型好发于头、颈、上肢和口腔；海绵样型好发于面部、肩胛、上肢和腋下；囊性型好发于颈部和腋下。

（3）典型损害：毛细管型的损害为针头至绿豆大半透明或乳白色疱疹，表面光滑，不易破溃，常排列成线状似蛙卵样，针刺有淋巴液流出。海绵样型损害为绿豆至核桃大似海绵样的包，境界清楚，表面皮肤正常，质软可压缩，无波动感，患肢较健侧粗大，破溃后有大量淋巴液流出。囊性型的损害为多囊性或多房性张力性肿块，囊壁较薄，内容物为淡黄色液体。

（4）自觉症状：较小损害无自觉症状，较大损害依发生部位可出现压迫症状。

其损害常呈进行性发展趋势，一般不能自行消退。

2.相关检查

损害处活检组织病理示：瘤体位于真皮或皮下，淋巴管内皮增生并扩张呈囊状，间质内结缔组织较丰富，含有淋巴细胞和淋巴滤泡。

（二）辨证诊断

（1）辨证要点

辨虚：恶性淋巴管肿瘤之虚在于脾与肾。明代张景岳指出："脾肾不足及虚弱失调之人多有积聚之病。"脾主运化为后天之本，肾主藏精为先天之本，脾肾亏损则正气虚弱，"而后邪气踞之"。另外，痰的产生与肺、脾、肾三脏有关，特别是脾肾虚弱。虚主要有脾肾阳虚、肝肾阴虚和气血亏虚。寒痰凝结者多脾肾阳虚见舌淡苔润，脉沉细；肝肾阴虚则见舌红少苔，脉细数；晚期多见气血亏虚或脾肾阳虚。

辨瘀：恶性淋巴管肿瘤可见肝脾大、胁下肿块，按之不移；或皮下瘀斑、瘀点，伴有颜面暗晦，指甲及皮肤粗糙无光泽，舌质瘀暗，舌面有瘀点或瘀斑，舌下静脉瘀血等，伴疼痛者多为刺痛，痛处固定不移，拒按，夜间痛甚。"通则不痛，不通则痛"，多因血行不畅或局部瘀血所致。血瘀常见气滞，气滞可导致血瘀。气滞于脾则胃纳减少，胀满疼痛；气滞于肝则肝气横逆，胁痛易怒。

（2）临床分型

①痰热蕴结：颈部或腹股沟等处肿核，或见脘腹痞块，发热较甚，常有盗汗，口干口渴，咽喉肿痛，心烦失眠，或见皮肤瘙痒，或身目发黄，大便干结或见便血，小便短少，舌质红、苔黄燥或红绛无苔，脉细数或细滑。

辨证要点：颈部或腹股沟等处肿核，发热较甚，口干口渴，咽喉肿痛，大便干结或见便血，小便短少，舌质红、苔黄燥或红绛无苔，脉细数或细滑。

②气郁痰结：胸闷不舒，两胁作胀，脘腹痞块，颈项、腋下或腹股间等处作核累累，皮色不变，或局部肿胀，或伴低热盗汗，舌质淡红、苔薄白或薄黄，脉弦滑，或细弦。

辨证要点：胸闷不舒，两胁作胀，脘腹痞块，颈项、腋下或腹股间等处作核累累，舌质淡红、苔薄白或薄黄，脉弦滑，或细弦。

③脾虚痰湿：全身乏力，面色㿠白或微黄，唇色淡白，颈部或腹股间或腹腔内淋巴肿大，纳差，大便细或烂薄，舌苔薄白或白腻，舌质淡白，脉细弱。此型常见于化疗后。

辨证要点：全身乏力，面色㿠白或微黄，唇色淡白，颈部或腹股间或腹腔内淋巴结肿大，舌苔薄白或白腻，舌质淡白，脉细弱。

④气血两虚：多见于晚期或多程放、化疗后，颈部或腹股沟等处肿核或大或小，或见脘腹痞块，面色苍白或萎黄，头晕目眩，心悸怔忡，气短乏力，食欲不振，舌质淡、苔薄白，脉细弱，或虚大无力。

辨证要点：颈部或腹股沟等处肿核，面色苍白或萎黄，头晕目眩，心悸怔忡，气短乏力，食欲不振，舌质淡、苔薄白，脉细弱，或虚大无力。

⑤肝肾阴虚（含阴虚火旺）：多见于晚期或素体阴虚，或多程放疗后，颈部或腹股沟等处肿核或大或小，或见脘腹痞块，午后潮热，五心烦热，失眠盗汗，口干咽燥，头晕目眩，舌红苔少或无苔，脉弦细

或沉细。

辨证要点：颈部或腹股沟等处肿核，午后潮热，五心烦热，失眠盗汗，舌红苔少或无苔，脉弦细或沉细。

三、鉴别诊断

免疫组织化学和透射电镜可检测淋巴管肉瘤发生于淋巴管内皮细胞，从而可与卡波西肉瘤的梭形细胞增生相鉴别。

四、临床治疗

（一）提高临床疗效的要素

重视中西医结合综合治疗。

（二）辨病治疗

1. 一般治疗

本病为淋巴管的发育障碍或畸形所致，解剖位置常较深，多种治疗均难以产生理想的效果，故在选择治疗方法时应慎重。患处应加强保护，防止外伤。发生于下肢的淋巴水肿，平时用多层绷带或弹力绷带敷压可减轻肿胀。

2. 封闭治疗

将瘤体内的淋巴液抽吸干净后，注入平阳霉素 8~10mg/10ml，每周 1 次，连续10 次，可有一定疗效。囊性型在囊内注射硬化剂，部分有效。

3. 物理治疗

皮肤疱疹样损害可选用液氮冷冻、CO_2激光、氩激光、连续波长染料激光等方法治疗，其中以液氮冷冻效果较好。

（三）辨证治疗

由于恶性淋巴瘤患者大多正气内虚，脏腑功能低下，中晚期患者其虚损情况更为突出，因此要妥善处理好扶正和祛邪关系，强调整体观念，治疗中注意保护患者的正气，治疗后积极给予扶正治疗，维护和提高机体免疫功能，将有利于取得良好而稳定的疗效。

1. 内治疗法

（1）痰热蕴结

[治法] 清热解毒，化痰散结。

[主方] 连翘消毒饮加减。玄参 30g，连翘 20g，葛根 30g，天花粉 10g，夏枯草15g，猫爪草 10g，重楼 10g，黄芩 10g，赤芍 10g，栀子 10g，山豆根 10g，甘草 10g。

（2）痰气郁痰

[治法] 疏肝解郁，化痰散结。

[主方] 柴胡疏肝散合消瘰丸加减。生牡蛎 30g，玄参 20g，夏枯草 15g，猫爪草10g，柴胡 15g，白芍 30g，枳壳 15g，香附10g，郁金 10g，浙贝母 10g，炙甘草 10g。

腹部痞块坚硬或巨大者，可加三棱10g、莪术 10；颈项等处作核累累可加露蜂房 10g、土鳖虫 15g；痰郁化热者，可加天花粉 20g、重楼 10g；低热、盗汗可加地骨皮 15g、银柴胡 10g；兼脾虚加党参 30g、茯苓 30g。

（3）脾虚痰湿

[治法] 健脾补气，化湿祛痰。

[主方] 六君子汤加减。党参 30g，白术 30g，茯苓 30g，陈皮 15g，半夏 15g，甘草 10g，猫爪草 10g，露蜂房 10g。

舌苔白腻者加藿香 15g、佩兰 15g、苍术 10g、厚朴 10g；肿大淋巴坚硬加三棱10g、莪术 10g、络石藤 30g 等。

（4）气血两虚

[治则] 益气养血，软坚散结。

[主方] 八珍汤加减。党参 30g，熟地20g，鸡血藤 30g，猫爪草 10g，夏枯草 15g，白术 30g，茯苓 30g，当归 20g，白芍 30g，川芎 10g，炙甘草 10g。

气虚明显可以加黄芪 30g；纳呆便溏可加神曲 10g、白扁豆 30g；兼阳虚可加熟附子 10g、肉桂 10g；肿块较大可加三棱 10g、莪术 10g。

（5）肝肾阴虚

［治则］滋补肝肾，软坚散积。

［主方］知柏地黄丸合二至丸加减。

生地30g，生牡蛎30g，山萸肉30g，怀山药30，女贞子15g，旱莲草30g，昆布15g，茯苓30g，泽泻15g，牡丹皮10g，知母10g，黄柏10g。

发热盗汗较甚，可加白薇10g、地骨皮15g；口干便秘可加玉竹30g、玄参30g；两胁胀可加川楝子10g、延胡索15g；纳呆腹胀加山楂10g、鸡内金10g；肿块较大加三棱10g、莪术10g。

2.外治疗法

囊性型淋巴管瘤可切开剥除囊壁，残留囊壁用2%碘酊或1%福尔马林反复涂擦破坏，但仍不能防止复发。

（四）新疗法选粹

1.中医药康复治疗

（1）中医药与放射治疗的配合　中医学认为，放射不良反应、放射损害属温病学说"火邪""热毒"的范畴。"火邪""热毒"的性质和致病特点为：易化火上炎，临床表现为发热、恶寒、心烦、口渴、汗出等阳热亢盛症状和面红目赤、舌质红，或口舌生疮，或牙龈肿痛等火性炎上症状。易伤津耗气，临床表现为口干、口渴、小便短赤等津液耗伤症状和神疲乏力等气虚症状。

放射性皮炎：症见皮肤红肿热痛，进而脱皮屑、脱皮毛，阵阵发痒；或肿痛潮红，皮肤破损，渗出大量黄色液体，舌红、苔黄或腻，脉数者为湿性皮炎。刘河间曰："诸痛痒疮疡，皆属心火"。中医辨证属"疮疡"范畴。又因肺主皮毛，故放射性皮炎从肺论治，拟用辛凉宣肺，苦甘养阴法，治以牛蒡解肌汤加减（牛蒡子、薄荷、连翘、栀子、丹皮、石斛、玄参、夏枯草、黄芩、白花蛇舌草、石膏），外涂碧玉散（滑石、甘草、青黛）。

放射性口腔炎：症见口腔黏膜充血、水肿、溃疡，甚则出血，舌体生疮，咽喉肿痛，口舌干燥，舌红、苔薄黄，脉细数。舌为心之苗，喉为肺系，治宜清热凉血、清心育阴，方用清营汤加减（生地黄、玄参、竹叶心、麦冬、丹参、黄连、金银花、连翘）。由于口腔溃疡，影响进食，可用五汁饮饮服（梨汁、荸荠汁、鲜苇根汁、麦门冬汁、藕汁）。

放射性肺炎：症见胸闷气喘咳嗽、咳痰不爽或黄黏痰，或发热，舌红、苔黄，脉弦数。证属肺燥津伤，津亏热结，治宜清热养阴，宣肺理气。方用沙参麦门冬汤加减（沙参、麦冬、玉竹、桑叶、天花粉、甘草），热盛加用竹叶石膏汤（竹叶、石膏、半夏、人参、炙甘草、粳米）。放射性食道炎：症见吞咽疼痛，食道烧灼感，口干咽燥，便秘，或呕吐痰涎，舌红、苔黄腻，脉弦数。食道为胃之上口而归属于胃，放射治疗灼伤胃液，致胃阴不足，阴虚火旺，灼津成痰，治宜滋养胃阴，清热保津，治以《时病论》的清热保津法，主要药物为连翘、天花粉、鲜石斛、鲜生地、麦冬、人参叶。

放射性肠炎：症见腹胀、腹痛，里急后重，肛门灼热，黏液血便，口干舌燥，烦闷不安，舌红或绛、苔白或黄腻，脉弦数。此乃邪热郁结下焦，久积不化，蕴湿化毒，由气分入血分而致，治宜清肠解毒，凉血增液，方用白头翁汤和黄连白芍汤加减（白头翁、秦皮、黄连、黄柏、白芍、丹皮、丹参、苦参、土茯苓、白花蛇舌草）。

放射性膀胱炎：症见尿频、尿急、尿痛，少腹胀满不适，排尿困难，甚或血尿，舌红、苔黄，脉弦。肾合膀胱，肾主开阖，司膀胱气化，热邪蓄积下焦，灼伤真阴，开阖不利，气化无权，故小便不利，治宜清泄瘀毒，滋阴利水，方用茵陈蒿汤和猪苓汤加减（茵陈蒿、山栀子、大黄、猪苓、茯苓、泽泻、滑石、山萸肉、马鞭草、仙鹤草）。

（2）中医药与化学治疗的配合　消化道反应：化疗所致的消化道反应，临床多表现为胃部不适，食欲减退，恶心呕吐，腹胀腹泻，舌淡红、苔白，脉细。

中医认为这类反应是因化疗药物伤及脾胃，脾胃升降失常所致，脾胃受伤，脾失健运，使之腐熟、运化、吸收水谷精微功能受阻，痰湿内阻，胃气不降，气逆于上，脾失健运，大肠传导不利，出现恶心呕吐、腹胀及腹泻。辨证多属脾胃不和，胃气上逆。中医治法以健脾和胃，降逆止呕为主。方选香砂六君子汤和二陈汤加减（木香、砂仁、党参、白术、茯苓、甘草、陈皮、法半夏）。恶心呕吐、纳呆者加山楂、鸡内金、藿香、佩兰、竹茹等；口腔溃疡者加珍珠末、喉风散、西瓜霜、银连含漱液、康复新等；

骨髓抑制：化疗所致的骨髓抑制常表现为面色萎黄或苍白，唇甲色淡，疲乏无力，头晕眼花，心悸失眠，手足麻木，腰酸腿软，舌淡红、苔白，脉细。中医学认为，化疗药物所致骨髓抑制为毒邪内侵，邪能伤正，伤及脾胃，脾失健运，使之腐熟、运化、吸收水谷精微功能受阻，或损伤肝肾，精髓亏虚，同时化疗药物进入机体后，致脾胃气虚，气虚运血无力，血行不畅，血瘀内结，新血生成障碍而致血虚。辨证多属脾肾亏虚。中医治法治则以健脾养血，补肾生髓为主。方选左归丸、右归丸、归脾汤、肾气丸等。常用药物：黄芪、当归、党参、生熟地、阿胶、龟甲胶、鹿角胶、紫河车、枸杞子、人参、鸡血藤、黄精、女贞子、菟丝子、补骨脂、淫羊藿等。手足麻木、腰酸肢软者加紫河车、熟地黄、人参、龟甲、杜仲、牛膝。骨蒸潮热加鳖甲、麦冬、黄柏。

2. 心理康复治疗

《素问·阴阳应象大论篇》指出："怒伤肝，喜伤心，思伤脾，忧伤肺，恐伤肾。"七情内伤是导致疾病发生的内在病因，也是致使疾病发展的重要因素。虽然，恶性淋巴瘤经治疗后临床缓解率很高，生存期也长，但多数患者由于疾病折磨，加之经济负担过重，常有恐惧、忧郁、失望等不健康的心理反应，因而严重影响了疾病的治疗和康复。所以，临床医师要在治疗疾病的同时，注重患者的心理康复治疗，把解决患者心理、精神、情绪等问题提到与治疗疾病的共同高度认识，鼓励患者树立战胜疾病的信心。

（五）医家诊疗经验

任玉让报道用化痰散结通络、行气活血解毒之中药治疗恶性淋巴管肿瘤31例，基本方为：海藻10g，昆布10g，乳香10g，没药10g，贝母10g，瓜蒌10g，当归10g，陈皮10g，大青叶10g，蒲公英10g。气血两亏者加党参、黄芪、阿胶、白芍；发热加夏枯草、白花蛇舌草、柴胡、黄芩等；腹痛加白芍、厚朴、枳实等；兼皮肤损害者可加白鲜皮、苦参等，每日1剂，连用3个月为1个疗程。

刘伟胜等认为小金丹适用于恶性淋巴管肿瘤的寒痰凝滞证，服法为每次1丸，每日早晚各1次，黄酒小半杯温服；西黄丸较适用于恶性淋巴管肿瘤的热毒血瘀证，服法为：每次3g，每日2次，温水送服；大黄䗪虫丸适用于恶性淋巴管肿瘤伴肝脾肿大者，服法：每次3g，每日3次，温水送服；六味地黄丸适用于肝肾阴虚型淋巴管肿瘤，服法：每次9g，每日2次，温水送服。还以单验方猫爪草120g，水煎服，每日1次，黄酒适量送服；长春花30g，水煎服，每日2次；五叶参60g，半枝莲60g，水煎服，每日1次，等等；治疗淋巴管肿瘤，均有一定的疗效。

李世杰等报道采用甘草合剂（生甘草30g，威灵仙50g等，煎成汤剂，每日1剂，分3次口服，连续用药至化疗结束）配合化疗治疗恶性淋巴瘤临床疗效显著。

五、预后转归

良性淋巴管肿瘤一般预后良好，恶性淋巴管肿瘤一般预后不好。

六、预防调护

避风寒，畅情志，勤于锻炼，增强人体免疫力和正气，提高生活质量和延长寿命。

七、专方选要

（1）醒消丸（《和剂局方》）乳香（去油）30g，没药30g，麝香4.5g，雄黄15g。先将乳、没、雄三味，各研称准，再和麝香共研，煮烂黄米饭30g，入药末，捣为丸，如莱菔子大，晒干，忌烘。功用主治：和营通络，消肿止痛。用法用量：每次3~6g，热陈酒送下或温开水送下；儿童减半；婴儿服1/3。一般连服7天，停药3天。用于恶性淋巴瘤早期瘀血疼痛症状明显者，孕妇忌服。

（2）海藻软坚丸（《医学入门》）海藻、昆布、龙胆草、蛤粉、通草、贝母、枯矾、真松萝各9g，麦曲12g，半夏6g。共为末，酒调服。或蜜丸绿豆大，每次30丸。临卧葱白汤送下，并含化咽之。功用：疏肝解郁，化痰散结。主治：瘰疬，马刀坚硬，形瘦潮热不食；兼治一切瘿气。可用于恶性淋巴管肿瘤证属肝郁痰结者。

八、诊疗参考

良性淋巴管肿瘤的诊断标准：表浅散在的单纯淋巴管肿瘤，依据其表面特征和

临床症状不难做出诊断。某些海绵状淋巴管瘤和囊状水瘤可与其他良性肿瘤相区别。可用淋巴管造影方法协助诊断。对淋巴管囊状水瘤最好用水溶性造影剂，做快速注射。在造影剂被吸收以前，做X线照片。疱内注射造影可显示病变的范围，也可以显示出病变的范围与淋巴路径的关系。有时候多个囊腔相互通联，实际上多数病变范围要比表面观察及淋巴造影显示的范围要大。经双足淋巴造影对淋巴管瘤的诊断很有帮助。在肿瘤手术切除前，检查下肢至盆腔，腹、胸部的淋巴结径路，可以了解各淋巴管道，特别是胸导管的异常是很有必要的，了解淋巴管瘤与胸导管的关系，以确定采用什么方法对淋巴管瘤进行治疗。因为若某些物质进入胸导管，可由胸导管直接进入血循环，是有危险的。了解囊瘤与胸导管的关系，对囊瘤是否采用手术切除，也是有帮助的。

恶性淋巴管肿瘤的诊断标准：依据临床症状和淋巴水肿的病史，一般诊断没有很大困难。病变部位组织病理检查可以确定诊断。淋巴管造影可以观察淋巴结转移瘤的情况，对本病的诊断也有帮助。

主要参考文献

[1] 王太和，吴淑华，原新国. 消痔灵注射疗法治疗颜面部血管瘤 [J]. 黑龙江中医药，1993（1）：50.

[2] 周国汉，赵正. 中西医结合治疗海绵状血管瘤30例 [J]. 中国中西医结合杂志，1998，18（5）：310-311.

[3] 王要军. 现代恶性肿瘤的科学前沿 [M]. 长春：吉林科学技术出版社，2007.

[4] 廖传文，曹虹，胡淑琴，等. 全身淋巴管瘤病1例 [J]. 江西医药，2008（2）：139-140.

[5] 李萌萌，郭在培，陈涛，等. 巨大先天性海绵状淋巴管瘤 [J]. 临床皮肤科杂志，

2012, 41（4）: 218-220.

［6］王国胜，侯彦伟，王鑫. 象皮肿继发淋巴管肉瘤一例［J］. 中华整形外科杂志, 2000（5）: 320.

［7］张恩欣. 中医肿瘤学与靶向治疗的关系［J］. 中医研究, 2010, 23（6）: 2-4.

［8］屈会起，卢杨. 循证的中医肿瘤学研究展望［J］. 中国肿瘤, 2002（1）: 13-14.

［9］朱学明，莫励敏. 小柴胡汤合方治肿瘤伴随症验案举隅［J］. 中医药通报, 2005（5）: 45-46.

［10］张晓苗，裴晓华，肖金禾，等. 海藻玉壶汤的临床研究进展［J］. 世界中西医结合杂志, 2017, 12（1）: 145-148.

附

录

临床常用检查参考值

一、血液学检查

指标			标本类型	参考区间
红细胞（RBC）	男			$(4.0\sim5.5)\times10^{12}/L$
	女			$(3.5\sim5.0)\times10^{12}/L$
血红蛋白（Hb）	新生儿			170~200g/L
	成人	男		120~160g/L
		女		110~150g/L
平均红细胞血红蛋白（MCV）				80~100fl
平均红细胞血红蛋白（MCH）				27~34pg
平均红细胞血红蛋白浓度（MCHC）				320~360g/L
红细胞比容（Hct）（温氏法）	男			0.40~0.50L/L
	女			0.37~0.48L/L
红细胞沉降率（ESR）（Westergren法）	男		全血	0~15mm/h
	女			0~20mm/h
网织红细胞百分数（Ret%）	新生儿			3%~6%
	儿童及成人			0.5%~1.5%
白细胞（WBC）	新生儿			$(15.0\sim20.0)\times10^{9}/L$
	6个月至2岁时			$(11.0\sim12.0)\times10^{9}/L$
	成人			$(4.0\sim10.0)\times10^{9}/L$
白细胞分类计数百分率	嗜中性粒细胞			50%~70%
	嗜酸性粒细胞（EOS%）			0.5%~5%
	嗜碱性粒细胞（BASO%）			0~1%
	淋巴细胞（LYMPH%）			20%~40%
	单核细胞（MONO%）			3%~8%
血小板计数（PLT）				$(100\sim300)\times10^{9}/L$

二、电解质

指标		标本类型	参考区间
二氧化碳结合力（CO₂-CP）	成人	血清	22~31mmol/L
钾（K）			3.5~5.5mmol/L
钠（Na）			135~145mmol/L
氯（Cl）			95~105mmol/L
钙（Ca）			2.25~2.58mmol/L
无机磷（P）			0.97~1.61mmol/L

三、血脂血糖

指标		标本类型	参考区间
血清总胆固醇（TC）	成人	血清	2.9~6.0mmol/L
低密度脂蛋白胆固醇（LDL-C）（沉淀法）			2.07~3.12mmol/L
血清三酰甘油（TG）			0.56~1.70mmol/L
高密度脂蛋白胆固醇（HDL-C）（沉淀法）			0.94~2.0mmol/L
血清磷脂			1.4~2.7mmol/L
α- 脂蛋白			男性（517±106）mg/L
			女性（547±125）mg/L
血清总脂			4~7g/L
血糖（空腹）（葡萄糖氧化酶法）			3.9~6.1mmol/L
口服葡萄糖耐量试验服糖后 2 小时血糖			< 7.8mmol/L

四、肝功能检查

指标		标本类型	参考区间
总脂酸		血清	1.9~4.2g/L
胆碱酯酶测定（ChE）（比色法）	乙酰胆碱酯酶（AChE）		80000~120000U/L
	假性胆碱酯酶（PChE）		30000~80000U/L
铜蓝蛋白（成人）			0.2~0.6g/L
丙酮酸（成人）			0.06~0.1mmol/L
酸性磷酸酶（ACP）			0.9~1.90U/L
γ- 谷氨酰转移酶（γ-GGT）	男		11~50U/L
	女		7~32U/L

指标			标本类型	参考区间
蛋白质类	蛋白组分	清蛋白（A）	血清	40~55g/L
		球蛋白（G）		20~30g/L
		清蛋白/球蛋白比值		（1.5~2.5）:1
	总蛋白（TP）	新生儿		46.0~70.0g/L
		＞3岁		62.0~76.0g/L
		成人		60.0~80.0g/L
	蛋白电泳（醋酸纤维膜法）	α_1 球蛋白		3%~4%
		α_2 球蛋白		6%~10%
		β 球蛋白		7%~11%
		γ 球蛋白		9%~18%
乳酸脱氢酶同工酶（LDiso）（圆盘电泳法）		LD_1		（32.7±4.60）%
		LD_2		（45.1±3.53）%
		LD_3		（18.5±2.96）%
		LD_4		（2.90±0.89）%
		LD_5		（0.85±0.55）%
肌酸激酶（CK）（速率法）		男		50~310U/L
		女		40~200U/L
肌酸激酶同工酶		CK-BB		阴性或微量
		CK-MB		＜0.05（5%）
		CK-MM		0.94~0.96（94%~96%）
		CK-MT		阴性或微量

五、血清学检查

指标	标本类型	参考区间
甲胎蛋白（AFP，αFP）	血清	＜25ng/ml（25μg/L）
小儿（3周~6个月）		＜39ng/ml（39μg/L）
包囊虫病补体结合试验		阴性
嗜异性凝集反应		（0~1）:7
布鲁斯凝集试验		（0~1）:40
冷凝集素试验		（0~1）:10
梅毒补体结合反应		阴性

指标		标本类型	参考区间
补体	总补体活性（CH50）（试管法）	血浆	50~100kU/L
补体经典途径成分	C1q（ELISA法）	血清	0.18~0.19g/L
	C3（成人）		0.8~1.5g/L
	C4（成人）		0.2~0.6g/L
免疫球蛋白	成人		700~3500mg/L
IgD（ELISA法）	成人		0.6~1.2mg/L
IgE（ELISA法）			0.1~0.9mg/L
IgG	成人		7~16.6g/L
IgG/白蛋白比值			0.3~0.7
IgG/合成率			-9.9~3.3mg/24h
IgM	成人		500~2600mg/L
E-玫瑰花环形成率		淋巴细胞	0.40~0.70
EAC-玫瑰花环形成率			0.15~0.30
红斑狼疮细胞（LEC）		全血	阴性
类风湿因子（RF）（乳胶凝集法或浊度分析法）		血清	< 20U/ml
外斐反应	OX19		低于1∶160
Widal反应（直接凝集法）	O		低于1∶80
	H		低于1∶160
	A		低于1∶80
	B		低于1∶80
	C		低于1∶80
结核抗体（TB-G）			阴性
抗酸性核蛋白抗体和抗核糖核蛋白抗体			阴性
抗干燥综合征A抗体和抗干燥综合征B抗体			阴性
甲状腺胶体和微粒体胶原自身抗体			阴性
骨骼肌自身抗体（ASA）			阴性
乙型肝炎病毒表面抗原（HBsAg）			阴性
乙型肝炎病毒表面抗体（HBsAb）			阴性
乙型肝炎病毒核心抗原（HBcAg）			阴性

指标	标本类型	参考区间
乙型肝炎病毒 e 抗原（HBeAg）	血清	阴性
乙型肝炎病毒 e 抗体（HBeAb）		阴性
免疫扩散法		阴性
植物血凝素皮内试验（PHA）		阴性
平滑肌自身抗体（SMA）		阴性
结核菌素皮内试验（PPD）		阴性

六、骨髓细胞的正常值

指标		标本类型	参考区间
增生程度		骨髓	增生活跃（即成熟红细胞与有核细胞之比约为 20∶1）
粒系细胞分类	原始粒细胞		0~1.8%
	早幼粒细胞		0.4%~3.9%
	中性中幼粒细胞		2.2%~12.2%
	中性晚幼粒细胞		3.5%~13.2%
	中性杆状核粒细胞		16.4%~32.1%
	中性分叶核粒细胞		4.2%~21.2%
	嗜酸性中幼粒细胞		0~1.4%
	嗜酸性晚幼粒细胞		0~1.8%
	嗜酸性杆状核粒细胞		0.2%~3.9%
	嗜酸性分叶核粒细胞		0~4.2%
	嗜碱性中幼粒细胞		0~0.2%
	嗜碱性晚幼粒细胞		0~0.3%
	嗜碱性杆状核粒细胞		0~0.4%
	嗜碱性分叶核粒细胞		0~0.2%
红细胞分类	原始红细胞		0~1.9%
	早幼红细胞		0.2%~2.6%
	中幼红细胞		2.6%~10.7%
	晚幼红细胞		5.2%~17.5%

指标		标本类型	参考区间
淋巴细胞分类	原始淋巴细胞	骨髓	0~0.4%
	幼稚淋巴细胞		0~2.1%
	淋巴细胞		10.7%~43.1%
单核细胞分类	原始单核细胞		0~0.3%
	幼稚单核细胞		0~0.6%
	单核细胞		0~6.2%
浆细胞分类	原始浆细胞		0~0.1%
	幼稚浆细胞		0~0.7%
	浆细胞		0~2.1%
其他细胞	巨核细胞		0~0.3%
	网状细胞		0~1.0%
	内皮细胞		0~0.4%
	吞噬细胞		0~0.4%
	组织嗜碱细胞		0~0.5%
	组织嗜酸细胞		0~0.2%
	脂肪细胞		0~0.1%
分类不明细胞			0~0.1%

七、血小板功能检查

指标		标本类型	参考区间
血小板聚集试验（PAgT）	连续稀释法	血浆	第五管及以上凝聚
	简易法		10~15s 内出现大聚集颗粒
血小板黏附试验（PAdT）	转动法	全血	58%~75%
	玻璃珠法		53.9%~71.1%
血小板第 3 因子		血浆	33~57s

八、凝血机制检查

指标		标本类型	参考区间
凝血活酶生成试验		全血	9~14s
简易凝血活酶生成试验（STGT）			10~14s
凝血酶时间延长的纠正试验		血浆	加甲苯胺蓝后，延长的凝血时间恢复正常或缩短5s以上
凝血酶原时间（PT）		全血	30~42s
凝血酶原消耗时间（PCT）	儿童		> 35s
	成人		> 20s
出血时间（BT）		刺皮血	（6.9±2.1）min，超过9min为异常
凝血时间（CT）	毛细管法（室温）	全血	3~7min
	玻璃试管法（室温）		4~12min
	塑料管法		10~19min
	硅试管法（37℃）		15~32min
纤维蛋白原（FIB）		血浆	2~4g/L
纤维蛋白原降解产物（PDP）（乳胶凝聚法）			0~5mg/L
活化部分凝血活酶时间（APTT）			30~42s

九、溶血性贫血的检查

指标		标本类型	参考区间
酸化溶血试验（Ham试验）		全血	阴性
蔗糖水试验			阴性
抗人球蛋白试验（Coombs试验）	直接法	血清	阴性
	间接法		阴性
游离血红蛋白			< 0.05g/L
红细胞脆性试验	开始溶血	全血	4.2~4.6g/L NaCl溶液
	完全溶血		2.8~3.4g/L NaCl溶液
热变性试验（HIT）		Hb液	< 0.005
异丙醇沉淀试验		全血	30min内不沉淀
自身溶血试验			阴性
高铁血红蛋白（MetHb）			0.3~1.3g/L
血红蛋白溶解度试验			0.88~1.02

十、其他检查

指标		标本类型	参考区间
溶菌酶（lysozyme）		血清	0~2mg/L
铁（Fe）	男（成人）	血清	10.6~36.7μmol/L
	女（成人）	血清	7.8~32.2μmol/L
铁蛋白（FER）	男（成人）	血清	15~200μg/L
	女（成人）	血清	12~150μg/L
淀粉酶（AMY）（麦芽七糖法）		血清	35~135U/L
		尿	80~300U/L
尿卟啉		24h 尿	0~36nmol/24h
维生素 B_{12}（VitB_{12}）		血清	180~914pmol/L
叶酸（FOL）		血清	5.21~20ng/ml

十一、尿液检查

指标			标本类型	参考区间
比重（SG）			尿	1.015~1.025
蛋白定性	磺基水杨酸		尿	阴性
	加热乙酸法			阴性
蛋白定量（PRO）	儿童		24h 尿	< 40mg/24h
	成人			0~80mg/24h
尿沉渣检查	白细胞（LEU）		尿	< 5 个 /HP
	红细胞（RBC）			0~3 个 /HP
	扁平或大圆上皮细胞（EC）			少量 /HP
	透明管型（CAST）			偶见 /HP
尿沉渣 3h 计数	白细胞（WBC）	男	3h 尿	< 7 万 /h
		女		< 14 万 /h
	红细胞（RBC）	男		< 3 万 /h
		女		< 4 万 /h
	管型			0/h

指标			标本类型	参考区间
尿沉渣12h计数	白细胞及上皮细胞		12h尿	< 100万
	红细胞（RBC）			< 50万
	透明管型（CAST）			< 5千
	酸度（pH）			4.5~8.0
中段尿细菌培养计数			尿	< 10^6菌落/L
尿胆红素定性				阴性
尿胆素定性				阴性
尿胆原定性（UBG）				阴性或弱阳性
尿胆原定量			24h尿	0.84~4.2μmol/（L·24h）
肌酐（CREA）	成人	男		7~18mmol/24h
		女		5.3~16mmol/24h
肌酸（creatine）	成人	男		0~304μmol/24h
		女		0~456μmol/24h
尿素氮（BUN）				357~535mmol/24h
尿酸（UA）				2.4~5.9 mmol/24h
氯化物（Cl）	成人	以Cl计		170~255mmol/24h
		以NaCl计		170~255mmol/24h
钾（K）	成人			51~102mmol/24h
钠（Na）	成人			130~260mmol/24h
钙（Ca）	成人			2.5~7.5mmol/24h
磷（P）	成人			22~48mmol/24h
氨氮				20~70mmol/24h
淀粉酶（Somogyi法）			尿	< 1000U/L

十二、肾功能检查

指标			标本类型	参考区间
尿素（UREA）			血清	1.7~8.3mmol/L
尿酸（UA）（成人酶法）	成人	男		150~416μmol/L
		女		89~357μmol/L

指标			标本类型	参考区间
肌酐（CREA）	成人	男	血清	53~106μmol/L
		女		44~97μmol/L
浓缩试验	成人		尿	禁止饮水 12h 内每次尿量 20~25ml，尿比重迅速增至 1.026~1.035
	儿童			至少有一次比重在 1.018 或以上
稀释试验				4h 排出所饮水量的 0.8~1.0，而尿的比重降至 1.003 或以下
尿比重 3 小时试验				最高尿比重应达 1.025 或以上，最低比重达 1.003，白天尿量占 24 小时总尿量的 2/3~3/4
昼夜尿比重试验			尿	最高比重＞1.018，最高与最低比重差≥0.009，夜尿量＜750ml，日尿量与夜尿量之比为（3~4）：1
酚磺肽（酚红）试验（FH 试验）	静脉滴注法			15min 排出量＞0.25
				120min 排出量＞0.55
	肌内注射法			15min 排出量＞0.25
				120min 排出量＞0.05
内生肌酐清除率（Ccr）	成人		24h 尿	80~120ml/min
	新生儿			40~65ml/min

十三、妇产科妊娠检查

指标			标本类型	参考区间
绒毛膜促性腺激素（hCG）			尿或血清	阴性
绒毛膜促性腺激素（HCG STAT）（快速法）	男（成人）		血清，血浆	无发现
	女（成人）	妊娠 3 周		5.4~7.2IU/L
		妊娠 4 周		10.2~708IU/L
		妊娠 7 周		4059~153767IU/L
		妊娠 10 周		44186~170409IU/L
		妊娠 12 周		27107~201615IU/L
		妊娠 14 月		24302~93646IU/L
		妊娠 15 周		12540~69747IU/L
		妊娠 16 周		8904~55332IU/L
		妊娠 17 周		8240~51793IU/L
		妊娠 18 周		9649~55271IU/L

十四、粪便检查

指标	标本类型	参考区间
胆红素（IBL）	粪便	阴性
氮总量		< 1.7g/24h
蛋白质定量（PRO）		极少
粪胆素		阳性
粪胆原定量	粪便	68~473μmol/24h
粪重量		100~300g/24h
细胞		上皮细胞或白细胞偶见 /HP
潜血		阴性

十五、胃液分析

指标		标本类型	参考区间
胃液分泌总量（空腹）		胃液	1.5~2.5L/24h
胃液酸度（pH）			0.9~1.8
五肽胃泌素胃液分析	空腹胃液量		0.01~0.10L
	空腹排酸量		0~5mmol/h
	最大排酸量		3~23mmol/L
细胞			白细胞和上皮细胞少量
细菌			阴性
性状			清晰无色，有轻度酸味含少量黏液
潜血			阴性
乳酸（LACT）			阴性

十六、脑脊液检查

指标		标本类型	参考区间
压力（卧位）	成人	脑脊液	80~180mmH$_2$O
	儿童		40~100mmH$_2$O
性状			无色或淡黄色
细胞计数			（0~8）×10^6/L（成人）
葡萄糖（GLU）			2.5~4.4mmol/L
蛋白定性（PRO）			阴性

指标		标本类型	参考区间
蛋白定量（腰椎穿刺）			0.2~0.4g/L
氯化物（以氯化钠计）	成人	脑脊液	120~130mmol/L
	儿童		111~123mmol/L
细菌			阴性

十七、内分泌腺体功能检查

指标			标本类型	参考区间
血促甲状腺激素（TSH）（放免法）			血清	2~10mU/L
促甲状腺激素释放激素（TRH）				14~168pmol/L
促卵泡成熟激素（FSH）	男		24h尿	3~25mU/L
	女	卵泡期		5~20IU/24h
		排卵期		15~16IU/24h
		黄体期		5~15IU/24h
		月经期		50~100IU/24h
促卵泡成熟激素（FSH）	男		血清	1.27~19.26IU/L
	女	卵泡期		3.85~8.78IU/L
		排卵期		4.54~22.51IU/L
		黄体期		1.79~5.12IU/L
		绝经期		16.74~113.59IU/L
促肾上腺皮质激素（ACTH）	上午 8:00		血浆	25~100ng/L
	下午 18:00			10~80ng/L
催乳激素（PRL）	男		血清	2.64~13.13μg/L
	女	绝经前（＜50岁）		3.34~26.72μg/L
		黄体期（＞50岁）		2.74~19.64μg/L
黄体生成素（LH）	男		血清	1.24~8.62IU/L
	女	卵泡期		2.12~10.89IU/L
		排卵期		19.18~103.03IU/L
		黄体期		1.2~12.86IU/L
		绝经期		10.87~58.64IU/L

指标			标本类型	参考区间
抗利尿激素（ADH）（放免）			血浆	1.4~5.6pmol/L
生长激素（GH）（放免法）	成人	男	血清	< 2.0μg/L
		女		< 10.0μg/L
	儿童			< 20.0μg/L
反三碘甲腺原氨酸（rT$_3$）（放免法）				0.2~0.8nmol/L
基础代谢率（BMR）			—	-0.10~+0.10（-10%~+10%）
甲状旁腺激素（PTH）（免疫化学发光法）			血浆	12~88ng/L
甲状腺 ^{131}I 吸收率	3h ^{131}I 吸收率		—	5.7%~24.5%
	24h ^{131}I 吸收率		—	15.1%~47.1%
总三碘甲腺原氨酸（TT$_3$）			血清	1.6~3.0nmol/L
血游离三碘甲腺原氨酸（FT$_3$）				6.0~11.4pmol/L
总甲状腺素（TT$_4$）				65~155nmol/L
游离甲状腺素（FT$_4$）（放免法）				10.3~25.7pmol/L
儿茶酚胺总量			24h 尿	71.0~229.5nmol/24h
香草扁桃酸	成人			5~45μmol/24h
游离儿茶酚胺	多巴胺		血浆	血浆中很少被检测到
	去甲肾上腺素（NE）			0.177~2.36pmol/L
	肾上腺素（AD）			0.164~0.546pmol/L
血皮质醇总量	上午 8:00			140~630nmol/L
	下午 16:00			80~410nmol/L
5- 羟吲哚乙酸（5-HIAA）	定性		新鲜尿	阴性
	定量		24h 尿	10.5~42μmol/24h
尿醛固酮（ALD）				普通饮食：9.4~35.2nmol/24h
血醛固酮（ALD）	普通饮食（早 6 时）	卧位	血浆	（238.6 ± 104.0）pmol/L
		立位		（418.9 ± 245.0）pmol/L
	低钠饮食	卧位		（646.6 ± 333.4）pmol/L
		立位		（945.6 ± 491.0）pmol/L
肾小管磷重吸收率			血清 / 尿	0.84~0.96
肾素	普通饮食	立位	血浆	0.30~1.90ng/（ml·h）
		卧位		0.05~0.79ng/（ml·h）
	低钠饮食	卧位		1.14~6.13ng/（ml·h）

指标			标本类型	参考区间
17- 生酮类固醇	成人	男	24h 尿	34.7~69.4μmol/24h
		女		17.5~52.5μmol/24h
17- 酮类固醇总量（17-KS）	成人	男		34.7~69.4μmol/24h
		女		17.5~52.5μmol/24h
血管紧张素Ⅱ（AT-Ⅱ）	立位		血浆	10~99ng/L
	卧位			9~39ng/L
血清素（5- 羟色胺）（5-HT）			血清	0.22~2.06μmol/L
游离皮质醇			尿	36~137μg/24h
（肠）促胰液素			血清、血浆	（4.4±0.38）mg/L
胰高血糖素	空腹		血浆	空腹：17.2~31.6pmol/L
葡萄糖耐量试验（OGTT）	口服法	空腹	血清	3.9~6.1mmol/L
		60min		7.8~9.0mmol/L
		120min		＜ 7.8mmol/L
		180min		3.9~6.1mmol/L
C 肽（C-P）	空腹			1.1~5.0ng/ml
胃泌素			血浆空腹	15~105ng/L

十八、肺功能

指标		参考区间
潮气量（TC）	成人	500ml
深吸气量（IC）	男性	2600ml
	女性	1900ml
补呼气容积（ERV）	男性	910ml
	女性	560ml
肺活量（VC）	男性	3470ml
	女性	2440ml
功能残气量（FRC）	男性	（2270±809）ml
	女性	（1858±552）ml
残气容积（RV）	男性	（1380±631）ml
	女性	（1301±486）ml

指标		参考区间
静息通气量（VE）	男性	（6663±200）ml/min
	女性	（4217±160）ml/min
最大通气量（MVV）	男性	（104±2.71）L/min
	女性	（82.5±2.17）L/min
肺泡通气量（VA）		4L/min
肺血流量		5L/min
通气/血流（V/Q）比值		0.8
无效腔气/潮气容积（VD/VT）		0.3~0.4
弥散功能（CO吸入法）		198.5~276.9ml/（kPa·min）
气道阻力		1~3cmH$_2$O/（L·s）

十九、前列腺液及前列腺素

指标			标本类型	参考区间
性状				淡乳白色，半透明，稀薄液状
细胞	白细胞（WBC）			＜10个/HP
	红细胞（RBC）		前列腺液	＜5个/HP
	上皮细胞			少量
淀粉样小体				老年人易见到，约为白细胞的10倍
卵磷脂小体				多量，或可布满视野
量				数滴至1ml
前列腺素（PG）（放射免疫法）	PGA	男		13.3±2.8nmol/L
		女		11.5±2.1nmol/L
	PGE	男	血清	4.0±0.77nmol/L
		女		3.3±0.38nmol/L
	PGF	男		0.8±0.16nmol/L
		女		1.6±0.36nmol/L

二十、精液

指标	标本类型	参考区间
白细胞	精液	＜ 5 个 /HP
活动精子百分率		射精后 30~60min 内精子活动率为 80%~90%，至少＞ 60%
精子数		$39×10^6$/ 次
正常形态精子		＞ 4%
量		每次 1.5~6.0ml
黏稠度		呈胶冻状，30min 后完全液化呈半透明状
色		灰白色或乳白色，久未排精液者可为淡黄色
酸碱度（pH）		7.2~8.0

《当代中医专科专病诊疗大系》
参 编 单 位

总主编单位

开封市中医院   广州中医药大学第一附属医院

海南省中医院   广东省中医院

河南中医药大学   四川省第二中医医院

执行总主编单位

首都医科大学附属北京中医医院 北京中医药大学深圳医院（龙岗）

中国中医科学院广安门医院   北京中医药大学

安阳职业技术学院   云南省中医医院

常务副总主编单位

中国中医科学院西苑医院   沈阳药科大学

吉林省辽源市中医院   中国中医科学院望京医院

江苏省中西医结合医院   河南中医药大学第一附属医院

中国中医科学院眼科医院   山东中医药大学第二附属医院

北京中医药大学东方医院   四川省中医药科学院中医研究所

山西省中医院   北京中医药大学厦门医院

副总主编单位

辽宁中医药大学附属第二医院 包头市蒙医中医医院

河南大学中医院   重庆中医药学院

浙江中医药大学附属第三医院 天水市中医医院

新疆哈密市中医院（维吾尔医医院） 中国中医科学院西苑医院济宁医院

河南省中医糖尿病医院   黄冈市中医医院

贵州中医药大学

广西中医药大学第一附属医院

辽宁中医药大学第一附属医院

南京中医药大学

三亚市中医院

辽宁中医药大学

辽宁省中医药科学院

青海大学

黑龙江省中医药科学院

湖北中医药大学附属医院

湖北省中医院

安徽中医药大学第一附属医院

汝州市中西医结合医院

湖南中医药大学附属醴陵医院

湖南医药学院

湖南中医药大学

咸宁市中医医院

中国中医科学院

南阳理工学院张仲景国医国药学院

长垣中西医结合医院

成都中医药大学附属医院

成都中医药大学第二附属医院

兰州市中医医院

扬州市中医院

高安市中医医院

馆陶县中医医院

江西中医药大学

辽宁中医药大学附属第三医院

盐城市中医院

河南省人民医院

云南中医药大学

常务编委单位
（按首字拼音排序）

安钢职工总医院

安徽中医药大学第二附属医院

安阳市中西医结合医院

安阳市中医院

安阳市肿瘤医院

百色市中医医院

北海市中医医院

北京市昌平区中西医结合医院

北京市平谷区中医医院

北京中医药大学第三附属医院

澄迈县中医院

赤水市中医医院

重庆市北碚区中医院

重庆市中医院

重庆医科大学中医药学院

重庆医药高等专科学校

重庆中医药学院第一临床学院

德江县民族中医医院

防城港市中医医院

福建中医药大学附属康复医院

广西中医药大学

广西中医药大学第一附属医院（仙葫院区）

广元市中医医院

桂林市中医医院

海口市中医医院

河南省骨科医院
河南省洛阳正骨医院
河南省中西医结合儿童医院
河南省中医药研究院
河南省中医院
河南中医药大学第二附属医院
河南中医药大学第三附属医院
南昌市洪都中医院
南京市中医院
黑龙江省中医医院
湖北省妇幼保健院
湖北省中医院
湖南中医药大学第一附属医院
黄河科技学院附属医院
江苏省中西医结合医院
焦作市中医院
开封市第二中医院
开封市儿童医院
开封市光明医院
开封市中心医院
来宾市中医医院
兰州市西固区中医院
梨树县中医院
辽宁省肛肠医院
聊城市中医医院
洛阳市中医院
南京市溧水区中医院
南京中医药大学苏州附属医院
南阳市骨科医院
南阳张仲景健康养生研究院
南阳仲景书院
内蒙古医科大学

宁波市中医院
宁夏回族自治区中医医院暨中医研究院
宁夏医科大学附属银川市中医医院
平顶山市第二人民医院
平顶山市中医医院
钦州市中医医院
青海大学医学院
山西中医药大学
陕西省中医药研究院
陕西省中医医院
陕西中医药大学第二附属医院
上海市浦东新区光明中医医院
上海中医药大学附属岳阳中西医结合医院
上海中医药大学附属上海市中西医结合医院
上海中医药大学针灸推拿学院
深圳市中医院
沈阳市第二中医医院
苏州市中西医结合医院
天津市中医药研究院附属医院
天津武清泉达医院
天津医科大学总医院
田东县中医医院
温州市中西医结合医院
梧州市中医医院
武穴市中医医院
徐州市中医院
义乌市中医医院
银川市中医医院
英山县人民医院
张家港市中医医院

长春中医药大学附属医院

浙江省中医药研究院基础研究所

镇江市中医院

郑州大学第二附属医院

郑州大学第三附属医院

郑州大学第一附属医院

郑州市中医院

中国疾病预防控制中心传染病预防控制所

中国中医科学院针灸研究所

编委单位
（按首字拼音排序）

安阳市人民医院

鞍山市中医院

白城中医院

北海市人民医院

北京市海淀区医疗资源统筹服务中心

重庆两江新区中医院

重庆市江津区中医院

东港市中医院

福建省立医院

福建中医药大学附属第三人民医院

福建中医药大学附属人民医院

福建中医药大学国医堂

福建中医药大学中医学院

广西中医药大学第一附属医院仁爱分院

广西中医药大学附属国际壮医医院

贵州省第二人民医院

合浦县中医医院

河南科技大学第一附属医院

河南省立眼科医院

河南省眼科研究所

河南省职业病医院

河南医药健康技师学院

鹤壁职业技术学院医学院

滑县中医院

滑县第三人民医院

焦作市儿童医院

焦作市妇女儿童医院

焦作市妇幼保健院

开封市妇幼保健院

开封市苹果园卫生服务中心

开封市中医肛肠病医院

林州市中医院

灵山县中医医院

隆安县中医医院

那坡县中医医院

南乐县中医院

南乐益民医院

南乐中医肛肠医院

南宁市武鸣区中医医院

南阳名仁中医院

南阳市中医院

宁夏回族自治区中医医院

平顶山市第一人民医院

平南县中医医院

濮阳市第五人民医院

濮阳市中医医院

日照市中医医院

融安县中医医院

303

三门峡市中医院 邢台市中医院
厦门市中医院 兴安界首骨伤医院
陕西省中医药研究院 兴化市人民医院
商水县中医院 沂源县中医医院
上海仁爱医院 长治市上党区中医院
石家庄市中医院 昭通市中医医院
天门市中医医院 郑州大学第五附属医院
尉氏县中医院 郑州市金水区总医院
温县中医院 郑州澍青医学高等专科学校
温州市中医院 中国人民解放军陆军第 83 集团军医院
湘潭市中医医院 中国中医科学院中医临床基础医学研究所
新乡市中医院 珠海市中西医结合医院
新乡医学院第三附属医院